AF241318

TRAITÉ
D'HYGIÈNE MARITIME

PREMIÈRE PARTIE

L'HYGIÈNE DANS LA NAVIGATION DE COMMERCE

PAR

A. CHANTEMESSE

Professeur d'Hygiène à la Faculté de Médecine de l'Université de Paris,
Membre de l'Académie de Médecine,
Conseiller technique sanitaire au Ministère de l'Intérieur,
Membre du Conseil supérieur de la Navigation maritime au Ministère de la Marine.

F. BOREL   ET   J. DUPUY

Médecin sanitaire maritime,   Médecin sanitaire maritime,
Directeur de la 2e Circonscription sanitaire   Ancien Directeur de la 4e Circonscription sanitaire
maritime,   maritime,
Lauréat de l'Institut.   Lauréat de l'Académie de Médecine.

Avec 22 figures dans le texte et une Carte hors texte.

PARIS

OCTAVE DOIN ET FILS, ÉDITEURS

8, PLACE DE L'ODÉON, 8

—

1909

TRAITÉ

D'HYGIÈNE MARITIME

I

L'HYGIÈNE DANS LA NAVIGATION DE COMMERCE

A LA MÊME LIBRAIRIE

Paru précédemment :

A. Chantemesse et F. Borel. — **Frontière et Prophylaxie. — Hygiène internationale.** 1 vol. in-8° de 350 pages avec tableaux et cartes en noir et en couleurs . . . . **7** fr.

Sous presse. Pour paraître prochainement :

Traité d'Hygiène maritime. 2° partie. *Défense sanitaire maritime.* 1 vol. de 600 pages environ.

TRAITÉ

D'HYGIÈNE MARITIME

PREMIÈRE PARTIE

L'HYGIÈNE DANS LA NAVIGATION DE COMMERCE

PAR

A. CHANTEMESSE

Professeur d'Hygiène à la Faculté de Médecine de l'Université de Paris,
Membre de l'Académie de Médecine.
Conseiller technique sanitaire au Ministère de l'Intérieur.
Membre du Conseil supérieur de la Navigation maritime au Ministère de la Marine.

F. BOREL ET J. DUPUY

Médecin sanitaire maritime,
Directeur de la 2ᵉ Circonscription sanitaire
maritime, .
Lauréat de l'Institut.

Médecin sanitaire maritime,
Ancien Directeur de la 4ᵉ Circonscription sanitaire
maritime,
Lauréat de l'Académie de Médecine.

Avec 22 figures dans le texte et une Carte hors texte.

PARIS

OCTAVE DOIN ET FILS, ÉDITEURS

8, PLACE DE L'ODÉON, 8

1909

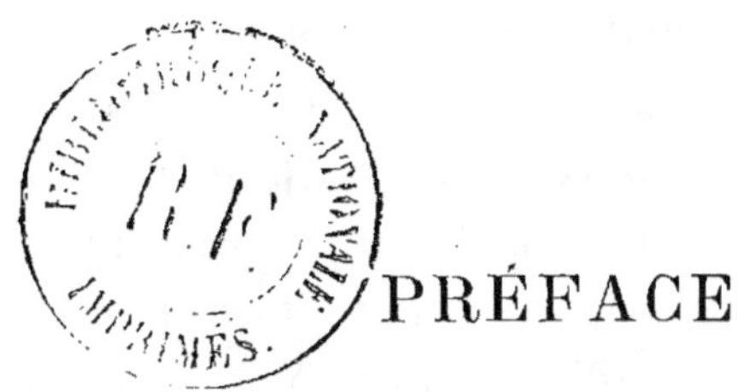

PRÉFACE

Guérir ou soulager les patients, étudier les maladies et s'efforcer d'en prévenir les causes, voilà l'œuvre indivisible du médecin.

Ce rôle de prévention s'est manifesté avec tant d'évidence partout où se sont assemblées les collectivités, que les pouvoirs publics ont été portés peu à peu à adopter les prescriptions sanctionnées par l'expérience et à les rendre réglementaires et légales.

De la collaboration du médecin et de l'administrateur sont nées les règles de l'hygiène appliquée à certains groupements humains, hygiène industrielle, scolaire, navale, militaire, coloniale, etc. Ces efforts aboutiront sans doute à féconder d'autres domaines pourvu que l'œuvre naturellement importante du médecin rencontre, dans ce travail à deux, l'aide à laquelle il a droit, car sans le médecin les efforts de l'administrateur demeurent impuissants.

L'hygiène de la marine du commerce — une des plus tard venues, étant donné l'ancienneté de l'industrie où elle s'applique — démontre la vérité de cette proposition. Peu de temps nous sépare de l'époque où le médecin a pu, sinon faire partie de nos équipages de commerce, au moins s'y agréger d'une façon complète. Jadis, rares étaient les navires ayant un praticien à leur bord ; plus tard l'augmentation des tonnages, suivie de l'accroissement du chiffre des équipages et des passagers, a rendu cette présence indispensable. Mais, au début, le recrutement de ces médecins s'est opéré dans des conditions souvent défectueuses : manque de compétence, de stabilité ou d'autorité, tout contribuait à rendre le médecin du navire impuissant à jouer le rôle d'hygiéniste qu'il avait virtuellement assumé.

Le décret de police sanitaire maritime de 1896 n'a pas organisé un corps de médecins de la marine marchande ; il a cependant institué les médecins sanitaires maritimes, c'est-à-dire qu'il a doté notre flotte commermerciale de praticiens compétents, stables et autorisés. Parmi ceux-ci quelques-uns n'ont pas tardé à entreprendre la tâche que le médecin a, de tous temps, considérée comme un devoir de conscience : ils ont étudié les conditions d'existence, de travail ou de voyage de ceux-là, marins ou passagers au milieu desquels ils vivaient. Des publications nombreuses, des rapports documentés ont été de précieux éléments d'information pour les discussions qui ont surgi bientôt dans les réunions scientifiques des sociétés médicales ou des congrès d'hygiène.

Devant un mouvement d'opinion ainsi créé, le Parlement s'est ému, les diverses administrations dont relèvent, dans notre pays, les choses de la marine marchande ont été renseignées : c'est ainsi que fut élaborée — dans sa partie concernant l'hygiène — la loi du 17 avril 1907 sur la sécurité de la navigation maritime et la réglementation du travail à bord des navires de commerce. Dans le rapport décisif qu'il présenta au Sénat, M. le docteur CHAUTEMPS, a bien voulu constater les faits que nous rappelons ici, en appuyant ses arguments sur des livres où figurent en bonne place les tra-travaux de médecins sanitaires maritimes ; ainsi se prononça M. GUERNIER, député, lors d'une interpellation à la Chambre. Enfin, dans une autre circonstance, M. THOMSON, ministre de la Marine fit allusion à ces mêmes travaux devant le Parlement. L'œuvre naissante des médecins qui se préoccupaient d'hygiène maritime, témoignait déjà de sa portée et de sa fécondité [1].

[1] M. CHAUTEMPS, rapporteur au Sénat de la loi du 17 avril 1907 :
« Il est un autre point sur lequel la loi que nous présentons aujourd'hui
« est appelée à produire progressivement des résultats salutaires tant au point
« de vue de la santé et du bien-être des équipages et des passagers que de la
« protection de nos ports contre les maladies transmissibles. Dans un livre
« du plus haut intérêt et qui a pour titre *Frontières et Prophylaxie*, un maître
« éminent de la science médicale, M. le professeur Chantemesse. avec la colla-
« boration d'un médecin sanitaire très distingué, M. F. Borel, directeur de la
« santé au Havre, démontre que la meilleure méthode de protection à adopter
« contre les maladies pestilentielles, le choléra, la fièvre jaune et la peste, de
« même que contre toutes les affections contagieuses. est *l'organisation de
« l'hygiène à bord des navires*, c'est-à-dire la suppression des causes qui leur
« permettent d'éclore et de se perpétuer. » (*Journal officiel*. Séance du Sénat
« du 26 février 1907.)
   M. THOMSON, ministre de la Marine, discussion devant le Sénat.
   « Vous me permettrez de faire passer sous vos yeux et très rapidement
« quelques lignes mêmes du travail de MM. Chantemesse et Borel, qui me
« paraissent répondre d'une façon précise à certains des arguments qui ont été
« apportés à cette tribune : Partout, disent ces auteurs dans un chapitre relatif
« à l'hygiène du navire, en ces dernières années notamment, on a réglementé
« les choses de l'hygiène et la loi française de 1902 est devenue, pour ainsi
« dire, notre charte sanitaire. Mais, chose étrange, son action ne saurait
« dépasser la bordure d'un quai. Rien, dans notre législation, n'a trait à l'hy-

La loi du 17 avril 1907 ayant été votée, un Conseil supérieur de la navigation maritime fut institué au ministère de la Marine et chargé d'élaborer les règlements d'administration publique prévus par la loi : ces décrets ont été promulgués en septembre 1908. Le Conseil supérieur comprenait tout à la fois des parlementaires et des fonctionnaires ayant des compétences diverses ; les armateurs, les inscrits maritimes et les navigateurs de toute spécialité — capitaines, mécaniciens, matelots, agents du service général, pilotes, pêcheurs — y furent représentés ; les passagers eux-mêmes et les amateurs de navigation y firent entendre leur voix par l'intermédiaire des sociétés de tourisme ou de yachting ; de nombreux publicistes vinrent enfin clore une liste bientôt trop longue et qui ne s'ouvrit pas devant les médecins sanitaires maritimes. Ils avaient été à la peine, on ne les jugea point dignes d'être à l'honneur : la satisfaction du devoir accompli, la certitude que le bien-être des marins résultant de la nouvelle loi sera en grande partie leur œuvre, demeureront pour eux une récompense qu'on ne pourra leur enlever.

*
* *

L'hygiène de la marine de commerce vient de naître avec la loi de 1907 : les règlements de 1908 la font entrer

« giène de la marine marchande ; personne n'a entrevu que, sur nos grands « navires de commerce, il y avait à la fois un atelier et une habitation en « commun. » (*Journal officiel*. Séance du Sénat du 22 mars 1907.)

(Note des ÉDITEURS.)

dans le domaine de l'application. Indiquons tout d'abord les principes qui la constituent.

Certains esprits — par une généralisation un peu hâtive — ont pu croire, qu'au point de vue de l'hygiène, nos navires de commerce relevaient de l'hygiène navale, c'est-à-dire de l'hygiène spéciale à nos navires de guerre. L'hygiène de notre marine marchande et celle de notre flotte militaire voisinent, certes, en plus d'un point, mais la seconde est loin de comprendre toute la première. Le marin de l'État navigue en soldat et c'est en ouvrier que le marin du commerce s'embarque ; la similitude de milieu n'entraîne pas celles des conditions de travail, d'âge ou d'existence.

Le marin du commerce est un ouvrier, avons-nous dit : l'hygiène industrielle lui est-elle strictement applicable ? Nous ferons à celle-ci de larges emprunts, elle nous inspirera souvent, lorsque nous parlerons des gens de la machine ; toutefois — seule — elle ne peut fournir l'entière solution du problème posé. Voici donc une première donnée : l'ouvrier maritime — donnons-lui ce nom — relève tout ensemble de l'hygiène navale et de l'hygiène industrielle.

Étudier la vie du marin, son habitation, son travail, son régime alimentaire, etc., ne suffit pas, car ce marin n'est pas le seul occupant du navire ; à côté de lui se trouve le passager qui ne saurait demeurer indifférent à l'hygiéniste et qui revêt tour à tour les aspects les plus divers. Passagers de classe, passagers d'entrepont, femmes, enfants, soldats, malades, émigrants, pèlerins,

coolies ou prisonniers se coudoient souvent à bord d'un
navire, ou l'un des groupes qu'ils constituent représente
le frêt vivant du bateau. Sur d'autres bâtiments ce sont
les marchandises qui réclament l'édiction de mesures
hygiéniques : animaux sur pied ou frigorifiés, pétroles,
peaux, etc.

Le domaine de l'hygiène de la marine marchande
semble dès l'abord s'étendre et, à l'étudier de plus
près, il va s'agrandir encore. Isolons-nous maintenant
de la collectivité maritime et considérons-la dans ses
rapports avec les autres collectivités, avec la société
entière. Le navire est sur mer, chargé de passagers provenant de l'Amérique du Sud ou bondé des produits de
l'Extrême-Orient; il vient mouiller dans nos ports ou
accoster le long de nos quais : ne cache-t-il pas dans ses
flancs le germe de maladies infectieuses graves? Il représente, somme toute, une partie d'un territoire peut-être
contaminé qui — au terminus du voyage — va s'agréger
à nos villes, à notre pays, leur faisant courir des risques
nouveaux et inconnus. Ici la prophylaxie et toute la
police sanitaires maritimes s'ouvrent devant nous : étude
des maladies infectieuses exotiques, mesures de précaution à prendre dans les ports infectés, évolution de ces
maladies exotiques à bord des navires eux-mêmes, barrières prophylactiques à leur opposer, voilà les problèmes
qui dépendent de l'hygiène de la marine marchande.

*
* *

Résumant ces données essentielles, on se trouve en face de deux sujets d'études distincts. Le premier c'est l'hygiène de la collectivité elle-même — l'*hygiène de la navigation de commerce* — : le navire, son habitant, la répercussion du milieu sur les êtres qui le peuplent, les moyens qui atténuent les effets de ce milieu, les navigations spéciales sont les principaux éléments constitutifs de cette première étude.

La seconde vise les rapports de la collectivité maritime avec la société, — c'est *la défense et la police sanitaires maritimes* — avec les notions sur les grandes épidémies exotiques, l'hygiène internationale, les émigrations et le pèlerinage musulman comme points cardinaux.

A chacun de ces sujets nous avons consacré un volume spécial — dont le premier est soumis aujourd'hui au jugement public — ; nous l'avons intitulé *Hygiène de la navigation de commerce ;* le second traitera exclusivement de la *Défense et de la Police sanitaires maritimes.*

Il nous a paru que ce travail d'ensemble délimitait, dans l'hygiène des collectivités, un domaine nouveau, créé par la loi de 1907, et nous avons cherché sous quelle rubrique il pouvait être rangé, rubrique forcément nouvelle ainsi que le sujet. C'est la langue anglaise — toujours si précise dans les choses de la marine — qui nous a guidé en cette recherche. *Navy* et *marine* sont, en anglais, les deux mots par lesquels se différencie la flotte militaire de sa sœur la flotte marchande : *navale* et *maritime* ne peuvent-ils pas devenir, en français, les deux termes revendiqués par l'hygiène des unités de guerre et par celle des navires marchands? Nous n'avons pas cédé ici au vain désir de mettre en vedette un vocable inusité : définir nettement l'objet de notre livre a été notre seul but en le présentant sous le titre de *Traité d'hygiène maritime.*.

Nous nous sommes fait un devoir d'indiquer les sources auxquelles nous avons puisé et notre gratitude s'adresse à M. FRICKER, ingénieur des constructions navales, qui a bien voulu nous renseigner dans notre exposé d'architecture navale.

A. CHANTEMESSE. F. BOREL. J. DUPUY.

Chantemesse Borel et Dupuy

Traité d'hygiène maritime

à journ[?]

8 Te 35 [illegible]

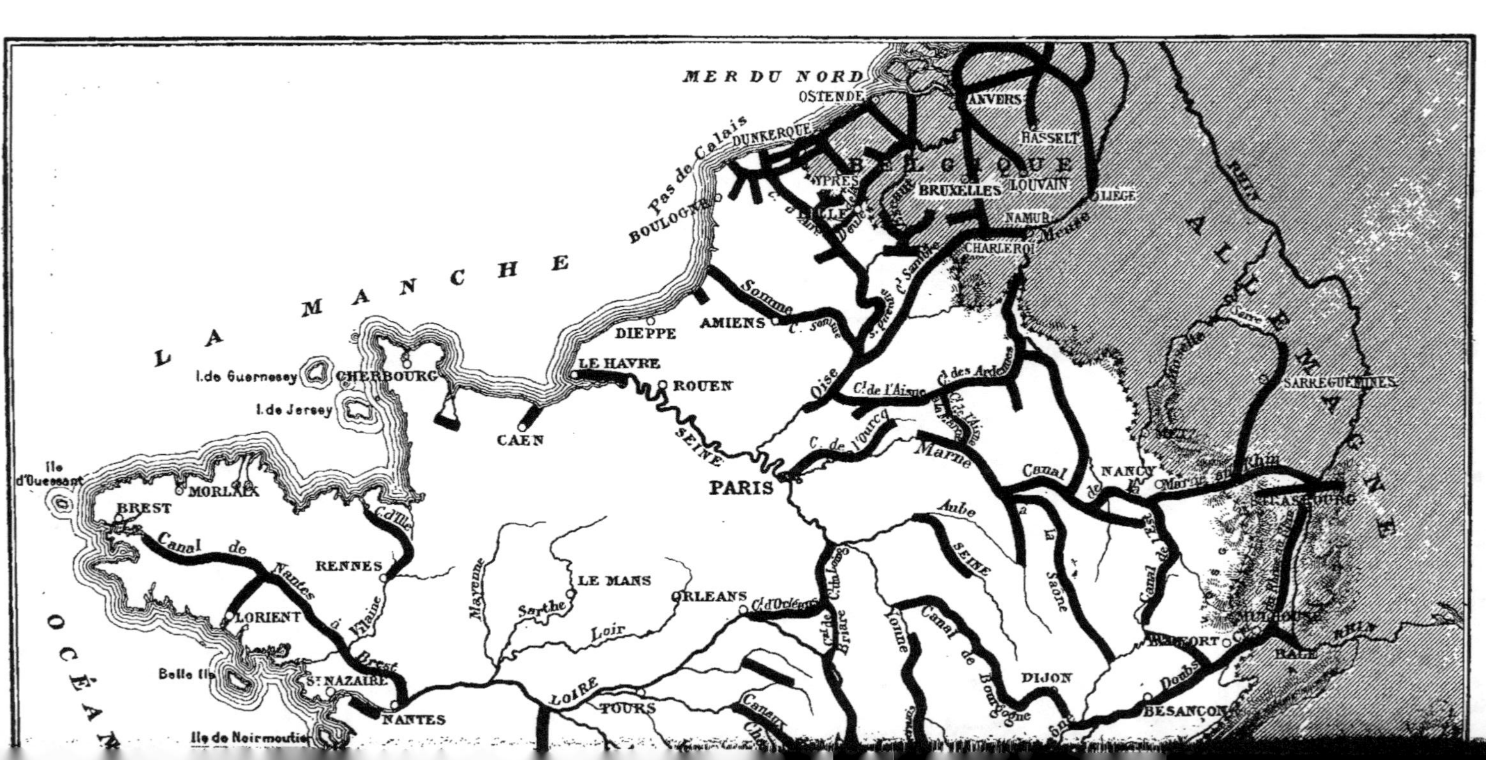
MER DU NORD
OSTENDE
ANVERS
HASSELT
DUNKERQUE
BELGIQUE
YPRES
BRUXELLES
LOUVAIN
LIÈGE
NAMUR
CHARLEROI
Meuse
Pas de Calais
BOULOGNE
LA MANCHE
ALLEMAGNE
I. de Guernesey
CHERBOURG
I. de Jersey
DIEPPE
AMIENS
Somme
LE HAVRE
ROUEN
Oise
C. de l'Aisne
C. des Ardennes
SARREGUEMINES
CAEN
SEINE
C. de l'Ourcq
Marne
Canal de la Marne au Rhin
NANCY
STRASBOURG
Ile d'Ouessant
MORLAIX
Aube
PARIS
BREST
Canal de
Mayenne
Sarthe
LE MANS
SEINE
la Saône
MULHOUSE
RENNES
Nantes à Vilaine
Loir
ORLÉANS
C. d'Orléans
Yonne
Canal de Bourgogne
BELFORT
Doubs
RHIN
LORIENT
Briare
DIJON
Belle Ile
Brest
Canaux
St NAZAIRE
LOIRE
TOURS
BESANÇON
NANTES
Ile de Noirmoutier
OCÉAN

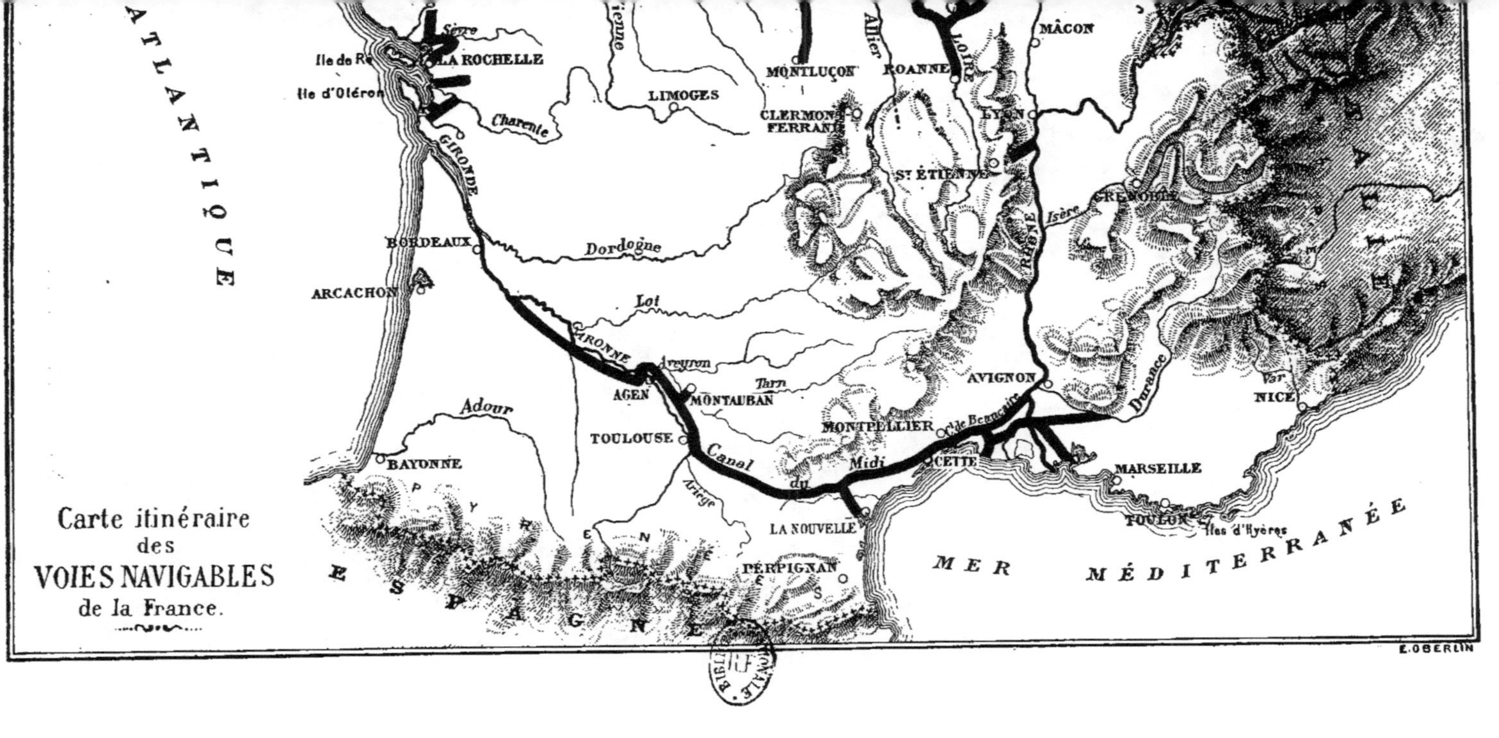

OCÉAN ATLANTIQUE
MER MÉDITERRANÉE
ESPAGNE
Carte itinéraire
des
VOIES NAVIGABLES
de la France.
E. OBERLIN
Sèvre
Ile de Ré
LA ROCHELLE
Ile d'Oléron
Charente
Vienne
LIMOGES
MONTLUÇON
ROANNE
MÂCON
LOIRE
Allier
CLERMONT-FERRAND
LYON
St ÉTIENNE
GRENOBLE
Isère
RHÔNE
GIRONDE
BORDEAUX
Dordogne
ARCACHON
Lot
GARONNE
Aveyron
AGEN
MONTAUBAN
Tarn
AVIGNON
Durance
Var
NICE
Adour
TOULOUSE
Canal du Midi
MONTPELLIER
Cal de Beaucaire
CETTE
MARSEILLE
BAYONNE
Ariège
LA NOUVELLE
TOULON
Iles d'Hyères
PYRÉNÉES
PERPIGNAN
MER MÉDITERRANÉE

TRAITÉ
D'HYGIÈNE MARITIME

L'HYGIÈNE DANS LA NAVIGATION DE COMMERCE

PREMIÈRE PARTIE
LE NAVIRE

CHAPITRE PREMIER
LE NAVIRE ET LA NAVIGATION EN GÉNÉRAL

L'étude de l'hygiène de la marine marchande est des plus complexes, car la flotte de commerce comprend de nombreux types de navires qui diffèrent les uns des autres et qui, tous, à un titre quelconque, sont justiciables d'une enquête hygiénique.

Si le yacht de plaisance offre un large confort à ses propriétaires ou à leurs invités, ses conditions de sécurité, et quelquefois d'habitabilité pour l'équipage laissent souvent à désirer. Combien de paquebots, transporteurs de passagers de classe supérieure au delà de l'Océan, donnent à ceux-ci un luxe plus apparent que réel! que l'on descende dans les profondeurs de quelques-uns de ces bateaux magnifiques et l'on sera surpris de constater que tous les autres services — sacrifiés au premier — ont été établis parfois sans souci de l'hygiène. A rapprocher de ces types de navires sont les nombreux cargo-boats où résident d'ordinaire les seuls équipages, mais qui — dans la pensée de leurs propriétaires — peuvent remplir les rôles les plus divers. Leurs entreponts recèlent tour à tour des marchandises de toutes provenances et de toutes sortes, des émigrants de toutes nationalités et de toutes races, des troupes, des animaux, voire même des malades rapatriés de nos colonies.

A côté de la marine à vapeur nous trouvons la navigation à voiles qui présente, elle aussi, de nombreux types de navires, depuis le grand clipper à quatre ou cinq mâts qui part doubler le Cap Horn ou celui de Bonne-Espérance, jusqu'aux petits brick-goélettes — équipés en tout de huit ou dix hommes — qui vont encore, en certaines saisons, chercher le sucre aux Indes occidentales. Les goélettes de la grande pêche où tout a été jusqu'à présent négation flagrante de l'hygiène et les types multiples armés pour la pêche côtière représentent les derniers termes des bâtiments de la navigation à voiles.

Enfin les fleuves qui se jettent sur notre littoral — et dont les rivières ou les canaux forment les embranchements ultimes — sont encore sillonnés d'une multitude de remorqueurs, toueurs, chalands, péniches ou gabares pourvus de locaux d'habitation où des êtres humains passent une grande partie de leur existence. L'hygiène de ces maisons flottantes ne saurait nous laisser indifférents, car elles servent de lien constant entre les diverses villes situées sur les voies navigables de l'intérieur.

Il faudra donc, dans le travail que nous entreprenons, mettre tout d'abord en relief les points intéressant la grande navigation proprement dite — à vapeur ou à voiles — et étudier ensuite ce qui a trait aux bateaux de pêche ou au trafic fluvial.

La grande navigation maritime est réglementée par le ministère de la Marine et, pour certains services, par celui du Commerce. On l'a divisée en deux grandes sections :

La navigation au long cours, qui s'étend au delà des limites suivantes :

30e degré de latitude Sud ;

76e degré de latitude Nord ;

15° degré de longitude Ouest ;

44° degré de longitude Est (Méridien de Paris).

La navigation au cabotage, qui ne dépasse en longitude ni en latitude les limites précédemment indiquées.

Cette distinction, reposant sur une classification géographique, ne saurait arrêter l'attention de l'hygiéniste ; la majorité des navires, suivant les besoins de leurs armateurs, peuvent être successivement affectés à l'une ou l'autre des deux navigations.

Réservant pour plus tard l'étude de la marine à voiles, nous allons viser dès maintenant le navire à vapeur.

Aucune distinction vraie ne peut être faite, au point de vue de l'hygiène, entre le type paquebot et le type cargo-boat ; une seule différence les sépare : le chiffre des habitants. Coques et machines sont identiques dans les deux cas ; la puissance et les dimensions seules varient. Mais autour de cette machine et sur les divers plans bornés par cette coque, des cloisonnements délimitent une série de locaux. Leur multiplicité, la diversité de leurs affectations donnent seules à chaque bâtiment son caractère définitif et indiquent sa catégorie de classe : paquebot ou cargo-boat, voire même cargo mixte, dont le type tend à se généraliser de plus en plus.

Avant de pousser plus loin l'étude hygiénique du navire, un mot sur sa conformation envisagée dans ses grandes lignes.

Les figures 1, 2 et 3 nous montrent ce qui constitue le squelette d'un bâtiment. La figure 1 représente la projection d'un des quatre plans superposés qui forment le corps de tout navire ; elle est délimitée par les parois de la coque. Ces quatre plans superposés ont reçu des noms différents qui sont, en commençant par la partie la plus profonde : 1° *cale* ;

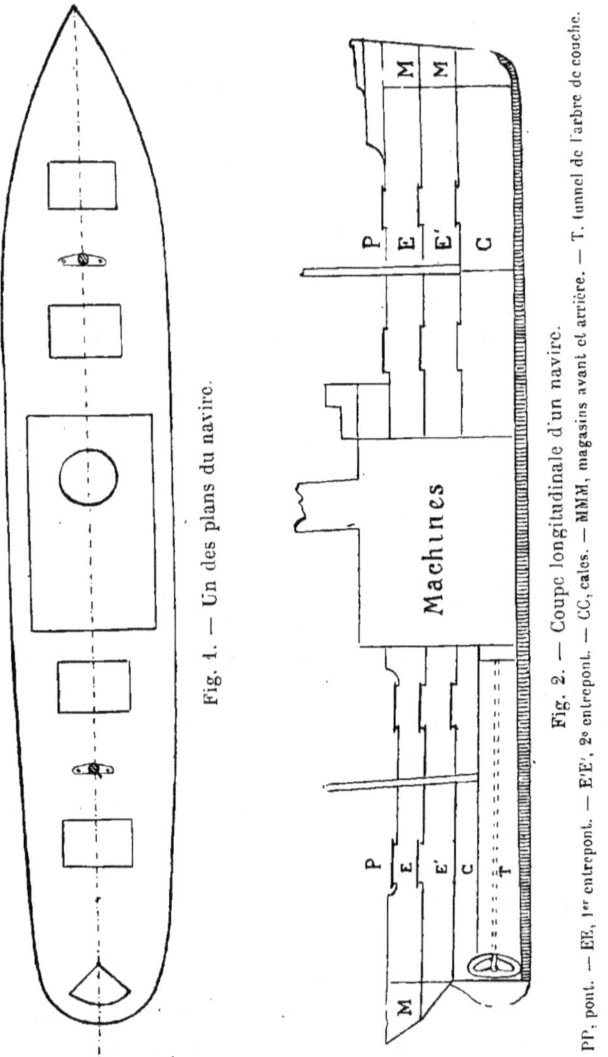

Fig. 1. — Un des plans du navire.

Fig. 2. — Coupe longitudinale d'un navire.

PP, pont. — EE, 1er entrepont. — E'E', 2e entrepont. — CC, cales. — MMM, magasins avant et arrière. — T, tunnel de l'arbre de couche.

2° *deuxième entrepont* ; 3° *premier entrepont* ; 4° *pont* (fig. 2).

Les grands paquebots, comprenant de vastes installations pour passagers, ont souvent un cinquième plan appelé *spar-*

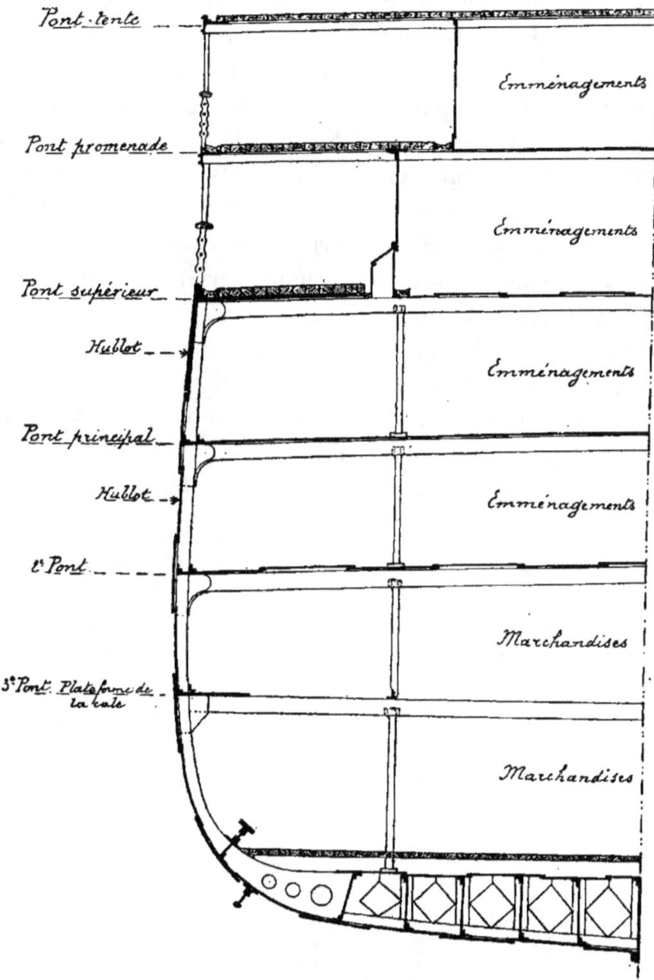

Fig. 3. — Coupe transversale d'un navire (*La Touraine*).

deck ou *pont couvert* ou *pont promenade*, qui ne s'étend pas sur toute la longueur du navire. Ce pont est réservé —

comme son nom l'indique — à la promenade des passagers de première classe. On place encore quelquefois au-dessus de lui certaines superstructures : passerelle, logement du capitaine, chambre de veille, etc.

Les quatre plans superposés, que nous venons d'énumérer. se trouvent interrompus, vers la partie moyenne du navire, par une sorte de puits central réservé à la machine et aux chaufferies. De chaque côté de ce puits se montrent deux grandes sections, l'une à l'*avant*, l'autre à l'*arrière*. On les désigne couramment dans l'écriture maritime par les abréviations suivantes dont nous nous servirons dans notre texte : A' (avant) .R (arrière).

Ainsi fixés sur les grandes lignes, passons en revue dans un premier chapitre les quatre plans de ce navire, en indiquant, pour chacun, les points intéressant l'hygiène ; dans un second chapitre nous traiterons de l'hygiène spéciale des machines, des chaufferies et de leurs dépendances.

CHAPITRE II

LES QUATRE PLANS D'UN NAVIRE

I. **Plan inférieur.** — **1.** *Cales*. — Les cales sont formées des compartiments inférieurs du navire. Exclusivement réservées au transport des marchandises, elles ont leurs parois latérales extérieures constamment immergées, même lorsque le bâtiment est allège. Les cales ne reçoivent donc l'air et la lumière que par des ouvertures appelées panneaux et ménagées dans leur paroi supérieure. C'est en raison de ce manque d'air et de clarté que toutes les réglementations prohibent l'emploi des cales pour le transport des passagers.

2. *Forme et cloisons des cales*. — La forme des cales diffère suivant l'emplacement qu'elles occupent dans le sens de la longueur du navire. Leurs parois antérieure et postérieure constituent des plans qui coupent perpendiculairement l'axe

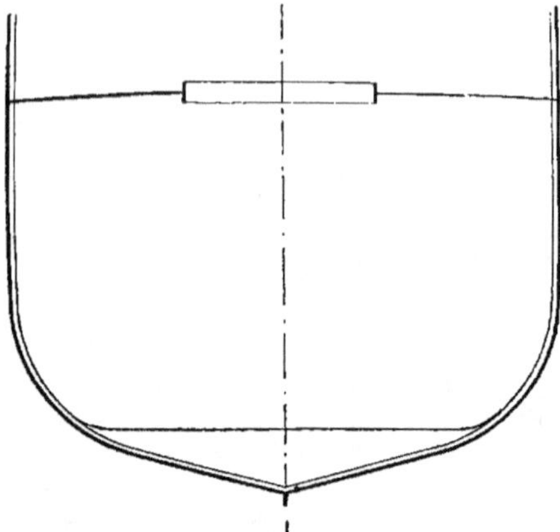

Fig. 4. — Coupe schématique transversale d'une cale A/ de la machine.

longitudinal du navire ; ces plans sont formés de cloisons en

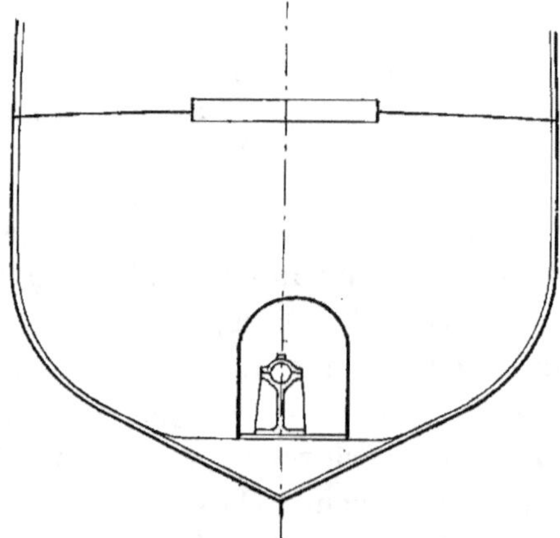

Fig. 5. — Coupe schématique transversale d'une cale R de la machine
et du tunnel de l'arbre de couche.

tôle dites cloisons étanches qui s'élèvent dans la hauteur du
navire, jusqu'au deuxième pont. Dans les étages supérieurs

— entreponts — ces cloisons étanches sont percées de portes assurant la circulation. Ces portes sont disposées de telle sorte qu'elles peuvent se fermer hermétiquement ; sur certains navires modernes leur occlusion est même rendue automatique par un mécanisme dont la commande se trouve entre les mains de l'officier de quart.

Le parquet inférieur et les parois latérales des cales épousent étroitement les formes du navire ; ces parois sont donc plus ou moins déclives suivant qu'elles s'écartent du centre vers les extrémités du navire. Sur le parquet des cales situées en arrière de la machine s'élève un exhaussement s'étendant sur toute leur longueur ; c'est la voûte du tunnel dans lequel est renfermé l'arbre de couche (fig. 4 et 5). Sur les navires pourvus de deux hélices les deux tunnels, reliés entre eux, n'en forment qu'un à un seul plafond, de telle sorte que le parquet des cales Æ a la même forme que celui des cales A'.

3. *Volume des cales.* — Le volume des cales varie suivant le tonnage du navire ; elles ont en moyenne de cinq à six cents mètres cubes. Ce chiffre, plus faible à bord des petits bâtiments, s'élève sur d'autres et notamment sur certains cargo-boats récemment construits. Ces derniers, destinés au transport de chargements lourds et encombrants, ont des cales immenses, d'un cubage d'autant plus fort qu'aucun entrepont n'a été réservé. Les cales forment ainsi de vastes cavités comprenant tout l'espace situé entre le pont, les parois latérales (coque) et le parquet inférieur.

4. *Fonds des cales.* — Le fond de la cale est formé par son plan inférieur sur lequel reposent les marchandises embarquées ; mais ce fond n'est pas la paroi même du navire. Entre cette paroi et le fond de la cale existe un espace vide qui intéresse l'hygiéniste.

Pour en donner une idée précise il est nécessaire de

rappeler quelques notions sommaires.d'architecture navale. Un navire est comparable à un thorax : la colonne vertébrale est représentée par la quille et la carlingue, les côtes sont formées par les membrures transversales, la paroi en est constituée par les tôles de la coque ou bordé, enfin le payol et le vaigrage jouent le rôle de la plèvre.

La quille est une longue pièce d'acier à section rectangu-

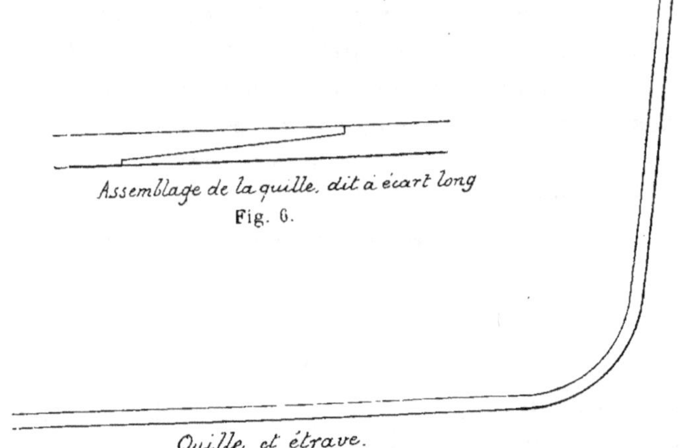

Fig. 6.

Fig. 7.

laire composée de pièces assemblées bout à bout, à écart long[1]. La quille se prolonge de l'avant à l'arrière, commençant à la partie la plus élevée de l'étrave pour se terminer à l'étambot (fig. 6 et 7). Le plus souvent elle est composée de deux barres parallèles entre lesquelles le constructeur fait descendre les tôles de la carlingue (fig. 8). Cette carlingue fait ainsi une saillie à l'intérieur de la coque.

Quant aux tôles du bordé, elles viennent se river à la colonne vertébrale — quille — ; elles lui sont reliées par une surface incurvée appelée galbords, de même que, en anato-

[1] CALLOU. *Cours de construction du navire.*

mie, les tissus mous recouvrent le squelette en adhérant à lui. Ces tôles s'écartent ensuite de part et d'autre de la quille, s'appliquant sur les membrures transversales qui portent le nom de varangues dans les parties inférieures et de membrures dans les parties supérieures. Les varangues font, à l'intérieur de la coque, des saillies perpendiculaires à celles de la carlingue.

Le fond du navire est par suite divisé en *mailles* ou

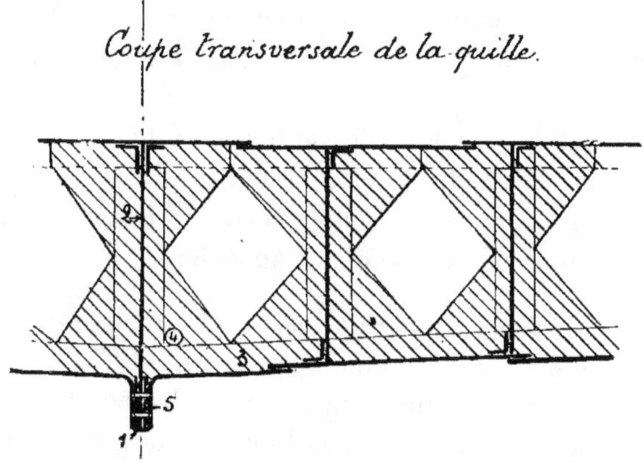

Fig. 8.

1, quille. — 2, carlingue centrale. — 3, membrure transversale. — 4, anguillers. — 5, joint des tôles de la coque à la quille (Galbord).

dépressions rectangulaires, profondes de toute la hauteur de la carlingue et des varangues. Ces mailles communiquent entre elles par des trous dénommés anguillers et percés à travers les varangues.

5. *Marais nautique.* — Dans un navire de construction peu soignée, le fond restera tel que nous venons de le décrire.

Au-dessus des varangues on disposera simplement un plan de panneaux carrés en bois, appelés payols, suffisamment robustes pour supporter le poids des marchandises accumulées

au-dessus d'eux. Mais ces payols ne se joindront pas rigoureusement et leurs bords mal réunis laisseront persister des
fissures. Les poussières, les détritus, les grains, en un mot
toutes les balayures de cale passeront à travers ces fissures
et viendront fermenter dans les mailles avec l'eau qui s'y
accumule. Cette eau proviendra des lavages des parties
hautes, de la condensation de la vapeur dans l'atmosphère
intérieure du navire, ou encore des fissures de la coque. Il est
rare, en effet, qu'un navire, même de construction parfaite,
soit complètement étanche et qu'une certaine quantité d'eau
ne s'introduise pas à l'intérieur par les coutures et le
rivetage.

Cette collection d'eau et de matières de toutes sortes qui
s'accumule au fond du navire constitue ce qu'on a justement appelé le *marais nautique*, véritable foyer de fermen-
tations putrides et d'exhalaisons nauséabondes.

6. *Cimentage des fonds. Puisards.* — Pour détourner cette
source d'infection, pour donner plus de solidité aux fonds et
protéger la charpente métallique du navire contre les oxydations résultant du contact des liquides, le génie maritime
procède, en général, au cimentage des fonds. On effectue
cette opération en cimentant les mailles, au moins jusqu'à
la hauteur des anguillers ; on obtient ainsi une surface lisse
à laquelle on a soin de donner une certaine inclinaison
se dirigeant vers des puisards ménagés aux extrémités
de chacun des compartiments. Dans ces puisards viennent
se collecter les eaux de cale entraînant avec elles les détritus
de toutes sortes passés à travers les fissures ouvertes entre
les payols.

7. *Sondes de cales. Pompes d'épuisement.* — Au fond des
puisards que nous venons de mentionner, prend naissance par
des crépines un gros tuyautage appelé drain, par lequel on
aspire au moyen des pompes d'épuisement l'eau et les ma-

tières collectées. A ces mêmes puisards aboutissent aussi les tuyaux de sonde dont l'orifice s'ouvre sur un des plans supérieurs, en un endroit toujours accessible, même lorsque le navire est en pleine charge. Par ces tuyaux de sonde on peut se rendre compte de la quantité d'eau collectée dans les puisards et assurer ainsi, au moyen des pompes d'épuisement, un asséchement presque parfait des fonds.

Mais si ces derniers ne sont pas cimentés, s'ils ne sont point munis de puisards, les eaux de cales stagnent dans chaque maille, jusqu'au niveau des anguillers par lesquels ces mailles communiquent entre elles. Les détritus les plus divers et notamment les grains, souvent chargés en vrac, entrent alors en fermentation ; ils dégagent de l'acide sulfhydrique et d'autres gaz méphitiques dont l'odeur est perçue jusque sur le pont, au moment des pompages de cales, et peut incommoder l'équipage et les passagers, même en pleine mer. On imagine facilement ce que devient l'atmosphère intérieure des cales et ses mauvais effets sur la santé des ouvriers appelés à y séjourner et à y travailler pendant plusieurs heures consécutives lors du déchargement des marchandises.

Parfois les crépines des drains sont obstruées par ces détritus et l'eau, en s'accumulant, monte jusqu'au-dessus du payol qui est loin d'être étanche ; les couches inférieures des marchandises sont alors avariées et l'humidité peut les gagner jusqu'à une certaine hauteur.

8. *Nables.* — Il existe un autre mode d'asséchement des fonds par le moyen des nables. On appelle ainsi des ouvertures pratiquées dans la paroi la plus déclive de la coque ; elles permettent de vider l'intérieur du navire, mais seulement lorsque celui-ci est en cale sèche. Quand les nables n'existent pas, sur des navires de construction nouvelle, on procède à l'asséchement des fonds en cale sèche en faisant sauter

quelques rivets par lesquels s'écoulent les eaux. Ces rivets sont ensuite remplacés.

9. *Vaigrage.* — Le vaigrage n'est que la continuation des payols; c'est un revêtement en bois qui tapisse les parois latérales internes et verticales du navire. Il prolonge ainsi, entre l'intérieur des cales et le bordé extérieur, l'espace vide des fonds. Au lieu d'être en bois il est quelquefois métallique. Nous avons donc sur les parois du navire une sorte d'entrevous comparable à ceux des constructions terrestres. Si dans nos maisons on écarte les dangers résultant de ces espaces vides en les comblant avec des corps solides divers, l'architecture navale ne nous permet pas d'escompter semblables ressources. L'utilisation économique des navires interdit tout procédé trop coûteux. On ne peut cependant, en hygiène maritime, faire abstraction de ce danger d'entrevous; les poussières s'accumulent entre coque et vaigrage, les rats et les insectes y trouvent un refuge assuré et même une abondante nourriture. Dans les nettoyages consécutifs aux sulfurations des navires c'est toujours au-dessous du vaigrage et des payols que l'on rencontre le plus grand nombre de cadavres de rats [1]. Ici les rongeurs se réfugient lorsque le bâtiment est vide, puisqu'ils y trouvent subsistance et sécurité qui font défaut dans les endroits plus accessibles.

10. *Moustiques et eaux de cales.* — Un problème s'est posé, depuis que l'on connaît le rôle important des moustiques dans la propagation de certaines maladies infectieuses : les eaux de cale sont-elles propres au développement de ces insectes, c'est-à-dire de leurs œufs et de leurs larves? La fièvre jaune a quelquefois frappé, dans notre pays, les ouvriers travaillant au déchargement de certains navires ; or, les publications anciennes donnaient pour cause déter-

[1] J. Dupuy. *La peste.* Étude critique des moyens prophylactiques actuels, p. 43. Paris 1904.

minante de cette affection les exhalaisons miasmatiques s'élevant des eaux de cale. On sait aujourd'hui que la longévité des stegomya leur permet d'accomplir de grandes traversées [1] et que leurs œufs et leurs larves — héritiers du germe pathogène — évoluent et se développent dans les eaux croupissantes et aérées. Toutefois, cette condition de culture zoologique fait défaut dans les eaux de cales, aussi bien sur les anciens voiliers en bois que sur les navires modernes en fer ; de telles eaux contiennent une grande quantité de matières organiques en fermentation, ainsi que des gaz toxiques et souvent des produits essentiels, flottant à leur surface, tous peu favorables à l'évolution des larves. De récentes expériences ont été tentées afin de résoudre le problème de savoir si des larves de, moustiques pathogènes peuvent se développer dans le marais nautique, mais elles n'ont pas donné des résultats assez nets pour étayer une affirmation catégorique.

11. *Microbes et eaux de cales.* — Ce qui a été dit de la teneur en éléments organiques des eaux de cale laisse supposer que, peu favorables à l'évolution biologique des œufs et larves des moustiques, ces eaux doivent être, par contre, des milieux propices à la germination de diverses espèces de microbes. Et vraiment les genres les plus variés y pullulent ; mais les lois de la concurrence microbienne ne tardent pas à en faire disparaître certains au profit de la flore saprophytique.

D'autre part, les matières grasses, les huiles essentielles qui surnagent à la surface de ces eaux, les privent de l'apport d'oxygène de l'atmosphère extérieure, à la manière des couches d'huile, ou d'autres corps gras dont on recouvre certains bouillons dans la pratique du laboratoire, et les

---

[1] A. CHANTEMESSE et F. BOREL. *Moustiques et fièvre jaune.* Paris, 1905. A. CHANTEMESSE. *Épidémie de fièvre jaune de Saint-Nazaire, Comptes-rendus. Académie des Sciences,* novembre 1908.

rendent impropres au développement des aérobies vrais. Les anaérobies, eux, y prospèrent.

Ces faits ont été démontrés par les recherches de MM. Ringeling et Forster[1]. Ces auteurs ont trouvé dans des eaux de cale brutes le bacille de l'œdème malin ou vibrion septique et celui du tétanos. On voit l'intérêt d'une telle constatation pour l'hygiène des ouvriers métallurgistes appelés à faire des réparations dans les fonds des navires.

12. *Fardage.* — La nature des marchandises embarquées oblige souvent à tapisser, pour ainsi dire, toutes les parois intérieures des cales au moyen d'un fardage destiné à protéger les marchandises contre les avaries occasionnées par leur contact direct avec le bois du payol ou du vaigrage ; ce fardage sert aussi, en certains cas, à former une sorte d'enveloppe autour des graines embarquées en vrac ou contenues dans des sacs déchirés.

La provenance ou la nature des colis embarqués fait varier la composition du fardage : simples liteaux de bois, copeaux, tiges de bambous, nattes de palmier, prélarts en grosse toile goudronnée sont le plus généralement utilisés.

Le fardage étant, bien entendu, embarqué en premier lieu et débarqué après toutes les marchandises, est exposé à de multiples contaminations ; sa manipulation, son nettoyage et sa désinfection exigent une surveillance attentive.

13. *Aération des cales.* — Les cales, constituées comme il a été dit, sont remplies de marchandises au port de départ ; les panneaux qui les séparent des compartiments supérieurs sont alors fermés et recouverts d'un prélart. A la mer, tant que dure la traversée, ces cales demeurent closes et ne reçoivent d'air qu'au moyen de tuyaux d'aération allant déboucher dans les parties supérieures du

[1] H.-G. RINGELING. Archives de médecine expérimentale, 1895, n° 3, p. 361.

navire. Ces tuyaux sont quelquefois des manches à vent, mais souvent ils n'ont rien de commun, en fait de disposition et de calibre, avec celles qui servent à l'aération de certains compartiments habités. Ils évacuent les gaz plutôt qu'ils n'aèrent la profondeur et on pourrait les comparer aux tuyaux de sonde.

Un certain nombre d'asphyxies se sont produites à bord des navires de commerce, surtout à l'arrivée, au moment où l'on procède à l'ouverture des cales. Des hommes de l'équipage descendent dans la profondeur du navire qui ne remontent plus ; cette asphyxie a pu se manifester aussi dans le tunnel de l'hélice, dans les caisses à eau vides et même dans les cabines.

Les tribunaux maritimes allemands ayant eu à connaître de ces accidents, on en a relaté un certain nombre depuis quelques années. Giemsa a publié six observations dans lesquelles se sont produits un ou plusieurs décès et il a fait à ce sujet une étude intéressante[1].

Dans tous les cas cités, la mort a été causée par asphyxie ; mais la nature du gaz asphyxiant n'a jamais été déterminée de façon sûre. Sans aucun doute, les accidents, dans quelques-uns des faits rapportés, purent être rattachés à un dégagement d'acide carbonique dû lui-même à la présence, dans les cales, de marchandises susceptibles de se décomposer (tourteaux, fumiers, etc.).

Mais parfois, la promptitude même des accidents, la rapidité avec laquelle les matelots sont surpris par la mort, obligent à conclure que l'acide carbonique en excès n'est pas par lui-même la cause essentielle du sinistre. Force est d'admettre que la vraie cause du danger est la pénétration du matelot *dans une atmosphère trop pauvre en oxygène*.

Giemsa a poursuivi dans cette direction un certain

[1] GIEMSA. Irrespirable Luft in Schiffsraumen. *Archiv für. Schiffs und Tropen Hygiene*, 1er mars 1906.

2

nombre d'expériences ; il a cherché à déterminer quelle influence les parois métalliques en fer et les diverses marchandises contenues dans les cales exercent sur la composition de l'air ambiant. Ses expériences ont porté sur les tourteaux, la résine, le charbon, le coke, les rognures de fer et les grains de maïs. Des échantillons de ces diverses substances ont été placés dans de grandes bouteilles a demi remplies et les récipients hermétiquement fermés, de telle sorte que chacune des matières à expérimenter restât en contact avec l'air contenu dans la bouteille et qu'on pût ensuite analyser cet air. Les essais ont été poursuivis dans des conditions diverses, à savoir : en chambre sèche et en chambre humide à la température de l'appartement ; en chambre sèche et en chambre humide à + 28°C. Ils ont été prolongés pendant huit jours et vingt jours.

On a constaté que les marchandises mises en expériences étaient toutes avides d'oxygène et que, dans un temps très court, elles rendaient irrespirable la couche d'air située au-dessus d'elles. Pour le maïs, les tourteaux, le fer et la résine, l'absorption de l'oxygène était augmentée par l'humidité de l'air et l'élévation de la température. Pour le charbon, il fallait tenir compte de certains facteurs : émission de gaz de la houille, âge, origine, composition chimique. Enfin, dans les cas où pouvait évoluer une flore bactérienne, ou se produire un commencement de germination, on constatait, indépendamment de l'absorption de l'oxygène, la production d'acide carbonique.

Les asphyxies signalées à bord des navires de commerce sont donc provoquées parfois par la raréfection de l'oxygène dans l'air des cales. Ces accidents sont d'autant plus redoutables que le moyen employé jusqu'à présent pour les prévenir n'est que d'une efficacité relative : on descend dans les cales une bougie allumée dont l'extinction doit révéler le danger. Pour la constatation de la présence de l'acide carbo-

nique, le procédé est bon, mais il perd de sa valeur lorsque c'est
la diminution de l'oxygène qui est produite. En effet, une
bougie peut continuer à brûler dans un air contenant encore
assez d'oxygène pour entretenir la combustion, mais n'en renfermant plus assez pour assurer l'hématose d'un être animé.
Il est donc préférable de tenter l'expérience avec des cages
de petits animaux dont la mort rapide est un indice certain
du danger.

La ventilation des chargements — malgré l'emploi d'appareils ingénieux — pouvant faire défaut en cours de route,
une méthode est à rechercher, qui supprime les causes de ces
asphyxies. Le phénomène redoutable est le maintien, grâce
à l'eau des cales, des marchandises en état d'humidité, condition favorable à l'échauffement et par conséquent à la fermentation de certains produits. Il faut lutter contre cet
échauffement en milieu humide et, dans ce but, Giemsa propose
de placer en quelques endroits de la cale une certaine quantité de matières fortement hygroscopiques : la chaux éteinte,
par exemple. On espère atténuer ainsi les causes qui favorisent la production dans les cales d'acide carbonique et celles
qui y amènent la raréfaction de l'oxygène.

14. *Nombre des cales.* — Les cales sont en général au
nombre de quatre ou de cinq ; mais ce chiffre n'a rien de
fixe et peut varier suivant la longueur du navire et la quantité
des cloisons transversales qui le divisent en tranches, comme
autant de diaphragmes.

15. *Cales des extrémités.* — Dans les aperçus précédents
nous avons envisagé les cales destinées aux marchandises,
c'est-à-dire les plus centrales, celles qui se trouvent placées à
l'avant et à l'arrière du puits contenant les machines et les
chaufferies. Il est d'autres cales situées aux extrémités
du navire et dont les formes sont de plus en plus différentes au fur et à mesure qu'on s'éloigne du centre ;

la destination de ces dernières varie avec leur emplacement.

16. *Coquerons*. — La forme des navires s'effilant de plus en plus aux extrémités, certains compartiments deviennent inutilisables. Séparés de leurs voisins par des tôles rivetées sur des cornières spéciales, ils forment des espaces vides que l'on appelle les coquerons. On y accède par des ouvertures rondes — dites trous d'hommes — pratiquées dans la tôle de la paroi supérieure. Ces trous d'hommes se ferment au moyen d'un système autoclave qu'il importe de maintenir toujours soigneusement obturé. Sans cette précaution les coquerons deviennent les refuges des rats lorsque ces animaux sont chassés des autres parties du navire par les nettoyages généraux ou les dératisations.

17. *Magasins à gréements*. — Les cales de l'extrême-avant renferment presque toujours un magasin à gréements et apparaux divers. Ces magasins ont une importance considérable pour l'hygiène du navire, parce que — sauf en de très rares circonstances — ils ne sont jamais vidés. Ils contiennent des fournitures diverses, emmagasinées là dès le premier armement du navire, et dont quelques-unes y demeurent parfois jusqu'à la mise hors service ou même jusqu'à la démolition du bâtiment. La gestion de ces locaux, et leur propreté sont assurées par un matelot spécial, dénommé magasinier et placé sous la surveillance directe du maître d'équipage et du second capitaine.

Malheureusement, ce magasinier est plus soucieux d'une gestion correcte et d'un inventaire régulier que d'une mise en ordre facilitant l'entretien de la propreté. Les rats pullulent dans ces réduits, puisqu'ils y trouvent une retraite assurée et des vivres abondants parmi les agrès, les cordages, les suifs, etc. La peste étant propagée par ces rongeurs, inutile d'insister sur les inconvénients qui résultent de la mauvaise tenue de ces locaux.

18. *Puits à chaînes.* — Les puits à chaînes sont situés à l'arrière des magasins à gréements et toujours à l'avant des navires. Ce sont deux cales indépendantes l'une de l'autre, séparées entre elles par une cloison qui se dresse dans l'axe longitudinal, au milieu du navire. Ces cales servent, comme leur nom l'indique, à emmagasiner les chaînes des ancres ; ces chaînes pénètrent dans les puits par de gros orifices s'ouvrant, à la partie supérieure, à côté du guindeau, régulateur automatique de leurs mouvements d'entrée ou de sortie, lors des mouillages ou des appareillages.

Certains navires sont munis d'appareils à projection d'eau qui lavent les chaînes au fur et à mesure de leur rentrée ; on empêche ainsi de s'accumuler dans les puits à chaînes les boues ramenées par ces dernières lorsque les ancres se trouvent mouillées dans des fonds vaseux. Mais tous les navires ne possèdent pas ce dispositif, et même sur certains qui en sont munis, les capitaines dédaignent de s'en servir. Les puits à chaînes contiennent donc souvent un amoncellement de matières putrides qu'il est difficile d'évacuer ; car il est rare que les chaînes soient mises complètement hors de leurs puits, extraction nécessaire cependant pour effectuer un lavage général et épuiser les boues à l'aide de pompes.

19. *Cales-cambuses.* — Les cambuses sont des cales destinées à emmagasiner les vivres ; elles sont placées entre les puits à chaînes et la première cale à marchandises. Ces cales-cambuses contiennent les fûts de vin, les grandes caisses de vivres, les grains et les farines en sacs, en caisses ou en barils ; de même que les magasins à gréements elles sont rarement vidées entre les divers voyages, et les inconvénients déjà signalés apparaissent avec encore plus d'intensité. C'est presque toujours dans ces cales que l'on trouve le plus grand nombre

de rats morts après les sulfurations ; dans un exemple rapporté par l'un d'entre nous, sur un millier de cadavres de rats découverts à bord d'un navire, après sulfuration, 626 provenaient de la seule cambuse[1].

Ce fait n'est pas surprenant ; la cambuse est toujours remplie de vivres de choix, ses panneaux demeurent ouverts d'une façon presque permanente, des échelles destinées à assurer la libre circulation des gens de service offrent un accès facile aux rats. Bien mieux, les panneaux de la cambuse, au lieu d'être en bois plein, comme ceux des autres cales, sont construits en caillebotis — sorte de grillage en bois à larges mailles — au travers duquel les rats passent aisément.

C'est pourquoi les employés de la cambuse fournissent presque constamment les premières victimes de la peste, lorsque celle-ci se déclare à bord d'un navire[2].

Pour obvier à cet inconvénient il suffira de doubler le caillebotis avec un treillage en fil de fer à mailles fines ou mieux avec une toile métallique, et de veiller à la fermeture rigoureuse des ouvertures de la cambuse. Ce dispositif a été rendu obligatoire par le règlement d'administration publique prévu par l'article 53 de la loi du 17 avril 1907, art. 30, § 2.

20. *Soutes diverses.* — Les cales de l'extrême-arrière sont divisées — à bord des divers navires — d'une manière moins uniforme que celles de l'extrême-avant. Sur les paquebots à passagers on peut encore trouver là une cambuse ; quelle que soit leur destination, ces compartiments prennent en général le nom de soutes. C'est d'abord la soute à linge sale dans laquelle on entasse tout le linge appartenant au navire et ayant servi aux passagers et à l'équipage, linge de table, de toilette, de couchage, des offices, des cuisines, etc. Elle

---

[1] J. Dupuy, *loc. cit.*

[2] F. Borel. Observations sur la peste et son mode de propagation. *Revue d'hygiène et de police sanitaire*, 1902.

exige au moment où elle est vidée, lors de l'arrivée, un nettoyage, ou plutôt une désinfection rigoureuse. Viennent ensuite les soutes à dépêches, les soutes à groups (objets de valeur) et les soutes à poudre. Tous ces compartiments, comme ceux de l'avant, ne sont que trop rarement nettoyés.

21. *Température des cales.* — Les locaux du navire situés dans la profondeur et en dessous de la ligne de flottaison sont constamment immergés : leurs parois latérales se trouvent soustraites aux influences de la lumière solaire et des brusques variations de la température atmosphérique.

L'eau de mer — surtout à une certaine profondeur — a, dans tous les pays du monde, une température beaucoup plus uniforme et plus constante que celle de l'atmosphère. Or, la plupart des navires en charge, ou simplement sur lest de navigation, ont un tirant d'eau de sept à huit mètres.

Si nous rappelons que les cales ne communiquent plus avec l'air extérieur, une fois qu'elles ont été fermées, on ne sera pas surpris de constater que leur température moyenne demeure toujours à peu près uniforme. Exception faite pour les cales voisines des machines et des chaufferies, lorsque celles-ci ne sont pas entourées de cloisons isolantes.

C'est pour cette raison — température uniforme — qu'on réserve dans la profondeur des cales, les emplacements nécessaires aux caisses contenant l'eau d'alimentation humaine. Cette eau est même, en certains cas, renfermée dans des ballasts disposés en dessous des cales entre leur fond et la paroi inférieure de la coque (voir chapitre V.)

22. *Glacières.* — Ce souci de maintenir une température constante fait placer, dans le fond et aux extrémités des navires, les glacières et les chambres frigorifiques destinées à la conservation des vivres frais : viandes de boucherie, poissons, légumes frais, fruits verts, etc.

23. *Travail dans les cales.* — Dès que, pour débarquer

les marchandises, on ouvre les panneaux des cales, celles-
ci entrent en communication directe avec l'atmosphère extérieure; moins bien ventilées que les compartiments supérieurs elles offrent une température toujours plus élevée
que celle de ces derniers. Dans les climats intertropicaux,
cette condition rend le travail particulièrement pénible, et sa
persistance durant les jours et les nuits mérite une attention
particulière dans l'étude de la réglementation hygiénique du
travail à bord.

24. *Propreté des cales.* — On peut envisager la propreté
des cales sous deux points de vue : ce qui se fait couramment, ce qui devrait se faire.

A. *Ce qui se fait.* — L'asséchement des fonds de cale au
moyen des pompes d'épuisement, qui s'amorcent par des
crépines dans les différents puisards, est l'unique moyen
utilisable d'assurer la propreté des cales lorsque le navire
est en pleine charge, à la mer.

Le déchargement complet laisse à nu les payols et le
vaigrage, jonchés et tapissés de détritus les plus variés et
d'abondantes poussières. On a déclaré à la Conférence sanitaire internationale de Paris, de 1903, que l'on essuyait le
parquet inférieur et les parois des cales avec des linges
humides. Le fait s'est peut-être produit pour des navires
déchargés, nettoyés et désinfectés dans certaines conditions
spéciales, sous la surveillance d'autorités sanitaires ; en
pratique courante de telles mesures ne sont pas appliquées.
Les cales, une fois vides, sont balayées à sec, les résidus
sont entassés dans des couffins, puis hissés sur le pont au
moyen des treuils ; ils sont jetés à la mer ou débarqués — suivant le règlement des ports et la valeur qu'ils peuvent avoir.
Lorsque le chargement est composé de grains, blé, maïs,
graines oléagineuses, café, etc., les balayures sont mises en sac
et conservées ; il existe même, au point de vue du droit mari-

time, certaines règles visant les balayures, qui, d'après les usages, appartiennent soit au destinataire de la marchandise, soit à d'autres personnes suivant les cas.

Pendant l'opération du balayage les cales sont obscurcies par un nuage de poussière des plus denses ; le calier, l'opération faite, remonte sur le pont, saupoudré des pieds à la tête et méconnaissable.

Souvent, lorsque les cargo-boats font des voyages à escales nombreuses, leurs cales ne sont pas entièrement vidées ; le nettoyage est alors fractionné en faveur des diverses parties qui deviennent libres et qui sont remplies à nouveau de suite.

En dehors de cas très spéciaux, les cales sont toujours balayées à sec ; ce n'est qu'après cette opération que l'on procède au lavage ; il ne faut pas se leurrer sur ce point d'une confiance vaine.

B. *Ce qui devrait se faire*. — Proscrire le balayage à sec et imposer l'arrosage préalable — un simple essuyage avec des linges mouillés est insuffisant et impraticable dans le fond des cales d'où la poussière accumulée s'extrait par mètres cubes — essuyer après le balayage ; s'efforcer d'asséyer-cher les fonds par les pompes d'épuisement et après cette série d'opérations procéder alors à un nouveau chargement.

Lorsque le navire est dans son port d'attache ou que le temps n'est pas trop mesuré, on doit déplacer les payols pour enlever les matières solides accumulées dans les fonds : précaution urgente lorsqu'il n'existe pas de cimentage ou que celui-ci est en mauvais état.

II. PLANS INTERMÉDIAIRES. 1er *et* 2e *Entreponts*. — Si certains grands cargo-boats ne sont formés en quelque sorte que d'une immense cale divisée en plusieurs compartiments verticaux, cette structure ne constitue encore que l'exception. La plupart des vapeurs comprennent des entreponts destinés à recevoir des marchandises, mais susceptibles d'être aménagés, le cas échéant, pour loger des troupes ou des émigrants. Nous nous occuperons ici de l'entrepont utilisé pour le transport des marchandises, réservant pour plus tard l'étude de l'entrepont-logement.

Le cubage de l'entrepont varie, comme celui des cales, d'après le tonnage du navire. Le parquet inférieur est constitué par le pont qui le sépare des cales ; les parois postérieure et antérieure sont limitées par les cloisons étanches ; et enfin la coque, recouverte de son vaigrage intérieur, en forme les parois latérales.

Lorsque les entreponts sont utilisés pour le transport des marchandises, on obture soigneusement toutes les ouvertures servant à leur aération ; les manches à air, quelquefois, et toujours les hublots ou sabords restent hermétiquement fermés.

La propreté et le nettoyage des entreponts sont assurés de la même manière que ceux des cales, et toutes les remarques que nous avons faites au sujet de ces dernières s'appliquent aux entreponts servant au transport des marchandises.

III. Plan supérieur. 1. *Pont*. — Sur les cargo-boats, le pont demeure presque toujours complètement libre : il ne représente, en général, que la toiture-terrasse du navire ; mais parfois, à cause de la densité du chargement, on utilise aussi ce pont dans un but commercial et on place au-dessus de lui une pontée, c'est-à-dire une certaine quantité de marchandises. Le fait se produit presque toujours avec les chargements de bois.

Dans d'autres cas le pont est affecté au transport d'animaux, bœufs, chevaux, moutons, poulets, cailles, etc.

2. *Recouvrement du pont et bastingages*. — Sur les navires anciens, les tôles qui formaient le pont étaient toujours recouvertes d'un plancher en bois fort solidement jointé ; sur les types modernes on supprime ce revêtement et le pont est formé de la tôle enduite de peinture.

Les bastingages représentent une sorte de parapet entourant le navire, à la hauteur du pont ; jadis ce bastingage était formé de la continuation de la coque et constituait ainsi pour le pont une paroi latérale pleine; aujourd'hui le bastingage ne se compose d'ordinaire que d'une série de chandeliers verticaux, en fer, reliés entre eux par plusieurs tiges du même métal horizontales et parallèles.

Dans l'un ou l'autre cas — navire ancien ou moderne — l'entretien du pont, s'il n'est pas encombré de marchandises, est facile : les agents naturels, eau, air, soleil sont en dehors de toute intervention humaine les éléments actifs de cet entretien.

Si le chargement du navire comprend une pontée, elle est de nature variable. On dispose en général sur le pont les marchandises dont le transport offre quelque danger : bonbonnes d'acide sulfurique ou autres liquides dangereux, siphons contenant des gaz liquéfiés, etc. Parfois ce sont des marchandises analogues à celles contenues dans les cales, mais qui n'ont pu trouver place dans les compartiments intérieurs. Les colis ainsi disposés en pontée sont toujours d'une valeur minime puisqu'on ne craint pas de les voir avariés et même enlevés par un paquet de mer, ils sont quelquefois protégés par des bâches ou des prélarts; après le débarquement de ces marchandises, un grand lavage du pont est nécessaire.

3. *Dépôts de fourrages.* — En dehors des marchandises précitées, on dispose sur le pont, vers le gaillard d'avant ou vers les superstructures, les balles de fourrages servant à alimenter les animaux de boucherie embarqués pour la nourriture des équipages ou des passagers. Cette disposition spéciale n'est pas sans intérêt, car ces dépôts de fourrages offrent une retraite sûre aux rats propagateurs de la peste.

4. *Stalles d'animaux.* — Sur le pont sont placées aussi

les stalles des animaux de boucherie et souvent même celles
des animaux transportés comme fret : chevaux, mulets, bœufs,
moutons. — Les stalles des animaux réservés à l'alimentation du bord sont généralement fixes et inamovibles, munies
de dalots disposés en abord et destinés à l'écoulement à la
mer des eaux de lavage qui entraînent les déjections des animaux.

5. *Volières.* — Les cages à poules, pigeons, lapins et
autres animaux de basse-cour, sont d'ordinaire placées sous le
gaillard d'avant, dans le voisinage des stalles d'animaux ; à
bord de quelques grands paquebots on les trouve à l'arrière.

Stalles et cages doivent être fréquemment nettoyées pendant
le cours de la traversée et, à la fin du voyage, lavées à fond,
désinfectées et badigeonnées au lait de chaux.

6. *Superstructures et embarcations.* — De chaque côté des
superstructures élevées au-dessus du pont, sont installés les
chantiers supportant les embarcations de sauvetage ; nous
parlerons de ces dernières en traitant des conditions générales de la sécurité pendant les voyages en mer. Nous nous
bornerons à signaler ici un danger que ces embarcations font
naître ; elles délimitent, par leurs chantiers, des recoins peu
accessibles et, lorsqu'elles restent constamment recouvertes
de leurs étuis, elles offrent, à l'intérieur et à l'extérieur,
des retraites faciles aux rats. Il est rare de ne pas capturer
quelques-uns de ces rongeurs dans ces régions quand on
leur fait la chasse à bord. Parfois on trouve des nids de
rats dans l'embarcation elle-même, quand son entretien est
négligé comme il arrive trop fréquemment.

Une pratique mauvaise, suivie à bord de certains navires,
consiste à utiliser les embarcations comme dépôt de fourrages, de légumes divers, de choux, de pommes de terre, etc. ;
coutumes nuisibles à l'hygiène, au bon entretien, à l'étanchéité des embarcations comme à leur propreté. Cette pratique

est d'ailleurs formellement prohibée par le § 2, article 100,
du règlement d'administration publique promulgué par le
récent décret du 26 septembre 1908. Les inspecteurs de la
navigation, créés par la loi du 17 avril 1907, devront s'assurer
que les embarcations ne contiennent que le strict nécessaire
de leur armement et de leur approvisionnement propre.

CHAPITRE III

MACHINES, CHAUDIÈRES ET DÉPENDANCES

1. *Emplacement des machines et de leurs dépendances.* — Les machines, les chaudières et leurs dépendances, occupent vers le milieu de la coque un espace assez étendu dans le sens de la longueur et profond de toute la hauteur du bâtiment.

Le puits ainsi constitué est délimité sur les côtés par la coque et sur ses faces antérieure et postérieure par des cloisons spéciales l'isolant des compartiments AV et AR. Ce puits présente un fond dont nous allons étudier la structure.

2. *Cale des machines.* — La cale des machines n'est pas comme les autres cales un compartiment utilisable pour le trafic. On désigne par ce nom de cale des machines l'espace vide existant entre la coque — dans sa partie la plus inférieure — et le parquet des machines. La cale des machines correspond par conséquent à ce que l'on appelle les fonds dans les autres parties du navire. Mais le parquet des machines, analogue aux payols des autres cales, est supporté par un carlingage spécial, composé de poutres en

fer s'entre-croisant de long en large et s'élevant à la même hauteur pour former un vaste plan nivelé sur lequel reposent solidement les assises des machines.

L'entre-croisement de ces poutrelles métalliques forme une série de mailles dans lesquelles se collectent les divers liquides provenant de la machine; elles communiquent entre elles par des anguillers de forme spéciale. L'asséchement de cette cale des machines est assuré par des pompes d'épuisement aspirant les liquides dans des puisards, ainsi qu'il se fait dans les autres parties du navire; mais ici l'importance hygiénique est beaucoup moindre à cause de la nature des liquides puisés. Ils ne contiennent jamais de matières solides, sauf des poussières et des débris de charbon au-dessous des chaufferies. Les huiles lourdes, tombant des pièces mécaniques, qu'elles ont servi à lubréfier, forment constamment à la surface des eaux de la cale des machines, une couche assez épaisse pour s'opposer à l'émanation des gaz délétères et elles y sont en quantité assez considérable pour empêcher toute fermentation. L'asséchement de ces cales ne constitue donc qu'une question de sécurité et de convenance de service.

3. *Cloisons entre les machines et les chaufferies.* — La cale des machines est séparée de la cale des chaufferies par une cloison étanche-qui se continue dans toute la hauteur du navire, en séparant très nettement ces deux compartiments. Cette disposition a une très grande importance pour la sécurité du bâtiment et surtout pour l'indépendance et l'autonomie des divers organes essentiels, en cas d'avaries graves. Dans le bas de la cloison sont ménagées les ouvertures nécessaires à la circulation du personnel mécanicien. Cette cloison peut aussi être double dans sa partie supérieure; en ce cas elle forme par l'écartement de ses deux parois une gaine d'air dont l'embouchure va s'entr'ouvrir au-dessus des superstructures du navire.

4. *Cloisons* A′ *et* .R. — Les cloisons latérales A′ et .R du puits des machines sont toujours des cloisons étanches, isolant ce puits des autres parties du bâtiment. La plupart du temps elles sont doubles, formant des gaines d'air qui s'ouvrent au-dessus des superstructures. Ces gaines sont d'une importance très grande au point de vue de l'aération des chambres de chauffe et des chambres des machines.

Les ingénieurs des constructions navales ne peuvent apporter trop de soins à faire prévaloir l'usage d'établir sur tous les navires de commerce ces trois gaines d'air situées aux extrémités et au centre du puits des machines. La ventilation des chaufferies et des machines constitue en effet un problème difficile à résoudre au moyen d'aspirateurs ou de ventilateurs, à quelque modèle qu'ils se rattachent. Seules les gaines d'air, surtout celles A′ et .R, ont l'avantage d'offrir un bon système de ventilation et de constituer en même temps un isolateur parfait empêchant la température de s'élever dans les compartiments situés au voisinage immédiat des machines ou des chaufferies.

Ce problème de l'isolement, à l'égard des sources de la chaleur, est aussi important pour les marchandises placées dans les cales que pour les passagers logés dans les entreponts. La température est quelquefois telle que certains de ces locaux placés auprès des chaudières deviennent inhabitables.

Le règlement d'émigration italien est intervenu en mesure de protection ; il spécifie — art. 97, § 4 — que les parois métalliques entourant les machines et les chaudières doivent, quand les gaines d'air n'existent pas, être complètement revêtues à l'extérieur de planches bien ajustées ou de toute autre matière réfractaire.

Les revêtements en bois constituent un isolant d'assez médiocre valeur ; aussi interpose-t-on parfois, entre ceux-ci et la tôle de la cloison, des feuilles de carton d'amiante ou une lame de feutre ; c'est déjà un pas vers le progrès. A bord des navires mieux installés — sur la *Provence* de la Compagnie Générale Transatlantique, par exemple — les cloisons A' et .R du puits des machines sont doublées, sur toute leur hauteur, d'un mur en briques de magnésie ; cette disposition est la meilleure qui existe aujourd'hui et mérite l'éloge.

5. *Cloisons supérieures.* — La partie la plus élevée des chaudières n'atteint généralement que la hauteur du deuxième entrepont, de sorte que — en exceptant les boîtes à fumée et les amorces de cheminées — le compartiment, situé au-dessus d'elles et qui correspond au premier entrepont, devient utilisable. La température de ce local est naturellement toujours plus élevée que celle de toute autre région du navire.

Quand il est affecté au logement des passagers ou des hommes de l'équipage, il est nécessaire que l'élévation de la température subisse une répression énergique. On utilisera tout à la fois dans ce but, une ventilation appropriée et un revêtement épais des parquets constitué par une matière puisamment isolante. L'éventualité toujours possible d'une avarie quelconque aux chaudières — éclatement de tubes, fracture des tuyaux d'adduction de vapeur, explosion de chaudières — peut créer momentanément des dangers sérieux pour l'existence des personnes logées dans cette partie du navire. En ne visant que l'hygiène et la sécurité, de graves raisons s'opposent au choix de ces compartiments pour l'habitation.

La machinerie occupe toute la largeur du navire, au moins jusqu'au niveau du deuxième entrepont. A partir de cette région, le puits se rétrécit laissant dans le premier entrepont et sur le pont des espaces latéraux occupés par des coursives et divers locaux destinés à l'habitation ou à d'autres usages.

L'orifice supérieur du puits des machines se continue, isolé de ces espaces latéraux par des cloisons en tôle, et vient aboutir dans les superstructures du château central par une large baie à ciel ouvert ; cette baie se ferme des deux côtés à l'aide de panneaux reposant sur une charpente métallique à double pente. Ces panneaux restent toujours

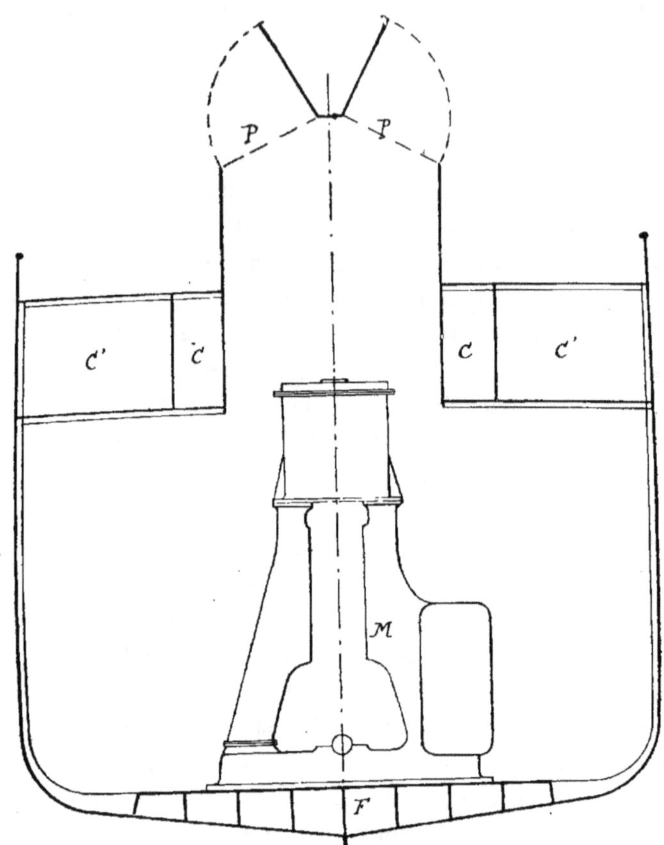

Fig. 9. — Coupe schématique transversale du navire par le travers de la machine.

PP, panneaux supérieurs de l'orifice des machines. — CC, coursives latérales au puits. — C'C', cabines d'habitation supérieures et latérales aux machines. — M, corps principal de la machinerie. — F, fonds ou cale de la machine cloisonnée longitudinalement par son carlinguage spécial.

ouverts, sauf en cas de mauvais temps, et servent ainsi au dégagement de l'air chaud montant des zones inférieures des cylindres.

6. *Parois latérales. Soutes.* — Les parois latérales de la chambre des machines sont constituées par la coque du navire et n'appellent aucune considération hygiénique spéciale. Dans quelques cas cependant, quand la largeur du bâtiment le permet, on ménage entre la coque et le corps des machines et des chaudières une série de soutes à charbon.

Que ces soutes soient latérales aux machines, latérales aux chaudières ou situées sur l'avant de ces dernières, elles sont en communication directe, par leurs parties inférieures, avec la chaufferie qu'elles alimentent en charbon.

Leur éclairage par l'extérieur est nul et le travail s'y effectue à la lumière de lampes de mineur. Elles ne présentent pas grand intérêt pour l'hygiéniste, sauf en ce qui concerne les dangers qu'elles font courir par le fait de gaz explosibles se dégageant de certains charbons.

Les soutes s'ouvrent à l'extérieur, soit par des trous d'homme situés au niveau du pont, soit par des sabords de charge ménagés dans les parties latérales de la coque; les uns et les autres servent à l'embarquement du charbon et peuvent être utilisés aussi pour l'aération, quand on remplace la fermeture métallique pleine par une grille ajourée.

Pendant les opérations d'embarquement de charbon, l'ouverture béante de ces trous d'homme sur le pont est une cause fréquente d'accidents et nécessite une surveillance attentive.

7. *Cales-soutes.* — L'insuffisance des soutes situées entre les cloisons étanches formant les parois AV et AR de la section des machines et chaufferies oblige quelquefois à ménager des compartiments à charbon dans certaines parties des cales à marchandises. Ces compartiments sont appelés cales-soutes et communiquent avec la chaufferie au moyen d'ouvertures pratiquées dans les cloisons étanches. Leur plus grand éloignement de la chaufferie augmente le

travail des soutiers, considération dont il faut tenir compte
pour la fixation du nombre des hommes dans une chaufferie
et pour la réglementation hygiénique du travail.

8. *Tunnel.* — Le tunnel s'étend depuis la chambre des
machines jusqu'à l'extrême arrière du navire, protégeant ainsi
l'arbre de couche; il se termine par un tube dans lequel
se meut l'arbre porte-hélice.

Ce tunnel n'offre rien de particulier au point de vue
de l'hygiène, sauf dans le cas de désinfection générale
où il devient, comme tous les locaux d'accès difficile, un
lieu de retraite possible pour les rats.

9. *Magasin des machines.* — Le magasin des machines
est toujours situé dans le voisinage immédiat de celles-ci ou
des chaufferies ; c'est un local dans lequel sont déposés les
diverses pièces de l'outillage courant, les burettes à huile,
les paquets d'étoupe, les suifs, etc. On peut renouveler,
à propos de ce magasin, les critiques qui visent les autres
magasins à bord : manque d'ordre, défaut de nettoyages généraux, lieu d'élection pour les rats, les cancrelats et autres
insectes de tous genres.

10. *Escarbilles.* — On appelle escarbilles les déchets de
la combustion du charbon, cendres, mâchefers et résidus
non brûlés, qui tombent dans les cendriers en passant à
travers les grilles. Deux modes sont employés pour les
extraire : escarbilleurs mécaniques et enlèvement à bras.

Les escarbilleurs mécaniques sont des éjecteurs dans lesquels
l'entraînement est produit soit par un jet de vapeur ou d'air
comprimé, soit par des pompes à broyeur. Dans les deux
cas les escarbilles sont refoulées au-dessous de la flottaison
par une disposition semblable à celle d'une prise d'eau.
Ce système est parfait au point de vue de l'hygiène.

Quand on enlève les escarbilles à bras, elles sont d'abord

arrosées d'eau sur le parquet des chaufferies, dès leur sortie des cendriers; elles sont ensuite chargées à la pelle dans des seaux hissés sur le pont au moyen d'un treuil; le seau — suspendu à un trolley roulant sur un rail — est amené en abord et enfin basculé dans une manche se déversant à la mer. Cette manipulation est longue et fatigante; en outre, les manches de déversement étant presque toujours trop courtes ne conduisent pas les escarbilles jusqu'au niveau de de la mer; il en résulte fatalement que des poussières, entraînées par le vent ou la vitesse du navire, sont projetées sur les parties arrière, pénètrent dans les cabines par les hublots ouverts et s'envolent souvent jusque dans les yeux des passagers. Il n'est pas rare que de petites escarbilles pénètrent ainsi dans les culs-de-sac conjonctivaux, y séjournent et produisent des poussées inflammatoires très douloureuses persistant pendant plusieurs jours.

11. *Hauteur des cheminées.* — Lorsque les cheminées de la machine ne sont pas d'une hauteur suffisante, les escarbilles s'en échappent en grande quantité, surtout quand le vent debout assure un tirage actif ; elles sont alors rabattues en arrière, sur les dunettes particulièrement, atteignent les yeux des passagers et occasionnent des accidents plus sérieux que ceux produits par les escarbilles extraites de la chaufferie, car elles sont encore brûlantes et peuvent donner naissance à des lésions graves, conjonctivites et kératites rebelles. Ce point doit être signalé aux ingénieurs afin qu'ils se préoccupent, en fixant la hauteur des cheminées, non seulement du tirage et de la grâce extérieure du navire, mais aussi du danger indiqué ici.

12. *Température et travail.* — Les chambres des machines, les chaufferies et leur voisinage immédiat présentent toujours une température très élevée indépendante des conditions atmosphériques extérieures. Quand la ventilation

est insuffisante ou défectueuse, leur habitat devient extrêmement pénible. Il suffit de passer dans une des coursives latérales aux machines pour ressentir la désagréable sensation causée par les bouffées d'odeurs chaudes *sui generis* qui se dégagent du puits des machines. Les régions où cette température atteint son maximum sont : dans la chaufferie, au-dessus des chaudières qui contiennent de la vapeur à 1000 ou 1200 degrés centigrades ; dans la machine, à la hauteur des cylindres.

En ce qui regarde la chaufferie, les hommes travaillent dans la partie la plus profonde, au-dessus des parquets ; c'est pourquoi une direction défavorable des vents, et le tirage défectueux qui en résulte exercent une influence considérable sur la variation de la température dans les chambres de chauffe et augmentent les difficultés du travail et la somme des efforts.

En ce qui concerne la machine, le graissage des différents organes est effectué à tous les étages, et les travaux de graissage, de surveillance et de réglage exigent une somme d'efforts musculaires toujours sensiblement égaux.

Pour assurer la ventilation des compartiments de chauffe et des machines, il a fallu recourir à certains systèmes mécaniques au nombre desquels nous trouvons les gaines d'air, dont il a été parlé ; puis des ventilateurs disposés dans l'amorce des cheminées elles-mêmes pour activer le tirage ; enfin des manches à air fixes, en tôle, de diverses constructions auxquelles on ajoute souvent des manches en toile mobiles.

A bord des navires marchant sous haute pression, pour lesquels la question de facilité de travail se double d'un problème économique important, comme à bord des cargoboats chauffant à basse pression, la ventilation des machines et des chaufferies doit être parfaitement assurée par les soins de la construction elle-même. Les ingénieurs et les commissions de recette chargés du contrôle ont trop souvent le tort de compter sur des moyens de fortune qu'on peut, dit-on, facilement improviser à la mer, en cas de nécessité. Ces moyens de fortune ne tardent pas à se révéler impuissants et les équipages subissent bientôt les conséquences de la négligence initiale.

A propos du travail dans les machines et dans les chaufferies, une autre considération s'impose, relative aux moyens d'accès dans ces locaux. Les divers plans du navire sont représentés dans le puits des machines par des parquets en fer grillagé assez semblables à des balcons; ils laissent passer l'air et la lumière et sont étagés de façon à permettre d'atteindre à la hauteur des divers appareils; ces parquets sont reliés les uns aux autres par des échelles fixes, également en fer, dont l'inclinaison est d'autant moindre que la largeur des espaces est plus restreinte, surtout dans les parties hautes. Il faut une certaine habitude pour pouvoir s'en servir sans danger; les hommes de la machine sont obligés d'y circuler chargés de poids lourds ou d'objets encombrants, quelquefois pendant des roulis dont l'amplitude rend par moments le plan des échelles absolument vertical. Il est donc nécessaire que toutes ces échelles soient munies des deux côtés de rambardes et d'appuis commodes; une chute dans ces passages difficiles entraîne le corps au contact d'appareils chauds ou d'organes en mouvement et les plus affreuses mutilations en peuvent être la conséquence. Et cependant des navires de commerce, battant pavillon français et de construction récente, existent encore dont les échelles des machines ne sont munies d'aucune rambarde, d'aucun point d'appui, ou sur le bord extérieur desquelles circule lâchement une filière faite d'une simple corde, tellement imprégnée d'huile, de graisse et de cambouis que les mains ne peuvent s'y fixer. Le danger réel se trouve ainsi doublé d'un autre plus redoutable, celui d'une sécurité illusoire.

Une dernière remarque au sujet des échelles des machines :

les accidents par suite d'explosion d'un tube de chaudière,
ou de tout autre tuyau de vapeur, sont assez fréquents.
Quand ceux-ci se produisent, cinq ou six malheureux brûlés
gisent dans le fond du navire, et c'est sur les épaules de leurs
camarades qu'on les doit remonter, de la profondeur jusque
sur le pont, en passant à travers les méandres d'échelles et de
parquets. Sur les navires de guerre on a prévu pour le combat
ce qu'on appelle le passage des blessés, que l'on rend aussi
praticable que possible ; ne pourrait-on pas prendre les mêmes
précautions sur les navires de commerce ? Tous les parquets
que nous avons décrits se superposent les uns aux autres ;
supposons que, sur chaque bord du navire, une des portions
de chacun de ces parquets soit rendue amovible et que les
portions amovibles se correspondent dans le même plan, on
pourra dès lors les retirer au moment d'un accident et créer,
en quelques secondes, un trou béant allant des fonds de la
machine jusqu'au pont. En haut une sorte de crochet, auquel
s'attachera par une poulie un cadre ou une toile quelconque
permettra de retirer vite les blessés du fond de la machine,
et de diminuer leurs souffrances.

13. *Douches*. — Le travail dans la machine et les chaufferies à une température qui n'est jamais inférieure à $+ 30°$ C
et qui est souvent supérieure à $+ 40°$ C, sous le rayonnement de foyers incandescents, parmi les poussières du charbon
manipulé, des cendres et des escarbilles, et au contact permanent des huiles, des graisses, dans une atmosphère saturée
de vapeur d'eau nécessite, on le conçoit, des soins de propreté corporelle tout spéciaux. A la fin de leur quart,
les hommes ont la peau enduite d'une épaisse couche de
graisse en partie saponifiée, mélangée de poussières et de
sueurs ; d'abondantes ablutions et de grands savonnages
immédiats sont nécessaires pour éviter l'apparition à bref
délai de dermatites et d'érythèmes professionnels rebelles.

A la section des machines de chaque navire devrait être adjoint un local destiné à la toilette des hommes quittant le travail. Des essais de ce genre ont déjà été tentés : s'ils n'ont pas donné les résultats espérés, c'est parce que toutes les installations réalisées jusqu'à présent ont été défectueuses. Elles ont consisté pour la plupart en simples prises d'eau salée mises à la disposition des hommes sur l'avant des machines. Or, l'eau salée n'émulsionne pas le savon ou l'émulsionne mal ; elle est pernicieuse pour une peau déjà irritée ; enfin, elle favorise les inflammations au lieu de les enrayer. Aussi, soutiers, chauffeurs et mécaniciens préfèrent-ils, à bord de ces navires si imparfaitement perfectionnés, faire ce qu'ils font sur les autres où rien n'a été prévu pour les ablutions. Ils procèdent individuellement à leur toilette à l'aide d'un seau d'eau douce et le plus souvent dans le poste où ils couchent. Par suite, ces postes sont constellés de taches disséminées sur les parquets, les boiseries et les objets de literie ; les effets, gras de toutes les graisses de la machine, humides de toutes les sueurs de l'homme, gisent épars çà et là, empuantant l'atmosphère d'un espace restreint.

Les locaux de douches, indispensables dans toute machinerie, deviendront réellement utiles et efficaces, le jour où ils offriront des commodités et un confortable suffisants pour encourager les volontés les plus inertes. Les douches doivent être pourvues d'eau douce, avec prises d'eau froide et d'eau chaude, et munies d'un vestiaire pour permettre de changer d'effets avant et après le travail. Sans ce vestiaire les résultats espérés resteront illusoires, car, même après une lotion consciencieuse, le changement de vêtements remis à plus tard suffit à faire perdre, aux yeux du machiniste, tout le bénéfice d'un nettoyage qu'il devra recommencer et dont, par conséquent, il trouve plus simple de se dispenser. (Voir Annexe. Règlement d'administration publique prévu par l'art. 53 de la loi du 17 avril 1907, art. 77.)

CHAPITRE IV

LES LOCAUX D'HABITATION

1. *Généralités.* — Les locaux d'habitation à bord des différents navires sont ceux qui par la variété de leur situation, de leurs dispositions et de leur nombre, donnent aux divers bâtiments une physionomie particulière suivant la destination de chacun. Réduits à un minimum au point de vue du nombre et du volume, ils peuvent être tous placés sur le pont à bord des cargo-boats, tandis qu'ils occupent, sur les navires à passagers, tout l'espace qui peut leur être affecté. Les règlements, d'ailleurs très généraux, que nous possédions jusqu'à présent en la matière, se contentaient de prohiber l'habitation dans les cales, de telle sorte que, sur certains paquebots, on rencontre cinq plans successifs de logements s'étageant depuis le deuxième entrepont jusqu'aux roofs des superstructures les plus élevées.

L'examen de ces divers plans inspire à l'hygiéniste des réflexions analogues à celles qu'il ressent devant les maisons de cinq étages situées dans les quartiers à population dense de certaines de nos villes ouvrières. Sur le navire, encore plus que dans ces maisons, les étages inférieurs sont peu favorisés au point de vue de l'air et de la lumière ; dans les villes la cause en est imputable à l'étroitesse des rues, à l'exiguïté des cours ; à bord, cette cause réside dans le petit nombre ou le manque d'ouvertures à l'air libre. L'affectation à des locaux d'habitation de tout compartiment insuffisamment pourvu d'ouvertures latérales devrait être formellement interdite. Nous disons insuffisamment, et non incomplètement, car sur les coques de presque tous les navires à passagers il est ménagé un certain nombre de hublots dès le deuxième entrepont ; mais ces hublots n'ont guère plus de valeur au point de vue de l'aération et de la lumière que certaines de ces fausses fenêtres qui parent quelquefois les façades de nos maisons. En effet, dès que les soutes sont pleines de charbon, que les cales sont remplies de marchandises et que le navire est à la mer, le plus petit clapotis, la moindre brise exigent que ces hublots soient fermés soigneusement ou plus exactement condamnés par des tapes et des contre-hublots de sûreté. Ces hublots des parties les plus basses ne s'ouvrent guère que dans les ports ; encore, si le navire est à quai, tous ceux situés du côté de la muraille du bassin deviennent-ils inutilisables.

2. *Permis de navigation et habitabilité.* — Jusqu'à présent les commissions de recette ou autres, chargées de l'examen des nouveaux navires présentés par les armateurs pour l'obtention du permis de navigation, paraissaient n'avoir tenu qu'un compte insuffisant des conditions d'habitabilité. Le permis de navigation est la seule pièce qui, chez nous, sauf dans les cas de contrats spéciaux, limite le nombre maximum des

passagers à bord d'un navire. La détermination de ce chiffre était obtenue sans règle fixe de cubage, sans contrôle sérieux des conditions d'habitabilité, des moyens d'accès, etc. Les intéressés proposaient eux-mêmes un nombre quelconque — toujours très élevé, — l'administration de la marine inscrivait ce nombre sur le permis et la commission l'approuvait.

On voit, inscrits sur nos annuaires, des navires d'un tonnage moyen, reconnus aptes à porter 2000 passagers, sans avoir été cependant pourvus d'une installation appropriée au service d'un si grand nombre de voyageurs.

Le vice de notre réglementation — ou plutôt le manque de tout règlement — se révéla d'une façon criante, lors de l'application à certains de nos navires du règlement d'émigration italien.

L'Italie, qui fournit une grosse part d'émigrants pour les deux Amériques, lasse de voir ses sujets transportés dans des conditions déplorables, résolut d'établir un règlement qu'elle imposa, depuis ce jour, à tous les navires tant étrangers que nationaux voulant concourir au transport de ses émigrants. Dans ce règlement une grande part a été réservée au souci de la mensuration du navire, et voici les conséquences qui en sont découlées : tel navire — mis en service en 1899 ou en 1900 — et dont le permis de navigation délivré par les autorités françaises portait un chiffre de 1 600 à 1 800 passagers, ne parvint qu'à grand'peine à obtenir du gouvernement italien le droit de transporter 800 émigrants. Et les années précédentes ces mêmes navires avaient fait d'assez nombreux voyages d'une durée minima de vingt jours, en traversant toute la région intertropicale de l'Atlantique, avec plus de 2000 passagers à bord !

Sur les lignes de l'Amérique du Nord ce sont les États-Unis qui — eux aussi — ont élevé une digue devant nos permis de navigation et qui ont imposé leur règle, beaucoup plus sévère que la nôtre.

Quatre conditions principales doivent entrer en ligne de compte quand il s'agit de déterminer le nombre maximum des passagers qu'un navire peut embarquer; ce sont :

1° Le cubage des compartiments habitables ;

2° Les moyens d'aération ;

3° Les sources de lumière solaire ;

4° Les moyens d'accès.

Le Règlement d'administration publique, promulgué par le décret du 26 septembre 1908, est consacré en grande partie aux conditions que devront remplir dorénavant les navires pour obtenir leur permis de navigation. On y verra au chapitre II : « *Prescriptions relatives à l'hygiène et à la salubrité* », et au chapitre VIII : « *Calcul du nombre maximum de passagers* », que les éléments, que nous indiquons ici, ont été ceux qui ont dicté les principales dispositions de ce règlement. Nous signalerons, au cours de cette étude, les points sur lesquels le nouveau règlement donne satisfaction à de légitimes desiderata, et ceux sur lesquels il nous paraît insuffisant.

3. *Cubage atmosphérique*. — Le cube d'air attribuable à chaque passager à bord d'un navire quelconque a de tout temps préoccupé les hygiénistes. L'on trouve déjà des indications très précises dans le vieux règlement français d'émigration, en date de 1861, fixant un minimum de superficie pour chaque émigrant suivant la hauteur des compartiments. Ainsi pour une hauteur de $2^m,28$, la superficie allouée doit être de $1^{m2},30$; pour $1^m,83$ de hauteur de $1^{m2},33$; et pour $1^m,66$ de $1^{m2},49$, chiffres qui donnent le cubage suivant :

HAUTEUR	CARRÉ	CUBAGE
$2^m,28$ c.	$\times$ $1^{m2},30$ c.	$=$ $2^{m3},960$ c.
$1^m,83$ c.	$\times$ $1^{m2},33$ c.	$=$ $2^{m3},430$ c.
$1^m,66$ c.	$\times$ $1^{m2},49$ c.	$=$ $2^{m3},430$ c.

On peut conclure du tableau précédent que le législateur a pris, en 1861, comme base de réglementation, environ $2^{m3},50$.

Plus tard la Conférence sanitaire internationale de Paris, en 1894, décréta que, pour une hauteur de $2^m,80$, la surface accordée à chaque pèlerin musulman ne devait pas être moindre de 2 mètres carrés, soit un cubage :

$$2^m,80 \times 2^{m2} = 5^{m3},600 \text{ c.}$$

Les règlements concernant le transport des pèlerins musulmans — tant Ottomans que Français ou d'autres nationalités — sont fondés sur ce texte.

Malgré cette prescription, dans les contrats d'affrètements pour les transports de troupes ou les charte-parties, il n'est exigé qu'un cubage de $2^{m3},75$ par homme embarqué.

Le règlement d'émigration italien a fixé ses prévisions sur ce même chiffre, mais les Italiens ont fait des restrictions importantes : ils ne tiennent pas compte des fractions de hauteur dépassant $2^m,10$; ils ajoutent, d'autre part, que chaque passager doit disposer, sur le pont, d'une superficie de $0^{m2},45$. Cette double prévision est des plus sages : d'un côté, en effet, il est reconnu que l'atmosphère des colonnes d'air en hauteur ne joue qu'un faible rôle dans les échanges respiratoires, par conséquent la hauteur des compartiments ne doit entrer en ligne de compte que dans une mesure restreinte ; d'un autre côté, les passagers — quand le temps est beau — passant la plus grande partie de la journée sur le pont, il est nécessaire que celui-ci ne soit pas encombré et que des espaces libres suffisants restent à la disposition des voyageurs.

Les résultats sanitaires observés à bord des navires à passagers, de catégories et de mœurs diverses, et voyageant à travers toutes les zones du monde, nous permettent de formuler la conclusion suivante :

La réglementation du nombre des passagers à bord des navires doit toujours ménager un cubage de place d'au moins 3 mètres cubes et un carré aératoire sur le pont d'au moins $0^{m2},50$.

Si l'on descend parfois, pour le premier nombre, à $2^{m3},750$, cette tolérance ne doit s'appliquer qu'au premier entrepont qui — plus proche des surfaces libres supérieures du navire — est plus facilement aérable.

MM. Couteaud et Girard[1] citent des chiffres un peu supérieurs pour la marine de guerre, mais ils ne s'appuient que sur un seul type de navire, et les unités de notre flotte sont aussi diverses que les conceptions de nos ingénieurs. Il ne faut pas oublier en outre que l'habitat du passager à bord des navires de la marine marchande est éphémère, tandis que les marins de l'État restent, dans la majorité des cas, embarqués assez longtemps sur le même bâtiment. Cette considération garde d'ailleurs son importance pour l'aménagement des postes d'équipage à bord des navires marchands.

Partant de trois mètres cubes par passager il est facile de calculer la capacité de chacune des unités de notre flotte de commerce ; les deux entreponts — affectés en entier aux passagers de dernière classe — devraient avoir, pour 1 000 personnes, un cubage total de 3 000 mètres cubes. Dans ce chiffre ne doit pas entrer l'espace occupé par les fournitures de couchage qui sont évaluées — par place — à environ 1/5 du volume. Il faut donc ajouter aux 3 000 mètres cubes, mentionnés plus haut, 600 mètres cubes représentant leur cinquième, de sorte que le cubage total des compartiments destinés à loger 1 000 personnes devrait être en définitive de 3 600 mètres cubes. Ces compartiments, étant en général, au nombre de huit, chacun d'entre eux devrait comprendre 450 mètres cubes. Ici n'est envisagé que le cubage des sections habitables ; si on lui ajoute le

[1] COUTEAUD et GIRARD. *L'hygiène dans la marine de guerre moderne.* Paris, 1903.

volume des cales situées au-dessous d'elles, celui des machines, des chaudières; on est conduit a reconnaître que dans un navire — d'un tonnage intérieur de 8 000 tonnes environ — on ne peut loger que 1 000 personnes. Comment, avec de pareils chiffres, justifier les 2 000 passagers dont nous parlions plus haut et qu'un grand nombre de navires sont autorisés à transporter? Il faut aussi remarquer que ces navires sont — en temps ordinaire — affectés au trafic des marchandises, et que rien n'est prêt à leur bord pour un transport éventuel d'hommes. En cas d'affrètement dans ce but, l'aération, la ventilation, les moyens d'accès, etc., ne sont jamais que des installations provisoires, rudimentaires et toujours défectueuses.

En fixant de semblables nombres de passagers, les armateurs ne tenaient pas plus de compte des conditions hygiéniques que ne le fait l'autorité militaire quand elle mesure les wagons à marchandises affectés au transport des troupes en cas de mobilisation. Tout le monde connait l'inscription maintes fois aperçue dans les gares de chemins de fer : *Chevaux en long* 8. *Hommes* 32. Toutefois la mobilisation est un cas de force majeure et les troupes doivent être rendues à leur destination en quelques heures ; les transports en mer durent, au contraire, plusieurs jours, quels que soient le lieu de destination et la hâte qu'on a de l'atteindre.

Notre nouveau Règlement a adopté les chiffres de $2^{m2},75$ pour le premier entrepont (chiffre de l'émigration italienne), et de 3 mètres cubes pour les entreponts inférieurs : Art. 116. Mais il ne fait aucune restriction concernant la hauteur des entreponts et ne parle nulle part de superficie de pont disponible par individu. De plus, ses dispositions ne sont applicables qu'aux voyages dont la durée dépasse quarante-huit heures ; le § suivant et nos aperçus sur la navigation fluviale (Voir : IVe Partie, chapitre ix), feront voir combien il est encore incomplet à cet égard.

4. *Les passagers de pont.* — Pour certains voyages de courte durée on embarque une catégorie spéciale de passagers, dits passagers de pont. C'est en Méditerranée et sur la mer Noire que ce trafic s'exerce ; il a lieu d'ailleurs à peu près dans toutes les mers fermées, mer Rouge, golfe Persique, etc., et dans les navigations côtières de certaines régions exotiques. Les passagers ne reçoivent aucune nourriture et n'ont droit à l'accès d'aucun local couvert. Quelquefois, en cas de mauvais temps, le capitaine consent à disposer sur un panneau de l'avant un taud fait d'un prélart goudronné : précaution illusoire contre le froid et surtout contre la mer quand les vagues déferlent sur le navire. Le nombre des passagers de pont n'est jamais limité, et le bateau en serait-il bondé que l'agence maritime continue toujours à délivrer des billets.

S'il n'est point nécessaire ici de se préoccuper du cubage d'air, une limite doit être cependant imposée et déterminée par la superficie du pont : $0^{m2},50$ de surface doivent être réservés à chaque passager ; ils représentent, en quelque sorte, l'acquisition qu'on fait en prenant un billet, comme on achète le droit à une place en montant dans un train.

Il demeure entendu que ces sortes de voyages ne doivent être autorisés que pour des traversées de courte durée. L'hygiène ne peut admettre, que pour de longs parcours certains passagers d'un navire — si peu élevés qu'on les considère dans l'échelle des races — soient dépourvus d'un abri nocturne et demeurent exposés à toutes les rigueurs du temps.

5. *Aération et ventilation.* — La physiologie a établi que la quantité d'air neuf nécessaire à un homme, par heure, varie entre 15 et 20 mètres cubes. Si l'espace affecté aux

passagers, dans les locaux d'habitation des navires, est de $2^{m3},750$ à 3 mètres cubes, il faut renouveler l'atmosphère totale de ces locaux au moins cinq fois en une heure. C'est sur cette donnée que doit être calculé le débit des divers appareils de ventilation utilisés.

Le navire de commerce habité est, d'une manière générale, en déplacement constant : l'air qui l'entoure constitue donc un milieu neuf et d'autant plus hygiénique qu'il est — au large — pur de germes. L'aération du pont et des espaces découverts se réalise automatiquement par le seul fait de la navigation.

Mais les compartiments habités sont des espaces clos dont les parois s'opposent à la libre diffusion de l'air et qui conservent, dans leur intérieur, le méphitisme résultant de la présence des individus : il faut assurer, dans ces espaces, un renouvellement d'air suffisant pour corriger ce défaut. On y parvient par deux moyens : le premier est lié à l'architecture même du navire ; le second — plus complexe — résulte de l'emploi d'appareils mécaniques.

Au nombre des moyens d'aération et de ventilation, dépendant de l'architecture du navire, figurent toutes les ouvertures supérieures ou latérales. Les premières sont représentées par les panneaux de charge, dans les carrés desquels sont disposées les échelles donnant accès dans les entreponts. Ces panneaux forment de larges baies centrales, presque toujours ouvertes par beau temps, et dont l'aire varie entre 20 et 30 mètres carrés. Mais le mauvais temps oblige quelquefois à les fermer et on ne saurait par conséquent les compter comme un moyen régulier de ventilation. En outre, pour les compartiments du deuxième entrepont, et même du premier entrepont, sur les navires ayant un pont supérieur et des aménagements entre ce dernier et le pont principal, l'orifice supérieur de ces panneaux ne s'ouvre plus à l'air libre et les échanges qui devraient s'opérer par cette voie sont considérablement réduits. L'utilité de ces panneaux se borne, dans la plupart des cas, à permettre la disposition des échelles d'accès.

Les ouvertures latérales d'un navire correspondent aux fenêtres des habitations terrestres : on les appelle, suivant leur forme ou leur système, hublots ou sabords. Ces derniers nous ont été légués par les anciens navires à voiles et en bois et ont été remplacés par les hublots dès l'inauguration de la navigation à vapeur et des constructions en fer. Plus tard, les sabords ont eu une nouvelle période de vogue ; il y a dix ou quinze ans, un grand nombre de paquebots en furent dotés ; puis les hublots ont été de nouveau préférés et constituent actuellement la plus commune, pour ne pas dire l'unique installation. On marquait une préférence pour l'usage des sabords à cause de leur plus grande superficie ; les progrès de l'industrie moderne permettent aujourd'hui de faire des hublots d'une surface presque égale à celle des anciens sabords.

Le sabord est carré et ménage une assez grande ouverture ; mais il est lourd, d'un maniement difficile, s'ouvrant à tabatière de bas en haut et de dedans en dehors.

Le hublot est rond ; il pivote autour d'une charnière verticale ou quelquefois horizontale placée sur l'un de ses côtés et s'ouvre en dedans du navire ; sur quelques nouveaux bateaux il glisse même parallèlement à la coque. En tous cas il est léger, et d'un fonctionnement facile pour le passager quand celui-ci est autorisé à l'ouvrir.

Mais — sabord ou hublot — s'ils donnent de la lumière dans les cabines, ne les ventilent guère. Lorsque le navire est en marche, l'air glisse le long des parois du bâtiment sans pénétrer dans les ouvertures pratiquées. Il faut cueillir l'air et le faire pénétrer de force dans les cabines. Dans ce but on fait des sortes d'écrans ou des tuyaux que l'on introduit dans les hublots ; ils font saillie en dehors et arrêtent une certaine

quantité d'air qui entre enfin dans les locaux d'habitation.
Ces petits appareils portent le nom de manches « bonnettes ».

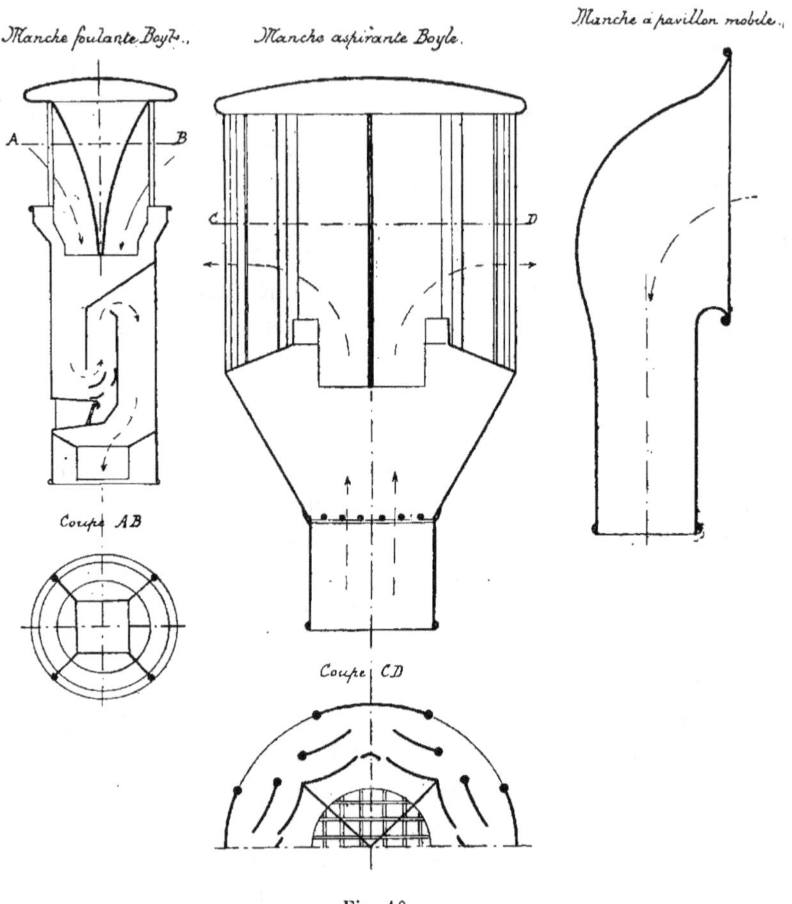

Fig. 10.

Quelques modèles de hublots sont même disposés de façon
particulière afin de donner à la fois air et lumière aux

cabines. Au lieu de pivoter en un seul point de leur périphérie et de se rabattre en dedans, ils pivotent sur deux points verticaux de cette périphérie, de sorte qu'une moitié du hublot se trouve à l'intérieur, tandis que l'autre moitié sort à l'extérieur pour capter l'air.

Tous ces orifices, ouvertures latérales ou panneaux, ont l'inconvénient majeur de n'amener qu'une ventilation inconstante. Dans les compartiments proches du niveau de la mer, ceux du deuxième entrepont notamment, le moindre clapotis oblige à tenir toutes ces ouvertures hermétiquement closes. Lorsque le temps est mauvais et la mer grosse, les hublots des compartiments supérieurs doivent être également fermés.

On a tenté divers essais pour assurer la ventilation même lorsque les hublots sont fermés ; nous mentionnerons à titre de curiosité le système anglais — dit hublot de Stones — employé par la Compagnie Générale Transatlantique à bord de ses récents paquebots et pour les locaux de première classe. Les deux parties latérales du cylindre extérieur du hublot sont percées de trous toujours ouverts auxquels s'abouchent deux canaux cheminant dans l'encadrement circulaire du hublot pour aller se rejoindre, à la partie supérieure, à un orifice donnant dans la cabine. Un clapet vient obturer automatiquement cet orifice lorsque l'eau de l'extérieur pénètre dans la canalisation, de telle sorte que l'étanchéité du système est assurée. Mais le prix relativement élevé de ces hublots — environ 300 francs — rendra leur généralisation à tous les locaux très difficile, sinon impossible ; et pourtant l'aération des locaux de classe inférieure est un problème aussi pressant à résoudre que celui de la ventilation des cabines de première.

Nous aborderons maintenant l'étude des moyens d'aération purement mécaniques. Ils sont de deux sortes : les ventilateurs proprement dits et les aspirateurs.

Le rôle des ventilateurs est de refouler de l'air pur dans les divers locaux. Les plus simples sont les manches à vent ; elles consistent en longs tubes cylindriques, s'ouvrant dans les parties hautes du navire, au-dessus des tentes, par de larges pavillons d'embouchure qui, tournant dans l'axe du tube, peuvent s'orienter dans tous les sens suivant la direction des vents. L'air s'engouffre dans ces pavillons et suit les tubes qui vont déboucher dans les parties basses des locaux. Ces manches constituent de puissants moyens de ventilation quand elles sont d'un diamètre suffisant, que le parcours de leur tubulure n'est pas interrompu par des coudes trop brusques, trop longs ou trop nombreux ; elles sont d'une installation facile et peu coûteuse relativement aux autres appareils. Mais leur puissance est limitée parce que intermittente, et presque nulle lorsque la vitesse du navire compense l'action du vent (fig. 10).

Les tubulures des manches à vent sont quelquefois doubles et formées de deux tubes concentriques ; le premier s'ouvre dans le haut du compartiment et joue le rôle d'aspirateur en renvoyant au dehors l'air chaud refoulé par l'air froid que le second tube lance dans les parties basses C'est ce dernier système qui, avec peu de complications, rend les meilleurs services dans la catégorie des manches à vent.

Nous ne parlerons que pour mémoire des manches en toile qui sont en tous points semblables à celles que nous venons de décrire, sauf qu'elles sont mobiles et peuvent être installées en tous endroits. On les suspend par le haut à un étai ou à un cordage quelconque du gréement ; les oreilles de leur pavillon s'orientent à volonté et leur partie inférieure est fixée par un amarrage au point où on veut les faire aboutir.

En étudiant tous ces systèmes, on se persuade qu'il existe toujours un moment où ils deviennent inefficaces pendant un temps qu'on ne saurait prévoir ; or la ventilation et l'aération des locaux à bord doit être à l'abri de ces sortes d'aléas. L'unique système de ventilation toujours utilisable, toujours efficace et toujours régulier, est le ventilateur électrique. On reproche à ces instruments d'être un peu bruyants ; mais leur bruit est un bourdonnement assez doux, auquel on s'habitue, et il est bien difficile, pour une oreille inexperte, de le distinguer des autres bruits du navire avec lesquels il se confond. La puissance de ces ventilateurs est pour ainsi dire illimitée, certains ont un débit de 3 000 mètres cubes à l'heure : ils résolvent donc à peu près parfaitement le problème de l'aération à bord.

Aucun navire français n'a été *obligé* jusqu'à présent d'avoir un système quelconque d'aération, aucune disposition réglementaire ne s'étant occupée, chez nous, de cette question avant le décret du 26 septembre 1908. D'ailleurs, le progrès accompli par le nouveau règlement ne sera pas très sensible. Voici son texte *in extenso* en ce qui concerne la question dont nous nous occupons vis-à-vis des passagers : Art. 25, § 7 :

« Les dispositions prévues pour l'aération doivent être telles que celle-ci soit assurée dans toutes les circonstances. »

Ce sera donc aux commissions de recette qu'il appartiendra de s'enquérir ; mais le vague du texte réglementaire n'est pas de nature à éviter les litiges éventuels entre ces commissions et les Compagnies d'armement.

Le règlement d'émigration italien — article 102 — n'a pas manqué d'envisager plus explicitement ce problème. Il fixe tout d'abord à 5 p. 100 de la superficie le rapport à établir entre les dimensions des panneaux de cales et celles des locaux au milieu desquels ils viennent s'ouvrir ; il spécifie que les manches à vent doivent avoir au moins deux mètres de hauteur au-dessus du pont et que leurs pavillons doivent toujours être situés au-dessus des tentes ; que la surface de section des tubes, formant les manches, ne doit jamais être inférieure à $0^m,270$; qu'enfin les manches doivent être au nombre de deux pour les locaux contenant de 25 à 100 passagers, de trois pour ceux de 101 à 200 passagers et de quatre pour les locaux de plus de 200 passagers.

6. *Appareils électriques.* — Ce que nous venons de dire de la ventilation électrique nous amène à conclure incidemment que des moteurs électriques sont indispensables à bord des navires à passagers ; cette même conclusion découle aussi de quelques considérations relatives à l'éclairage et au chauffage.

Actuellement on ne construit plus guère de navires — même des cargo-boats — qui ne soient munis d'une dynamo. Chez nous aucune réglementation ne prévoit leur absence même pour les navires à passagers ; par contre, le règlement italien est encore intervenu en ce sens. Il précise la puissance obligatoire des dynamos et spécifie bien les services auxquels elles doivent satisfaire : régularité de la ventilation et éclairage électrique.

7. *Le chauffage à bord.* — Cette question de la ventilation et des applications de l'électricité à bord appelle celle du chauffage, qui est devenue connexe des deux premières par le fait de récents appareils mus par l'électricité et destinés à pourvoir simultanément à la ventilation de tout le navire et au chauffage de tous les locaux habités. Appelés thermo-tanks, ils sont en usage sur les paquebots *Mauretania* et *Lusitania* de la Cunard Line, sur le *Chicago* et le *Charles-Roux* de la Compagnie Générale Transatlantique.

Mais avant de parler plus longuement de ces appareils, il convient de dire ce que fut le chauffage, jusqu'à présent, à bord.

Sur les anciens navires le chauffage était ignoré pour les grands compartiments d'habitation ; seuls, les aménagements de première classe, salles à manger, chambres de capitaine, etc., étaient pourvus de poêles ou de cheminées. Les hommes d'équipage avaient, eux aussi, un poêle quelquefois ou se chauffaient au moyen de braseros allumés à l'air libre et à l'abri du vent. C'est encore le mode usité à bord des pêcheurs et de la plupart des voiliers : nous ne nous étendrons pas sur les inconvénients de ces pratiques, parmi lesquels, indépendamment de la défectuosité du chauffage, figurent les dangers d'incendie.

Le chauffage à la vapeur s'est substitué au mode précédent sur le plus grand nombre des bateaux modernes. Ce choix réalise un progrès considérable, à la condition que les installations soient bien comprises, et étendues à tous les locaux habitables. Elles consistent en une prise de vapeur aux générateurs centraux qu'un tuyautage amène à des radiateurs disposés dans tous les endroits utiles; chaque radiateur est muni de deux robinets, l'un de réglage, l'autre de purge.

Mais ce système est très coûteux comme prix de premier établissement. Le réglage en est délicat à cause des variations de pression qui s'exercent aux chaudières centrales. Lorsque la pression s'abaisse, il y a chute de la température dans tout le système, condensation de la vapeur d'eau, et, par suite, des oxydations nombreuses. Si la pression remonte, l'eau condensée est entraînée; il faut alors manœuvrer les purges et procéder par tâtonnements à un nouveau réglage, afin de ne pas se trouver bientôt dans une atmosphère surchauffée, fautrice de migraines et de névralgies. La moindre avarie aux joints interrompt la possibilité du chauffage dans plusieurs [secteurs à la fois ; leur surveillance exige des soins continus.

Enfin dans les ports, lorsque seuls les officiers et l'équipage restent à bord, tout est éteint la nuit, même la petite chaudière, si le navire ne travaille pas, et, partant, tout chauffage est supprimé. On est alors obligé d'employer des moyens de fortune sous peine de subir, dans certains parages et par certaines saisons, des températures extrêmes.

Le thermo-tank est, comme son nom l'indique, un réservoir de chaleur. A la vérité, l'invention de l'appareil a eu pour but de résoudre à la fois le problème de la ventilation et celui du chauffage. Mais, en tant que ventilation, ce n'est en somme qu'une variété des nombreux ventilateurs électriques; son innovation consiste à faire passer l'air qui doit être refoulé dans les compartiments à travers une caisse (tank), dont les parois sont doublées intérieurement d'un serpentin dans lequel circule de la vapeur d'eau. Ce n'est ni plus, ni moins, on le voit, que la combinaison de la ventilation électrique et du chauffage à vapeur, une sorte de calorifère à air chaud.

Son premier et indiscutable avantage est la suppression d'un tuyautage et de radiateurs coûteux, compliqués, délicats et d'un entretien difficile.

Nous avons vu plus haut que les ventilateurs électriques sont, à bord, les seuls éléments actifs d'une ventilation assurée en tout temps. Leur installation devient une nécessité sur tous les navires à passagers, quelles que soient les traversées. Une charge nouvelle ne pèsera pas beaucoup sur les Compagnies d'armement pour adopter des appareils qui, sans dépense supplémentaire, donneront satisfaction à elles-mêmes, à leur personnel navigant et à leur clientèle de passagers. La Cunard Line l'a si bien compris que 65 de ces machines ont été placées dans les superstructures du *Mauretania*, distribuant, à travers un tuyautage de 17 000 pieds de longueur, de l'air à une température préalablement déterminée et pouvant refouler chacune 4 000 pieds cubes d'air à la minute, soit un total de 4 000 × 65 = 260 000 pieds cubes. La même installation existe à bord du *Lusitania* de la même compagnie.

Les thermo-tanks sont placés ensemble — en batteries — dans les plus hautes parties. Chacun porte une inscription indiquant la section du navire qu'il approvisionne en air neuf et dont il règle la température. Un appareil automatique marque le nombre de tours auquel marche le ventilateur et son débit correspondant : on peut augmenter ou ralentir marche et débit jusqu'au maximum de 4 000 pieds cubes par minute, que nous avons noté plus haut. Un thermomètre mesure la température de l'air refoulé : on peut augmenter ou diminuer la chaleur en réglant l'arrivée de vapeur d'eau dans le serpentin intérieur. Ces appareils sont donc simples et d'une commodité parfaite. Il faut ajouter que le mouvement du ventilateur est réversible : de refoulante, son action peut devenir aspirante.

Si, au lieu de faire passer de la vapeur d'eau dans le serpentin, on met ce même serpentin en communication avec la valve d'un cylindre contenant un gaz liquéfié à basse température et à haute pression, on peut réaliser de basses températures dans le tank et refouler de l'air aussi froid qu'on le désire.

Nous ferons remarquer en dernier lieu que ce système de ventilation rend des plus faciles et des plus simples l'opération de la sulfuration, si toutefois il s'applique strictement à toutes les parties d'un navire comme sur les deux unités anglaises où nous l'avons décrit. Pour la pratiquer, des cylindres de SO^2 liquéfié sont seuls nécessaires sans le secours d'aucun appareil spécial. Il suffit de détendre un cylindre directement dans le ventilateur : le serpentin à vapeur d'eau jouera le rôle de réchauffeur, et le ventilateur refoulera le gaz dans les compartiments auxquels commande chaque appareil.

Il est à souhaiter que tous les armateurs français, à la suite de la Compagnie Générale Transatlantique qui s'est déjà engagée dans cette voie, imitent l'exemple de la grande Compagnie anglaise, la Cunard Line. Les habitants d'outre-Manche ont, en matière d'économie dans les industries navales, un vieux proverbe qu'il ne nous paraît pas inutile de livrer à la méditation de nos nationaux : « Not to spoil the ship for the sake of a penny worth of tar[1]. » Que pour quelques insignifiantes économies de charbon l'on ne supprime pas l'électricité, l'on ne suspende pas la marche des dynamos pendant les séjours dans les escales quand tout le personnel est à bord.

Nous croyons devoir nous abstenir de commenter ici les dispositions relatives au chauffage, contenues dans notre tout dernier et récent règlement sur l'hygiène maritime. Nous renvoyons le lecteur à son article 73 : il n'y est question d'ailleurs que des postes d'équipage à bord des navires de pêche ou des anciens voiliers. Les passagers et toute la navigation moderne semblent être ignorés du législateur ; les marins qualifieront ce texte de « Propos du vieux gabier ».

8. *Lumière et éclairage.* — La lumière, moins rigoureusement indispensable à l'existence humaine que l'air atmosphérique, est pourtant un tel élément d'hygiène qu'il est superflu d'en signaler l'importance. Elle est nécessaire à la bonne coordination des actes de la vie, et les études de l'école pasteurienne ont fait ressortir le rôle considérable qu'elle joue dans la destruction des germes microbiens.

Les compartiments intérieurs d'un navire sont difficilement accessibles à la lumière solaire ; seuls les tambours extérieurs des batteries reçoivent directement les rayons de l'astre. Il est plus difficile de faire pénétrer la lumière dans un navire que d'y envoyer de l'air neuf puisque — jusqu'à présent tout au moins — on n'a pas encore trouvé de moyens

---

[1] *The Lancet,* numéros des 23 novembre, 28 décembre 1907 et 4 janvier 1908. — Les articles que nous résumons, à propos des thermo-tanks, sont dus à la plume d'un voyageur et spécialiste en hygiène, bien connu, M. Smith.

mécaniques capables de canaliser la lumière naturelle, semblables à ceux qui permettent de canaliser l'air.

Les sources de lumière artificielle pourvoient, dans une certaine mesure, à l'absence de lumière solaire ; elles sont indispensables pour assurer l'éclairage nocturne.

Il serait superflu de comparer ici les avantages et les inconvénients de divers procédés d'éclairage successivement usités dans la navigation : bougies, huile, essence, pétrole dégageaient une chaleur souvent incommode, éclairaient fort mal, nécessitaient un entretien coûteux et enfin constituaient un danger d'incendie. Tous ces inconvénients ont disparu, ou ont été atténués, dans une proportion considérable, par l'installation des dynamos et de l'éclairage électrique qui s'est généralisé sur presque tous les types de la flotte marchande.

Les lampes électriques sont distribuées avec profusion dans les aménagements de 1re classe sur la plupart des paquebots ; elles sont, par contre, très parcimonieusement ménagées dans les sections affectées aux passagers de troisième ou aux émigrants. Pourtant la densité de peuplement plus élevée de ces dernières exigerait en bonne logique un éclairage qui ne laisserait, dans les logements, aucune zone obscure. Il est du devoir des commissions compétentes de veiller à une convenable distribution de la lumière dans les locaux habités, sans préoccupation de la classe de passagers. Voir : Art. 85, § 3 du règlement précité.

9. *Voies d'accès.* — On doit entendre par voies d'accès les différentes échelles au moyen desquelles on monte sur le navire et celles qui établissent les communications entre les divers étages.

Les échelles extérieures varient de disposition, de nombre et de commodité quand on les considère à bord des cargo-boats les plus rudimentaires et à bord des paquebots-poste pourvus de grandes installations pour passagers. Dans cértains ports, le navire à quai supporte une passerelle au moyen de laquelle la circulation, pour l'embarquement ou le débarquement, se fait sans encombre et sans présenter de causes saillantes d'accidents ; la parfaite disposition des échelles extérieures n'est donc pas nécessaire ici. Mais souvent les quais sont inabordables — défaut de profondeur, insuffisance de place. — Parfois ils font totalement défaut et enfin, en certains cas, les navires opèrent sur rade. La nécessité s'impose alors de recourir aux échelles du bord, et les voies qu'elles offrent sont livrées pendant plusieurs heures à la bousculade, à l'encombrement et aux suites presque obligatoires d'accidents ou de chutes à la mer.

Aucun texte français, aucune réglementation étrangère ne se sont occupés, à notre connaissance, de ces apparaux. Pour se rendre compte de leur importance, il faut avoir assisté à un débarquement sur une rade agitée par un peu de clapotis, il faut avoir vu des femmes embarquer ou débarquer avec un enfant sur les bras par une échelle dont les marches se présentent souvent de champ au pied qui les cherche, munie, pour tout point d'appui, d'une filière en corde lâche qui se tend quand elle est tirée par les passagers engagés sur l'échelle, et se détend brusquement lorsque quelques-uns l'abandonnent.

Les paquebots, destinés aux passagers de classe, sont pourvus — au moins à l'arrière — d'échelles commodes et larges, à double rambarde et dont les marches sont reliées entre elles par un mécanisme qui les maintient toujours horizontales, quelle que soit l'inclinaison de l'échelle elle-même. Ces sortes d'échelles devraient être imposées à tous les navires à passagers sans distinction de clientèle. Leur nombre ne devrait jamais être inférieur à quatre, disposées par deux de chaque bord, à l'avant et à l'arrière, car très souvent l'état de la mer ne permet d'utiliser que celles d'un bord seulement. Il faudrait enfin qu'au moment de l'embarquement ou du débarquement toutes les échelles susceptibles d'être amenées soient mises à la disposition des passagers. Ne se fait-on pas parfois, dans la navigation de commerce, un malin plaisir de voir tous les arrivants se bousculer sur une échelle unique, alors que les trois autres, faciles à amener cependant, demeurent hissées?...

L'examen des moyens de communication intérieure offre une différence non moindre entre les compartiments de classe et ceux de troisième. D'une part, des escaliers munis de rampes fixes, solides — tout luxe architectural mis à part; — de l'autre, des échelles mobiles, quelquefois fixées avec une insuffisante solidité, d'une étroitesse ne permettant souvent que le passage d'une personne à la fois.

Allons plus loin, et considérons les installations réservées à l'équipage, nous les trouverons encore moins parfaites : certains postes de chauffeurs, par exemple, situés à la hauteur du deuxième entrepont, au-dessus des chaudières, n'ont pour toute voie d'accès qu'une échelle franchissant d'une seule course, sans palier, les deux étages qui séparent ce poste de la surface du pont, et si étroite qu'un seul homme peut y passer à la fois. Que se produirait-il dans un poste ainsi compris, si un grave accident survenait dans la chaudière située dessous? Des règlements publics se sont occupés depuis longtemps des voies d'entrée et de sortie nécessaires dans tous les lieux d'assemblée, aux théâtres principalement: pour les navires où les dangers sont non moindres, il a fallu attendre l'année 1908.

Le règlement d'émigration italien, auquel nous sommes obligés d'avoir recours si souvent, n'a pas négligé ce problème. Voici les dispositions qu'il a prévues dans son article 101 :

« Compartiments de 25 passagers. 1 panneau. 1 échelle.
—   — 50 à 150 —   1   —   2   —
—   plus de 150 —   1   —   3   —
—   200   — $\begin{cases} 1 & — & 4 & — & \text{, ou} \\ 2 & — & 2 & — & \text{par panneau.} \end{cases}$

« Chaque échelle prévue sera d'une largeur minima de $0^m,80$; toutes les rambardes doivent être munies de filets en ficelle pour empêcher les chutes d'enfants ; les écoutilles des panneaux présenteront des chandeliers percés de trous dans lesquels courra une double filière de chaîne ; les échelles seront protégées dans les ports, pendant les opérations commerciales, contre les heurts des palanquées ; elles ne pourront être enlevées, même provisoirement, tant que les passagers sont à bord ; chaque compartiment aura les siennes distinctes, celles des compartiments supérieurs ne pouvant faire double emploi ; enfin, l'inclinaison devra toujours être au moins égale à la hauteur. » Telles sont les prescriptions faites par le gouvernement italien au sujet des modes d'accès dans l'intérieur des compartiments des navires à émigrants ; telles sont aussi celles qu'édicte notre nouveau règlement, au moins quant au nombre des échelles par rapport à celui des passagers, et à la largeur de chacune d'elles ; toutefois, notre législation n'a pas suivi le règlement d'émigration italien dans l'énoncé des autres mesures de sécurité, dont l'observance est pourtant si nécessaire. Voir : Art. 25, § 4 et 5.

Lorsque le temps le permet, les panneaux restent découverts, et avec eux les orifices supérieurs des voies d'accès. Mais quand les panneaux sont fermés par suite des circonstances météorologiques, il est impossible de laisser béants les orifices supérieurs des voies d'accès. On les recouvre alors d'un capot, dont la base mesure exactement l'aire de chaque orifice. Ces capots sont mobiles et orientés de façon à présenter au vent, aux embruns et à la mer leur voûte inclinée formant abri-protectif ; ils s'ouvrent sur leur face

d'accès par une porte à deux battants ; la hauteur de ces
portes, entre le rebord de l'écoutille formant seuil et le
bord supérieur de la voûte du capot, ne doit pas mesurer
moins de 1ᵐ,80.

Souvent la moitié supérieure de la voûte-abri est à glis-
sière et se déplace sur la moitié inférieure, de façon à fournir,
avec les portes, un hiatus permettant encore un large apport
d'air malgré l'occlusion des panneaux. Les capots mobiles
tiennent en place par leur propre poids sur les galiottes où
ils prennent point d'appui ; en cas d'intempérie excessive on
les fixe aux mêmes galiottes par des saisines solidement
amarrées.

Les voies d'accès qui débouchent sur le pont ailleurs que
par les panneaux sont munies de capots fixes jointés avec le
pont ; leurs formes et leurs dimensions sont celles des capots
mobiles. Leur orientation est quelquefois différente : la
règle est qu'ils ne présentent jamais leurs portes vers l'avant
du navire. Ceux situés sur les parties arrière peuvent avoir
leurs portes s'ouvrant vers tribord ou vers bâbord.

10. *Séparations et cloisonnements.* — Outre les cloisons
étanches, qui font partie de l'architecture générale du navire
et qui le divisent en grandes sections, des cloisons spéciales
sont nécessaires pour séparer entre eux les divers compartiments habitables. Ces cloisons sont en bois. Rares dans
les locaux des passagers de troisième qui contiennent chacun
un grand nombre de couchettes, elles deviennent nombreuses
dans les emplacements destinés aux passagers de classe qui
sont divisés en cabines comprenant une, deux et quelquefois quatre couchettes. Ces cloisons sont pleines quand elles
sont intermédiaires entre les diverses cabines, ajourées parfois, lorsqu'elles limitent des voies de passage.

Sur les navires destinés à desservir les parages chauds
on a ajouré les cloisons séparant les cabines des coursives.

de circulation, afin d'assurer aux premières une meilleure ventilation. Elles sont constituées par des liteaux réunis en forme de V, s'imbriquant les uns dans les autres et laissant entre eux un espace vide. Très souvent aussi on installe des panneaux en tôle grillagée, quelquefois en toile métallique, que l'on place dans le haut des cloisons pour assurer la circulation de l'air.

Ces procédés d'aération doivent être condamnés d'une manière formelle pour les raisons suivantes : la ventilation

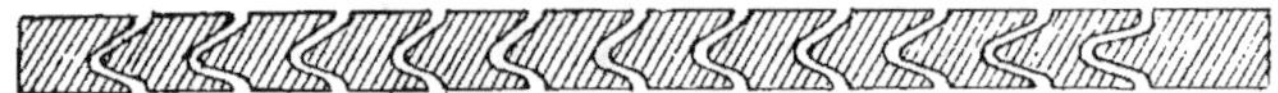

Fig. 11. — Cloisons ajourées.

qu'ils assurent est tout à fait précaire quand il fait chaud ; et quelle que soit la ligne parcourue, le navire traverse toujours à un moment donné des régions froides, les cabines munies de ces cloisons deviennent de petites glacières inhabitables. Accumulées dans les angles rentrants des liteaux, les poussières y demeurent, inaccessibles à tout nettoyage ; dans les parages chauds, de telles cloisons ouvrent un libre passage aux insectes et aux moustiques.

11. *Revêtements intérieurs.* — Les revêtements intérieurs sont de trois sortes à bord des navires : les premiers recouvrent la partie inférieure des locaux et constituent les parquets ; les seconds forment les plafonds ; les derniers tapissent les parois latérales, et sont appelés soufflages.

Sur de nombreux navires de construction récente, plafonds et soufflages ont été supprimés ; ils sont suppléés par une couche de peinture appliquée directement sur l'armature métallique ou sur les cloisons de séparation.

Certaines dispositions réglementaires relatives aux passagers de troisième édictent que tous les parquets des locaux habitables doivent être formés par des planches apposées sur

les tôles des ponts afin d'éviter le contact direct des pieds
dénudés avec des tôles plus ou moins froides. Ce contact
n'est pas beaucoup plus nuisible à la santé que celui du bois,
et le fer a le gros avantage de faciliter la propreté des parquets. Le bois s'imprègne des immondices, conserve longtemps l'humidité; les planches se disjoignent à la longue et
forment des rainures dans lesquelles les poussières impures
s'accumulent; la dessiccation de ces parquets s'opérant mal
après de grands lavages à l'eau de mer, une nouvelle cause
d'humidité s'ajoute à tant d'autres qui ont pour résultat
d'entretenir à bord un état hygrométrique très bas.

Le règlement ottoman du pèlerinage musulman prévoit
que les entreponts où sont logés les pèlerins doivent avoir
leurs parquets en bois. Comme beaucoup de navires, transportant ces sortes de passagers, ne sont pas munis de cette
installation — puisque ce sont en général de grands cargo-
boats — les capitaines achètent des planches quelconques
dont ils recouvrent tant bien que mal toute la surface de
l'entrepont. Au moment de l'arrivée à Djeddah, quand les
pèlerins ont été débarqués, on enlève ces planches, souvent à moitié pourries, et on se hâte de les revendre sur
place. Ceux qui ont pu voir les amas de saletés et d'or-
dures qui s'accumulent au-dessous de tels parquets pendant
vingt ou trente jours de voyage n'hésitent pas à recommander
leur suppression.

Aussi est-il préférable — sauf sur les ponts découverts et
exposés à l'air libre — d'éliminer les parquetages en bois.
Aucun de ceux-ci n'existe dans les locaux des passagers de
classe; dans les cabines, dans les coursives les tôles sont
à nu, enduites seulement de peinture et sur elles on étend
des paillassons, des tapis, ou du linoleum.

Le procès des tapis n'est plus à faire : nids à poussière et
à microbes qu'ils conservent dans les mailles de leur tissu, ils
ont été condamnés sans appel par tous les hygiénistes, et ce

verdict doit être aussi rigoureux pour les locaux d'habitation maritime que pour nos maisons à terre. Le linoleum a, sur les tapis, l'avantage d'être imperméable, résistant, de supporter sans altération les lavages antiseptiques et enfin d'être séché par un simple essuyage; il doit devenir l'unique revêtement des parquets.

Nous excepterons cependant les parquets des salles de bains, de douches, des water-closets et des urinoirs ; là on aura recours à des carreaux en céramique ou à du ciment.

Depuis cinq ou six ans un nouveau recouvrement des planchers a été utilisé par l'industrie américaine : il est formé d'une composition chimique dans laquelle, semble-t-il, le caoutchouc entre pour une bonne part. On découpe dans cette matière des petits morceaux ayant exactement la forme adoptée pour les jeux de patience des enfants. Ces pièces s'imbriquent les unes dans les autres, constituant un plancher parfaitement joint, doux au pied, non glissant, se lavant très bien et qui par ses colorations et dessins divers peut servir dans tous les locaux du navire. Mais le prix de revient de ce plancher est très élevé ; il ne peut être utilisé que sur les grands paquebots et seulement dans les locaux réservés aux passagers de classe.

Pour masquer les saillies des cornières et des membrures métalliques à l'intérieur des cabines et des aménagements de classe, on a eu, pendant longtemps, la coutume de doubler les parois latérales des navires avec des soufflages en bois. On faisait valoir leur rôle esthétique et l'avantage qu'ils offraient de ménager un espace vide entre les tôles du bordé extérieur et l'intérieur des compartiments et de protéger les habitants contre les brusques variations de température. Ces soufflages sont exactement comparables au vaigrage dont nous avons parlé à propos des cales, avec cette grande différence que le vaigrage est mobile, tandis que les soufflages sont fixes et rendent inaccessibles

les espaces vides existant entre eux et les tôles du navire.
Perméables, comme tous les cloisonnements en bois mince
et tendre, et se disjoignant au bout de peu de temps sous
l'influence des variations de l'état hygrométrique, ces soufflages constituent de véritables caissons à poussières, à
insectes et à rats. On les retrouve, sous forme de lambris,
le long des parois supérieures des aménagements ; il en
résulte que, dans les locaux d'habitation, deux faces intérieures sur six, cachent derrière leur cloison apparente
de dangereux réceptacles. Comment s'étonner dès lors que
les cancrelats abondent sur la plupart des navires marchands ?

Laissons de côté le point de vue esthétique, car il paraît
difficile de démontrer pourquoi la surface unie d'un lambris-
sage est plus agréable à l'œil que la surface d'une tôle non
moins unie et coupée çà et là par la saillie d'une cornière. Le
rôle de protection contre la chaleur ou contre le froid, ne
serait appréciable que si les couchettes étaient accotées contre
la tôle elle-même. Or, dans les compartiments de troisième,
les réglementations, intervenues à l'étranger, ont spécifié qu'il
devait exister une allée de circulation entre la muraille du
navire et la rangée de couchettes la plus externe. Dans les
cabines de classe il est toujours facile de placer les couchettes ailleurs qu'en abord et d'accoter à la cloison un
canapé dont le dossier servira de protection au cas de sa
transformation en couchette.

A bord de certains paquebots récents, tous les soufflages
ont été supprimés systématiquement ; peut-être la raison
d'économie a-t-elle eu plus de valeur que celle de l'hygiène,
mais l'esthétique ne semble avoir rien perdu à cette modification. Ces navires sont bien aménagés et confortables ; la
propreté des cabines est meilleure et les cancrelats sont
devenus commensaux exceptionnels, ce qui n'est pas un résultat minime.

Il nous reste à parler des peintures, problème intéressant,

résolu de diverses manières. On s'est d'abord attaché à sauvegarder une apparence de propreté constante à l'aide des peintures dites non salissantes et parmi lesquelles les plus en vogue sont les couleurs chamois, teck ou faux-bois. Ces enduits, non salissants, sont en réalité les plus sales de tous; ils conservent la malpropreté en la dissimulant. Pour l'intérieur des navires, la peinture blanche est toujours préférable et son usage, courant en marine, est encore plus généralisé à l'étranger que chez nous. Le blanc doit arriver à exclure toute les autres nuances; la sobre ornementation de nos maisons modernes montre bien ce qu'un décorateur habile peut faire avec cette seule couleur.

Il n'est pas très important, au point de vue de l'hygiène, que les peintures soient mates ou vernies; c'est surtout une question d'appréciation économique sur laquelle les gens compétents ne sont pas d'accord. Le problème ne se pose d'ailleurs que pour les locaux affectés aux passagers de classe. Dans les postes d'équipage et les compartiments de 3ᵉ classe, les revêtements peints à l'huile seraient d'un coût énorme si on adoptait le blanc, car il faudrait les repeindre à chaque voyage et souvent même plusieurs fois suivant la longueur et la durée des traversées. Dans ces locaux, les peintures sont avantageusement remplacées par des badigeons au lait de chaux; les parois ainsi blanchies ont même, sur celles enduites de peinture, une supériorité appréciée dans la navigation : celle d'être toujours dans un parfait état de siccité ; la chaux, très avide d'eau, absorbe rapidement la vapeur contenue dans l'atmosphère avec laquelle elle est en contact, tandis que cette même vapeur se dépose et se condense contre les parois peintes à l'huile le long desquelles elle ne tarde pas à ruisseler. Pour obvier à cet inconvénient, si désagréable aux passagers, on mélange à la peinture certaines substances hydrophiles. Le liège râpé et réduit en fines rognures a joui d'une certaine faveur; il a le grave défaut de substituer à une surface lisse un plan granité sur lequel les lavages perdent de leur efficacité. On réserve maintenant ce mode de peinture aux seuls plafonds.

12. *Ornements.* — Les locaux à passagers ont leurs murs libres, d'ordinaire, de toute ornementation, sauf quelques cabines de luxe dans lesquelles on a cru bon d'accumuler d'inutiles tentures.

Par contre, le personnel du bord — les officiers et en général tous ceux qui jouissent d'une cabine personnelle — ont la mauvaise habitude d'en recouvrir les parois avec les ornements les plus variés : tentures et tapisseries, cadres, bibelots, éventails déployés, souvenirs de voyage ou de famille sont fixés çà et là en pêle-mêle. Coutumes respectables, dira-t-on, mais, en réalité, contraires à une bonne hygiène. Les parois des locaux ainsi tapissés ne peuvent être soumises aux lavages ; elles constituent des réceptables de poussières, et comme les divers occupants se succèdent assez fréquemment dans ces cabines, les derniers supportent le préjudice causé par les premiers. Ces considérations prennent une importance évidente quand l'un quelconque de ces habitants est atteint de tuberculose.

Il est une habitude qu'il faut proscrire : celle de conserver, dans les cabines d'officier, des plantes aquatiques qui grimpent le long des parois. Les vases qui renferment ces plantes offrent un moyen de culture aux moustiques ; et nous savons que parmi ceux-ci deux au moins — le stegomya et l'anophèle — sont les propagateurs de la fièvre jaune et du paludisme. Conserver, dans les pays chauds, de semblables plantes, c'est s'exposer à contracter l'une ou l'autre de ces affections et courir le risque grave de les implanter à bord, pour de longs jours.

13. *Ameublement.* — L'ameublement du navire comprend tous les objets nécessaires au couchage, à la toilette et aux

repas ; nous ne nous occuperons dans ce paragraphe que de l'ameublement des locaux d'habitation proprement dits.

a) *Locaux de troisième classe.* — Les couchettes des passagers de troisième classe se composent de quatre montants en fer, fixés au parquet et au plafond et le long desquels glissent des curseurs métalliques que l'on maintient, par une clavette s'engageant dans le montant, au niveau voulu pour établir la couchette. Ces curseurs portent des encastrements latéraux dans lesquels s'adaptent les planches formant le cadre de la couchette. Le fond est constitué par un sommier à lames de feuillard souples et galvanisées s'entre-croisant à angle droit ; ces sommiers remplacent avec avantage les pièces de toile à voile que l'on accrochait au cadre, jadis, au moyen d'une ficelle passant dans des œillets ; toiles faciles à laver et à désinfecter, il est vrai, mais somme toute, matelas imparfaits.

En France nous n'avons aucune instruction relative aux fournitures de couchage. Le règlement d'émigration italien spécifie que chaque couchette sera munie d'un matelas et d'un traversin en crin végétal d'un poids total de huit kilogrammes, avec une ou deux couvertures suivant la saison, la température et les parages traversés.

La manière dont sont fixés les cadres des couchettes sur les montants laisse prévoir que leur nombre peut varier dans le sens de la hauteur, surtout si l'on n'a pas souci des règles du volume d'atmosphère attribuable à chaque lit. Peu de temps nous sépare de l'époque où on établissait dans chaque compartiment, trois rangées de couchettes superposées ; des navires existent — et de tout récents — à bord desquels certaines sections des postes d'équipages sont ainsi disposées. Mais les pays d'émigration et d'immigration ont jugé de leur devoir d'intervenir par des mesures restrictives. Ainsi le règlement italien précise que, quels que soient la hauteur des entreponts et leur cubage total, il

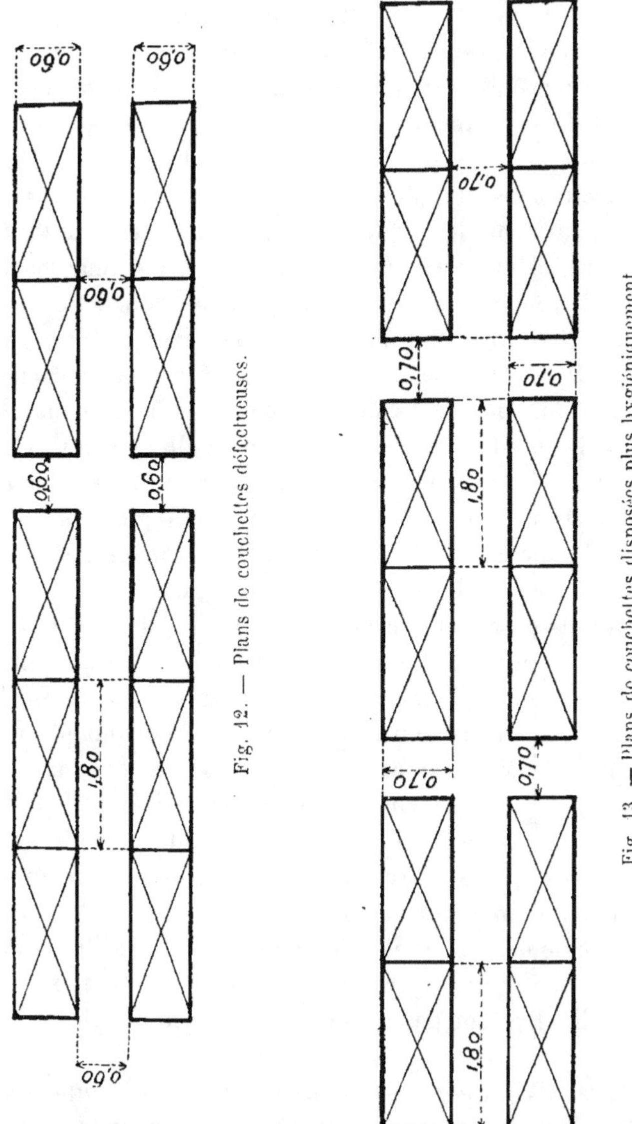

Fig. 12. — Plans de couchettes défectueuses.

Fig. 13. — Plans de couchettes disposées plus hygiéniquement.

ne doit jamais y avoir plus de deux couchettes superposées ;

la couchette inférieure doit être à 0^m,40 du sol ; la seconde
est séparée de la première par une distance de 0^m,70 ; enfin la
même distance doit exister entre la couchette la plus élevée et
le plafond. Les dimensions des couchettes sont les suivantes :
1^m,80 de longueur sur une largeur minima de 0^m,56. Le règlement prévoit aussi que dans les compartiments réservés aux
femmes, un dixième des lits doit présenter une largeur de 0^m,80 ;
ces derniers destinés aux femmes enceintes. En largeur, les rangées ne peuvent comprendre plus de deux couchettes accotées ; entre les diverses rangées, des passages d'une largeur
moyenne de 0^m,80 avec minimum de 0^m,60 sont ménagés.
On permet aux passagers de troisième classe de conserver
avec eux des malles ou caisses de petites dimensions contenant le linge et les effets nécessaires pour le temps de la traversée. Ajoutons que — toujours d'après le règlement italien
— dans chaque compartiment doivent se trouver une caisse
à eau avec robinet de distribution et une latrine. La propreté
des montants de couchette est entretenue à l'aide de frictions
au pétrole empêchant l'oxydation et facilitant le glissement
des curseurs ; les planches sont badigeonnées avec un lait
de chaux. Les autres fournitures de literie ne sont pas utilisables pour deux traversées consécutives ; les matelas et les
traversins, avant de servir à nouveau, sont défaits, leur crin
recardé et les gaines lessivées. Ils doivent être désinfectables
à l'étuve, ainsi que les couvertures, et ils subissent quelquefois
la désinfection en cours de voyage.

Notre règlement n'a pas fait siennes ces dispositions tuté-
laires. Il a mieux aimé faire preuve d'une discrétion exagérée
à l'égard de l'hygiène des passagers de troisième classe.

b) *Postes d'équipage*. — Dans les postes d'équipage les
fournitures de couchage ne diffèrent pas sensiblement de
celles qui ont été décrites ci-dessus ; certains armateurs
ne donnent pas encore à leurs hommes ce matériel néces-

cessaire. Alors les matelots se munissent avant le départ
de tout ce qu'il faut pour garnir leur couchette. Inutile d'ajouter que la plupart d'entre eux, imprévoyants, n'emportent
que des objets de mauvaise qualité et souvent d'une propreté
douteuse, d'où découle, pour les armateurs, une trompeuse
économie; l'homme mal couché, et ils le sont presque tous
en ce cas, dort mal et travaille moins.

Les couchettes des postes d'équipage sont la plupart du
temps fixes et en bois. Disposées comme celles des locaux
à passagers dans les postes des chauffeurs, elles sont au contraire rangées en abord le long de la muraille du navire
dans les postes de matelots. Toutes les couchettes du personnel naviguant devraient être en fer galvanisé et munies
d'un sommier.

Outre les couchettes, l'ameublement des postes d'équipage comprend des caissons individuels dans lesquels les
hommes conservent leurs effets. Ces meubles forment une
série d'armoires rangées contre une paroi du poste chez
les chauffeurs, ou placées, chez les matelots, en dessous de
chaque couchette. Ils jouent un grand rôle dans l'hygiène et
la propreté des divers postes; ils contiennent presque toujours du linge sale qui attend — souvent pendant de longs
jours — une lessive problématique que la négligence
retarde; ils peuvent par conséquent renfermer du linge infecté
par son contact avec des plaies ou des déjections. Les
hommes usent encore de ces sortes d'armoires pour conserver
des provisions, des fruits, des restes de nourriture, etc.
Rarement tenus propres et souvent impossibles à nettoyer,
les caissons sont des réceptacles d'impuretés de tout genre et
notamment d'insectes tels que les cancrelats. Pour assurer
leur propreté et ne leur laisser qu'un minimum d'inconvénients, il faudrait les placer toujours en un endroit dégagé,
leurs deux faces libres — en avant et en arrière — formées
d'un treillis métallique, assez fin pour empêcher le passage

des insectes. Il serait alors facile de les vider, de les nettoyer par un courant d'eau et de les blanchir à la chaux.

On trouve enfin, dans les postes d'équipage, des tables, utilisées surtout au service des repas, et des bancs. Ces derniers sont en bois fréquemment lavé et gratté.

c) Cabines d'officiers et de passagers de classe. — Dans les cabines de classe l'ameublement devient plus confortable ; il atteint le luxe à bord de certains navires et dans quelques cabines.

Une cabine-type comprend en général : une couchette ou deux, un canapé — pouvant au besoin se transformer en lit — et une toilette à une ou deux cuvettes selon que la cabine possède une ou plusieurs couchettes. Rien à critiquer au sujet de la disposition des couchettes et de leurs fournitures dont le confortable est suffisant et tend chaque jour à s'améliorer.

Nous avons parlé plus haut des tapis ou des carpettes dont on recouvre le sol et qu'il faudrait remplacer par le linoleum. La même proscription doit s'étendre aux tentures et aux rideaux. Ceux-ci sont en général en laine, quelquefois même en soierie ; ils entourent les couchettes, protègent les portes, recouvrent les canapés. Comme leur matière première est de valeur et qu'elle subirait, par des nettoyages fréquents, des altérations onéreuses, les Compagnies de navigation prennent le sage parti de ne jamais les faire nettoyer. Pour le marin ou le voyageur familiarisé avec les choses de la navigation, c'est une sensation désagréable que de sentir flotter au niveau de son visage un rideau de couchette qui recèle dans ses plis les résidus de nausées, voire même de crachats de plusieurs générations de passagers, hôtes fugaces du même lit. Certaines Compagnies anglaises ont adopté une mesure radicale : tous leurs rideaux, toutes leurs tentures sont maintenant en cretonne ou en toile de

nuance claire ; le navire en possède de nombreux jeux et
ils sont changés, dans chaque cabine, après le départ du
passager. La même mesure a été prise pour les canapés
dont les coussins et le dossier sont en toile blanche recouverte d'une housse de cretonne de même nuance que les
tentures. L'esthétique et le luxe n'ont rien perdu à cette
substitution ; le vrai confortable et l'hygiène y ont gagné.

Les cabines des officiers sont meublées comme celles des
passagers. Il faut reconnaître tout d'abord que la marine
marchande française a réalisé sur quelques-uns de ses
concurrents étrangers un grand progrès ; tous les officiers
sont logés séparément et ont droit à une cabine individuelle ;
sur certains yachts cependant quelques officiers sont obligés
d'habiter à deux la même cabine.

Tout n'est pas à louer dans l'ameublement des cabines
d'officiers ; les ingénieurs, en assimilant ces demeures à celles
des passagers, n'ont pas pris garde que les premières constituent un logement permanent, un lieu de repos après le
travail, tandis que les secondes ne représentent qu'une
habitation temporaire. Dans les cabines d'officiers, le lit
est juché sur une commode à vastes tiroirs et des meubles
divers occupent la majeure partie du local ; en général, ces
cabines gagneraient à être plus grandes, amélioration facile
à réaliser à bord des navires actuels. Un lit en métal nickelé,
avec libre circulation d'air en dessous, devrait pouvoir se
relever le long de la muraille afin de donner plus de place
à l'occupant dans la journée. Suppression du canapé et son
remplacement par une table-commode permettant d'écrire,
lire ou travailler. Les ingénieurs supposent que jamais un
officier ne se livre à aucune de ces trois occupations, car
c'est avec une véritable parcimonie qu'ils distribuent tables
ou bureaux auxquels seuls ont droit — et dans une bien
petite mesure — les officiers qui ont des pièces à signer. Ne
faut-il pas au contraire tendre à faire de la cabine de l'officier

— sans luxe inutile — un local commode et agréable à habiter, où l'occupant se plaise durant les heures de loisir que lui laisse son service ?

Toute cabine d'officier doit être entièrement repeinte ou lessivée, et ses tentures et fournitures nettoyées et désinfectées après le départ d'un occupant et avant l'entrée de son successeur.

Les compagnies, qui ne fournissent pas normalement le couchage de leurs hommes, adoptent la même coutume à l'égard de leurs officiers ; les inconvénients — un peu atténués toutefois — se montrent dans l'un et l'autre cas. La cabine mise à la disposition de l'officier devrait être pourvue de la literie nécessaire.

14. *Tiroirs et armoires.* — Une amélioration très appréciée des passagers a été apportée dans l'ameublement des plus récentes cabines : des armoires et des tiroirs ont été ajoutés, dans lesquels les voyageurs peuvent disposer linge, vêtements, qu'ils gardent ainsi sous la main, sans être tenus de recourir, à chaque instant, à des malles toujours incommodes à manier dans un petit espace. De prime abord, cette nouvelle disposition paraît réaliser un progrès, et nulle objection ne pourrait s'élever si l'on avait l'assurance qu'armoires et tiroirs sont nettoyés après le départ de chaque passager. Il est superflu de rappeler que, parmi les voyageurs, peuvent se rencontrer des tuberculeux ignorés, des syphilitiques contagieux, des gens atteints de maladies infectieuses chroniques à manifestations discrètes. Ces voyageurs jettent leur linge sale dans les tiroirs où le passager suivant mettra peut-être son linge propre. Une amélioration certaine consisterait à placer au pied de chaque couchette ou en un endroit quelconque de la cabine un sac à linge sale désinfectable après chaque départ. Conclusion : en matière d'ameublement naval, les conditions mobilières les plus hygiéniques sont celles qui

conviennent aux meilleurs hôtels terrestres des grandes capitales, c'est-à-dire les plus simples.

15. *Crachoirs*. — Dans les cabines de classe, chaque couchette est munie d'un crachoir utilisé dans le but indiqué par son nom, et aussi quand une mer un peu agitée surprend le passager au moment de sa digestion. Récipients en zinc nu ou recouvert de peinture, quelquefois en tôle émaillée, de forme demi-cylindrique, à couvercle infundibuliforme percé d'un trou en son milieu, ces ustensiles sont munis sur le plat d'une anse permettant de les accrocher au rebord de la couchette.

Les passagers n'usent pas volontiers de ces crachoirs — surtout lorsqu'ils sont en zinc — car leur aspect n'est pas séduisant et les gens de service les suppriment la plupart du temps sans provoquer de réclamations : le parquet reçoit les crachats et la cuvette le reste. Quelquefois on rencontre sur le pont quelques crachoirs semblables à ceux des appartements de ville, et remplis de sable ou de sciure de bois. Ce sont de rares objets à bord de rares navires. Quant aux locaux de troisième classe et aux postes d'équipage, ils sont privés de ces ustensiles et les occupants crachent par terre.

En cela nos bateaux sont moins favorisés que beaucoup de paquebots étrangers dotés d'un système perfectionné de crachoirs, sortes d'entonnoirs en tôle émaillée, dont l'intérieur est doublé de faïence, de porcelaine ou de verre ; leur contenu s'écoule par un tuyautage allant se déverser dans le tuyau collecteur de l'égout. La propreté de ces ustensiles est facile à assurer : il suffit de verser à l'intérieur de l'eau chaude ou un liquide antiseptique quelconque qui les désinfecte et entraîne les mucosités adhérentes.

De telles installations doivent être multipliées dans toutes les cabines, dans les coursives, sur le pont, dans les com-

partiments de troisième classe et dans les postes d'équipage,
en un mot dans tous les endroits où les individus passent,
séjournent ou vivent.

16. *Toilettes*. — Les toilettes sont individuelles ou collectives, suivant qu'on les trouve dans une cabine de passager ou dans un local affecté à plusieurs voyageurs. Leurs
systèmes sont très divers : tantôt elles consistent en meubles
assez massifs, en forme de commodes, contenant dans leur
intérieur un broc et un seau, la cuvette étant placée dans
une excavation, sur la tablette supérieure ; tantôt la cuvette
existe seule et son contenu peut s'écouler, par renversement, dans un récipient fixe, appelé casque et situé en dessous ;
ce dernier se vide ensuite au moyen d'un robinet disposé à sa
partie inférieure. D'autres modèles enfin s'appliquent contre
la paroi de la cabine et la cuvette y est placée dans une tablette
mobile, qui s'abaisse et se relève, de façon à tenir le minimum de place, lorsque le meuble est inutilisé. Dans ce modèle
l'eau s'écoule, lorsqu'on relève la tablette supportant la
cuvette et tombe dans un récipient parallélipipède placé à la
partie inférieure du meuble, lequel est également vidé par
un robinet comme les casques.

Dans quelques-uns de ces modèles le broc d'eau n'existe
pas, et le liquide est contenu dans un réservoir situé au-dessus
de la cuvette et muni d'un robinet à pression.

Tous les systèmes dans lesquels l'eau qui sert à la toilette
— broc ou réservoir — est emmagasinée dans la cabine
doivent être condamnés et notamment le système des réservoirs. Ils forment en effet un local parfait pour l'élevage des
moustiques qui persistent pendant toute une traversée dans
les cabines et qui peuvent, le cas échéant, devenir d'actifs
propagateurs du paludisme ou de la fièvre jaune. Il faut
que l'alimentation des toilettes, tout aussi bien que leur
vidange, soient collectives : l'eau y parviendra d'une caisse

centrale, et s'évacuera par un tuyautage relié à un système collecteur vers la mer. Le travail et le service seront simplifiés et il n'y aura pas d'eau de toilette renversée dans les cabines ou dans les coursives pendant les transports ; ces dispositions existent d'ailleurs à bord de quelques paquebots.

Ces considérations ne visent que les locaux de passagers de classe, puisque, jusqu'à présent, les installations des passagers de troisième et des émigrants ne témoignent aucun souci de leurs besoins de propreté corporelle. Le règlement italien, si complet à tant d'égards, est lui-même muet sur ce chapitre.

A bord des derniers paquebots de la Compagnie Générale Transatlantique — et notamment sur la *Provence* — des améliorations ont été apportées à ce régime. Les locaux des passagers de troisième sont pourvus de grandes tablettes fixées à la muraille du bâtiment et portant une rangée de cuvettes avec prises d'eau ; espérons que cette innovation sera imitée et surtout généralisée dans tous les postes d'équipage. Nous avons déjà noté que le nouveau règlement prescrit des dispositions pour faciliter la propreté corporelle des équipages des machines. L'art. 77 consacre ses quatre derniers paragraphes aux locaux de toilette pour le personnel du pont et les agents de service, mais seulement lorsque l'effectif de chacune de ces deux catégories dépasse le chiffre de quinze.

17. *Salons de coiffure.* — A bord des navires à passagers faisant de longues traversées est ménagé, en général, un salon de coiffure : c'est, pour les passagers de classe, une cabine ne présentant rien de spécial et dans laquelle un perruquier de métier exerce son art. Demander la propreté du local, et la désinfection des rasoirs et autres ustensiles de toilette, voilà de salutaires exigences, sur lesquelles il nous paraît superflu d'attirer l'attention des autorités du bord et plus particulièrement celle du médecin sanitaire maritime qui a charge

personnelle de l'hygiène publique. La prophylaxie des maladies du cuir chevelu et des affections organiques susceptibles d'être transmises par ces objets n'a pas de lois différentes à bord ou à terre. Elle est cependant difficile à poursuivre à bord de certains navires où le perruquier officiel fait défaut, ainsi qu'il fait défaut toujours pour les passagers de troisième classe. Alors le rôle de barbier est rempli, soit par un homme de l'équipage qui s'en tire tant bien que mal, soit par un passager ayant quelque peu de métier et disposant, l'un ou l'autre, d'un outillage de fortune aussi rudimentaire que défectueux. L'intervention de barbiers amateurs ne doit pas être autorisée avant que ces derniers n'aient soumis leur trousse à l'examen du médecin sanitaire maritime. Quant aux aléas de l'exécution elle-même, c'est aux clients occasionnels qu'il appartient d'en courir les risques.

18. *Salles de bains.* — Les salles de bains étaient assez parcimonieusement ménagées à bord des anciens navires et munies de prises d'eau de mer. Une révolution complète s'est produite, en ce qui concerne ces installations, à bord des bateaux de construction récente, sur lesquels on dispose des salles de bains vastes, bien aérées, munies de baignoires en grès, en marbre, en métal émaillé ou nickelé, d'appareils à douches en jet ou en pluie, de prises d'eau chaude et froide, douce et salée. Elles sont assez nombreuses pour suffire — en un bref espace de temps — au nombre des passagers embarqués. Les cabines de luxe ont même une salle de bains particulière leur attenant. Il s'agit ici, bien entendu, des passagers de classe qui — habitués à des pratiques journalières d'hydrothérapie — s'accommoderaient mal d'un navire n'offrant pas à leur désir des ressources suffisantes. Les passagers de classe inférieure et les hommes d'équipage sont moins favorisés : ils n'ont, ni les uns ni les autres, le droit de se baigner pendant le cours d'une longue

traversée. En revanche les navires qui font l'émigration italienne sont tenus d'avoir deux salles de bains avec douches,
situées sur le pont, facilement accessibles et pourvues de
prises d'eau chaude et froide, douce et salée ; l'une de ces
salles est réservée aux hommes, l'autre aux femmes.

En faveur des équipages, peu de progrès ont été réalisés ;
nous avons ailleurs déjà traité cette question pour les hommes
de la machine. Signalons toutefois que la Compagnie Générale Transtlantique a fait des efforts dans ce sens ; sur un de
ses derniers paquebots, la *Provence*, on a prévu une salle de
bains et de douches attenant au poste d'équipage.

19. *Water-closets*. — Il faut distinguer les water-closets
affectés aux passagers de classe de ceux des troisièmes ou de
l'équipage.

Au sujet des premiers, peu de choses à dire : quel que soit
leur modèle, ils sont en général en nombre suffisant, d'un
confortable en harmonie avec les autres aménagements du
navire et ils sont munis d'un jet d'eau continu ou intermit-
tent. Il faut souhaiter que les systèmes à effet d'eau continu soient de plus en plus usités et arrivent à être les seuls
en service.

Quant aux water-closets des passagers de troisième classe
et de l'équipage, ils sont presque toujours situés sur le pont,
au-dessous du gaillard d'avant qui les protège ; ils portent
le nom de poulaines. Sur les navires affectés constamment à
des transports de passagers, les water-closets sont divisés
en deux sections : l'une pour les hommes, l'autre pour les femmes ; à celle des hommes sont en général annexés des urinoirs.

Les installations de ces poulaines sont demeurées jusqu'ici
bien rudimentaires ; elles consistent en un banc métallique
creux, divisé en stalles par des rambardes en fer formant
appui ; une vigoureuse circulation d'eau chasse à la mer —
par un large dalot — les matières fécales qui ne peuvent

ainsi s'accumuler dans le banc creux. Leur situation à l'avant et le peu de commodité que présentent ces locaux, les rendent presque impraticables pour les femmes et pour les enfants surtout par mauvais temps. Il en résulte que les déjections sont déposées au devant du banc creux et que ces poulaines dégagent constamment des odeurs nauséabondes.

Le règlement italien prescrit la séparation des stalles par des plaques en tôle d'au moins un mètre de hauteur ; ces cloisonnements peuvent ménager des pudeurs légitimes, mais n'augmentent guère la commodité des poulaines. Le même règlement a spécifié que chaque compartiment à passagers posséderait au moins un cabinet d'aisances pour les besoins nocturnes des émigrants.

La nécessité d'une chasse d'eau continue dans tous les water-closets est évidente ; si vigoureuse qu'on la suppose, elle n'est même pas toujours suffisante a assurer la propreté des cabinets de troisième classe, et des nettoyages multiples doivent avoir lieu chaque jour. Matin et soir une désinfection sera faite au chlorure de chaux.

Le lavage des cabinets devient une question irritante à bord, notamment pendant les séjours dans les ports, quand les passagers ont débarqué. A ce moment, et bien que tout l'équipage et l'état-major soient encore présents, l'eau disparaît des cabinets la plupart du temps, et pour la faire reparaître le médecin doit entrer en lutte avec tout le monde. En effet, les compagnies accordent soit aux mécaniciens, soit même à l'état-major entier, une prime sur les économies de charbon ; or, pour maintenir l'eau dans les cabinets, il faut actionner la pompe et partant dépenser du charbon. Il paraît simple, à bord de quelques navires, de réaliser une économie sur ce chapitre et de vivre au milieu d'odeurs désagréables.

20. *Blanchisseries et buanderies.* — Il est d'usage que les

passagers emportent avec eux une provision de linge et
d'effets blancs suffisante pour les besoins de la traversée.
Certaines compagnies ont cru devoir cependant installer à
bord de leurs plus grands paquebots des blanchisseries où
on lave et repasse le linge.

Les moyens mis à la disposition des passagers de troisième classe pour laver leur linge méritent l'attention ; ces
voyageurs ne possèdent pas d'ordinaire un trousseau
leur permettant de changer d'effets fréquemment, d'où
la nécessité de blanchissages renouvelés pendant tout le
voyage.

Longtemps ces passagers n'ont eu, pour ces lavages,
que les moyens mis à leur disposition par la bonne volonté
des gens du bord, c'est-à-dire une baille et un peu d'eau
douce. Le règlement italien a, le premier, porté les indices
d'une amélioration ; l'article 3 stipule que tout navire à
passagers doit être muni d'une buanderie à vapeur pouvant
être annexée aux appareils à désinfection ; au cas où cette
buanderie n'existe pas, un local à part doit être réservé
avec une vasque divisée en quatre compartiments. L'installation des robinets d'alimentation et de vidange est prévue
ainsi que le temps pendant lequel le local doit être mis chaque
jour à la disposition des passagers.

21. *De l'égout à bord.* — Au fur et à mesure de la description des divers locaux habitables du navire, nous avons
constaté que les déchets, les eaux de lavage s'écoulaient
directement à la mer par des tuyautages aboutissant tous
à des dalots situés en abord, dans les parties moyennes
de la coque, au-dessus de la flottaison. On pratique donc sur
les navires le tout à la mer, et cela constitue le meilleur
système d'évacuation, celui qui rejette vite loin de la collectivité tous les excreta et les matières usées. Grâce à lui,
ainsi que nous le verrons plus tard, les épidémies dont le

germe infectieux s'abrite dans les matières fécales disparaissent très vite des navires.

Encore faut-il que ce rejet du tout à la mer soit convenablement réalisé. Or les applications sont quelquefois défectueuses : il arrive, par exemple, que les dalots d'évacuation des eaux du pont sont situés trop haut ; que, les liquides rejetés par ces dalots sont emportés par le vent le long de la coque et viennent souiller les aménagements à travers les hublots. A cette disposition mauvaise, il est simple de remédier en prolongeant tous les tuyautages extérieurs de déversement jusqu'à la ligne de flottaison ou tout au moins jusqu'au-dessous de toutes les ouvertures extérieures.

Ce système de vidange doit comporter le moins de manipulations possible : chaque local habité doit avoir son tuyau d'évacuation.

Les fonds du navire constituent un deuxième égout, nous l'avons décrit dans un chapitre précédent.

22. *Locaux affectés aux repas*. — Après les locaux affectés à l'habitation de nuit, passons en revue les réfectoires, pièces utilisées souvent aussi comme lieux de repos ou de conversation pendant la journée.

Les dispositions de ces derniers sont des plus dissemblables à bord des divers navires et, à bord du même bateau, pour les différentes classes. Telle catégorie de passagers est admise dans des salles à manger vastes, luxueuses, où fonctionne un service irréprochable ; pour telle autre, au contraire, rien n'a été prévu.

Nous serons brefs au sujet des salles à manger de première et de seconde classes. Sur quelques navires elles sont encore situées dans le premier entrepont entre deux rangées de cabines dont les portes s'ouvrent directement à leur intérieur, disposition fâcheuse qui tend à disparaître.

Sur certains navires étrangers, notamment les anglais,

la salle à manger est placée dans la partie la plus basse des locaux habités ; largement ventilée et aérée par des manches à vent et des ventilateurs électriques, elle tient toute la largeur du navire et s'éclaire sur le côté par deux lignes de hublots ; elle est en communication avec l'air extérieur par une vaste descente et une grande claire-voie s'ouvrant dans les parties hautes du navire. Ce système, qui n'est pas encore adopté en France, semble sourire aux constructeurs étrangers, notamment pour les lignes chaudes. La salle à manger, sur nos navires, occupe un des plus beaux emplacements, un des mieux ventilés et des mieux éclairés alors que, somme toute, surtout dans les pays chauds, les passagers n'y séjournent que peu de temps ; ils dorment, font la sieste dans leurs cabines, ou se promènent sur le pont. Les constructeurs anglais ont jugé plus simple et plus confortable de donner aux cabines de passagers le meilleur emplacement du navire, celui qu'un souci de mise en scène réservait autrefois pour une luxueuse salle à manger.

De nos jours on aménage en général les salles à manger au milieu du navire, sur le pont principal, parfois sur le pont-promenade ; leurs abords sont dégagés, elles reçoivent directement l'air et la lumière par de grandes baies aussi vastes quelquefois que les fenêtres de nos maisons, et on les pourvoit de ventilateurs actifs. Cependant quelques passagers s'en accommodent difficilement et sollicitent l'autorisation de prendre leurs repas ailleurs, tantôt sur le pont, tantôt dans leurs cabines. L'autorisation est accordée suivant les exigences du service ; mais, dans la mesure du possible, le médecin doit user de son autorité auprès des passagers pour les faire venir à la table commune, à laquelle ils s'habitueront peu à peu malgré les mouvements du navire. Sur quelques-uns de nos grands paquebots, certaines cabines de luxe comprennent une salle à manger particulière.

Aucun local n'est spécialement affecté aux repas des passagers de troisième classe ou des équipages. Les premiers mangent en commun par groupes de six le plus souvent et se partagent une ration collective dénommée plat. Les rations sont distribuées sur le pont, au guichet de la cuisine, et, quand le temps le permet, le groupe se réunit en un point quelconque du pont où se fait le partage et le repas. Les reliefs destinés à la mer, sont le plus souvent jetés sur le pont lui-même. Le lavage des ustensiles est à la charge des titulaires de chaque plat; c'est dire à combien de négligence cette mesure est exposée. Lorsque le temps est mauvais, les passagers sont contraints de prendre leurs repas dans les locaux d'habitation ou le soleil ne pénètre pas ; les balayages y sont plus difficiles que sur les surfaces unies et découvertes du pont ; les reliefs s'accumulent sur les parquets ; des restes de pain et d'autres nourritures sont mis en réserve sous les couchettes ou cachés en quelque coin pour y séjourner parfois pendant plusieurs jours.

Aucune prescription n'est encore intervenue pour la réglementation de ces repas ; les seules réformes qui se dessinent sont dues à l'initiative privée de certaines compagnies. Il faut encore rendre justice aux efforts faits en ce sens par la Compagnie Générale Transatlantique qui, sur ses derniers paquebots, la *Provence* entre autres, a ménagé des réfectoires attenant aux locaux de troisième classe.

Les équipages ne sont pas plus favorisés, et ce qui a été dit à propos des passagers de troisième s'applique exactement aux matelots, avec toutefois une note aggravante. Les passagers prennent leurs repas tous à la fois, tandis que les nécessités du service font que les hommes — de pont ou de machine — mangent en plusieurs bordées, d'où prolongation des repas dans les postes d'équipage. Les navires sont rares à bord desquels on a songé à installer des réfectoires pour l'équipage. Il est urgent que l'attention des constructeurs, des armateurs et des commissions compétentes soit attirée de ce côté ; la réforme intéresse l'hygiène des marins et aussi celle de tout le navire.

Les garçons de cabine ou du restaurant sont, sous ce rapport, mieux partagés que les hommes de l'équipage ; ils prennent en général leurs repas dans des offices suffisamment spacieux et aérés, situés à proximité des locaux de première ou de seconde.

Un mot au sujet du carré des officiers, salle à manger de l'état-major. Sur les navires à passagers le capitaine, le médecin et le commissaire déjeunent ou dînent avec les passagers ; les autres officiers ont un carré à leur disposition. Sur les cargo-boats l'état-major mange en commun. Les carrés sont en général bien aménagés et bien ventilés. Sur les navires de quelques compagnies il y a scission entre les mécaniciens et les officiers de pont. Dans ce cas, le carré affecté spécialement aux mécaniciens est souvent négligé ; il est quelquefois placé au voisinage de la machine et dans un endroit difficilement habitable. On doit, en bonne justice, réserver à tous les officiers, quels qu'ils soient, un carré où ils puissent prendre leurs repas de façon confortable, et séjourner, le cas échéant, en dehors de leurs heures de service.

23. *Autres locaux du service de l'alimentation.* — Les locaux que nous allons passer en revue dans ce paragraphe sont : les cuisines, les offices, les cambuses de distribution, les boulangeries et les boucheries.

Les cuisines se trouvent, dans la majorité des cas, sur le pont, excepté à bord de quelques grands paquebots où un compartiment leur est réservé en dessous du pont, et cela pour des raisons d'esthétique. Leurs abords sont en effet peu agréables à cause des odeurs et de la chaleur qui s'en dégagent. Ces cuisines doivent toujours être pourvues de claires-voies à ciel ouvert, bien ventilées, munies d'égout de déversement permettant d'envoyer directement à la mer tous les résidus sans avoir besoin de les transporter à des distances plus ou moins grandes. Les parois seront peintes à l'huile et fréquemment lessivées ou mieux encore, comme cela existe sur quelques navires étrangers, recouvertes de carreaux en faïence vernissée. Le sol sera fait de ciment ou de carreaux céramiques.

Les cuisines seront pourvues de prises d'eau douce à débit abondant et de prises copieuses pour les lavages des parquets ; mêmes règles pour les pâtisseries et offices dépendant directement des cuisines ou situés dans leur voisinage immédiat. Ces cuisines et offices sont garnis d'un matériel de casseroles et autres ustensiles en cuivre étamé. C'est un devoir du médecin de se faire présenter fréquemment tous ces ustensiles, de vérifier avec le cuisinier l'état de l'étamage, et, si quelque instrument paraît douteux, de le mettre hors de service. Le bord doit toujours être approvisionné d'étain fin pour la remise à neuf de ces objets de cuisine par les soins du personnel de la machine, car il ne faut jamais confier ces réparations à des industriels inconnus, surtout dans des ports étrangers. Forcés de travailler rapidement, ces ouvriers opèrent mal et les objets qu'ils rapportent à bord ne méritent qu'une médiocre confiance. En résumé, surveillance constante exercée par le médecin sur les ustensiles de cuisine, étamages fréquents et toujours pratiqués à bord même par les soins du chef mécanicien.

Indépendamment des offices situés dans le voisinage des cuisines, dénommés souillardes, et réservés surtout au lavage de tout le matériel culinaire, d'autres pièces sont destinées à la desserte et au nettoyage de la vaisselle de table ; elles se trouvent à proximité des salles à manger et communiquent directement avec elles. Les prises d'eau variées, les égouts y seront abondamment distribués et d'un gros débit, les parois peintes à l'huile et le sol garni de céramique.

Les boulangeries comprennent trois sortes de locaux différents : fours à cuire, pétrins et magasins à pain ou boulangeries de distribution. Souvent ces locaux sont réunis dans un même endroit et forment une section autonome ; quelquefois le magasin est placé à part. Laissons de côté les considérations d'hygiène propres à la fabrication même du pain ; elles n'ont ici rien de spécial et sont énoncées dans tous les traités d'hygiène. Notons seulement qu'à bord des navires les locaux de la boulangerie, comme tous ceux qui servent de dépôt à des matières alimentaires, doivent être constamment surveillés et tenus avec une propreté irréprochable.

Une remarque commune s'applique à l'ensemble des locaux que nous venons de parcourir : avec une température assez élevée, ils possèdent des réservoirs d'eau et de nombreux récipients dans lesquels peut stagner une certaine quantité de liquide. Ce sont les conditions suffisantes pour une culture prolongée du stegomya fasciata, moustique propagateur de la fièvre jaune. Par conséquent, à bord des navires fréquentant les parages où règne le typhus amaryl, on doit envisager ce danger et surveiller ces locaux au point de vue de la présence des moustiques.

La boucherie, à bord, est un local servant au dépeçage et à la distribution de la viande. L'abattoir se trouve sur le pont lui-même ; il est situé en plein air et ses déchets s'en vont directement à la mer. Les animaux tués sont écorchés de suite, ouverts, vidés et suspendus en abord soit aux haubans, soit à un étai, où ils passent la nuit ; ils ne sont dépecés que le lendemain et leurs quartiers sont répartis entre la glacière ou la boucherie suivant les besoins.

La boucherie est toujours située sur l'avant, à proximité

des cambuses et du parc à bestiaux, l'entretien de ce dernier incombant au boucher. La viande ne séjourne donc que peu de temps dans la boucherie ; néanmoins ce local doit être bien aéré, carrelé, pourvu de prises d'eau abondantes, et toutes ses ouvertures seront garnies de toiles métalliques.

Nous avons parlé dans un chapitre précédent des cales-cambuses dans lesquelles sont emmagasinés tous les gros colis contenant les aliments ; immédiatement au-dessus de ces cales et communiquant avec elles se trouvent les cambuses de distribution. C'est là que les vivres en cours de consommation sont remis aux divers employés du service de la nourriture qui viennent les chercher au fur et à mesure des besoins. Ces cambuses de distribution représentent des magasins d'épicerie dans lesquels la protection contre les rats et les insectes devient plus difficile que partout ailleurs. On ne saurait trop recommander, pour défendre ces locaux, l'emploi des grillages fins, des garde-manger, des toiles métalliques, sans préjudice de toutes les mesures de méticuleuse propreté que comporte leur affectation spéciale.

24. *Pont et superstructures.* — Les locaux d'habitation ou de service ont une succursale commune où s'agite toujours une vie active et où se prennent toutes les récréations : c'est le pont, forum du navire, et les diverses superstructures closes ou découvertes qui y sont installées.

Ces dernières consistant en salons, boudoirs, salons de musique, fumoirs, salles de jeu ou de café, bars, etc., sont toutes à l'usage des passagers de classe et ne présentent aucun intérêt au point de vue de l'hygiène, sinon que trop souvent leur ornementation est faite de tentures et de rideaux en excès. Si le but des rideaux est de protéger contre le soleil, il faut reconnaître qu'à bord ils répondent mal à leur objet, à moins qu'ils ne soient tirés derrière une vitre close et à l'abri de tout courant d'air. Ils ne servent guère qu'à l'agrément des yeux et, par contre, ils sont des réceptacles de poussières et des abris protecteurs pour les moustiques et pour tous les insectes. Si au départ d'un port — où il y a des moustiques et où la chaleur a obligé de maintenir toutes les baies ouvertes — on secoue un rideau, une portière, il est bien rare qu'il ne s'envole pas de suite quelques moustiques.

Certaines compagnies tendent à supprimer cette ornementation plus nuisible qu'agréable, à remplacer les rideaux par des persiennes qui protègent mieux contre le soleil, et à substituer aux tentures divers objets : cuirs repoussés, céramiques, peintures murales, gracieux à contempler et irréprochables au point de vue de l'hygiène.

Le pont lui-même est la place publique, la grande rue du navire ; c'est sur le pont que l'on se promène et que, pour les passagers de toute catégorie, s'écoule la majeure partie de la journée. Pauvre sur l'avant où sont plus ou moins entassés les passagers de troisième, ce quartier devient, vers le centre, un lieu d'élégances où les passagères font quelquefois assaut de toilettes ; enfin, vers l'arrière, il revêt un caractère plus modeste avec les voyageurs de seconde.

La propreté du pont est assurée par des lavages quotidiens ; frotté au sable ou à la brique pour être rendu plus blanc dans les parties centrales, le pont est enduit de chlorure de chaux pour être désinfecté, à l'avant. Ces nettoyages, qui ont lieu le matin, sont traditionnels et assez en faveur dans la coutume et l'esprit des marins pour qu'on doive aider à les faire respecter. Peut-être ces lavages sont-ils trop abondants ; rien ne saurait arrêter parfois l'ardeur du second-maître auquel est dévolue la tâche de cet arrosage matinal ; cette profusion d'eau de mer rend les locaux sous-jacents très humides.

La lumière solaire, agent efficace de désinfection, répand
d'ailleurs ses rayons sur toute la surface du pont et en assure
la définitive propreté. Cette lumière peut même, en certains parages, être funeste aux habitants du navire; dans un
but de protection on établit des tentes au-dessus du pont et
des rideaux latéraux sont tendus alternativement d'un bord
et de l'autre suivant l'incidence des rayons. Dans les
parages intertropicaux ces tentes ne rendraient pas de
services si elles étaient simples ; on en établit deux superposées, entre lesquelles circule une couche d'air à la fois
protectrice et isolante à l'égard des rayons solaires et de la
chaleur.

Le bienfait de cette pratique, indispensable dans les pays
chauds, ne doit pas être réservée aux seuls passagers de
classe ; la double tente devrait exister sur toute la longueur du
navire, sur le plus simple des cargo-boats comme sur le plus
luxueux des paquebots. C'est en effet la seule garantie contre
les insolations encore si fréquentes parmi les hommes
d'équipage, les passagers et surtout les soldats lors des
transports de troupes.

L'entourage du pont est constitué par une balustrade
appelée bastingage; son appui supérieur ou rampe est en
bois et porte le nom de lisse. Le bastingage, au lieu d'être
plein — disposition qui nuit à la libre circulation de l'air
— peut être à mailles plus ou moins larges ; cette disposition
n'a pas d'inconvénients sur les cargo-boats, mais elle en
présente sur les navires à passagers. En effet, des enfants
peuvent échapper à la surveillance et tomber à la mer ; le
bastingage doit donc comprendre, tout au moins à la partie
inférieure, une garniture en filet à mailles fines ; cette installation existe d'ailleurs à bord de la plupart des paquebots.

25. *Distribution générale des diverses sections des locaux
d'habitation.* — Les locaux des passagers de première classe

sont toujours situés dans les meilleurs endroits à bord de chaque navire, c'est-à-dire sur le pont-promenade, quand il existe, sur le pont principal et au-dessous dans le premier

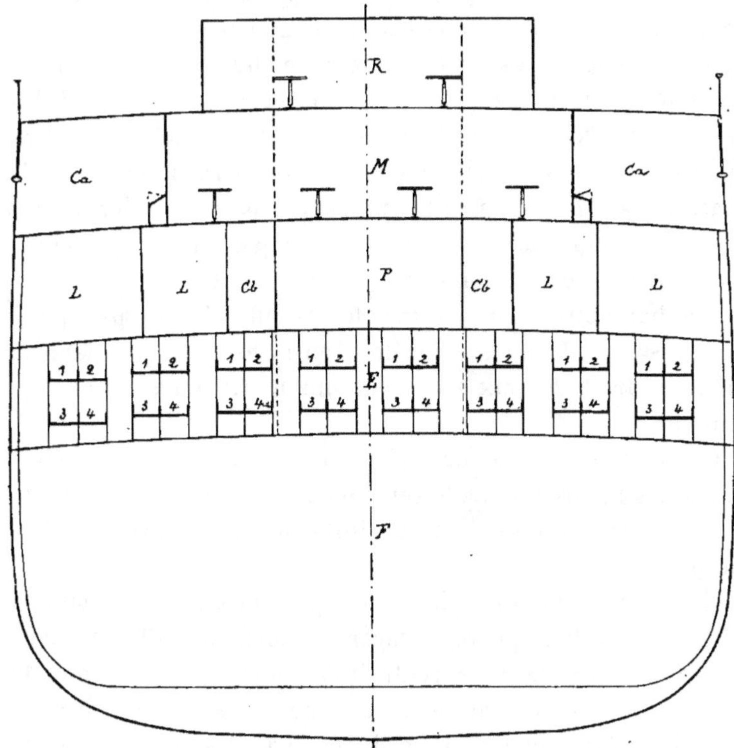

Fig. 14. — Coupe schématique transversale d'un navire par le travers des aménagements.

R, roof de superstructure. Fumoir, café, etc. — M, salle à manger sur le pont principal. — Ca, Coursives latérales en plein air. — L, cabines de classe. — Cb, coursives des aménagements de l'entrepont. — P, panneau central. — E, 2ª entrepont : logement des émigrants. — F, Cale à marchandises.

entrepont. Ces locaux étaient autrefois disposés sur l'arrière du navire ; mais cette distribution a été abandonnée : la première classe est placée maintenant au centre, la seconde à l'arrière et la troisième à l'avant.

Les salons, salles de lecture, fumoirs, etc., sont généralement au-dessus du pont principal, ainsi que les cabines de luxe. Les autres cabines sont rangées en abord de chaque côté dans le premier entrepont ; leurs portes s'ouvrent sur des coursives qui longent tous les aménagements à tribord et à bâbord ; chacune est éclairée par un hublot ou un sabord donnant sur la mer et, de plus, ventilée, dans la plupart des cas, par des ventilateurs électriques à ailettes ou à hélice. Ces appareils ne renouvellent pas l'atmosphère intérieure, ils brassent seulement l'air ; les passagers paraissent les apprécier beaucoup, mais ils ne méritent pas une trop chaude recommandation hygiénique.

Les baignoires et les water-closets, affectés aux passagers de classe, sont situés dans les coursives, groupés dans le même endroit en deux sections, pour les hommes et pour les femmes.

Ces locaux ne s'étendent pas, en général, jusqu'aux extrémités des navires, dans le sens de la longueur, sauf quelquefois ceux de seconde classe situés le plus souvent à l'arrière.

Nous avons montré plus haut que certaines dispositions défectueuses font encore placer parfois les salles à manger dans l'espace vide central s'étendant entre la double rangée latérale des cabines ; cet usage persiste surtout pour les navires à dunette, à bord desquels les aménagements de classe sont disposés entre le pont et cette dunette. On ne saurait trop critiquer ce genre de constructions que d'ailleurs les ingénieurs tendent à abandonner.

Au demeurant, l'hygiène générale de ces locaux est toujours supérieure à celle des autres, et elle est rendue d'un entretien plus facile par leur situation privilégiée. Quant à leur hygiène particulière, elle dépend des soins pris par le personnel de service et des mœurs individuelles des passagers. Le dernier point est surtout important ; les occu-

pants successifs d'une même cabine appartiennent aux races
les plus différentes du globe et leurs habitudes de propreté

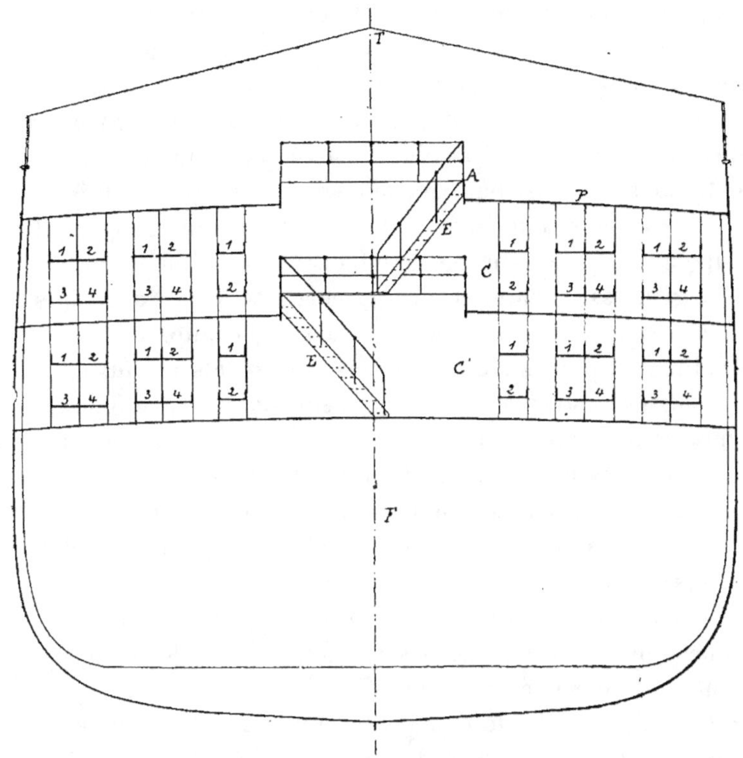

Fig. 15. — Coupe schématique transversale d'un navire à émigrants par le
travers des panneaux d'accès aux aménagements.

T, tentes. — P, pont. — A, panneau d'accès avec filet de protection. — E, échelles. —
C, 1er entrepont. — C', 2e entrepont. — F, cale à marchandises.

personnelle varient à l'infini. Il en résulte que, dans les
locaux de seconde classe, où l'on compte encore quatre couchettes, la surveillance doit être rigoureuse lorsque le navire
fréquente certains parages étrangers.

26. *Passagers de troisième classe*. — Nous avons à considérer deux sortes de passagers de cette catégorie. Sur

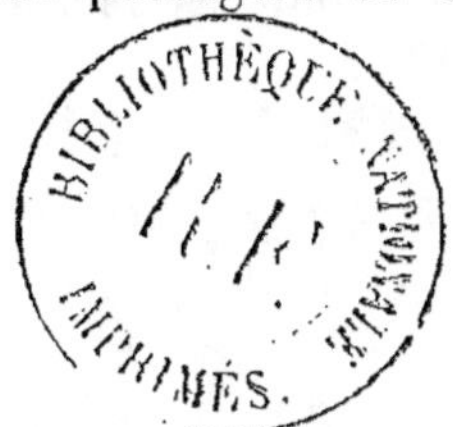

7

quelques navires français existe une classe spéciale, dite aussi troisième, où les voyageurs sont logés dans de grandes cabines à six, huit ou douze couchettes, et qui ont un réfectoire commun. Mais les bâtiments présentant cette disposition privilégiée sont assez rares, ou bien ils ont, en outre, une quatrième classe logée dans les entreponts. Il ne faut donc pas nous appesantir sur cette classe dite troisième que nous venons de mentionner; elle est peu fréquentée et n'est guère utilisée, dans notre pays, que pour le transport des sous-officiers et de quelques fonctionnaires coloniaux de rang inférieur; si son hygiène est quelque peu supérieure à celle des logements de l'entrepont, elle est encore loin d'être parfaite.

D'ailleurs, que les locaux affectés aux soldats ou aux émigrants figurent sous le nom de troisième ou quatrième classe, il importe peu, puisqu'on reste en présence de toutes les difficultés hygiéniques dont souffrent les habitations collectives. Et celles-ci sont d'autant plus grandes à bord que ces derniers locaux sont toujours surpeuplés et situés dans des endroits malaisés à surveiller.

Sur les grands paquebots, dont l'entrepont principal est occupé tout entier par les passagers de classe, les compartiments de troisième sont tous dans le deuxième entrepont (fig. 14), d'où résulte le défaut de ventilation et de lumière, l'incommodité des moyens d'accès, etc. Dans le sens de la longueur, les troisièmes s'étendent jusqu'aux points praticables des extrémités $A\!V$ et $A\!R$: vers l'avant jusqu'au contact des cambuses et vers l'arrière souvent presque jusqu'aux parois du navire.

A bord de quelques cargos mixtes — ceux qui, affectés à l'émigration par exemple, possèdent en outre des installations pour un certain nombre de passagers de classe, — les locaux de troisième occupent quelquefois la moitié du premier entrepont, ou tout au moins un vaste compartiment de celui-ci. Ces navires sont les meilleurs pour les transports des émigrants, et nous donnons ici deux coupes schématiques montrant la différence qui existe entre ces deux sortes de navires (fig. 14 et 15).

Les installations de troisième à bord des paquebots destinés à une nombreuse clientèle de classe, au confortable de laquelle tout est sacrifié, sont défectueuses. Il faut souhaiter que, les transactions commerciales se modifiant peu à peu avec l'augmentation du nombre des passagers, les navires puissent être spécialisés suivant la classe de passagers au transport desquels ils seront dévolus. On aurait ainsi des navires pour voyageurs riches — les rapides de l'Océan — et des bâtiments réservés aux troupes et aux émigrants : tout le monde gagnerait à cette division qui, croyons-nous, tend à s'opérer.

Si elle était totalement réalisée, le deuxième entrepont pourrait être, à bord de tous les navires, affecté, comme les cales, au transport exclusif des marchandises ; le premier entrepont et les superstructures seraient seuls aménagés en locaux d'habitation. Il existe déjà un assez grand nombre de navires disposés entièrement pour le transport des émigrants ou des soldats ; quelques autres sont destinés à ne prendre que des passagers de classe : à bord des uns et des autres le fret est complété par des marchandises. Cette tendance doit être généralisée et même imposée, car s'il est dans l'esprit de la plupart des armateurs, des courtiers et de tout le monde du commerce maritime, de vouloir tout transporter à la fois, il est aussi du devoir des pouvoirs publics de veiller aux conditions de ce tranport lorsqu'il s'agit des hommes.

27. *Division des locaux d'habitation des passagers de troisième classe.* — Les armateurs désirent diviser le moins possible les compartiments réservés aux passagers de troisième classe, que ces compartiments soient situés dans le premier ou deuxième entrepont. Ils souhaitent ne créer aucune sépa-

ration autre que celles imposées par l'architecture même du navire, c'est-à-dire les cloisons étanches. De prime abord cette pratique peut paraître avantageuse à l'hygiéniste pour la réalisation d'une bonne ventilation des locaux. Mais un examen plus approfondi ne tarde pas à montrer qu'une telle disposition présente plus d'inconvénients que d'avantages. En effet, la ventilation ne doit pas être la cause de différences de température trop sensibles dans les divers endroits d'un compartiment : c'est pourtant le cas dans les compartiments trop vastes où les couchettes voisines des orifices des manches d'aération et des panneaux sont intenables dans les parages froids, tandis que celles éloignées de l'apport direct de l'air extérieur deviennent intolérables dans les parages chauds.

D'autres griefs d'importance capitale militent contre les compartiments trop vastes; ces derniers ont le grave défaut d'être très propices à la diffusion des maladies contagieuses. Quand un cas vient à se produire chez un de leurs habitants, la difficulté ou plutôt l'impossibilité éclate, de s'opposer à la propagation de la maladie parmi les individus en réceptivité se trouvant dans le même compartiment. Autre argument : les grands compartiments permettent à peine le classement des passagers par sexes; on ne peut les grouper rationnellement suivant leurs affinités, leur race et leur provenance. La diversité des provenances constitue pourtant bien, au premier chef, un risque de surprise par les maladies contagieuses. — Voici un navire français à émigrants partant de la Méditerranée à destination de l'Amérique du Sud. A Gênes il prendra un contingent d'Italiens du nord et du sud de la Péninsule n'ayant pas beaucoup d'affinités entre eux, mais soumis aux mêmes mesures sanitaires de départ, formant un groupe homogène au point de vue de l'hygiène. — A Marseille il recevra : 1° un contingent de Syriens arrivés par voie de mer; 2° un deuxième contingent d'habitants des régions danubiennes et de l'Europe centrale; 3° très souvent enfin une troisième collectivité composée d'émigrants russes. — Voilà donc un navire avec quatre groupes très distincts de race et de provenance différentes. Et la seule division possible à bord d'un navire à grands compartiments sera celle que réclame la différence des sexes ! — A Barcelone, à Valence, à Malaga, nouveaux apports, et non des moins dangereux, la législation sanitaire espagnole étant encore des plus rudimentaires, et, au demeurant, lettre morte. — Gibraltar et Madère fourniront quelques Portugais pour compléter cet ensemble, dont les éléments constitutifs, hétérogènes, auront les rapports les plus étroits pendant douze, quinze ou même vingt jours, suivant le point de destination et la vitesse du navire. Quoi d'étonnant si le livre sanitaire du bord porte mention de quelques cas de presque toutes les maladies transmissibles les plus fréquentes ?

Imposer à un navire la clientèle exclusive d'une seule race pour un voyage déterminé est d'une rigueur excessive, mais dans une large mesure on peut atténuer les dangers résultant de ces mélanges à l'aide de divisions appropriées sans perte de place. La multiplication des cloisons dans le sens longitudinal et dans le sens traversal ne peut engendrer aucun inconvénient pour l'aération, la ventilation, l'éclairage, le chauffage, les voies d'accès et de dégagement. Le maintien en état de propreté de chaque local gagnerait, à ce dispositif, une grande facilité. En vue de l'utilisation éventuelle de tous ces compartiments pour le transport des marchandises, les cloisonnements pourraient être mobiles.

Les plus grands compartiments, ceux des hommes, ne devraient jamais avoir un nombre de couchettes supérieur à 100. Ceux des femmes devraient être assez divisés pour qu'il fût toujours possible de loger ensemble, séparés des autres passagères, les groupes de mères de provenance différente avec leurs enfants : ces sortes de groupements ne dépasseraient jamais le chiffre de 50 personnes.

Ainsi serait facilitée la lutte contre les maladies infectieuses à bord des navires à émigrants[1].

28. *Postes d'équipage.* — Tous les locaux d'habitation affectés aux équipages portent le nom de postes.

Les postes des matelots, ou hommes de pont, sont toujours situés sur l'extrême-avant et sur le pont qui, en cette région, est recouvert d'un gaillard destiné à protéger le navire contre la mer ; quand ce gaillard n'existe pas, le poste est placé dans le premier entrepont. Enfin, sur les navires dont l'effectif d'équipage est élevé, le poste se trouve réparti entre deux compartiments, l'un sur le pont et l'autre dans le premier entrepont. Par mauvais temps, les mouvements du navire, dont l'amplitude est plus prononcée aux extrémités, rendent ce local inhabitable pour la plupart des personnes qui n'ont pas un très grand entraînement maritime. Nous avons déjà, en divers paragraphes, traité de l'hygiène des postes, nous n'y reviendrons pas, nous contentant de dire que, parmi les divers postes, ce sont ceux réservés aux matelots dont l'hygiène paraît la moins défectueuse.

Il n'en est pas de même pour les postes des chauffeurs ; leur situation n'est pas immuable à bord des navires, et leur hygiène, dépendant en grande partie de l'emplacement, est loin d'être uniforme. Dans la grande majorité des cas les conditions générales de ces postes sont médiocres : mauvaise ventilation, éclairage insuffisant, voies d'accès peu praticables, tous ces inconvénients se réunissent pour rendre les postes des chauffeurs insalubres et incommodes. Ces défectuosités sont aggravées par les difficultés d'entretien et de propreté inhérentes à la spécialité professionnelle de ces hommes et elles subsisteront tant que l'on n'aura pas installé, pour les chauffeurs, des douches et un vestiaire indépendants de leur poste et situés à proximité de la machine.

[1] J. Durcy. Rapport au XIV⁰ Congrès International d'Hygiène et de Démographie. Berlin, 1907.

Sur les constructions récentes on tend aujourd'hui à grouper les postes du personnel mécanicien proche des machines elles-mêmes, dans un compartiment situé le plus souvent à la hauteur du deuxième entrepont; on ne peut approuver cette dernière disposition. L'habitation dans des aménagement compris dans le puits même des machines accroît tous les dangers inhérents à la navigation. S'il est impossible, en cas d'avarie sérieuse survenue aux chaudières ou aux grosses pièces du tuyautage, d'empêcher qu'un certain nombre d'hommes de quart n'en deviennent victimes, on doit s'efforcer de soustraire au même danger le personnel qui n'est pas de service au moment de l'accident. Le péril est d'autant plus grand que les voies d'accès ou de dégagement des postes sont uniques, démesurément étroites et peu praticables pour des hommes pressés cherchant à fuir.

La raison qui fait disposer ainsi les postes de chauffeurs est la suivante : ces hommes, en sortant de la machine, sont sales, leurs vêtements sont remplis d'huiles et de graisses, on craint donc que leur vue ne soit déplaisante aux passagers et que leurs allées et venues ne laissent sur le pont, dont la blancheur immaculée est l'orgueil du second capitaine, des traces visibles et souvent indélébiles. On pourrait tourner la difficulté sans confiner ces hommes dans des logements inhabitables. Que l'on mette, dans la machine, à la disposition des chauffeurs tout à la fois des douches et un vestiaire; ces hommes seront propres lorsqu'ils monteront sur le pont, les passagers ne pourront plus les distinguer des autres marins, ils ne saliront rien dans leurs déplacements à bord et par conséquent ils pourront loger en un endroit salubre.

Une autre section des postes d'équipage mérite des critiques aussi sévères que celles adressées aux postes des hommes de la machine : ce sont les logements des équipages indigènes. Aujourd'hui la plupart des navires, surtout ceux qui fréquentent les régions chaudes, adjoignent à leur personnel européen un certain nombre d'indigènes des races les plus diverses embauchés dans les ports où le navire fait escale : Arabes, Somalis, Hindous, Malais, Annamites, Malgaches, Canaques ou métis de toutes nos colonies ; ces individus, suivant le besoin, leurs forces ou leurs aptitudes, sont appelés à servir sur le pont, dans la machine ou dans les offices et cuisines. On est toujours obligé de les loger séparément, par convenance pour les équipages européens qui n'accepteraient pas une cohabitation ; si même des indigènes de diverses races sont embarqués sur un navire, il faut séparer leurs logements ; des incompatibilités absolues, d'ordre religieux en général, s'opposent à leur habitation en commun. On relègue donc ces indigènes partout où l'on peut, dans des locaux dont ils se contentent, mais qui ne satisfont que très rarement aux lois de l'hygiène même la plus rudimentaire. S'il n'y a rien à dire au sujet de la propreté corporelle du plus grand nombre de ces indigènes — la plupart étant musulmans se soumettent à des ablutions fréquentes, — il n'en est pas de même pour ce qui regarde leurs effets, leurs hardes, la manière dont ils les rangent et la propreté générale des postes. Les Arabes, par exemple, respectent religieusement l'existence de tous les insectes qui grouillent par milliers dans leurs locaux d'habitation. Tous ces indigènes présentent une réceptivité particulière aux grandes infections exotiques, aussi ne doit-on pas s'étonner que la plupart des épidémies, celles de peste notamment, qui éclatent à bord des navires, débutent le plus souvent dans les logements de ces hommes.

L'intérêt des compagnies de navigation est de réserver aux indigènes de toutes races des locaux salubres et d'un entretien facile ; il faut aussi que ces postes soient étroitement surveillés et que tous les effets des indigènes soient fréquemment désinfectés. A défaut de ces précautions, le danger persistera de voir éclater, dans ces postes, des épidémies diverses capables de se répandre dans tout le navire et d'entraîner l'application de mesures de police sanitaire à l'arrivée, mesures toujours onéreuses aux compagnies.

Les garçons et les gens de service ont, à bord des divers navires, des postes dispersés autant que ceux des chauffeurs ; toutefois ces postes ne sont pas situés dans le puits des machines et leurs habitants échappent au danger résultant de ce périlleux voisinage. La propreté des garçons, leur vêtement toujours correct soustraient leur demeure à quelques-uns des inconvénients signalés dans les logements des chauffeurs. Ces réserves faites, les conditions générales d'hygiène de leurs postes sont aussi défectueuses que celles des autres. Dans les constructions nouvelles, des améliorations notables sont apportées peu à peu au logement des gens de service. Peut-être sont-elles le fruit d'une action constante de leurs syndicats.

Les maîtres, seconds-maîtres, premiers chauffeurs et autres sous-chefs des divers services ont des cabines spéciales à une ou plusieurs couchettes ; les cabines des gens qui appartiennent au service de l'alimentation ou à celui des passagers sont diversement situées. Les logements des premiers chauffeurs sont à proximité de la machine. Enfin, les cabines des maîtres et des seconds-maîtres siègent sur le pont, en abord, de chaque côté du poste de leurs hommes. Ici une remarque : ces cabines sont en général petites, leur toit est souvent peu protégé et lorsque les occupants s'y enferment durant le jour pour faire la sieste, le coup de chaleur les menace. D'assez nombreux exemples d'un tel accident peuvent être cités.

L'hygiène de ces postes varie suivant leurs situations respectives et suivant les occupations professionnelles de leurs habitants ; on peut dire qu'on rencontre ici, bien qu'à un degré moindre, les inconvénients signalés à propos des postes occupés par les hommes des diverses spécialités.

Les cabines d'officiers sont en général situées dans les parties hautes du navire ; quelquefois celles des officiers mécaniciens sont dans une des coursives latérales de la machine. Elles échappent d'ordinaire eux critiques, excepté à celles formulées en étudiant l'ameublement.

29. *Pacotilles.* — Nous ne saurions terminer cet aperçu de l'hygiène des locaux d'habitation à bord et plus spécialement des postes d'équipages sans dire un mot des pacotilles qui constituent souvent une des grandes causes de leur insalubrité.

Les pacotilles sont formées de divers échantillons des produits récoltés ou fabriqués dans les pays fréquentés par les navires ; les hommes — les indigènes particulièrement — sont souvent autorisés à embarquer une certaine quantité de ces produits et à les revendre, soit en d'autres escales, soit en France. Ils augmentent leur pécule par ce genre de commerce et quelques compagnies font valoir cet avantage pour donner à leurs hommes une solde moindre.

Certains objets de ce trafic ne présentent aucun inconvénient pour l'hygiène : articles de Chine, laques, porcelaines, éventails, etc. Mais ces pacotilles se composent souvent d'animaux ou de fruits des pays exotiques.

Les singes, les macaques, les perruches, les oiseaux des îles, voire même les serpents, etc., sont logés par leurs propriétaires soit dans les postes mêmes, soit dans leurs cabines, ou dans leur voisinage immédiat. Or, ces animaux portent toujours sur eux une infinie variété de parasites qui, en passant sur la peau de l'homme, peuvent transmettre des maladies infectieuses. Les perroquets et les perruches, en particulier, ont souvent causé à bord des épidémies de psittacose, au point que certaines compagnies en ont complètement interdit le transport. En cas de peste à bord, ces divers animaux sont tout désignés pour servir à l'épidémie d'échelon intermédiaire entre les rats et les hommes.

Parfois ce sont des fruits dont se composent ces paco-

tilles : oranges, ananas, bananes, mangues, etc. Lorsque ces
fruits, et spécialement les bananes, proviennent de pays où
existe la fièvre jaune, ils servent de refuge à de nombreux
moustiques qui peuvent apporter à bord le typhus amaryl ou
contribuer à entretenir une épidémie jusqu'à ce que l'abaissement de la température, au voisinage de nos côtes, ait
engourdi, puis détruit ces dangereux insectes[1]. Quand la
fièvre jaune à été transportée du golfe du Mexique jusque
dans les ports du sud des États-Unis, le navire intermédiaire était presque toujours un navire provenant d'un *fruit-
port* et chargé de bananes[2].

30. *Propreté des locaux d'habitation.* — Il nous paraît
inutile d'indiquer en détail les diverses pratiques usitées couramment, à bord, pour le nettoyage et la propreté des locaux
d'habitation ; elles sont sensiblement les mêmes qu'à terre et,
comme ces dernières, elles pèchent souvent par insuffisance
ou défectuosité[3]. Les règles générales suivant lesquelles ces
nettoyages doivent être effectués se résument en ceci :

I. *Ce qu'il faut éviter de faire :*
   1° Ne jamais balayer à sec.
   2° Ne jamais épousseter.

II. *Ce qu'il faut faire :*
A. *A la mer :* 1° Remplacer les balayages et les épousse-
tages par des lavages à grande eau, quand ils sont possibles, ou dans tous les autres cas par des essuyages avec
des serpillières, des chiffons, des éponges humides.
   2° Ventiler par des moyens naturels ou mécaniques sui-

---

[1] A. Chantemesse et F. Borel. *Moustiques et fièvre jaune.* Paris, 1905. — A.
Chantemesse. La fièvre jaune à Saint-Nazaire. Acad. des Sciences, nov. 1908.

[2] Chantemesse. La fièvre jaune à la Nouvelle-Orléans. *Hygiène générale et
appliquée,* janvier 1906.

[3] J. Dupuy. Prophylaxie de la tuberculose à bord des navires de la marine
marchande. *Revue d'hygiène,* mai 1905.

vant les ressources des locaux et des navires et les dispositions spéciales que le temps permet de prendre.

3° Faire évacuer chaque jour les locaux affectés aux troupes ou aux émigrants pour assurer un nettoyage parfait ; s'il est possible et si la traversée est longue, sulfurer ces locaux au moins une fois pendant le voyage en maintenant les panneaux fermés. Ventiler ensuite énergiquement.

4° Varier ces mesures dans les postes d'équipage suivant leurs dispositions particulières, leurs besoins et les convenances du service.

B. *Dans les ports :* 1° A chaque changement d'occupant, évacuer tout le linge, toutes les housses des coussins, les rideaux des couchettes, désinfecter le tout à l'étuve à moins que le navire ne dispose d'une lessiveuse.

2° Laver toutes les parois avec une solution désinfectante.

3° Prendre les mêmes mesures pour les cabines d'officiers chaque fois qu'elles changent d'occupant.

4° Aux deux extrémités de la ligne — départ et arrivée — sulfurer, ventiler, laver et soumettre à un badigeonnage au lait de chaux, les locaux affectés aux troupes ou aux émigrants ; ce badigeonnage s'étendra à tous les cadres des couchettes et à toutes les boiseries fixes ou mobiles.

5° Dans le port d'attache, désinfecter et nettoyer de la manière indiquée ci-dessus tous les postes d'équipage et en général tous les locaux de service.

CHAPITRE V

DE L'EAU A BORD

Tous les navires utilisent pour leurs différents besoins :

1° Une eau puisée dans le milieu extérieur de la navigation
et que l'on appelle *eau de circulation*.

2° De l'eau douce ou *eau d'alimentation*.

1. *Eau du milieu extérieur ou de circulation.* — Cette eau,
puisée au long du navire, est tantôt de l'eau douce, tantôt
de l'eau salée, suivant que le navire se trouve en rivière ou à
la mer.

Elle est aspirée au moyen de pompes particulières ayant
leurs prises sur les parois du navire et elle circule dans un
tuyautage que — sur les navires bien tenus — l'on distingue
par une coloration spéciale de celui de l'eau douce. Dans
d'autres cas l'eau de circulation peut être puisée directe-

tement à la mer à l'aide de seaux ou d'autres récipients.

Ce liquide sert presque uniquement aux lavages intérieurs ou extérieurs du navire, à tout ce qui a trait aux travaux de propreté et de nettoyage.

Au large des côtes, loin des ports et des villes riveraines, cette eau est pure de toute contamination, mais elle a l'inconvénient de déposer, par l'évaporation, d'assez grandes quantités de sel marin sur les surfaces qu'elle a baignées. C'est le sel marin qui, par des phénomènes successifs d'hydratation et de déshydratation, entretient l'humidité constante observée dans l'atmosphère intérieure de tous les navires, en particulier dans tous les endroits obscurs, et donne, au toucher, une sensation visqueuse des plus désagréables se manifestant surtout en l'absence de la lumière solaire. Cette humidité est encore favorable à la vitalité des microorganismes, dont certains persistent à bord plus longtemps que partout ailleurs.

Mais, lorsque le navire est dans un port, c'est l'eau des bassins qui vient remplacer, dans la circulation, l'eau de mer puisée durant la traversée, et dans cette dernière eau pullulent des microbes de toutes sortes. R. Koch [1] a soutenu que le vibrion du choléra pouvait vivre pendant plus de deux mois dans l'eau de mer; il est vrai d'ajouter que Uffelmann [2] et Santi-Sirena [3] ont indiqué pour cette résistance des chiffres beaucoup moindres. Quel que soit le délai de survie du vibrion cholérique dans l'eau de mer et surtout dans l'eau des bassins, il reste acquis que l'utilisation de cette eau est dangereuse lorsqu'une épidémie de choléra règne dans un port. On voit quels inconvénients peuvent résulter du lavage des cales, des faux-ponts, de tous les compartiments inférieurs, où jamais le soleil ne pénètre, au

[1] R. Koch. *Deutsche Medizinische Wochenschrift.* 1885.
[2] Uffelmann. *Berliner Medizinische Wochenschrift*, 1890.
[3] Santi-Sirena. *Riforma medica*, 1890.

moyen d'une eau contenant le vibrion cholérique. Il en est de même pour les toiles, les voiles, les prélarts, les rideaux, etc., dont les grosses fibres de la trame sèchent imparfaitement et qui, enfermés dans les soutes, fourniraient au microbe un milieu de conservation. Karlinski a montré que le vibrion peut survivre ainsi pendant sept mois et même pulluler durant ce temps.

La vitalité du vibrion paraît moins grande dans l'eau douce ; encore faut-il remarquer que les propriétés chimiques et biologiques jouent, dans le problème de la persistance des microbes pathogènes dans l'eau naturelle, un rôle des plus importants. R. Koch fixe cette durée de la vie du bacille virgule dans l'eau à trente jours ; Cuningham [1] donne de quatre à neuf jours ; d'après les travaux de Hankin certaines eaux de rivière, notamment du Gange et de la Jemma, jouissent du privilège de le détruire rapidement. Par contre, le bacille de la fièvre typhoïde et celui de la dysenterie se conservent parfois longtemps dans certaines eaux douces.

Conclusion : l'eau des ports, maritimes ou fluviaux, doit être tenue en suspicion quand on la fait servir au lavage des surfaces et surtout des compartiments intérieurs ou des gros tissus.

L'état sanitaire des localités n'est pas toujours une garantie de l'innocuité de l'eau renfermée dans leurs bassins ; d'ailleurs il est bien difficile pour un navire, faisant une brève escale, de se rendre compte de l'état sanitaire d'un port. Il n'y a pas de grande ville intertropicale qui n'ait, en permanence, des cas de dysenterie, comme il n'existe guère d'agglomération des zones tempérées qui n'ait, en tout temps, quelque cas sporadique de fièvre typhoïde.

Ces eaux contaminées, sans leur faire jouer un rôle

---

[1] CUNINGHAM. *Archiv. für Hygiene*, 1890.

dans le transport lointain des épidémies, peuvent être
la cause d'un ou de plusieurs cas de maladie à bord ; on doit
donc proscrire leur usage. Ces considérations suffisent à faire
juger combien sont blâmables les pratiques de la petite navigation fluviale : à bord des remorqueurs, des mahonnes, des
péniches, des gabares ou des chalands, les mariniers pui-
sent couramment, au long du bord, l'eau des fleuves, des
rivières ou des canaux, sans même se préoccuper si leur bateau
se trouve dans la traversée en amont ou en aval d'une grande
cité. Avec cette eau plus ou moins polluée ils lavent certains de
leurs aliments : pommes de terre, légumes, salades etc. ; ils
peuvent ainsi déterminer à leur bord des cas d'infection et
transporter une épidémie de ville en ville tout le long de la
rivière qu'ils parcourent.

2. *Eau douce ou d'alimentation.* — **A** bord des navires
l'eau douce ou d'alimentation est destinée à deux usages
entièrement différents : dans le premier cas elle sert à
fournir aux chaudières, dans le second elle est utilisée pour
l'alimentation humaine. Nous sommes donc obligés de l'étudier
sous ces deux aspects.

3. *Eau d'alimentation des chaudières.* — Dans la navigation courante l'eau d'alimentation des chaudières et celle
destinée à la consommation se trouvent en général confondues :
même origine, mêmes modes d'embarquement, et la plupart
du temps mêmes récipients. On puise indifféremment dans les
caisses ou dans les ballasts pour faire tour à tour le plein
des chaudières ou celui du château d'eau.

Cette pratique déplorable est condamnée depuis longtemps déjà à bord des navires de guerre installés avec quelque soin de l'hygiène ; sur ces bateaux deux systèmes d'eau
entièrement différents fonctionnent l'un pour les chaudières,
l'autre pour la consommation.

Dans une étude comparative de l'hygiène de la marine de

guerre et de celle de la marine marchande, M. Henry-Thierry
écrivait ces lignes : « La marine de guerre donne, au sujet
de l'eau, un exemple que devraient suivre les villes sou-
cieuses de leur assainissement. D'après les instructions réglementaires, chaque tuyautage est coloré par une peinture spéciale — toujours la même — rappelant par sa nuance la
nature du liquide ou de la vapeur qui le traverse. Sur le
Suffren, où existe une double canalisation d'eau distillée et
d'eau douce (qui à Paris répondrait à l'eau de source et à
l'eau de rivière), il n'est pas de confusion possible. Il y a là
un exemple donné par la marine et qui devrait être imposé par
un règlement urbain. Le *matériel parlant*, tant prôné par le
capitaine de vaisseau Ch. Poidloüe, trouverait dans l'assainissement des villes de précieuses applications [1]. »

Ces applications seraient urgentes à bord des navires de la
marine marchande. Les compagnies de navigation et les
armateurs regarderaient peut-être comme excessive la contrainte d'alimenter leurs chaudières avec de l'eau distillée ;
cette obligation serait cependant rationnelle à bord des
navires qui ne possédent qu'un système d'eau unique. Lorsque
l'eau des ports d'escale inspire des doutes, on doit en
prohiber l'embarquement afin d'éviter la contamination des
récipients et des tuyaux d'une seule canalisation. Avec deux
systèmes distincts de récipients et de tuyautage, la qualité
de l'eau embarquée pour la machine n'offre plus d'intérêt à
l'hygiéniste et aucune objection ne s'élève contre les nécessités commerciales.

4. *Eau d'alimentation humaine.* — L'étude de l'eau d'alimentation humaine est, à la mer comme à terre, d'une importance
considérable. La part que prend ce liquide dans la nutrition
multiplie ses usages : l'eau constitue la boisson la moins

[1] HENRY-THIERRY. Étude comparative de l'hygiène dans la marine marchande et la marine de guerre. *Revue d'hygiène.* mai 1903.

coûteuse, la plus hygiénique, et elle entre dans la composition ou la préparation de tous les aliments.

Les qualités organoleptiques exigibles d'une bonne eau potable sont exposées dans tous les traités de physiologie, d'hygiène générale ou de chimie; nous n'avons donc pas à nous en occuper dans un ouvrage d'hygiène spéciale.

Si, dès la plus haute antiquité, la transmission des maladies par l'eau potable a été observée [1], ce furent les méthodes pasteuriennes et la microbiologie qui permirent de déterminer avec précision le rôle de l'eau comme agent de transmission des maladies infectieuses. Aujourd'hui il est reconnu que ce liquide peut véhiculer, entre beaucoup d'autres germes, les microbes de la fièvre typhoïde, du choléra et de la dysenterie ; par conséquent, l'approvisionnement d'eau en un endroit quelconque doit être réalisé avec cette crainte que l'un de ces trois microbes puisse être présent dans l'eau embarquée.

Nous n'entrerons pas dans les détails relatifs à la vitalité plus ou moins longue de chacun de ces microbes dans l'eau potable; les expériences de laboratoire ont été nombreuses et leurs résultats très divers, malgré l'habileté et la compétence de ceux qui les ont entreprises. L'un de nous a montré que cette diversité de conclusions doit être attribuée à l'infinie variété de composition rencontrée dans les eaux potables et que la multiplicité des méthodes employées et leurs imperfections constituent autant de causes d'erreur [2].

Il faudrait à bord la présence d'un homme de laboratoire très versé dans les recherches chimiques et bactériologiques pour tenter l'analyse extemporanée d'une eau, afin de savoir si on doit l'accepter ou la refuser. Il suffit de rappeler ici toutes les études qui sont rendues nécessaires pour autoriser une ville à s'approvisionner en eau potable : captage,

---

[1] A. CHANTEMESSE. Le sol, l'eau et l'air comme agents de transmission des maladies infectieuses. *Traité de Pathologie générale* de BOUCHARD.

[2] A. CHANTEMESSE, *loc. cit.*

dérivation, épuration, distribution sont successivement envisagés avec méthode et pendant tout le temps voulu. Malgré tous ces soins, combien souvent les résultats sont peu en rapport avec les espérances ! La dernière loi sur la protection de la santé publique a encore plus fortement indiqué aux municipalités les précautions qu'il est nécessaire d'apporter à ces importants travaux d'adduction d'eau.

Mais si, en navigation, plus que partout ailleurs, nécessité fait loi, il est pour les navires un mode d'approvisionnement en eau potable qui domine tous les soupçons : c'est la fabrication de l'eau distillée.

5. *Eau distillée.* — « La marine de guerre française a résolument adopté la distillation de l'eau de mer et rendu son usage réglementaire sur les bâtiments de combat. Tous les hygiénistes louent le procédé [1]... »

Le jour où l'on pourra écrire la même phrase pour la marine marchande de notre pays, la question de l'eau potable aura reçu sa solution définitive sur les deux marines de guerre et de commerce.

La fabrication de l'eau distillée nécessitant une dépense de combustible, les compagnies de navigation désirent conserver leurs anciennes habitudes et, dans les ports d'escale, embarquer, dépense minime, la majeure partie, sinon la totalité de l'eau consommée à bord. A l'heure actuelle ne sont munis d'appareils à distillation que les navires transportant des émigrants italiens — article 135 du règlement italien — et ceux qui n'ont que des récipients insuffisants pour contenir la provision d'eau nécessaire à une longue traversée. Sur les premiers navires comme sur les seconds, l'appareil à distiller est mis en marche lorsque la provision embarquée dans les ports est sur le point d'être épuisée. L'eau distillée est alors envoyée dans les récipients ayant contenu la première eau,

[1] COUTEAUD et GIRARD. *L'hygiène dans la marine de guerre moderne.* Paris, 1905.

sans qu'il soit procédé à aucun nettoyage ; les caisses sont même quelquefois remplies de nouveau avant d'être complètement vides, et le bénéfice hygiénique de l'opération est presque toujours aléatoire.

La consommation moyenne de charbon, admise par la plupart des compagnies de navigation, pour la distillation d'une tonne d'eau est de 180 kilogrammes, soit 5.555 litres d'eau pour une tonne de combustible. Si l'on compte que, d'après les tarifs comparés de presque tous les ports du monde, le prix moyen d'une tonne de charbon est de 30 francs, on établit ainsi qu'un litre d'eau distillée coûte, en moyenne, à bord $0^f,0054$ (cinquante-quatre dix-millimes). Dans les ports où l'eau est au meilleur marché elle se vend au moins $0^f,50$ la tonne, soit $0^f,0005$ (cinq dix-millimes) le litre ; par contre, en certains endroits l'eau coûte jusqu'à 10 francs, et plus, la tonne.

Nous ne décrirons pas ici les divers systèmes d'appareils distillatoires ; leur principe général consiste à évaporer de l'eau dans un bouilleur, à conduire la vapeur ainsi produite dans un serpentin refrigérant où s'opère la condensation, et à recueillir l'eau condensée.

Quelques inconvénients ont été reprochés à la méthode de la distillation ; on a dit que l'eau obtenue était à une température trop élevée pour être immédiatement potable ; en prenant le soin de la mettre en réserve pendant un certain temps dans les récipients de la cale, l'inconvénient disparaît. Si les récipients sont stériles, l'eau distillée l'étant aussi, elle ne perdra de ce fait aucune de ses qualités. Les appareils distillatoires actuels sont pourvus d'aérateurs auxquels on a reproché d'être une cause de souillure. Sans exagérer l'importance de cette critique, on peut, comme l'ont proposé MM. Couteaud et Girard [1], demander la suppression pure

[1] Couteaud et Girard, *loc. cit.*

et simple de ce perfectionnement : l'eau s'aère toujours suffisamment avant sa distribution.

Dans la marine de guerre, comme dans celle de commerce, on a commis l'erreur de faire passer l'eau, dès sa
sortie de l'appareil distillatoire, à travers un filtre de charbon
de bois, de charbon animal, de coke, etc., dans le but de
retenir les corps gras entraînés par la vapeur. Cet entrai-
nement n'est pas démontré, et ces filtres sont susceptibles
de provoquer des contaminations[1]. Ils ont été supprimés à
bord de la *Jeanne-d'Arc* sans qu'il en soit résulté d'inconvénient.

Inutile d'insister sur les prétendus troubles pathologiques
que peut faire naître la consommation constante de l'eau
distillée; justice a été faite de cette erreur : l'eau distillée est
absolument inoffensive pour notre organisme[2]. Cependant
les équipages et les passagers trouvent quelquefois que l'eau
distillée a mauvais goût; c'est là un défaut de fabrication
auquel il est possible de remédier. En général les mécaniciens
de la marine marchande n'apportent pas tout le soin voulu à
la distillation de l'eau — opération qu'ils considèrent comme
supplémentaire et tendant à diminuer leurs bénéfices sur les
économies de charbon; — avec une surveillance bien exercée
et des ordres sévères, ce mauvais goût peut et doit devenir
sensiblement nul.

La distillation est donc la source parfaite de l'eau à bord
d'un navire et son prix de revient n'est pas assez élevé pour
fournir un argument contre l'adoption générale de ce système. Si, de la machine distillatoire, l'eau est dirigée par un

[1] L'HERMINIER. *Archives de médecine navale*, 1899.

[2] L'un d'entre nous a vécu au lazaret de Camaran, dans la mer Rouge, pendant onze mois, ayant comme *unique boisson* de l'eau distillée qui était consommée également par tout le personnel du lazaret. Non seulement cette eau
ne causait aucun trouble mais c'est certainement à sa consommation que l'on
doit attribuer l'état sanitaire excellent du personnel. alors que les indigènes du
village sont souvent malades.

tuyautage dans les récipients spéciaux, mis à l'abri de la
souillure, et si elle est conduite de là, par un autre tuyautage,
jusqu'au château d'eau et aux robinets de distribution, toutes
les causes de contamination seront écartées ; une telle alimentation en eau potable défiera toute critique.

6. *Eau embarquée*. — L'eau embarquée est l'eau d'alimentation commune fournie aux navires par les services d'eau
des différents ports. Sans que l'état sanitaire de ces ports
soit mauvais, sans qu'il y sévisse des épidémies d'origine
hydrique probable, cette eau doit être considérée comme
suspecte. Dans certaines villes l'eau fournie est de bonne
qualité, mais cette qualité n'est pas constante en tous lieux.
et la navigation est obligée de faire de l'eau dans les ports
du monde entier.

Les eaux de nos ports de commerce, souvent aussi défectueuses que celles de nos ports de guerre, entrent dans les
caisses à eau de notre flotte marchande, et les eaux prises
dans les ports étrangers n'ont pas meilleure réputation.
Faut-il rappeler ici que parfois, en mesure d'économie. l'eau
est prise directement soit dans la rivière de Saïgon, soit dans
le Rio de la Plata, soit dans tout autre fleuve aussi pollué :
opération criminelle que la conscience de certains capitaines
absout sous le prétexte qu'il existe un filtre à bord !

7. *Modes d'embarquement*. — La teneur des eaux en
germes microbiens augmente toujours par le fait des diverses
manipulations qu'elles subissent pour leur embarquement
avant leur arrivée dans les caisses : pollution des récipients
destinés au transport et pollution des tuyaux servant à l'emmagasiner.

L'eau arrive parfois au long du bord dans des barques-
citernes appartenant à des particuliers ou à un port, soustraites à toute surveillance, mal recouvertes, et qui ont pris,
sans aucune précaution, le chargement d'eau qu'elles con-

tiennent souvent depuis plusieurs jours en attendant un
acheteur. De l'intérieur de ces citernes le liquide est pompé
à bord à travers des manches en toile ou en cuir qui, en
dehors du service, restent roulées en tas sur le pont de la
citerne, toujours humides et constamment exposées aux poussières et aux souillures de toutes natures.

D'autres fois le navire prend directement son eau à une
canalisation spéciale disposée dans la maçonnerie du quai
pour les besoins de la navigation ; mais là encore les
manches d'adduction, qu'elles appartiennent au port ou au
navire lui-même, sont dans le même état que les précédentes
et souffrent des mêmes causes de pollution.

Parvenue à bord, comment l'eau est-elle conservée? Dans
des récipients de deux sortes : les caisses à eau et les water-
ballasts.

8. *Caisses à eau.* — Les caisses à eau varient de forme
suivant l'emplacement qui leur est réservé. Généralement
parallélipipèdes, elles épousent quelquefois les formes du
navire quand elles sont situées sur l'extrême-arrière, par
exemple. Ces caisses sont construites en tôle rivetée et les
oxydations qu'elles subissent, par le contact de l'eau, donnent souvent à celle-ci une coloration ocreuse. Le volume et
le nombre des caisses sont variables suivant qu'elles représentent les seuls récipients d'eau douce du navire ou que celui-
ci est muni de water-ballasts. Contenant de 5 à 15 tonnes en
moyenne, au nombre de deux à douze, et quelquefois plus, les
caisses sont situées dans les endroits les plus divers, presque
toujours dans les parties profondes, dans des coins perdus
et souvent peu accessibles. Deux raisons militent en faveur
du choix de ces emplacements ; tout d'abord il importe
pour la stabilité du navire, surtout quand il est vide, de ne
pas surcharger les parties élevées ; en second lieu, l'eau se
conserve mieux étant mise ainsi non seulement à l'abri des

contaminations possibles, mais encore soustraite à l'action d'une chaleur trop vive, puisque, comme nous l'avons déjà dit, la température des fonds reste toujours plus uniforme que celle des parties hautes.

Un tuyautage avec plongeur terminal aboutit à l'intérieur des caisses, permettant le refoulement ou l'aspiration. Deux orifices, d'inégale dimension, sont pratiqués sur leur face supérieure : l'un, relativement grand, se ferme par un disque de tôle de système autoclave et prend le nom de trou d'homme, parce qu'il permet l'introduction d'un homme pour le nettoyage ; en dehors de cette opération, ce trou demeure constamment fermé. L'autre ouverture de dimensions beaucoup moindres est appelée trou de sonde ; elle sert, comme son nom l'indique, à introduire une sonde destinée à mesurer le niveau de l'eau dans une caisse en vidange. Quelquefois ce trou se ferme par un disque métallique à pas de vis, ou pivotant sur la paroi ; la plupart du temps ce disque n'existe plus ou n'a jamais existé et on bouche le trou avec une simple tape en bois, entourée d'un morceau de toile à voile, et s'introduisant à frottement forcé. Dans certains cas le trou de sonde ne représente que l'extrémité d'un mince tuyau vertical aboutissant sur le pont ou en tout autre endroit facilement accessible du navire ; l'orifice est alors obstrué avec un couvercle métallique à vis et l'opération de sondage se fait ainsi sans qu'il soit nécessaire de descendre dans les cales.

Quels que soient la disposition, la situation ou le mode d'occlusion du trou, la sonde est toujours une tige graduée de bois ou de métal, simple ou appendue au bout d'une corde, qui est plongée directement dans la caisse. Cette pratique condamnable se renouvelle tous les jours, plusieurs fois par jour même, pendant la vidange d'une caisse à eau. La sonde n'est jamais absolument propre, elle est toujours suspecte quand elle n'est pas parfaitement sale ; en outre, l'ouverture et la fermeture du trou facilitent la chute, dans les caisses, de corps étrangers.

Dans la marine de guerre ce système a fait place à une organisation plus rationnelle : tubes à niveau en verre, enchâssés dans des cylindres de cuivre et portant une graduation [1]. Quelques navires de commerce ont adopté le nouveau système. La *Provence* de la Compagnie générale transatlantique est de ce nombre ; il est à souhaiter que l'usage de ces tubes à niveau se généralise promptement.

Outre les deux orifices que nous venons de décrire, les caisses en ont souvent un troisième, placé sur la face supérieure ; cet orifice, surmonté d'un tube en U renversé, est destiné à l'aération ; il peut devenir nuisible et permettre l'entrée des poussières, surtout lorsqu'on manipule des marchandises placées dans le voisinage des caisses à eau.

A bord d'un assez grand nombre de navires de commerce, de même que dans la marine de guerre, les parois internes des caisses à eau sont revêtues d'une couche de ciment. L'idée en fut inspirée par les excellents résultats obtenus dans les water-ballasts dont l'intérieur est toujours cimenté. Ce procédé a des avantages : il est d'abord économique, puisqu'il permet une plus longue conservation des caisses dont le cimentage protège les parois à la fois contre l'action oxydante de l'eau et le pouvoir corrosif des solutions de potasse employées communément pour leur nettoyage ; il assure en outre une meilleure conservation de l'eau qui n'est plus chargée de particules d'oxyde de fer et ne prend plus la couleur ocreuse si déplaisante.

Le D[r] Le Méhauté [2], médecin principal de la marine, a très heureusement modifié ce procédé du cimentage des caisses à eau en opérant le cimentage-paraffinage des récipients qui se trouvent à bord du *Duguay-Trouin*.

---

[1] COUTEAUD et GIRARD, *loc. cit.*

[2] LE MÉHAUTÉ. *Archives de médecine navale.* Décembre 1905.

Le cimentage se pratique comme à l'ordinaire au moyen d'un lait de ciment composé de deux parties de ciment pour une partie d'eau bouillie froide. On étend cette pâte en couche bien homogène sur toute la surface interne de la caisse. La prise se fait très rapidement, mais il est bon d'attendre quelques jours avant de procéder au paraffinage.

« Employé seul, dit M. Le Méhauté, le ciment protège bien les caisses et les met à l'abri des oxydations. Mais on lui a reproché de n'avoir pas toujours une prise assez solide et surtout d'introduire dans l'eau une quantité très appréciable de chaux vive et de sels solubles. L'alcalinité qui en résulte, sans être immédiatement nuisible, peut avoir à la longue une action plus ou moins nocive sur les fonctions digestives. Elle donne de plus à l'eau distillée un léger goût qui n'est pas toujours bien accepté par les hommes... »

En associant la paraffine au ciment on évite en grande partie ces inconvénients. La paraffine est complètement insoluble et ne présente aucune affinité ni pour les bases, ni pour les acides. Elle ne peut donc introduire dans le liquide aucun principe nuisible. D'autre part, elle est imperméable et isole bien le ciment, qui ne laisse plus passer dans l'eau qu'une très petite quantité de chaux. Enfin son union est si intime que l'enduit qui en résulte est d'une élasticité et d'une adhérence remarquables. Il est de plus d'une imperméabilité bien supérieure à celle du ciment seul.

Après avoir exposé les avantages de la nouvelle méthode, M. Le Méhauté en indique la technique qui est la suivante :

« Trois jours après le cimentage on fait fondre une certaine quantité de paraffine au bain-marie et on l'applique au tampon sur le ciment. La paroi de la caisse doit être préalablement chauffée à l'aide du chalumeau. L'eau du bain-marie doit être aussi chaude que possible pour conserver plus longtemps la paraffine en fusion. *L'application se fait donc à chaud.* Mais si l'on s'en tenait au simple usage du tampon,

la pénétration ne serait pas suffisante. Pour assurer cette
pénétration, il faut chauffer fortement la surface paraffinée à
l'aide du chalumeau. La paraffine pénètre alors dans tous les
pores, ferme tous les interstices et produit un enduit élastique et résistant qui ne risque plus de se détacher... »

Au point de vue de la sapidité, l'eau des caisses paraffinées
est supérieure à celle des caisses cimentées.

Le cimentage des caisses à eau est donc recommandable
et, si l'on peut y joindre le paraffinage, on conservera l'eau
dans les meilleures conditions.

9. *Water-ballasts.* — Les water-ballasts sont des récipients
à eau situés tout à fait dans les fonds du navire et limités
par des parois qui constituent, en quelque sorte, une double
coque. Leur intérieur, accessible par des trous d'homme
pratiqués sur la paroi supérieure, est recouvert d'une double
couche de ciment assez épaisse pour protéger les tôles des
parois contre les oxydations.

Les navires des diverses flottes marchandes n'ont pas tous
des water-ballasts ; beaucoup en sont dépourvus, d'autres comprennent un récipient semblable sous une ou deux cales, tantôt
à l'avant, tantôt à l'arrière. La raison qui dirige le génie
maritime dans l'installation de ces water-ballasts n'est généralement pas relative à l'approvisionnement, à la conservation ou à la consommation de l'eau ; le génie vise la solution
des problèmes si délicats de stabilité ou de tirant d'eau,
de telle sorte que, si d'autres moyens assurent au navire une
provision suffisante d'eau, les ballasts sont souvent remplis
d'eau de mer. Ce cas est l'exception ; d'ordinaire ces récipients sont utilisés tout à la fois pour la stabilité et la conservation de l'eau douce ; certains contiennent l'eau d'alimentation, d'autres l'eau des chaudières, quelquefois l'eau
conservée sert indifféremment à ces deux usages.

Les water-ballasts ont une contenance très variable, dépendant surtout du tonnage du navire ; le volume de l'eau qu'ils renferment est mesuré, comme dans les caisses, au moyen d'une sonde rigide introduite par un orifice spécial.

10. *Gestion de l'eau*. — La gestion de l'eau est généralement confiée au charpentier du bord qui rend compte chaque jour au second capitaine de l'état de vidange des divers récipients. Il a la surveillance immédiate des châteaux de distribution et en assure l'approvisionnement constant par les divers ballasts ou caisses mis successivement en consommation. Le charpentier vérifie, par les sondages, le degré de plein des caisses; cette méthode est, comme nous l'avons dit, contraire à toutes les règles de l'hygiène.

11. *Ration d'eau*. — D'après Couteaud et Girard[1] la ration, qui n'est jamais bien mesurée, dépasse rarement un litre et demi par jour et par homme dans la marine de guerre : c'est une vraie disette. Les divers règlements ayant trait à la marine de commerce, et qui ont prévu la ration quotidienne d'eau pour chaque homme embarqué, ont fixé cette ration à cinq litres par jour (Règlement d'émigration italien. — Conférences de Paris de 1894 et de 1903 : règlements ottomans et français du pèlerinage musulman.) Toutefois dans les contrats d'affrètement ou dans les charte-parties pour les transports de troupe, le gouvernement français a porté cette ration à dix litres. Il nous semble que cette dernière quantité est celle qui doit être adoptée comme règle fixe.

Dix litres d'eau, par jour et par homme pour l'alimentation, la boisson et la toilette, permettent de mettre en pratique à peu près régulière les principaux préceptes de l'hygiène. Avec cette quantité un passager ou un homme d'équipage coûte à l'armateur, en se fondant sur les prix que nous avons établis, 0 fr., 055 pour la fourniture exclusive de l'eau

---

[1] Couteaud et Girard, *loc. cit.*

distillée. C'est là une dépense minime avec laquelle tous
les intérêts peuvent être sauvegardés et toutes les sécurités
garanties.

12. *Château d'eau.* — Contenue dans les caisses ou dans
les ballasts, l'eau, pour être distribuée, est refoulée par une
pompe, système Thirion, jusque dans une ou plusieurs caisses
situées dans les parties hautes du navire ; elle s'écoule
de là par son propre poids et arrive aux orifices extrêmes
du tuyautage et aux robinets où elle est puisée. L'ensemble de ces caisses particulières forme le château d'eau,
au sujet duquel il n'y a rien de spécial à formuler : ces caisses
sont en tôle, comme les autres ; elles sont percées d'un trou
d'homme et d'un trou de sonde et quelquefois cimentées à
l'intérieur. Ainsi exposées, dans un espace découvert, elles
sont plus à portée que les autres des contaminations provenant
du milieu extérieur. D'autre part, ces caisses reçoivent directement les rayons du soleil et, le fer étant très bon conduc-
teur de la chaleur, elles s'échauffent rapidement, communiquent leur température à l'eau qu'elles renferment et facilitent,
au milieu de celle-ci, les pullulations microbiennes.

Il faut donc souhaiter que toutes les caisses formant le château d'eau soient recouvertes d'une double enveloppe de feutre
et de bois, protectrice contre les rayons du soleil ; qu'elles
soient hermétiquement closes sur toutes leurs surfaces et
munies d'un niveau indiquant la hauteur de l'eau contenue
sans qu'il soit besoin, pour la connaître, de recourir à des
sondages toujours malpropres ; enfin, l'intérieur du château
d'eau doit être cimenté et paraffiné comme celui des autres
caisses.

13. *Distribution de l'eau.* — A bord de presque tous les
navires à passagers, et de par le règlement sur les bateaux qui
transportent les émigrants italiens, la distribution de l'eau
est assurée par des rampes de robinets automatiques disposés,

suivant les besoins, dans les divers locaux : entreponts, pont, cuisines, offices, cambuses, etc.

Inutile de montrer ici le progrès réalisé sur l'ancien système des charniers, qui malheureusement n'a pas disparu de tous les vapeurs de la marine marchande et est encore presque le seul en usage sur les voiliers. Nous signalerons les méfaits de ce système en traitant de l'eau à bord des navires à voiles.

14. *Tuyautage*. — Dans la marine de guerre tout le tuyautage servant à canaliser l'eau douce est en cuivre étamé. L'usage du plomb ou d'un alliage de plomb et d'étain, dans lequel le plomb entre pour une partie dominante, est malheureusement commun à bord des navires de la flotte marchande.

Les chasses, effectuées après chaque opération de pompage, étant forcément imparfaites, l'eau séjourne dans les parties horizontales, déclives ou anguleuses du tuyautage ; elle attaque l'alliage et entraîne ensuite avec elle les sels provenant de la décomposition ; ce phénomène n'est peut-être pas étranger aux accidents gastro-intestinaux qui se produisent régulièrement sur toutes les personnes séjournant plus ou moins longtemps à bord des navires.

La composition de ces tuyaux rend difficile leur nettoyage puisque celui-ci ne peut s'effectuer au moyen de solutions désinfectantes ayant des propriétés corrosives ; quant à la vapeur, elle désagrégerait les parois par sa température et son eau de condensation entraînerait avec elle les déchets en solution ou en suspension.

Le tuyautage en cuivre étamé nécessite des rétamages périodiques et réguliers : c'est là encore une opération souvent négligée même pour les tubes réfrigérants des appareils distillatoires. Lorsque ces appareils demeurent quelque temps sans être utilisés et que subitement ils sont remis en service, on est quelquefois obligé, à cause de cette négligence, de laisser couler huit à dix tonnes d'eau avant de pouvoir en livrer une goutte à la consommation.

A la question du tuyautage nous pouvons ajouter celle des joints. Peu de temps nous sépare de l'époque où tous les joints étaient faits au dangereux minium. Aujourd'hui les joints sont constitués en fils de caret suifés, en cuir ou en carton d'amiante.

15. *Schéma du système de l'eau à bord.* — Nous donnons ici, pour résumer la question, le croquis schématique du système de l'eau à bord d'un navire en général (fig. 16), en y supprimant les filtres ou appareils secondaires qui sont trop diversement situés. On verra par l'examen de cette figure comment l'eau partant des water-ballasts ou des caisses est élevée jusqu'au château pour descendre ensuite vers les robinets de distribution dans les divers compartiments du navire.

16. *Réfrigération de l'eau.* — Sur le parcours de distribution d'eau potable, et, avant que celle-ci ne soit mise en consommation, on a introduit des appareils destinés à la refroidir.

L'hygiène n'a rien à dire au sujet de ces serpentins de réfrigération ; il serait cependant désirable qu'ils ne fussent pas réservés aux seuls passagers de classe et que l'eau potable distribuée, dans les zones torrides, aux passagers de troisième et à l'équipage, ait aussi une température fraîche.

Ces serpentins formés de tuyaux en cuivre étamé à l'intérieur doivent être visités souvent et entretenus avec soin.

17. *Filtration.* — Afin de remédier aux inconvénients multiples résultant de la consommation directe de l'eau embarquée — pollution de l'eau elle-même, contaminations produites dans les caisses ou dans le tuyautage — divers moyens ont été proposés. Le plus répandu, celui auquel on a accordé

pendant longtemps un puissant crédit, est la filtration ; on a
donc introduit sur le parcours des tuyaux, à bord des navires,
des filtres destinés à purifier l'eau.

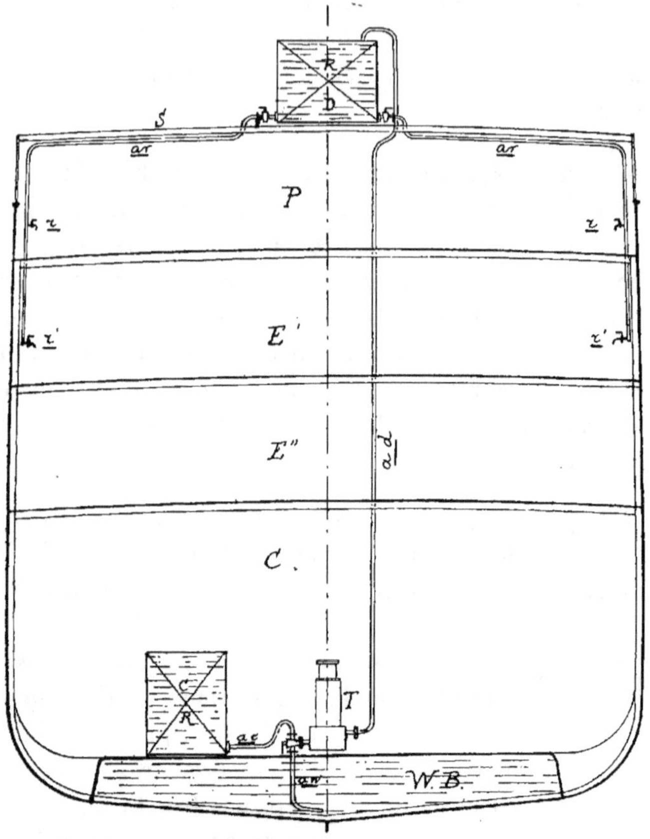

Fig. 16. — Schéma du système d'eau à bord.

S, spardeck. — P, pont. — E', 1ᵉʳ entrepont. — E'', 2ᵉ entrepont. — C, cale. — W. B.,
water-ballast. — CR, caisse récipient. — RD, château d'eau. — P pompe aspirante et foulante.
— ac, tuyau d'aspiration à la caisse. — ar, tuyau d'aspiration au ballast. — ad, tuyau de
refoulement au château. — ar, ar, tuyaux de distribution. — r, r, robinets sur le pont. —
r'r', robinets dans le 1ᵉʳ entrepont.

Nous n'avons pas à retracer ici l'histoire de la filtration
en général. Les appareils, employés dans la marine, consistent en récipients relativement exigus dans lesquels on fait

passer l'eau sur une des matières suivantes : charbon animal, charbon de bois, coke, gravier et sable, éponges préparées avec du sable, etc.

A bord de certains navires, où les appareils à distiller de système ancien laissent des corps gras se mélanger à l'eau, le filtre a une action bienfaisante. Dans les cas de filtration de l'eau venant de terre, on peut, avec de tels appareils, la clarifier, la débarrasser des substances les plus grossières, des dépôts ocreux dont elle s'est chargée dans des caisses ou dans un tuyautage, mais au point de vue bactériologique le résultat est moins bon. Et si l'eau est souillée de quelque microbe spécifique on contamine facilement ces filtres imparfaits qui deviennent à leur tour des causes secondes d'altération.

Dans la marine de guerre, avec les appareils à distiller des systèmes Cousin, Weiss ou Mouraille, on a pu constater l'inutilité des filtres [1] de matière poreuse et leur emploi a été rejeté comme celui d'un rouage qui exige des précautions trop attentives [2]. Le système des eaux du croiseur *Jeanne-d'Arc* a été disposé sans eux. Exemple à méditer par les ingénieurs de la marine marchande, à la condition qu'ils se convainquent préalablement de la supériorité de l'eau distillée sur l'eau embarquée à terre.

Parmi les filtres dont nous avons signalé l'emploi, ceux à charbon de bois (système Bühring) sont les plus usuels. Ils livrent prise aux reproches que nous venons de formuler d'une manière générale. La filtration de l'eau à bord ne mériterait confiance que si l'on employait, et surtout si l'on en surveillait bien l'emploi, des batteries de bougies filtrantes de porcelaine ou de terre d'infusoire ; nous ne connaissons pas de navire qui soit muni de semblables appareils. Le nombre de bougies nécessaires pour avoir un débit suffisant en rendrait le prix élevé ; de plus, ces bougies sont fragiles et sus-

[1] COUTEAUD et GIRARD, *loc. cit.*

[2] GUÉZENNEC. *Archives de médecine navale*, 1903.

ceptibles d'avarie par les mauvais temps. Enfin elles ont besoin de nettoyages fréquents et de désinfections, opérations un peu délicates à pratiquer à bord, en cours de voyage, à moins d'en confier la scrupuleuse et quotidienne surveillance au médecin lui-même.

La filtration, telle qu'elle est pratiquée sur la plupart des navires, ne doit plus être considérée comme un moyen capable de rendre inoffensive une eau douteuse ; les filtres ordinairement employés sont des organes dangereux.

18. *Stérilisation de l'eau par la chaleur.* — La stérilisation de l'eau par la chaleur est réalisée de deux manières :
1° Par ébullition ;
2° Par des appareils spéciaux dits stérilisateurs.

A. *Ébullition.* — L'ébullition ne souffre jamais de grandes difficultés de mise en pratique : du feu et un vase quelconque suffisent à sa réalisation. Mais ce procédé, utilisable pour les consommations ménagères ou même à bord d'un navire à équipage peu nombreux, l'est beaucoup moins sur les navires à passagers. L'ébullition fait perdre à l'eau une partie de ses qualités naturelles ; elle devient moins saline, plus lourde, plus indigeste et plus fade ; elle ne peut donc constituer qu'un procédé de fortune, auquel on doit recourir lorsqu'on se trouve en présence d'une eau douteuse et qu'on ne dispose pas d'autres moyens d'épuration.

B. *Stérilisation.* — Le principe des stérilisateurs est la circulation de l'eau dans une série de tubes traversant une chaudière ; l'eau reste ainsi à une température de 110° C ou même de $+$ 120° C pendant une dizaine de minutes, laps de temps suffisant pour supprimer la vitalité des germes microbiens sans que l'eau perde, à peu près, aucun de ses éléments constitutifs minéraux ou gazeux.

Le débit de ces appareils est variable suivant leur modèle ;

les grands peuvent stériliser une tonne d'eau à l'heure, les
petits, jusqu'aux modèles utilisables dans les ménages,
débitent 50, 25 ou même 10 litres d'eau seulement à l'heure.
Leur mise en marche et leur fonctionnement sont simples, leur
dépense en combustible insignifiante, leur prix d'achat très
abordable. Aucun argument sérieux ne peut donc s'opposer à
leur acquisition et à leur mise en usage à bord des navires.

Les hygiénistes de la marine de guerre semblent opposés
à leur utilisation à bord des navires de notre flotte[1]. Mais
dans la marine marchande on doit tenir compte d'une foule
de considérations qui n'existent pas pour les bâtiments de
guerre et dont la plus importante est la difficulté que l'on
éprouve à décider les armateurs à adopter la distillation
comme unique système d'approvisionnement.

Avec le stérilisateur Salvator, système Vaillard et Desma-
roux, sept à huit kilogrammes de charbon suffisent pour
stériliser cinq tonnes d'eau ; nous avons dit plus haut que la
distillation d'une tonne d'eau nécessite une dépense de
180 kilogrammes de combustible. Toutes les fois que les
ballasts, les caisses et autres récipients sont assez grands
pour contenir toute la provision d'eau d'une traversée, la
stérilisation de cette eau peut devenir un procédé de choix.

On a reproché aux stérilisateurs — et ce reproche vient de
médecins de l'armée qui en ont vu un grand nombre en fonctionnement dans les casernes — de se déranger facilement,
d'être d'une délicatesse d'emploi sujette à caution, d'exiger
les visites fréquentes d'un mécanicien compétent dont les
corps de troupes ne sont pas toujours pourvus. Ce dernier
inconvénient, qui prime tous les autres, ne saurait retenir
l'attention quand il s'agit de navires à vapeur qui comptent
toujours parmi leur équipage un certain nombre de mécaniciens brevetés et des premiers chauffeurs à instruction pro-

[1] Couteaud et Girard, *loc. cit.*

fessionnelle suffisante. A bord des vapeurs comme sur les voiliers, le stérilisateur ne serait donc qu'un organe de plus à surveiller parmi tous les autres si nombreux dans la machinerie auxiliaire.

19. *Stérilisation de l'eau par les agents chimiques.* — Nous n'insisterons pas sur l'étude des divers agents chimiques utilisés pour l'épuration de l'eau. Ce serait sortir de notre programme et l'on trouvera les renseignements nécessaires à ce sujet dans les traités d'hygiène générale. Sur les navires à vapeur l'emploi de la chaleur pour la stérilisation de l'eau restera toujours le procédé de choix.

Il suffit de citer ici le nom des principaux agents chimiques qui peuvent être recommandés pour stériliser l'eau potable, surtout quand il s'agit d'une dose quotidienne relativement peu élevée : les permanganates de chaux ou de potasse, l'iode, le chlore, le brome, l'alun. A propos de ce dernier corps une mention doit être faite en faveur du sulfate d'alumine utilisé pour *coller* l'eau qui s'épure ensuite par filtration dans le sable de l'appareil Jewel, dit filtre américain. Ce filtre robuste, facile à conduire, à surveiller et à nettoyer, donne de l'eau bien épurée et en abondance considérable, chaque décimètre carré de la surface sableuse fournissant par jour presque un mètre cube d'eau épurée filtrée. Pour alimenter un navire en eau de boisson, un filtre américain d'un assez faible volume suffirait, et la surveillance de ce filtre n'exigerait pas des connaissances scientifiques étendues. Il faudrait toutefois, pour en assurer le bon fonctionnement, une quantité d'eau assez grande, puisqu'une partie de celle-ci, utilisée de temps à autre pour le nettoyage du filtre, est perdue.

20. *Nettoyage des récipients.* — Malgré les dangers multiples de contamination que comporte le système d'approvisionnement d'eau à terre, le nettoyage des récipients est une

opération à laquelle on procède trop rarement et d'une façon bien incomplète. On se contente de nettoyer les caisses et les ballasts sans s'occuper du tuyautage, ou bien les filtres et le château en négligeant les caisses ; on morcèle l'opération de sorte qu'après chaque nettoyage il reste toujours des sections contaminées capables de réinfecter toutes les eaux qui entrent en contact avec elles.

Pour les caisses sans enduit intérieur le procédé courant est un brossage avec une lessive de potasse suivi d'un lavage à grande eau. Quand ces caisses sont cimentées, après brossage, lavage et essorage, on repasse à leur surface interne un badigeonnage de ciment liquide.

Un moyen plus simple et plus efficace à la fois de pratiquer ces opérations consiste à mettre en circulation dans tout le système des récipients, caisses, ballasts, pompes, tuyautage, château, etc., une solution microbicide, efficace et inoffensive, dont on enlève les traces par une chasse vigoureuse d'eau stérile.

A la suite d'expériences réalisées dans ces dernières années à bord de certains navires de guerre, on a proposé d'effectuer le nettoyage de tous les récipients d'eau douce à bord par une chasse de vapeur [1]. Quelques objections ont été formulées contre cette pratique : elles ne semblent pas avoir grande valeur. Il faut reconnaître que par un pareil procédé on supprime l'introduction de personnes et d'objets dans les caisses ; tout le système des vases de l'eau est transformé en une étuve sous pression, dans laquelle la désinfection s'opère parfaitement ; de plus, les fuites de vapeur décèlent les défauts du tuyautage ou l'usure des joints à refaire. Pour notre part, nous croyons que l'hygiène à bord des navires de commerce aurait tout à gagner d'une semblable innovation ; elle est facilement applicable, rapide, ne nécessite aucune dépense spéciale, aucune

[1] Guézennec. *Archives de médecine navale*, 1902.

perte de temps et donne de plus sérieuses garanties qu'aucun des autres procédés habituels de nettoyage.

Les accidents d'asphyxie subite, que nous avons déjà notés à propos de la descente des hommes dans les cales chargées de certaines marchandises, se produisent quelquefois au moment où un matelot s'introduit dans une caisse à eau pour la nettoyer. Giemsa a fait des recherches pour déterminer quelle influence une eau pure ou artificiellement souillée de substance organique exerce sur la couche d'air qui se trouve à son contact. L'absorption d'oxygène n'a lieu qu'avec de l'eau souillée et un dégagement d'acide carbonique en est le corollaire. Mais sur le navire *Morea*, où un accident de cette nature s'est produit, aucune trace d'acide carbonique n'a pu être retrouvée dans la caisse à eau où l'homme a été asphyxié. Il faut dans ce cas incriminer l'absence de l'oxygène absorbé par les parois métalliques constamment humides du récipient bien plutôt que par les microbes de l'eau. Quelle que soit d'ailleurs la cause de ces asphyxies, aucun matelot ne doit entrer dans une caisse à eau pour la nettoyer avant qu'elle n'ait été complètement ventilée.

21. *Le service d'eau à bord de la Provence*. — L'installation du service d'eau à bord de la *Provence*, un des derniers paquebots de la Compagnie générale transatlantique, a été faite avec le plus grand soin. Cependant les ingénieurs sont restés sous l'influence de la conception ancienne, dont se sont débarrassés ceux de la marine de guerre, que l'eau distillée est moins apte à l'alimentation humaine que l'eau provenant des milieux naturels. Les machines à distiller de ce navire doivent fournir une quantité d'eau suffisante pour tous les services, sauf l'eau de boisson, et dans ces services sont compris : les offices (vaisselle), les blanchisseries, les cabines, les toilettes, les salles de bains dont chaque baignoire a une prise d'eau douce, froide ou chaude, voire même les chasses des water-

closets. L'eau distillée ne doit donc pas faire défaut à bord, et cependant l'eau de boisson provient des services d'eau des ports où séjourne le navire. Elle est emmagasinée dans six caisses situées dans les fonds du navire, sur l'arrière des chambres des machines, trois de chaque bord, et contenant les unes 12,1 tonneaux, les autres 16,3 tonneaux et les troisièmes 19,7 tonneaux, ce qui fait un total de 96,2 tonneaux (fig. 17).

Au demeurant, ces caisses sont munies de tubes de niveau dont les indications éviteront les sondages dangereux. De ces

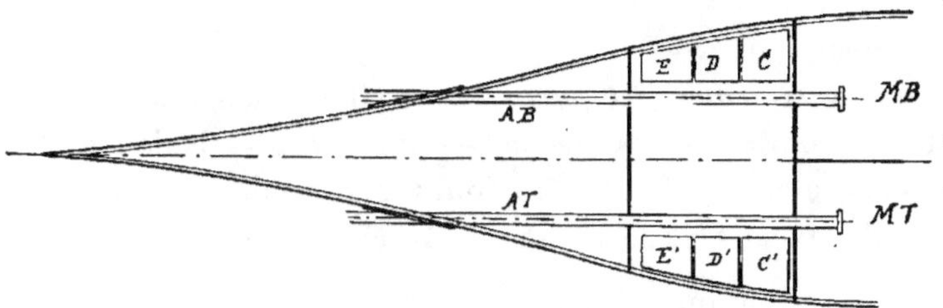

Fig. 17. — Caisses à eau de *La Provence*.

CC', caisses de 19,7 t. — DD', caisses de 16,3 t. — EE', caisses de 12,1 t. — MB, machine de bâbord. — MT, machine de tribord. — AB, ligne d'arbres bâbord. — AT, ligne d'arbres tribord.

récipients l'eau est aspirée vers des châteaux ainsi que nous l'avons figuré au schéma général (voir p. 128, fig. 16), et gagne de là les divers appareils de distribution dont chacun est muni d'un ou plusieurs filtres de charbon, système Bühring, suivant l'importance du débit.

C'est donc toujours le système des vieux errements : avec un tel dispositif un échantillon d'eau contaminée polluera rapidement toute la série des appareils ; le nettoyage et la désinfection en seront coûteux et malaisés.

Le même navire possède encore un vaste ballast de 400 tonnes, situé sous les cales AV ; sa présence ne doit être mentionnée que pour mémoire, son contenu étant en principe destiné à servir de lest. Nous avons tenu à consacrer quelques lignes à ce navire en particulier, puisqu'il est considéré par beaucoup d'ingénieurs comme la dernière expression des progrès de l'hygiène dans les constructions de la marine marchande.

22. *Programme hygiénique d'une installation d'eau à bord d'un navire.* — Résumons, pour terminer, les règles qui doivent présider à l'installation des systèmes d'eau à bord des navires de la marine marchande :

I. Sources :

Distillation. — Quand celle-ci est impossible, *stérilisation par la chaleur.*

II. Récipients :

Caisses cimentées et paraffinées, situées dans les fonds, dans un compartiment spécial — *cale à eau* — isolé par des cloisons pleines, caisses toujours accessibles, munies de tubes de niveaux et de tuyaux en U renversé pour l'aération.

III. Distribution :

A) Châteaux : *Caisses cimentées et paraffinées*, placées dans les parties hautes, protégées par une double enveloppe en feutre et en bois peint, munies de tubes de niveau et de tuyaux en U renversé pour l'aération.

B) Tuyautage en cuivre étamé. Joints sans composés de plomb.

C) Rampes de robinets fixes pour les prises.

Ce programme réalisé, on aura, quant à la qualité de l'eau potable, la sécurité permanente, sauf en ce qui regarde les inconvénients des avaries extérieures possibles et de l'usure du matériel. Ici nous devons renvoyer le lecteur au texte de l'article 31 du nouveau règlement de la marine. Il verra combien de lacunes et combien d'hérésies hygiéniques subsistent encore dans les dispositions réglementaires.

23. *Prophylaxie des maladies transmissibles par les insectes se développant dans l'eau.* — La prophylaxie des maladies

microbiennes d'origine hydrique et des intoxications sera
réalisée dans le programme énoncé plus haut ; il en sera de
même pour la prévention des affections que transmettent les
insectes dont le développement s'accomplit dans l'eau à la
période larvaire. Emmagasinée en vases clos, circulant en
tubes fermés, quels que soient les systèmes des divers navires,
l'eau ne présente aucune surface librement accessible où
les insectes puissent déposer leurs œufs[1], même dans les
ports qui en sont le plus infestés. Bien mieux, si l'eau
venant de terre contient préalablement quelques-uns de ces
œufs, les divers brassages auxquels elle est soumise pour
son embarquement, son aspiration au château d'eau et sa circulation dans les tuyaux de distribution s'opposent à l'évolution des larves qui ont besoin d'eaux tranquilles et aérées
et qui seraient détruites dès la première opération des
pompes.

Dans certaines anfractuosités, dans les coins obscurs dont
la situation rend les nettoyages improbables, se forment
parfois des égouts accidentels qui produisent des flaques
d'eaux stagnantes. Si à bord d'un navire on observe la présence continue de moustiques, il ne sera pas difficile de
constater que ces insectes sont cantonnés dans une section
relativement étroite, souvent dans des quartiers mal ventilés
dépendant de la machine, et, en cherchant bien, l'on trouvera
fatalement la flaque d'eau dans lequelle se perpétue leur
espèce.

24. *De l'eau à bord des voiliers : approvisionnement, récipients, distribution.* — Si les modes d'approvisionnement,
les récipients de conservation et les appareils de distribution
de l'eau potable sont disparates à bord des divers navires à
vapeur, depuis les systèmes primitifs et dangereux des cargo-

---

[1] J. Dupuy. Navires et moustiques. *Revue d'hygiène*, 1904. A. Chantemesse
et F. Borel. Moustiques et fièvre jaune. Paris, 1905.

boats jusqu'aux installations relativement compliquées des derniers paquebots, la navigation à voiles nous offre encore une bien plus grande variété de types.

I. *Approvisionnement*. — Les voiliers possédant des appareils à distiller sont de rares exceptions. A part quelques unités récentes, le système le plus fréquent d'approvisionnement en eau douce est l'embarquement dans les ports : il est passible de tous les reproches que nous avons énumérés à propos des vapeurs. Et cependant presque tous les voiliers sont munis, à l'heure actuelle, de chaudières pour actionner les treuils ou le guindeau, quelquefois pour la manœuvre de la voilure ; on pourrait donc assurer à bord le fonctionnement d'un petit appareil distillatoire.

Jusqu'à présent les armateurs préfèrent compter sur des aiguades improbables ou les approvisionnements gratuits du pot au noir ; on appelle ainsi, en termes de navigation, la zone située au nord de l'équateur dans laquelle les vents alizés du Nord et les vents alizés du Sud, amoncèlent les nuages qui rendent les pluies très fréquentes et très abondantes. On recueille les eaux de ces pluies sur le pont, aux dalots des roofs ou à la chute des tentes disposées en entonnoir. Cette eau est toujours jaunie par le goudron et les autres matières qu'elle a dissoutes ou entraînées en passant sur le gréement, sur les voiles, sur les tentes : au total c'est une eau de lessive. Tous les marins savent l'extrême rapidité avec laquelle elle se corrompt ; on est obligé de la laisser au repos se décanter dans les récipients. Si les grosses matières finissent par se précipiter, il y reste toujours assez d'éléments en suspension ou en dissolution pour la rendre moins que médiocre. C'est un moyen d'approvisionnement qui est à proscrire sans réserves.

II. *Récipients*. — Le vieux système des barriques sur le pont remplies hâtivement et sans précaution au moment du départ, mal bouchées par une bonde entourée d'un lambeau de toile à voile et dans lesquelles l'eau devait « avoir pourri trois fois » avant d'être mise en consommation, tend de plus en plus à disparaître. Presque tous les voiliers sont pourvus de caisses en tôle à peu près semblables à celles dont il est fait usage à bord des vapeurs. Mais, à cela près, les soins dont on les entoure sont pour ainsi dire nuls.

III. *Distribution*. — Qu'elle soit destinée aux besoins de la cuisine ou à la boisson des hommes, l'eau est prise dans les récipients à l'aide d'une pompe à main. Cette pompe, qui devrait faire l'objet d'une sollicitude sans défaillance, est dans la majorité des cas ramassée dans un coin quelconque de la cambuse, pêle-mêle avec des sacs vides ou pleins, des provisions de toute nature, sans aucune protection contre les déjections des rats ou les incursions des cancrelats. Elle devrait avoir un caisson spécial ou tout au moins une gaine en toile à voile, être régulièrement démontée et nettoyée, car chaque fois qu'elle est mise en contact avec l'eau des réci pients, celle-ci subit une nouvelle pollution.

L'eau qui passe par la cuisine présente quelques garanties puisque, pour la préparation des aliments, elle est assez souvent portée à l'ébullition. Il n'en n'est pas de même de celle réservée à la boisson des équipages. Après avoir été puisée à l'aide de la pompe à main, elle est transportée dans un charnier : c'est une sorte de caisse de la forme d'un tronc de cône, qui est placée sur le pont; elle est remplie chaque matin et fermée à clef.

Deux modes sont usités pour l'alimentation des matelots par l'eau des charniers. Il y a le vieux système des suçons ou embouchures métalliques dépassant le plan supérieur du charnier et plongeant à l'intérieur par des tuyaux. Pour se désaltérer, les hommes aspirent à un de ces suçons directement avec la bouche. Méthode déplorable qui persiste encore malgré les critiques qui lui ont été adressées. La syphilis, malheureusement trop fréquente parmi les équipages de la marine marchande, les angines et toutes les maladies infectieuses de la bouche peuvent se transmettre par une semblable pratique. Sur d'autres voiliers les suçons sont remplacés par des robinets vissés dans la partie basse du charnier ; un gobelet en fer-blanc est suspendu par une chaîne attachée elle-même au corps de l'appareil. Chacun se sert tour à tour de ce gobelet, léger progrès sur le système des suçons, mais si léger qu'il est encore condamnable. Chaque homme devrait posséder son gobelet personnel : la meilleure contrainte consisterait à supprimer l'ustensile commun, pour obliger chacun à n'utiliser que son propre verre.

Les règles d'une bonne hygiène relative à l'eau de consommation à bord des voiliers sont les mêmes que sur les vapeurs ; elles acquièrent cependant une importance plus grande du fait que les traversées des voiliers sont plus longues, et que la moindre avarie à leurs caisses peut devenir la cause d'une vraie disette. Combien de fois, une fissure ou une mauvaise couverture des récipients sur les goélettes de pêche, ont-elles été cause de la longue consommation imposée à un équipage d'une eau devenue saumâtre par les infiltrations d'eau de mer ! Cette surcharge de chlorure sodique, ajoutée à toutes les autres défectuosités de l'alimentation, joue un rôle étiologique important dans la fréquence du scorbut, du béribéri nautique et de tous les œdèmes observés chez les pêcheurs, lors du retour des campagnes d'Islande ou de Terre-Neuve.

25. *Conclusions.* — L'attention des armateurs, des capitaines et surtout des pouvoirs publics doit être appelée sur la surveillance des modes d'approvisionnement, la disposition des récipients dans les divers endroits du navire et enfin les systèmes de distribution de l'eau potable. Chacun

de ces points sera réglé d'une façon conforme aux préceptes de l'hygiène en tenant compte des moyens dont dispose le navire.

Une réglementation sévère au sujet de l'eau potable n'est pas moins utile à bord qu'à terre ; le jour où cette réglementation existera, le type idéal du navire salubre sera en partie réalisé.

DEUXIÈME PARTIE

LES HABITANTS DU NAVIRE

CHAPITRE PREMIER

L'EMBARQUEMENT DES PASSAGERS ET DES ÉQUIPAGES

I. Aperçu général visant les habitants du navire. — Des lois biologiques régissent l'évolution des organismes humains et l'hygiène est la science des conditions d'équilibre et d'harmonie de leurs fonctions. La formule de ces lois ne subit pas une transformation radicale par le fait que l'individu quitte la terre ferme pour vivre momentanément sur un bateau voguant à travers les océans. Sans doute l'origine, les prédispositions nées de la longue accoutumance héréditaire et de la propre existence antérieure ont réalisé pour chacun une adaptation à un milieu auquel il échappe partiellement en montant à bord. Nous avons vu dans la première partie de ce volume comment les progrès de l'industrie moderne sont parvenus à créer un milieu nautique dans lequel les conditions de la vie se rapprochent autant que possible de celles qu'on observe à terre.

Les individus qui composent la collectivité humaine embarquée sur un navire viennent, la plupart du temps, des pays les plus divers et ont contracté les habitudes les plus variées. Réunis dans une espace restreint, ils se trouvent dans l'obligation momentanée de sacrifier certaines de leurs coutumes particulières et d'adopter un genre de vie à peu près uniforme. Les grandes fonctions physiologiques, communes à tous les êtres de la même espèce, sont diversement influencées par le déplacement perpétuel du navire. Les règles de l'hygiène tropicale tiennent dans un cadre qui n'a rien de commun avec celui de l'hygiène dans les pays tempérés ; dans la même zone, l'hygiène de l'homme du nord, du Scandinave ou de l'Allemand, devra différer sensiblement de celle du colon acclimaté à l'habitat des Antilles ou des côtes du golfe du Mexique ; l'hygiène de l'Européen sera loin de celle du Chinois.

Cependant, à bord de nombreux navires se trouvent en présence deux catégories d'individus : les hommes de l'équipage chargés de la conduite et des divers services du navire lui-même et les passagers. Les circonstances fortuites de la rencontre de ces personnes devront être surveillées pour éviter dans la mesure du possible l'apport de germes infectieux et empêcher la nocivité adventice d'un individu de s'exercer dans son voisinage. La surveillance médicale appliquée à l'embarquement des passagers et à la composition de l'équipage constituera notre premier sujet d'étude.

Sans revenir sur les particularités de l'habitation, nous suivrons chaque catégorie d'individus dans les actes de leur vie et dans l'emploi de leur temps durant les journées passées à bord. Chemin faisant nous essaicrons de mettre en lumière les pratiques les plus favorables au maintien de la bonne santé et de signaler les causes de son altération. Quelques considérations sur l'hygiène du vêtement précéderont l'étude plus importante de l'alimentation pendant les voyages en mer.

Chacun de ces aperçus visera tour à tour les équipages et les passagers ; le nécessité de cette subdivision saute aux yeux si l'on réfléchit que le passager, en général, se trouve à bord dans un milieu nouveau pour lui, pour lequel il n'a souvent que des aptitudes négatives, tandis que les hommes d'équipage, sauf les débutants, ont déjà subi une longue adaptation par leur navigation antérieure et la continuité de leur existence dans les conditions spéciales de la vie maritime. Le passager est désœuvré, il reste ou peut rester inactif durant le voyage : les gens de l'équipage, au contraire, ont chacun des occupations nettement déterminées dont l'ensemble représente chaque jour une somme de travail considérable dépensée par eux. L'appréciation de ce travail quotidien intéresse l'hygiéniste et le sociologue.

II. EMBARQUEMENT DES PASSAGERS. — 1. *Droits du capitaine.* — Il est admis, en droit maritime, que le capitaine de tout navire a la faculté d'accepter ou de refuser à son bord un passager quelconque. Les capitaines usent rarement de leur droit de refus, sauf dans des circonstances spéciales leur faisant prévoir les désordres suscités par la présence à bord de tel ou tel passager.

Dans l'état actuel de la législation, ce droit les arme pourtant d'une façon absolue, excepté dans les cas de réquisition officielle adressée aux navires subventionnés par l'État. Ce droit de refus trouvera son application intégrale et légitime dans le cas où la présence de passagers malades serait une cause de danger pour les autres voyageurs. Le médecin du bord a le strict devoir de contrôler l'état sanitaire de tous les embarqués et de signaler au capitaine ceux qu'il juge très suspects ; il appartient alors à ce dernier de prendre la décision que comportent les indications du médecin.

Une pareille ligne de conduite, très simple à suivre en

apparence, n'est pas sans entraîner quelques inconvénients auxquels il est difficile d'échapper dans la pratique.

2. *Délivrance des billets par les agences.* — Le premier de ces inconvénients provient de ce que les passagers se présentant à l'embarquement sont presque toujours munis d'un billet de voyage régulièrement délivré par les agences du navire, billet qui a la valeur d'un contrat entre le transporteur et l'acheteur. Or les agences, loin de refuser des billets, essaient d'en vendre le plus grand nombre possible, et cela sans aucun contrôle de l'état sanitaire du voyageur. Ce contrôle présenterait d'ailleurs des difficultés presque insurmontables : il exigerait la présence constante d'un médecin dans les bureaux des agences et le défilé, devant lui, de tous les individus acheteurs de billets. Comme les voyages transocéaniques sont d'ordinaire décidés assez longtemps à l'avance, les billets sont aussi achetés à une date antérieure, et une personne, valide au moment de cette acquisition, a le temps de contracter dans la suite une maladie quelconque la mettant dans l'impossibilité de partir à la date fixée, ou la rendant dangereuse pour son entourage. C'est donc à bord et au moment de l'embarquement que peut et doit avoir lieu le contrôle sanitaire.

3. *Admission des passagers après contrôle sanitaire.* — Ce contrôle sanitaire présente d'assez grosses difficultés, mais non insurmontables, surtout quand l'intérêt des compagnies exige que ce contrôle s'exerce d'une façon rigoureuse. Tel est le cas pour les passagers de troisième classe émigrant aux États-Unis, dans l'Amérique du Sud, où les règlements d'immigration stipulent certaines conditions de capacité physique en dehors desquelles les immigrants ne sont pas acceptés. En cas d'infraction, les compagnies de navigation sont frappées d'amendes assez lourdes et le rapatriement de l'émi-

grant refusé leur incombe ; c'est pourquoi elles organisent le contrôle sanitaire d'une façon sérieuse[1].

Ce même contrôle pourrait être exercé partout pour assurer à bord la prophylaxie des maladies contagieuses. Et cependant les compagnies ne veulent guère entendre la voix du médecin ; loin de voir dans son intervention une sauvegarde de leurs intérêts pécuniaires futurs, elles redoutent surtout la perte immédiate qu'entraîne le remboursement d'un billet, notamment quand il s'agit d'un passager ayant payé une assez forte somme. Est-il nécessaire d'ajouter que lorsque ce billet a été délivré dans une escale des pays étrangers et que le médecin parle de ne pas en admettre le titulaire, tous se liguent contre lui ? Agent de la compagnie, capitaine, commissaire voient en effet disparaître le bénéfice qui revient à chacun sur le prix du passage.

Il est nécessaire cependant que des modifications se produisent dans les habitudes actuelles. Le navire est un milieu dans lequel les conditions de promiscuité de l'existence rendent les passagers, momentanément assemblés, plus solidaires les uns des autres que partout ailleurs[2]. Les notions de contagiosité, répandues dans le public en général et spécialement parmi les personnes qui constituent la clientèle des compagnies de navigation, amèneront ces voyageurs à exiger eux-mêmes le contrôle sanitaire avant l'embarquement et à s'y soumettre de bonne grâce, exception faite pour les suspects que l'on n'aura plus à ménager. Les compagnies suivront ce mouvement et le favoriseront dans un but d'achalandage.

4. *Maladies motivant le refus d'admission des passagers.* — On devrait refuser d'admettre parmi les passagers d'un

[1] Ch. Vigné. Le service de l'immigration aux États-Unis. *Caducée*, 20 mai et 3 juin 1905.

[2] J. Dupuy. Prophylaxie de la tuberculose pendant les voyages en mer. *Revue d'hygiène*. Mai 1905.

navire tout individu atteint ou soupçonné d'une des vingt-deux maladies signalées dans le décret du 10 février 1903. Ces maladies sont : la fièvre typhoïde, le typhus exanthématique, la variole et la varioloïde, la scarlatine, la rougeole, la diphtérie, la suette miliaire, le choléra et les maladies cholériformes, la peste, la fièvre jaune, la dysenterie, les infections puerpérales et l'ophtalmie des nouveau-nés, la méningite cérébro-spinale, la tuberculose pulmonaire ouverte, la coqueluche, la grippe, la pneumonie et la broncho-pneumonie, l'érysipèle, les oreillons, la lèpre, la teigne, la conjonctivite purulente et l'ophtalmie granuleuse.

Il faut d'abord remarquer que, en général, les personnes atteintes de ces maladies à l'état aigu sont dans l'impossibilité de voyager et ne se présentent pas à bord ; mais elles peuvent être en état d'incubation ou de convalescence et c'est alors que le problème se complique. Rien ne permet en effet de présager un état d'incubation et, mises à part les mesures de police sanitaire prises dans les ports franchement infectés, la surveillance à l'embarquement ne saurait, sans risque d'arbitraire ou de vexation mal fondés, s'attacher à rechercher rigoureusement des prodromes trop souvent masqués. Quant aux convalescents, la conduite à tenir doit varier avec chaque cas particulier, suivant la plus ou moins longue persistance du germe infectieux ; il appartiendra au médecin de juger après enquête sérieuse et examen impartial.

Cependant toutes ces maladies ne sont pas des pyrexies à bruyantes manifestations ; il en est quelques-unes dont la lenteur d'évolution et la discrétion des symptômes rendent le diagnostic fort difficile sans l'aveu des malades. Il peut même arriver que ceux-ci ne se sachent pas atteints, soit que leur famille ou leur médecin n'aient pas jugé nécessaire de les avertir de leur état, soit que les malaises ressentis jusqu'alors ne les aient que médiocrement alarmés.

L'examen des yeux, du cuir chevelu et des parties découvertes de la peau donnera toujours des renseignements suffisants pour juger s'il faut procéder à une investigation plus minutieuse : la teigne et l'ophtalmie granuleuse seront révélées dès ce second examen. Par contre, combien de fois serat-il possible de porter le diagnostic de lèpre, au début surtout, si les manifestations se réduisent à quelques accidents du système nerveux ? En matière de prophylaxie, une certaine rigueur comporte plus d'avantages que d'inconvénients, surtout quand il s'agit d'une collectivité resserrée dans un espace aussi limité que celui d'un navire.

La rigueur sera surtout nécessaire à l'égard des tuberculeux. Les voyages en mer sont toujours néfastes à ces malades eux-mêmes, quelles que soient les conditions de confortable dans lesquelles ces voyages s'effectuent[1] ; un tuberculeux contamine tout autour de lui, les dangers qu'il crée sont multiples et persistants. Si dans certaines circonstances il est difficile ou même impossible de s'opposer à l'embarquement de tels malades, on devra prendre dès leur arrivée à bord des mesures d'isolement et de désinfection qui les maintiennent dans les conditions de la moindre nocivité possible.

La prophylaxie de la variole à bord ne peut être assurée que par les revaccinations. Dans l'état actuel de nos règlements, il n'existe aucune disposition prescrivant des mesures à cet égard : c'est une lacune très regrettable. Il n'a jamais été question ni de certificats de vaccinations exigibles à l'embarquement, ni des vaccinations ou revaccinations qui doivent être pratiquées à bord : la France est un des rares pays où ce défaut soit aussi complet. Si encore les dispositions de la loi de 1902, applicables à tous les habitants du territoire, étaient passées dans les mœurs et couramment appliquées, on pourrait considérer qu'elles donnent une certaine garantie

[1] J. DUPUY. Évolution de la tuberculose pendant les voyages en mer. Sa prophylaxie à bord des navires de commerce. *Revue d'Hygiène*, mai 1905.

aux groupements des hommes pendant un voyage maritime temporaire ; malheureusement de récentes épidémies sont venues montrer l'insuffisance de notre protection contre la variole, apportée par un navire. Le décret du 4 mai 1907, rendant applicable aux navires séjournant dans les ports les prescriptions de la loi 1902, atténuera désormais les risques encourus. D'un autre côté, l'immunité conférée par la vaccination s'étend à des périodes variables avec chaque individu, si bien que l'initiative des hygiénistes n'a pas hésité à imposer la revaccination aux personnes appelées tout à coup à vivre ensemble pendant un certain temps : écoles, casernes, hôpitaux, administrations de l'État ou privées. Jamais les compagnies de navigation n'ont songé à exiger de leur personnel permanent la présentation de certificats de vaccination et de revaccination, ni l'obligation de se soumettre à cette opération. L'admission à bord doit comporter la nécessité d'une ravaccination immédiate, ou tout au moins la production d'un certificat authentique de revaccination récente. A cette mesure doivent se soumettre les voyageurs allant vers les pays où les autorités exigent la production d'un certificat de revaccination pratiquée avant l'embarquement, au moment du départ, ou pendant la traversée. A défaut de l'un ou de l'autre certificat, elles imposent la revaccination au moment du débarquement. N'est-il pas plus judicieux d'assurer une telle prophylaxie dès le début du voyage et sur toutes les lignes de navigation ?

Une autre maladie, la syphilis, doit toujours être présente à l'esprit du médecin lors de la surveillance de l'embarquement des passagers ; elle est malheureusement difficile à déceler chez ceux qui en sont atteints, parce que tous s'en cachent soigneusement. Les promiscuités de l'existence sur les navires, les repas en commun, l'usage des mêmes couverts de table, des mêmes verres, rendent ces malades plus dangereux que partout ailleurs, même lorsqu'ils prennent individuellement des précautions pour éviter tout accident de contamination. Aucune loi, aucun règlement n'arment contre eux ; la syphilis n'a pas été comprise parmi les maladies déclarables dans la loi du 15 février 1902. La situation du médecin devient parfois très délicate. Pour notre part, nous ne saurions hésiter à conseiller le refus catégorique d'un passager chez lequel quelque stigmate apparent de syphilis récente de la bouche dénoterait l'évolution d'accidents contagieux ; en cas de réclamation, on pourrait même ne pas indiquer les motifs du refus, puisque le capitaine a un pouvoir presque discrétionnaire pour l'admission des passagers à son bord. Au demeurant, il y a de grandes chances pour que les réclamations de tels malades ne soient pas trop bruyantes.

Pour les affections non contagieuses, les maladies d'usure, les maladies chroniques qui peuvent se terminer fatalement en cours en route, l'admission à bord est affaire de convenances particulières et de dispositions du navire. En dehors de toute question d'argent, d'humanité ou de charité, médecins et capitaines doivent toujours tenir compte des intérêts et de la tranquillité des autres passagers et s'inspirer des ressources que leur offrent les installations de leurs navires, ressources précaires ou nulles dans bien des cas [1]. Il reste aussi la possibilité d'exposer aux intéressés les risques que leur fait courir un long trajet sur mer.

II. EMBARQUEMENT DE L'ÉQUIPAGE. — 1. *Maladies contagieuses.* — L'embarquement des équipages, lors de l'armement des navires, doit être précédé de la visite médicale des hommes. Armateurs et capitaines ont un intérêt majeur à ce que cette visite soit passée avec soin. Chacune des maladies énumérées plus haut reste naturellement une cause

---

[1] F. DE RIBIER, médecin sanitaire maritime. Les aliénés aux colonies, leur rapatriement, publié par E. RÉGIS. *Caducée,* 15 avril 1905.

d'élimination. La tuberculose et la syphilis seront plus facilement dépistées puisque l'examen individuel de chaque homme se fait avec méthode. Les compagnies de navigation auraient tout avantage à soumettre périodiquement leur personnel naviguant à la vaccination et à la revaccination et à l'imposer à tout nouvel embarqué.

2. *Maladies diminuant l'aptitude au travail.* — Outre les maladies contagieuses, certaines affections s'opposent à l'admission des hommes dans la composition des équipages, celles qui, par elles-mêmes ou par leurs complications possibles, peuvent mettre les individus en incapacité momentanée de travail ou en condition de mauvais rendement. La tolérance et la charité ne sont pas de mise à cet égard ; en effet, le nombre des hommes embarqués est rigoureusement proportionnel à la somme de travail exigée par la conduite du navire ; et la défaillance, même de courte durée, d'un matelot a pour conséquence un surcroît de travail auquel les autres hommes doivent faire face et qui peut les mettre en état de surmenage.

Il faut rechercher de parti pris : les hernies, les varices des membres inférieurs, les varicocèles, les conjonctivites, les kératites anciennes et toutes les affections chroniques de l'appareil de la vision, les blennorrhagies, les chancres mous, les rhumatismes, les cardiopathies, les stigmates de l'alcoolisme, l'albuminurie.

Les médecins sanitaires maritimes professionnels ont l'habitude de ces examens et connaissent les exigences de leurs compagnies respectives. En effet, en dehors des inconvénients que nous avons déjà signalés à propos de défaillances possibles dans le travail en cours de route, l'engagement d'un homme après examen insuffisant expose la compagnie, au retour du voyage, à des risques pécuniaires parfois assez élevés. Les lois maritimes prévoient que tout homme embarqué et devenu malade en cours d'embarquement a droit à quatre mois de traitement à l'hôpital et à sa solde entière durant ce même laps de temps. Si l'on embarque un homme déjà atteint d'une affection quelconque, celle-ci pourra se réveiller sous l'influence d'un travail fatigant et devenir la cause d'une hospitalisation assez prolongée dont tous les frais incomberont à l'armateur. On a pu voir des tuberculeux embarqués sans avoir été suffisamment examinés, fournir huit jours de travail, suivis des quatre mois réglementaires d'hôpital. Enfin une loi promulguée en 1898, et remaniée le 16 décembre 1905, a créé une caisse de prévoyance entre les marins français contre les risques et accidents de leur profession ; c'est une sorte d'assurance mutuelle à laquelle contribuent tout à la fois l'État, les armateurs et les participants. L'intérêt de cette caisse exige que tous les hommes embarqués soient, au départ, en parfait état de santé, parce que les accidents sont plus fréquents et leurs suites plus graves chez les individus déjà porteurs d'une tare quelconque.

Mais tous les navires n'ont point de médecin sanitaire maritime : quand ils appartiennent à une compagnie à grande exploitation, il y a généralement, en permanence, à son siège, un médecin, souvent même un médecin sanitaire maritime chargé des visites d'embarquement ; la compétence et l'expérience de ce dernier savent prévoir les aléas. Si le navire appartient à un petit armateur, les capitaines doivent se souvenir que la charge de composer les équipages leur impose le soin de veiller à l'intégrité sanitaire de cet équipage au moment du départ. Le capitaine doit choisir le médecin auquel sera confié le soin de cette visite médicale. Dans chaque port il est facile de trouver un médecin très compétent pour juger des aptitudes des matelots à embarquer.

Ce qui vient d'être dit des marins s'applique aux officiers ; le principe de la visite est admis pour eux, mais en réalité elle n'a presque jamais lieu. Certains la jugent une formalité inutile, peut-être gênante. Il faut réagir contre ces mauvaises volontés ou ces négligences : les grades sont égaux devant la maladie et les virus ne distinguent pas entre les fonctions.

CHAPITRE II

RÈGLEMENT DE L'EMPLOI DU TEMPS A BORD

1. GÉNÉRALITÉS. — Certains hygiénistes, et la plupart des sociologues admettent que la division la plus rationnelle du temps et la plus harmonieuse avec l'équilibre des lois physiologiques humaines est fondée sur le partage de la journée en trois portions égales, chacune de huit heures, consacrées au travail, au repos et à la récréation.

En dehors de cette donnée théorique dont la mise en pratique se heurte souvent à des obstacles, la division de l'emploi du temps à terre est réglée pour les divers individus par leur condition sociale, leurs loisirs, les occupations de leur métier, les ambitions de leur carrière, etc. Le grand régulateur naturel devrait être le soleil pour le cycle de vingt-quatre heures ; les progrès des industries modernes permettent de se passer de sa lumière, sauf pour les travaux des champs, et les exigences de l'industrie empêchent d'en tenir compte.

La division du temps pour les personnes qui habitent le milieu nautique peut être déterminée sans préoccupation des phénomènes naturels, ni des contraintes ordinaires, car la plupart des voyageurs sont forcés d'abandonner pendant un certain temps leurs occupations. Quant aux équipages faisant métier de conduire des navires, l'emploi et la division du temps doivent être ordonnés suivant les charges qu'impose cette conduite. A bord, les passagers se reposent, et les marins exercent leur profession; il faut donc considérer successivement l'emploi du temps des uns et des autres.

II. PASSAGERS. — 1. *Passagers de classe.* — A bord de chaque navire les heures des divers services : repas, visite médicale, extinction des feux, etc., sont fixées par un règlement intérieur auquel les passagers se conforment pour les actes principaux de leur vie. Mais ces règlements ne comportent et ne sauraient comporter une contrainte absolue, surtout pour les passagers de classe qui, disposant individuellement d'un local d'habitation, restent libres de leurs occupations, tant qu'ils ne mettent pas d'entrave aux services généraux. Les salles à manger, ouvertes dès le matin, sont généralement évacuées à dix heures ou dix heures et demie du soir; entre les repas elles servent de salles de récréation, de salon de conversation ou de lecture à bord de la plupart des navires, quand le temps rend difficiles les stations sur le pont, et surtout à bord des navires où les installations de luxe n'existent pas ou sont insuffisantes. Nous reviendrons dans un autre chapitre sur le temps consacré aux repas.

Chaque passager doit s'imposer un règlement méthodique de l'emploi de ses journées, emploi conforme le plus possible au genre de ses occupations à terre et à son degré d'activité. Le désœuvrement et les limites étroites de l'espace favorisent l'inertie et exercent des influences fâcheuses sur l'organisme, pendant les longues traversées. Ce manque d'exercice contribue pour une part à la paresse des fonctions d'excrétion constatée chez tous ceux qui prennent la mer. Aussi les jeux de palet, de tonneau, etc., que l'on trouve installés sur tous les navires, sont-ils recommandables ainsi que les promenades sur le pont.

On doit lutter contre la tendance au sommeil pendant le jour, après les repas surtout, ne pas prolonger démesurément les siestes qui provoquent des insomnies nocturnes et rendent pénible l'habitat des cabines pendant la nuit. Ceux qui pour ces raisons aiment mieux choisir leurs heures d'exercice pendant la nuit et prolonger assez tard leurs promenades sur le pont doivent tenir compte des convenances des autres passagers dont il faut respecter le sommeil. Il est impossible de dormir dans une chambre située au-dessous d'un pont où résonnent, pendant le silence nocturne, les pas d'un promeneur : l'écho s'en répercute étrangement dans toutes les cabines qui forment comme autant de caisses de résonance où les bruits du navire sont si désagréablement perçus. Il n'est personne ayant voyagé en mer qui n'ait été une fois ou l'autre incommodé par les grincements des drosses du gouvernail, par les bruits des treuils, les chocs des palanquées contre les parois des écoutilles lors du travail nocturne dans les ports d'escale. Nous reviendrons plus loin sur le repos des passagers de troisième classe. Le personnel du bord a pour devoir de veiller au bon état des drosses, à l'entretien de leur graissage, à la fixité de toutes les pièces du gréement, à la solidité des amarrages pour la suppression des bruits anormaux. Une organisation judicieuse du travail dans les ports remédiera au tapage des treuils : très souvent d'ailleurs les treuils voisins des locaux des passagers de classe sont remplacés par des élévateurs hydrauliques ou divers autres systèmes de treuils dits silencieux.

2. *Passagers de troisième classe.* — Les passagers de troisième, ne disposant pas, comme ceux des premières et secondes classes, de locaux d'habitation individuels et étant réunis par collectivités nombreuses, doivent être soumis à

un règlement intérieur plus strict et comportant une contrainte plus étroite. Il est nécessaire qu'à une heure déterminée tous les locaux soient évacués pour être soumis aux nettoyages et aux désinfections. Cette heure, variable suivant les saisons, sera toujours fixée entre six et sept heures du matin. Les indispositions et les maladies ne seront pas une cause de séjour prolongé dans les couchettes, puisque les malades sont envoyés à l'infirmerie. Sauf les cas de mauvais temps, l'accès des compartiments intérieurs sera prohibé pendant un certain nombre d'heures consécutives durant lesquelles s'exerceront les soins de propreté et de ventilation. Ce séjour forcé sur le pont doit être prolongé jusqu'après le repas du matin qui a lieu, en général, vers dix heures et après le balayage consécutif à ce repas, afin que, dans les allées et venues, les passagers ne puissent entraîner avec leurs chaussures des détritus de nourriture et souiller à nouveau les parquets de leurs locaux d'habitation.

Pendant les après-midi, la circulation peut être laissée libre sans inconvénient, d'autant que, dans les parages chauds, les passagers ne cherchent guère à descendre dans les entreponts où la chaleur est toujours plus grande et la ventilation moins active. Le repas du soir est fixé entre quatre et cinq heures ; dès le moment de la distribution des vivres, les voies d'accès doivent être tenues closes de nouveau jusqu'après le balayage du pont consécutif au repas, toujours pour les mêmes raisons de propreté ; à partir de six heures la circulation sera rétablie. Les recommandations que nous faisons ici ne sont guère applicables que sur les lignes des pays chauds, ou tout au moins pendant la saison chaude pour les autres directions. On ne pourrait fermer les compartiments intérieurs du navire, durant quelques heures sur la ligne de New-York pendant l'hiver ; sur cette ligne aussi les émigrants sont obligés de prendre leurs repas dans les entreponts ; la propreté règne plus difficilement, mais des mesures peuvent assurer chaque jour le lavage et le balayage des locaux.

Il est difficile d'imposer une heure de coucher uniforme: les femmes et les enfants doivent avoir la faculté de rejoindre leurs couchettes dès six heures, les hommes restent toujours plus tard sur le pont. A huit heures et demie l'évacuation complète de celui-ci est désirable, et défense rigoureuse sera faite aux passagers d'y passer la nuit. Des variations sensibles de la température, de l'état hygrométrique de l'atmosphère peuvent les surprendre pendant leur sommeil et être cause de sérieux accidents ; un changement de temps, une modification dans la route occasionnent tout à coup l'embarquement d'embruns ou de paquets de mer qui mouillent les dormeurs, s'ils n'occasionnent pas de plus graves mécomptes. Les déplacements, les promenades possibles deviennent incommodes et dangereux à cause de l'obscurité ; pendant la nuit, tous les feux, toutes les lumières doivent être éteints sur toute la partie du navire qui s'étend en avant de la passerelle. Ces mêmes mouvements de va-et-vient sont d'autant plus bruyants qu'ils se font dans l'obscurité et à tâtons, inconvénients graves pour le sommeil des passagers couchés au-dessous. Enfin, lorsque ces retardataires veulent rejoindre leurs lits, ils troublent les personnes endormies dans les couchettes voisines.

3. *Les treuils.* — Cette question du règlement du temps et du repos des passagers appelle quelques considérations sur les treuils de charge : ceux-ci sont situés sur le pont à côté des panneaux des compartiments; à la mer ils sont au repos et recouverts d'un capot ou d'une housse en grosse toile. Dès l'arrivée dans les ports ils entrent en activité pour les diverses opérations de chargement ou de déchargement. Leurs abords sont rendus dangereux soit par la mise en œuvre de leur mécanisme même, soit par le passage des

chaînes, des cordages que ne savent pas éviter des passagers imprudents, des femmes ou des enfants. Tout le champ d'action des treuils doit être protégé par des barrières. Une assez grande superficie du pont est ainsi soustraite à la promenade des passagers obligés de se resserrer dans les endroits demeurés libres; il en résulte un encombrement momentané qui augmente avec le nombre des treuils mis simultanément en action dans les parties du pont affectées aux passagers de troisième classe. Sans méconnaître ni la nécessité de la hâte des navires, ni les avantages économiques de la rapidité des opérations commerciales, on peut estimer que les considérations visant les marchandises ne devraient jamais primer celles qui intéressent la sécurité et l'hygiène des passagers. Il importe que le travail à accomplir dans les diverses escales soit prévu et organisé de façon que la moitié de la superficie du pont affectée aux passagers reste toujours praticable. Les endroits rendus dangereux, par l'activité des treuils ou par le passage des palanquées, seront interceptés à la circulation; les ouvertures des panneaux seront protégées par des doubles filières de chaînes.

Des réglementations doivent intervenir pour les travaux de nuit, qui créent les mêmes dangers que ceux du jour et les aggravent encore par le défaut d'éclairage. Le bruit qu'ils occasionnent rend les compartiments sous-jacents inutilisables pour tout repos; sauf les cas de force majeure, les travaux de nuit doivent être interdits à bord des navires à passagers. Nous aboutirons à la même conclusion en parlant de l'hygiène des équipages.

Inutile de mentionner les jeux auxquels peuvent se livrer les passagers de troisième classe; la surface minime dont chacun dispose sur le pont, un demi-mètre carré avec les réglementations les plus libérales, rend illusoire tout essai d'organisation de ce genre. Il est vrai que ces passagers ont peu à redouter la sédentarité, ayant pour la plupart, à terre, des occupations qui nécessitent de grosses dépenses d'activité physique ; le temps de la traversée ne fait qu'apporter à beaucoup d'entre eux l'occasion d'un salutaire repos.

4. *Couchage.* — Le repos nocturne demande le silence et la tranquillité ; il exige aussi la présence de couchettes satisfaisantes.

Rien à dire à ce sujet pour les passagers de classe et les officiers ; leur literie, mise à part l'étroitesse des couchettes, se compose à peu près des fournitures ordinaires d'un lit à terre.

Pour les équipages et les passagers de troisième, ces fournitures sont beaucoup plus réduites. Le règlement d'émigration italien spécifie que chaque couchette d'émigrant doit être pourvue d'un matelas et d'un traversin en crin végétal, d'un poids total de huit kilogrammes, et d'une ou deux couvertures suivant l'état de la température. Ce matelas repose tantôt sur un sommier formé de lames souples de fer galvanisé entre-croisées, tantôt sur une simple pièce de toile à voile fixée par un amarrage au cadre de la couchette. A bord des bateaux naviguant entre des pays où n'existe aucune réglementation, certaines compagnies ne fournissent aux passagers de troisième classe que cette pièce de toile nue sur laquelle ils s'étendent comme dans un hamac.

Quelques médecins professent que le repos en hamac offre plus d'avantages et moins d'inconvénients que le couchage dans les fournitures énumérées ci-dessus ; il ne nous paraît pas qu'on puisse donner la préférence au hamac formé d'un simple carré de toile à voile. Le Dr Fossataro[1], de la marine italienne, a proposé un hamac en treillis métallique très souple, facile à désinfecter et tenant peu de place, auquel il attribue les avantages de supprimer les matelas toujours rapidement souillés par les déjections des passagers

---

[1] E. FOSSATARO. *Archiv für Schiffsund Tropen Hygiene*, avril 1905.

et de tenir une place moindre, ce qui rend les compartiments plus amples, pendant le jour, quand le pont est inhabitable. Sans émettre de critique vive, le couchage doit être ce nous semble, aménagé de façon à défendre les passagers contre le froid, résultat auquel paraît peu approprié un simple treillis métallique. Il faudrait au moins un hamac formé, comme ceux de la marine de guerre française, d'une gaine-sac contenant un matelas, ce qui ramènerait aux inconvénients des fournitures de la couchette. Pour les passagers, le meilleur mode de repos nocturne est favorisé par les couchettes pourvues d'un sommier en fer galvanisé, avec matelas, traversin et couverture. Elles seront, autant que possible, disposées en longueur dans le sens de l'axe longitudinal du navire, à cause des oscillations du roulis. Le système des cadres fixes devrait faire place aux cadres à suspension sur deux pivots situés à leurs extrémités et pouvant d'aventure être immobilisés par un crochet de fixation. Ce modèle est adopté sur les navires-hôpitaux récents et à bord de quelques navires ordinaires pour les couchettes d'infirmerie; le prix de revient n'est pas sensiblement supérieur à celui du matériel ordinaire.

Sur certains bateaux anciens, le couchage des équipages est assuré par des hamacs comme dans la marine de guerre : à bord des constructions récentes ce mode tend de plus en plus à disparaître, remplacé par l'usage des couchettes. Pour les marins, la question ne se présente pas tout à fait sous le même aspect que pour les passagers : les premiers sont habitués à la vie de bord, ne sont pas susceptibles de souiller leurs objets de literie sous l'influence du mal de mer et peuvent sans peine en assurer la propreté constante. D'autre part, les hamacs étant amovibles, peuvent être roulés aussitôt après le lever pour le dégagement des locaux d'habitation. Pour ces raisons peut-être serait-il sage de conserver les hamacs aux postes d'équipage, mais pour eux seulement.

III. Équipage. — 1. *Réglementation du travail à bord.* — La division de l'emploi du temps pour l'équipage est à proprement parler la réglementation des heures de travail, question qui, dans ces dernières années, a pris un relief spécial dans les luttes économiques engagées à son sujet. Jusqu'en 1900, la volonté des capitaines, qui n'était que celle des armateurs, n'avait d'autre frein pour imposer le travail aux hommes que les habitudes en usage ; ces coutumes étaient générales et uniformes sans doute, mais aucune clause de contrat, aucune disposition légale ou réglementaire n'en imposait l'adoption. Il en résultait fatalement des abus entraînant assez souvent le surmenage des diverses catégories d'hommes composant l'équipage[1].

En 1900, eut lieu une première grève des inscrits maritimes, dont une des revendications était l'adoption stricte des règles de travail alors en usage, sans qu'aucune dérogation à ces règles puisse être imposée par la volonté du capitaine. La légitimité de cette requête, soutenue par l'exposé de faits précis, imposa cette adoption aux armateurs qui se réservèrent cependant le droit de continuer, en certains cas, leurs anciennes pratiques, au moyen d'une clause additionnelle ayant trait à des heures dites supplémentaires. De l'interprétation de cette dernière clause devaient naître bientôt de nouveaux conflits qui produisirent les grèves prolongées de 1902 et de 1904. C'est alors que les pouvoirs publics furent amenés par ces divers incidents à s'occuper officiellement de la question. Un premier projet de loi présenté par M. Pelletan, en 1903, fut repoussé par la Chambre des députés ; un deuxième projet, déposé par MM. Brisson et Le Bail, a été adopté par la Chambre en 1906, puis par le Sénat en 1907 ; mais devant cette dernière assemblée il avait subi d'importantes modifications dues à l'initiative heureuse de M. Chautemps, rapporteur du projet.

---

[1] J. Durcy. Réglementation du travail à bord des navires de la marine marchande. *Le Caducée*, juin-juillet 1905.

Les règlements d'administration publique prévus par cette loi ont été promulgués par décret en date du 26 septembre 1908.

L'équipage du pont est divisé en deux bordées qui se succèdent au travail toutes les quatre heures ; la bordée qui prend le quart à midi en descend à quatre heures pour le reprendre à huit heures du soir ; elle quitte de nouveau le travail à minuit, se repose jusqu'à quatre heures et termine le cycle de sa journée à huit heures du matin.

Le tableau du travail des matelots de pont est le suivant :

	1re BORDÉE	2e BORDÉE
Heures . .	midi à 4 heures. 8 heures à minuit. 4 — à 8 heures.	4 heures à 8 heures. minuit à 4 — 8 heures à midi.
Totaux.	12 heures de travail.	12 heures de travail.

Les repas sont pris entre les heures de travail.

Pendant les heures de travail de nuit les matelots sont exclusivement occupés au service de la surveillance dirigé par l'officier de quart, ayant un timonier à sa disposition ; un second-maître, chef de bordée, fait des rondes sur le pont ; les hommes se succèdent d'heure en heure à la barre et au bossoir, ils se reposent dans les intervalles. Pendant le jour ils accomplissent le même service de surveillance auquel se joignent les divers travaux de propreté, de matelotage, en un mot toute la besogne courante de la navigation.

Il ne nous paraît pas qu'il puisse se produire du surmenage pour les matelots de pont avec un service ainsi organisé, à condition toutefois que ces matelots soient en nombre suffisant ; mais il n'est guère de navire qui n'ait vu le chiffre de son équipage notablement diminué, parfois d'un tiers, dans le cours des dix dernières années. La conduite du navire à la mer peut être régulièrement assurée par un nombre restreint d'individus, sans que, en temps normal, les efforts nécessaires aboutissent au surmenage. Mais les arrivées et les départs entraînent des manœuvres dont la bonne exécution demande un certain nombre de bras, force matérielle qu'il est impossible de suppléer par la bonne volonté ou l'habileté professionnelle. Les tentatives d'une telle suppléance sont des causes de surmenage et souvent d'accidents.

Les conditions où s'exerce le travail sont quelquefois très pénibles : dans les zones intertropicales la chaleur et le soleil rendent tout effort extrêmement fatigant et diminuent, dans une notable proportion, la capacité de rendement des individus, de sorte qu'un équipage, capable d'assurer la navigation dans les régions tempérées, devient insuffisant à ce service dans les climats chauds, où les effets nocifs du soleil viennent aggraver la fatigue. Enfin, durant le séjour dans les ports, on a coutume d'utiliser les équipages au travail des marchandises, ce qui ne leur permet pas de se reposer des fatigues de la mer. M. Henry-Thierry[1] a écrit à propos des marins de l'État : « Aucun genre d'existence n'est plus dur que la vie du marin à la mer. On ne se rend pas assez compte que la profession, en dehors de ses risques accidentels et de ses fatigues en campagne, est par elle-même une de celles qui usent le plus les hommes. » Ce jugement s'applique sans restriction aux marins du commerce dont la navigation est une campagne perpétuelle au sens que l'on attribue à ce mot dans la marine de guerre.

Un des facteurs les plus actifs de cette usure organique est assurément la discontinuité du sommeil, interrompu toutes les quatre heures. Les hygiénistes qui ont écrit sur le sujet sont d'accord à cet égard : Fonsagrives, Rochard et Bodet, Henry-Thierry, Couteaud et Girard. L'un de nous

---

[1] HENRY-THIERRY. Étude comparative de l'hygiène dans la marine de guerre et dans la marine de commerce. *Revue d'Hygiène*, mai 1903.

a montré[1] comment, discontinu à la mer, le sommeil est encore troublé dans les ports par les allées et venues des autres hommes de l'équipage, par la chaleur, le manque de ventilation dans les postes, les incursions des insectes, notamment des moustiques.

Au point de vue de la durée du sommeil, les hommes de la machine sont un peu mieux partagés ; divisés en trois équipes, ils se succèdent au travail dans l'ordre indiqué par le tableau suivant :

	1ᵉʳ QUART	2ᵉ QUART	3ᵉ QUART
Heures.	10 heures à 2 heures 10 — à 2 —	2 heures à 6 heures. 2 — à 6 —	6 heures à 10 heures 6 — à 10 —
Total.	8 heures de travail.	8 heures de travail.	8 heures de travail.

Les repas sont pris entre les heures de travail.

C'est donc la réalisation de la journée de huit heures demandée par les ouvriers. Toutefois surgissent souvent d'autres travaux occasionnés par l'entretien des organes métalliques, par les avaries, par la machinerie auxiliaire souvent très compliquée. Comme le nombre des hommes de chaque quart est strictement calculé pour la conduite du navire en marche, c'est pendant les heures de repos que ces travaux divers doivent être exécutés. La loi du 17 avril 1907 a statué au § 5 de son article 25 que la durée de ces travaux supplémentaires aux quarts ne peut pas excéder une heure par homme et par vingt-quatre heures. Dans les ports le démontage et le remontage de tout ou partie de la machinerie absorbe amplement leur temps.

Si le sommeil des hommes de la machine est plus continu,

[1] J. Dupuy. Réglementation du travail à bord des navires de la marine marchande. *Caducée*, juin-juillet 1905.

les conditions de leur travail sont, par contre, plus débilitantes. Tandis que les hommes du pont sont toujours à l'air
libre, chauffeurs et soutiers vivent dans les fonds, au milieu
d'une atmosphère saturée de vapeur d'eau, à une température
jamais inférieure à + 30° C, s'élevant quelquefois au-dessus
de + 50° C, dans l'obscurité de passages ou de tunnels dont
les parois sont brûlantes ou sous le rayonnement de foyers
incandescents. Une existence si pénible en fait des proies faciles
pour la tuberculose à laquelle ils paient un lourd tribut.

Le travail des gens du service du restaurant et des aménagements varie avec l'affectation et les dispositions des
divers navires et aussi avec le nombre des passagers embarqués à chaque voyage. Ce travail ne présente aucune
particularité saillante le distinguant de celui des mêmes
professions exercées à terre ; on peut noter seulement que les
gens de service doivent circuler en tout temps avec le
roulis, ou le tangage, que les accidents professionnels sont
fréquents parmi eux. Quand le mal de mer sévit sur les
passagers, les serviteurs subissent un surcroît de besogne
qui les tient souvent debout jour et nuit pour répondre aux
exigences des malades. Enfin, lorsque les passagers sont
très nombreux, les postes des garçons embarqués ne suffisent
pas quelquefois à leur donner asile à tous ; on compte
qu'ils coucheront n'importe où, dans les coursives, sur
les tables des salons, à portée des sonneries électriques, etc.
La réglementation du travail des gens de service se trouve
ramenée à une question de leur nombre proportionné aux
circonstances de chaque voyage.

2. *Travaux dangereux.* — Quelques travaux spéciaux exigent
de la part des capitaines qui les commandent une prudence
et une vigilance extrêmes en raison même de la négligence
et de l'insouciance des hommes qui les exécutent ; ces travaux
se font dans la·mâture et au long du bord. La solidité des

échafauds est la première condition dont il faut se préoccuper pour éviter les accidents. Les heures de ces travaux doivent être choisies de façon à mettre les hommes à l'abri des insolations. Les soins de propreté, la mise de vêtements particuliers pour exécuter les travaux de peinture seront surveillés.

Les chauffeurs sont souvent appelés à *faire* le minium ; on désigne sous ce nom un mélange de céruse et de poudre de minium formant une pâte destinée à rendre étanches les joints du tuyautage ; il s'obtient par une trituration et un battage des deux substances qui adhèrent aux mains, s'insèrent sous les ongles et sont absorbables de diverses façons. Le céruse est le carbonate de plomb — $PB\ CO^3$ — ; le minium est le deutoxyde de plomb — $PB\ O^4$ —. Il n'est pas rare d'observer des coliques, des embarras gastriques chez les hommes à qui incombe trop fréquemment la tâche de cette préparation. (Voir plus loin : IIIe partie, chap. v.) On veillera donc à ce que le même chauffeur n'y soit pas occupé deux fois de suite consécutivement ; l'opération terminée, on s'assurera' que cet homme se nettoie minutieusement les mains à l'aide de la brosse et de savonnages énergiques à l'eau chaude, en attendant qu'on interdise pour cet usage l'emploi néfaste des composés de plomb.

3. *Travaux des enfants.* — Des circulaires ministérielles ont à diverses reprises, en ces temps derniers, appelé l'attention des capitaines sur le travail des mousses et des novices. On sait qu'à terre le travail des enfants est strictement réglementé dans les usines et dans les ateliers : l'application de ces règlements est surveillée par des inspecteurs spéciaux et les contraventions entraînent des peines assez sévères. A bord des navires, les maîtres d'équipage, les seconds-maîtres et les matelots en général ont, de vieille date, la tendance à charger les enfants d'une foule de corvées désa-

gréables ; les brutalités sont les stimulants par lesquels on les encourage le plus souvent ; ces habitudes doivent être reprimées avec sévérité par les capitaines.

L'heure du lever des mousses et des novices — six heures du matin, — l'heure de leur coucher — huit heures du soir — sont fixées par le règlement. On doit supprimer les pelotons du soir comme moyen de punition, et la conduite d'un treuil ne doit jamais être confiée à ces enfants, ni le soin de monter dans la mâture. Ces règles sont dictées par des considérations de sécurité pour les enfants eux-mêmes et pour les autres travailleurs. Sommes-nous obligés d'ajouter que leur âge et leur condition à bord les recommandent plus spécialement à la sollicitude des capitaines pour tout ce qui a trait aux mesures d'hygiène individuelle et générale applicables au reste de l'équipage ?

4. *Passagers employés pendant les traversées.* — Jusqu'à ces dernières années il était d'usage, surtout à bord de certains navires à émigrants, d'embaucher quelques-uns de ceux-ci pour suppléer à l'insuffisance de l'équipage ; certaines compagnies spéculaient même sur la possibilité de trouver des travailleurs en cours de route pour réduire leurs effectifs. Des règlements étrangers se sont préoccupés de cet état de choses et ont formellement prohibé un tel usage. Cette défense est une sage mesure ; en ce qui concerne les émigrants italiens, son application est assurée par la surveillance d'un médecin commissaire du gouvernement dont la présence est imposée à bord de tout navire qui se rend en Italie pour embarquer des passagers de troisième classe.

Sur les navires qui transportent nos troupes dans nos colonies on recrute quelquefois des travailleurs parmi les soldats passagers ; cette même interdiction figurerait utilement dans les charte-parties de transports.

5. *Les officiers.* — Le travail des officiers est divisé, comme

celui des hommes, par quarts de quatre heures ; il consiste dans la surveillance de la route pour les officiers de pont, dans la surveillance de tous les appareils générateurs, moteurs et auxiliaires pour ceux de la machine. Sur certains navires les officiers sont en nombre notoirement insuffisant : cela peut être — et cela fut — la cause de quelques-unes des effroyables catastrophes enregistrées dans les annales de la navigation. Les officiers doivent être assez nombreux à bord pour ne pas fournir plus de deux quarts par vingt-quatre heures, soit quatre heures de surveillance diurne et quatre heures de surveillance nocturne.

Durant le séjour dans les ports, les officiers sont libres et n'ont guère à se préoccuper que de la surveillance générale du navire, à l'exception du second capitaine qui a la charge personnelle d'assurer l'embarquement et le débarquement des marchandises. Toutefois, certaines compagnies, exigent la présence de leurs officiers de pont dans les cales pendant le déchargement afin de pointer au passage le débarquement de tous les colis. Sur les navires qui n'appliquent pas ce système, le service est assuré par le matelot de la cale. Les réclamations élevées par les diverses associations d'officiers de la marine marchande condamnent cette obligation du pointage. C'est une pénible corvée pour des officiers de se voir ainsi transformés en machines à compter, quelquefois au moyen de petites baguettes, comme dans la plupart des ports de l'Extrême-Orient, et contraints de mettre leurs effets dans un état peu satisfaisant alors qu'on leur demande par ailleurs une notoire correction de tenue. Au nom de leur hygiène, nous nous élevons contre cette pratique ; l'officier de quart assure pendant des traversées de huit à quinze jours un service de surveillance très absorbant et quotidien, sans période de repos un peu prolongé ; il est utile, il est humain de lui laisser quelque loisir pendant les escales. Les récentes dispositions légales et réglementaires ont laissé subsister à cet égard à peu près intégralement l'état de choses ancien. La plupart des compagnies font preuve de plus de libéralité, au moins sur leurs grandes lignes, que ne l'imposent les textes officiels. Puissent-elles accueillir favorablement nos remarques !

IV. Conclusions. — Des considérations qui précèdent il résulte qu'une réglementation légale du travail à bord des navires de commerce devenait d'une urgente nécessité ; cette réglementation aurait dû prendre pour base d'appréciation :

1° Le tonnage du navire ;

2° La force de la machine ;

3° Les conditions climatériques des lignes desservies ;

4° La présence ou l'absence de passagers et le nombre de ceux-ci.

Une réglementation de cette nature est intervenue avec la loi du 17 avril 1907 et le règlement d'administration publique prévu par l'art. 54 de la même loi. Si certaines de ces dispositions sont des innovations heureuses, en ce qui concerne notamment la composition des équipages des machines et le nombre de leurs hommes, on regrette que loi et règlement aient négligé de fixer la composition numérique des équipages de pont et celle du personnel civil du restaurant. L'examen des vingt-sept articles du règlement montre que la rédaction a codifié une police administrative du travail à bord, plus qu'elle n'a borné la somme de travail de chaque individu embarqué, en l'arrêtant aux limites de capacité physiologique indiquées par l'hygiène et variables avec les circonstances dans lesquelles s'effectuent les travaux de navigation.

CHAPITRE III

DU VÊTEMENT A BORD

I. **Variations de la température.** — Nous avons insisté à diverses reprises sur les variations climatériques pendant les voyages en mer ; elles intéressent beaucoup l'hygiène du vêtement. La température des parages à traverser est la première condition à envisager dans le choix et la composition des pièces d'une garde-robe avant tout embarquement ; leur nombre doit être en rapport avec la durée probable du séjour à bord.

Lorsque le voyage se fait en latitude, sans grand déplacement nord et sud, d'un port quelconque d'Europe au Canada ou aux régions nord des États-Unis d'Amérique, par exemple, la saison doit seule entrer en ligne de compte, puisque la température est à peu près la même à l'arrivée ou au départ, sauf les variations locales difficiles à prévoir. Même pendant l'été, les nuits des climats maritimes sont régulièrement assez froides ; il est imprudent de rester tard sur le pont d'un navire avec des vêtements légers qui suffisent aux heures de soleil. Le refroidissement résulte en grande partie de l'humidité et de l'état hygrométrique de l'atmosphère et aussi de l'influence des vents, cause de variations brusques et sensibles.

Si, au contraire, le navire se déplace en longitude, s'il va du nord au sud ou réciproquement, quelle que soit l'époque à laquelle s'accomplisse le voyage, on rencontre fatalement des variations thermiques, les saisons étant interverties dans les deux hémisphères. Vers les régions équatoriales la température reste à peu près uniforme pendant toute l'année, tandis que la zone des chaleurs se déplace plus ou moins au nord ou au sud de l'Équateur suivant l'époque de l'année et la prédominance des vents alizés. C'est le cas pour toutes les lignes qui vont des ports d'Europe dans les régions de l'hémisphère austral : Amérique méridionale, sud du Brésil, République Argentine, Chili, Afrique australe, Australie, etc.

II. Les tissus. — Ces changements de température se produisent peu à peu, et progressivement suivant le déplacement du navire. Cependant, quand on s'éloigne de l'Équateur et qu'on arrive vers l'un ou l'autre tropique, les sautes soudaines du vent peuvent amener une baisse thermométrique considérable et soudaine ; ces variations sont dangereuses et les voyageurs expérimentés évitent ces surprises en portant toujours à la mer, surtout le soir, des vêtements en tissus isolants.

La laine se place au premier rang de ces derniers, et, parmi les tissus de laine, les flanelles méritent la préférence ; on trouve dans le commerce certaines étoffes, dites flanelles de Chine, de prix très modique, qui fournissent les tissus les plus propres à la confection de vêtements hygiéniques pour les voyages en mer dans les régions chaudes. Dans les climats tempérés, la flanelle de Chine, trop légère, doit être remplacée par le molleton ; inutile d'ajouter que lorsque le froid trop intense exige des vêtements plus chauds, pardessus, plaids, couvertures, voire même fourrures, sont de mise suivant les goûts et les moyens de chacun.

En certains parages, la température élevée et presque constante rend encore lourds les vêtements de la flanelle la moins épaisse ; les cotonnades et les toiles sont alors suffisantes. Toutefois, le fil et le coton sont très inférieurs à la laine quant aux propriétés isolantes ; c'est à eux surtout que l'on doit de dangereuses surprises lors des brusques variations de température. Ces vêtements légers, utiles pendant la journée, doivent être proscrits lorsque arrive la nuit. Un grand nombre de passagers ont coutume de porter des vêtements d'intérieur dans les cabines ou pour circuler dans les coursives aux heures du coucher, du lever, de la toilette ou du bain ; ces vêtements sont de forme spéciale, on les appelle, suivant les régions : pyjamas, kakimonos, etc. ; tantôt en fil, tantôt en coton, en satinette, ou même en soie, ces vêtements sont tolérés même dans les endroits fréquentés du navire, salons, salles à manger, jusqu'à une heure assez avancée de la matinée et après le dîner. Sans avoir l'intention de critiquer cette tolérance, trop justifiée par certaines températures, nous ne saurions passer sous silence les dangers inhérents à leur emploi intempestif, cause et genèse des diarrhées incoercibles si fréquentes dans les pays chauds et dont l'origine reste insoupçonnée.

III. La couleur. — La couleur du vêtement a une importance presque aussi grande que la nature du tissu pour la protection du corps contre le froid, la chaleur ou le soleil. Nous n'avons pas à rappeler ici les propriétés des différentes couleurs vis-à-vis de la chaleur et de la lumière ; chacun sait que les nuances sombres sont les plus absorbantes et que leur rayonnement est énergique, tandis que les couleurs

claires sont très réfringentes et rayonnent avec d'autant moins
de puissance qu'elles se rapprochent davantage des tons blancs.

Parmi les nuances sombres, la couleur la plus généralement adoptée dans la marine est le bleu, dit bleu marine;
c'est la teinte la plus ordinaire des flanelles de Chine et des
molletons que l'on trouve couramment dans le commerce.
Les cotonnades et les toiles de couleur blanche sont celles
qui correspondent le mieux à la protection que l'on recherche
contre la chaleur. Mais le blanc a l'inconvénient d'être très
salissant, considération secondaire pour les passagers riches
et pour tous ceux qui peuvent se munir d'une garde-robe
suffisante pour leur permettre de changer de costume autant
qu'il est besoin pendant le cours d'une longue traversée. Les
voyageurs de ressources plus minimes doivent s'abstenir
du blanc, et choisir les costumes de toile ou de coton bleus
ou de couleur jaunâtre, dite kaki. Ces teintes ont été adoptées
par l'administration pour les uniformes des troupes coloniales;
après divers essais, le kaki semble avoir conquis la préférence
pour l'habillement des employés d'administration et des
hommes de troupe, tandis que le vêtement de toile bleue est
resté celui des hommes de l'équipage, dans la marine de
guerre et dans celle du commerce.

IV. Le linge. — Une certaine partie du linge est fournie
par le navire lui-même : linge de literie, de toilette et de
table, tout au moins pour les passagers de classe, les öffi-
ciers et la maistrance. Ce linge ne diffère point de celui
que l'on trouve dans les hôtels et ses rechanges sont plus ou
moins fréquents suivant la catégorie des individus auxquels il
est fourni. C'est le navire qui doit assurer sa désinfection et
sa propreté. Nous avons dit, à propos de la literie des équipages et des passagers de troisième, qu'aucune pièce de lingerie ne figure parmi leurs fournitures ; rien ne leur est accordé
pour la toilette ou la table. Lorsque les locaux de toilette et

les réfectoires seront devenus réglementaires pour les uns et les autres, il est probable que les compagnies attribueront des pièces de linge au matériel affecté à ces locaux.

Quant au linge de corps proprement dit, les soins à lui donner sont les mêmes à bord qu'à terre ; encore faut-il tenir compte ici, pour la composition du trousseau, des parages à traverser. La flanelle de corps, d'un usage si répandu aujourd'hui, devient souvent incommode dans les zones de chaleur ; toujours imbibée de sueur, elle irrite la peau et prédispose aux bourbouilles. On la remplace avec avantage par des tricots en soie ou en coton à mailles ajourées et lâches.

Le corset de femme est encore plus nuisible à bord qu'à terre ; il exacerbe les douleurs utérines sourdes qui accompagnent la congestion de l'organe, généralement provoquée par la mer.

Exiger une certaine quantité de linge de corps pour les passagers de troisième serait se heurter à la situation pécuniaire des intéressés. Aussi vaut-il mieux insister sur la nécessité de l'installation de blanchisseries et de buanderies parmi les aménagements. Ces locaux étant créés, on pourra veiller à ce que les passagers les utilisent. Dans cet ordre d'idées, les inspections régulières des passagers sur le pont, de leur propreté et de leur tenue sont une excellente mesure que le gouvernement italien a prescrite à ses commissaires d'émigration.

V. Le vêtement proprement dit. — 1. *Passagers de classe.* — Les passagers gardent généralement à bord les vêtements qu'ils portent à terre, sauf à varier leur tenue suivant les circonstances. Il est préférable qu'ils se munissent, lorsque leurs moyens le leur permettent, de vêtements spéciaux, dont nous avons déterminé plus haut la nature et la couleur. Ils y trouveront avantages hygiéniques et réelle économie ; les

officiers de la marine marchande, qui ont adopté les vêtements dont nous parlons, s'habillent commodément et à peu
de frais. Les costumes de terre, plus coûteux, subissent à
bord une usure rapide qui les rend inutilisables après le
débarquement, pour peu que la traversée ait été longue.
Les voyageurs qui possèdent l'expérience de tels voyages
ont coutume de choisir, pour leur habillement ordinaire, des
vêtements voués au sacrifice. Sous l'influence de l'humidité
et de la chaleur, la moindre tache devient indélébile, se
recouvre, quelquefois en l'espace d'une nuit, de moisissures
qui poussent avec une rapidité surprenante ; les contacts
contre les diverses parois dans les emménagements, dans
les coursives, sur le pont, exposent aux souillures des
peintures plus ou moins fraîches, du goudron des gréements
ou de la suie provenant des machines.

Les coiffures utilisées à terre sont tout à fait incommodes à
bord ; les chapeaux doivent être relégués dans leurs cartons.
Il est d'usage de se munir de casquettes ; les plus recher-
chées sont en drap avec visière souple, assez ample pour
protéger les yeux contre l'arrivée des escarbilles. Les chapeaux
de femme méritent encore plus la condamnation ; la plupart
des passagères ont l'habitude de rester en cheveux, recou-
vrant seulement leur tête avec des tissus légers de gaze ou de
mousseline pour se protéger contre le vent, les escarbilles
ou la suie. Ces gazes sont pourtant impuissantes contre
l'humidité des soirs ou les embruns dont l'évaporation laisse
sur les cheveux des cristaux de sel, source de plaintes amères.
Certaines portent des casquettes à peu près semblables à
celles des hommes ; enfin quelques-unes, pour défendre la
beauté de leur chevelure, ne reculent pas devant le port d'une
perruque pendant toute la traversée, procédé peu pratique
dans les voyages en pays chauds.

Les souliers ou bottines, en cuir et à talons, rendent la
marche difficile sur les parquets humides ou sur le pont

et exposent à des chutes, à des entorses en cas de roulis.
La chaussure qui convient le mieux à bord est celle à semelles
plates et sans talons. Le cuir s'altère très vite au contact de
l'eau salée, les couleurs se désagrègent avec rapidité. On
trouve dans le commerce des chaussures en toile à semelles
de caoutchouc strié qui sont très commodes pour le bord et
dont se munissent la plupart des passagers.

2. *Passagers de troisième classe.* — L'hygiène du vêtement
des passagers de troisième se heurte aux mêmes difficultés
pécuniaires que celle de leur linge. Les règles à proposer et
les conseils à donner ne diffèrent pas de ceux exposés
ci-dessus ; ils restent lettre morte devant l'impossibilité
matérielle de les appliquer. Tout se résume dans une question de propreté et de désinfection par les étuves, les
buanderies et les blanchisseries.

VI. Vêtements de l'équipage. — 1. *Officiers.* — Sur les navires
des grandes compagnies les officiers sont astreints à revêtir
à bord un uniforme qui, sauf les insignes, se rapproche
de la petite tenue de la marine de guerre. Le molleton et la
flanelle de Chine noirs ou bleus marine, les toiles ou les cotonnades blanches sont les tissus les plus usuels. La coiffure est
la casquette de marine noire ou blanche suivant les parages
ou les saisons, quelquefois le casque en liège pour les officiers de passerelle dans les zones intertropicales. Ce costume
réalise à peu près de point en point le programme hygiénique que nous avons proposé pour le vêtement du passager.
Il est adopté par les officiers des navires dont les armateurs
laissent la tenue libre.

2. *Vêtements de mauvais temps.* — Il est d'usage en marine,
tant pour les officiers que pour les hommes du pont, d'avoir
des vêtements de mauvais temps d'une forme spéciale et
d'un tissu recouvert d'un enduit imperméable. Les offi-

ciers se servent d'ordinaire d'une capote avec capuchon ;
les hommes ont un complet composé d'un pantalon, d'une
veste et d'une coiffure nommée suroît. Ces vêtements sont
assez incommodes, rigides, lourds ; ils poissent facilement
et s'agglutinent quand il fait chaud ; suspendus, ils deviennent
rigides et se cassent ensuite aux plis des articulations quand
ils sont endossés. Pour remédier à ces inconvénients, on a
tenté d'adopter les vêtements caoutchoutés : ils sont insuffisants à protéger contre les grains un peu violents ; quant
aux vêtements en cuir, ils ont l'inconvénient d'être trop chauds
pour être supportés dans les parages intertropicaux. A
tout considérer, le classique ciré semble devoir rester jusqu'à
nouvel ordre le vêtement de mauvais temps le plus pratique.

3. *Vêtements des hommes du pont.* — Le vêtement des
hommes du pont, comme celui des officiers, diffère suivant
les compagnies. Sur les paquebots-poste les matelots sont en
général habillés d'un costume analogue à celui des marins
de l'État. Cet uniforme se compose d'un pantalon bleu, d'un
tricot en coton blanc à rayures transversales bleues, d'une
vareuse à col rabattu, en molleton ou en toile suivant les
saisons ou les climats.

Si dans la marine de guerre ces vêtements sont fournis
par l'État, il n'en est pas de même dans les compagnies
de navigation où chacun est tenu de se pourvoir à ses
frais de tous les objets qui composent le sac individuel.
Les marins, les jeunes surtout, sont généralement imprévoyants et s'embarquent avec une quantité de vêtements
tout à fait insuffisante, ayant gaspillé, avant le départ, l'argent
qu'ils touchent d'avance sur les salaires du voyage. Quelques
compagnies, les Messageries maritimes, par exemple, faisant
acte de prévoyance pour leurs matelots, embarquent à bord
de leurs navires des stocks de vêtements qui sont cédés, en

cours de voyage, au prix de facture à ceux qui se trouvent pris au dépourvu ; la dépense leur est retenue, en fin de voyage, sur leurs salaires. Cette manière de faire, qui devrait être plus répandue, n'est malheureusement en usage que sur les paquebots-poste où l'on exige des hommes un uniforme toujours propre pour les travaux sur le pont, au voisinage des passagers. Sur la plupart des autres navires la tenue est libre ; le port de vêtements quelconques est autorisé ou toléré, et c'est alors que l'insouciance des matelots peut devenir quelquefois dangereuse, aucun stock de vêtements ne se trouvant à bord.

On devrait remédier à ce défaut dès l'embarquement, chaque homme ne pouvant être accepté à bord qu'après l'inventaire de son sac en présence du capitaine ou d'un de ses délégués. L'exigence d'un minimum numérique d'effets appropriés aux climats traversés durant le voyage serait fort utile.

Un trousseau ordinaire doit comprendre :

1° Le linge, deux caleçons et deux tricots.

2° Deux pantalons et deux vareuses en molleton. Deux pantalons et deux vareuses en toile bleue.

3° Un pantalon et une vareuse en grosse toile blanche pour les travaux spéciaux : peinture, goudronnage, nettoyages de cales, etc.

4° Un vêtement de mauvais temps ou ciré.

4. *Coiffure.* — La coiffure la plus ordinaire du marin a été jusqu'ici le béret ou bonnet de laine dont la forme est connue de tous. Sauf sur les navires à bord desquels elle est réglementaire, cette coiffure tend à disparaître et à être remplacée par des casquettes de forme dite jockey. Ces dernières étant en drap protègent suffisamment contre le froid, s'adaptent bien à la tête ; elles ne sont pas susceptibles d'être enlevées par le vent, et ont leur intérieur doublé d'un tissu

de fil ou de coton. Elles sont préférables au bonnet de laine
dont le fond non doublé s'encrasse rapidement.

Bonnets ou casquettes sont suffisants à la mer lorsque
le navire est en marche et se trouve dans des zones tempérées; mais dans les régions intertropicales, dans les parages
où l'aération est faible même au large, où le soleil darde
ses rayons ardents sur les toiles des tentes, uniques protec-
trices des passerelles où les hommes de barre sont obligés
de se tenir immobiles pendant de longues heures, dans les
ports où ces tentes sont repliées pour permettre le libre
travail des treuils, dans toutes ces multiples circonstances
ces coiffures sont insuffisantes et dangereuses. Chaque homme
doit alors être pourvu d'un chapeau de paille tapissé lui-
même extérieurement d'un surtout en toile blanche. Le casque
en liège des troupes coloniales serait encore plus efficace
pour protéger contre le soleil; l'habitude et la force de la
tradition rendent sa vulgarisation bien lente en marine, sauf
pour quelques officiers qui l'ont adopté.

5. *Chaussures*. — Le problème de la chaussure pour les
hommes du pont est difficile à résoudre. Ils ont conservé
l'habitude de rester pieds nus quand le froid n'est pas intense.
C'est la façon d'être la plus commode, la plus propre même
pour les lavages du pont qui durent plusieurs heures chaque
matin. Mais elle a l'inconvénient d'exposer la face plantaire
à la pénétration d'esquilles des planches, des clous perdus ou
tous autres objets aigus. Pour les lavages, en temps mauvais
ou froids, les hommes portent des bottes à semelles de bois
et à tiges faites de toile à voile ; pour les travaux ordinaires
ils chaussent des galoches à dessus de cuir dans lesquelles ils
restent pieds nus, ou bien mettent des chaussons. Un modèle
de ces chaussons commodes et protégeant bien contre le
froid est ce qu'on appelle en langage maritime « des bas de
forçat ».

L'hygiène de la chaussure serait assurée et ne constituerait plus qu'une question d'approvisionnement pour chacun, si les galoches et les bottes de lavage ne faisaient point sur le pont un tapage qui, répercuté à travers les cloisons des cabines, renforcé par les caisses de résonance que forment celles-ci, trouble le sommeil des passagers logés au-dessous des ponts au moment où le lavage est effectué.

Comme les heures de lavage sont fixées pour les convenances générales à un moment où tous les passagers dorment, on conçoit l'inconvénient de ces chaussures. Des bottes en caoutchouc seraient préférables ; mais leur achat est onéreux ; aux compagnies appartient le droit d'en munir les matelots suivant les soins et les prévenances dont elles jugent utile d'entourer leur clientèle de passagers.

7. *Vêtements des hommes de la machine.* — Les équipages des machines de la marine de guerre ont le même uniforme que les hommes du pont, et, en sus de leurs effets, un vêtement spécial appelé « bleu », composé d'un pantalon en toile bleue, dit cotte, et d'un gilet de travail, en même toile destiné à les protéger contre les souillures de toutes sortes auxquelles les expose leur travail. Il arrive naturellement que pour les travaux de manipulations de charbon, de chauffe, de graissage et de conduite des machines, ce vêtement est le seul qu'ils endossent ; ils y trouvent une protection de la peau contre les souillures, plus qu'une protection du corps contre le froid, étant donnée la température des divers compartiments où s'opèrent leurs travaux. Dans la marine du commerce ce vêtement est le seul des hommes de la machine.

Le souci de l'hygiène du vêtement ici doit viser les lavages et les nettoyages fréquents, bien plus que déterminer la composition numérique et qualitative des diverses pièces. A propos des locaux d'habitation et des conditions du travail, nous

avons vu par quels moyens peut être assurée la propreté
corporelle de ces hommes et celle de leurs effets ; nous au-
rons à y revenir quelques lignes plus bas.

Rien de particulier à dire sur leur coiffure.

Leur chaussure est constituée presque toujours par des
galoches à semelles en bois et à dessus en cuir, ou quelquefois
des souliers dont ils coupent une partie de l'empeigne ; les
semelles en bois sont préférées par les chauffeurs, celles en
cuir par les mécaniciens à cause des dangers de glissades
auxquels ils sont exposés sur les parquets métalliques toujours lubréfiés d'huiles et de graisses. Les galoches des
chauffeurs devraient faire place à des sabots complets qui
protègent contre les ecchymoses et les brûlures si fréquentes
dues aux chutes d'escarbilles ou de morceaux de charbon
incandescents sur la face dorsale des pieds, lors du curage
des fourneaux et des tisonnages au ringard. Une dépêche
ministérielle du 13 avril 1904 a autorisé le personnel des
machines à faire usage de ces sabots, dits de chauffe, sur
les navires de l'État [1]. Chaque homme devrait avoir une paire
de ces chaussures exclusivement affectée au travail et la
remplacer par une autre paire non souillée dès la mise bas
de l'ouvrage, afin de se soustraire aux reproches qui leur sont
adressés, à bord de tous les navires, de laisser les empreintes
de leurs pas partout où ils passent, vieille récrimination
qui, en langage maritime familier, a valu au personnel des
machines les surnoms collectifs et peu gracieux de « pieds
noirs » ou de « bouchons gras ».

8. *Vêtement du personnel du restaurant.* — Le vêtement
des employés des diverses sections du restaurant ne diffère
pas sensiblement de celui des gens qui exercent des professions similaires à terre ; d'ailleurs ceux-ci ne sont plus,
comme les autres hommes de l'équipage, des marins de car-

---

[1] Couteaud et Girard. *L'Hygiène dans la marine de guerre moderne.*

rière ; l'inscription maritime les désigne sous le nom d'affranchis ou personnel civil. La plupart d'entre eux, les garçons, par exemple, et tous ceux qui sont en contact avec les passagers, doivent avoir une tenue propre et correcte, ce qui les oblige à changer de linge fréquemment et à se munir avant l'embarquement d'un trousseau approprié. Le problème est résolu pour eux par le fait même des contraintes de leur profession.

VII. Propreté du linge et des effets de l'équipage. — La composition des trousseaux des hommes de l'équipage, même lorsque ces trousseaux comprennent le nombre de pièces proposé, met bien en lumière la nécessité des lavages et des nettoyages réguliers. A bord des navires de guerre ces opérations reviennent à jours fixes de la semaine et sont générales pour tout l'équipage ; sur les navires de la marine marchande elles ont été laissées jusqu'à présent à l'initiative des hommes ; sur quelques bateaux cependant les capitaines, soucieux de la propreté de leurs hommes, font des inspections hebdomadaires ; ils visitent tous les locaux d'abord, et passent ensuite une revue de l'équipage. Ainsi, par une coutume moins commune qu'il ne le faudrait, les hommes sont tenus à un lessivage par semaine.

Du temps, de l'eau et du savon suffisent pour réaliser ce bienfait hygiénique. Que ce temps soit pris en dehors des heures réglementaires du travail s'il le faut ; cette question qui soulève des difficultés assez ardues aurait dû être visée dans une disposition réglementaire. Peu de marins s'embarquent sans une certaine provision de savon, chaque navire pourrait en posséder un approvisionnement suffisant pour en céder aux hommes à prix de facture. Quant à l'eau douce, la parcimonie avec laquelle on la distribue sur un assez grand nombre de bâtiments n'est plus justifiée à bord des vapeurs, presque toujours pourvus d'une machine

distillatoire, et dont les caisses sont assez volumineuses
et les escales assez rapprochées pour leur permettre de
renouveler leurs provisions suivant leurs besoins. Il va de
soi qu'à bord des navires pourvus de buanderies avec prises
d'eau froide et d'eau chaude, suivant les dispositions de
certains règlements, ces installations doivent être mises à
la disposition des équipages à heures et à jours fixes, sans
empiéter sur le temps pendant lequel elles sont réservées
aux passagers. Toutes ces mesures peuvent entrer dans la
pratique courante avec un peu de bonne volonté de la
part des capitaines et des états-majors ; elles ne créent aucun
frais à l'armement et ne dépendent que de l'éducation des
équipages.

VIII. De la propreté corporelle et de la balnéation a
bord. — A propos des locaux d'habitation et des conditions
de certains travaux, nous avons montré comment doivent
être comprises, à bord, les installations qui facilitent les soins
de propreté corporelle des passagers et des équipages.

Les passagers de classe ont dans leurs cabines des toilettes
alimentées à l'eau douce.

Sur la grande majorité des navires les baignoires ne sont
encore aujourd'hui remplies qu'à l'eau de mer, chaude et
froide. C'est un très grave défaut parce que beaucoup ne
peuvent supporter la balnéation salée : tels les arthritiques,
les nerveux, ceux dont l'organisme subit de fâcheuses
influences de la moindre excitation extérieure, les gens à la
peau délicate, les prédisposés aux dermatoses de toutes
sortes. Combien de fois les médecins de navires ont-ils
l'occasion de constater, dès les premiers jours d'une traversée,
une poussée acnéiforme ou eczémateuse après un bain
unique chez des passagers non prévenus ?

Dans les parages intertropicaux, lorsque les conditions climatériques prédisposent le revêtement cutané à des érup-

tions de bourbouilles, l'action de l'eau salée vient s'ajouter aux autres causes pathogènes au moment même ou une balnéation rationnelle pourrait être un moyen préventif ou thérapeutique. Et lorsque sur ces bateaux le médecin ordonne un bain d'eau douce, sa prescription désorganise tout le service, le personnel étant insuffisant pour charrier dans des seaux l'eau nécessaire.

Dans un certain nombre de ports d'escale ce défaut est plus sensible encore ; nous avons déjà vu que le bacille du choléra peut se conserver longtemps dans l'eau de mer ; on juge à quoi s'exposent des passagers qui s'immergent dans une eau contaminée. On objectera que le service des baignoires peut être suspendu dans ces ports, mais une partie du tuyautage est susceptible d'être infectée, et ultérieurement l'eau du large peut entraîner avec elle le vibrion dans les baignoires. — La balnéation à l'eau de mer doit être une exception à bord des navires comme elle l'est à terre dans les circonstances ordinaires de la vie. La mesure ne dépend que de la provision d'eau douce et de ses moyens de fabrication à bord même ; elle ne comporte pour les navires à vapeur aucun obstacle sérieux.

Concluons que tous les locaux d'habitation des passagers de troisième doivent être pourvus de toilettes suffisantes au nombre de leurs hôtes et que ceux-ci doivent disposer de bains-douches assez nombreux pour les utiliser au moins une fois tous les cinq jours.

Les postes d'équipage des matelots, des chauffeurs et des garçons doivent posséder aussi des toilettes, en nombre proportionnel à celui de leurs habitants. Les postes des matelots auront au moins une salle annexe avec une douche et une baignoire, et deux si leur nombre dépasse vingt. Les bains-douches des chauffeurs seront placés dans le voisinage des chaufferies, et précédés d'un vestiaire où les hommes quitteront leurs vêtements de travail avant leurs ablutions, et prendront des vêtements propres aussitôt après.

Ainsi pourront être réalisées des installations d'un prix de revient peu élevé, demandant le sacrifice d'un espace restreint, au grand bénéfice de l'hygiène des passagers, des habitants du navire et du navire lui-même.

CHAPITRE IV

DE L'ALIMENTATION A BORD

I. Alimentation et aliments en général. — Les traités de physiologie et d'hygiène générale déterminent quelle ration alimentaire correspond à l'harmonie des fonctions physiologiques, et distinguent une ration quotidienne d'entretien et une ration de travail pour une dépense de force donnée. Ces rations sont fondées sur le calcul des déperditions caloriques de l'organisme dans les vingt-quatre heures, au repos et en activité.

A la mer, les combustions organiques sont plus actives et les déperditions par la peau et les poumons plus élevées. L'organisme a donc à pourvoir au remplacement de déchets quotidiens plus considérables qu'à terre ; cette augmentation de besoins se traduit par une polyphagie à peu près constante, que l'on observe chez la plupart des personnes, dès les premiers jours de leur embarquement.

La constatation empirique de ce fait a conduit les compagnies de navigation à adopter des menus réglementaires d'une abondance excessive tout au moins pour les passagers de classe ; et ceux-ci, n'écoutant que l'appétit du moment, mangent et boivent beaucoup plus que de coutume. Le tube digestif et ses glandes déjà partiellement inhibés par l'action de la mer, subissent le contre-coup fâcheux de cette surcharge; le ralentissement de leur activité s'accroît et au bout d'un temps plus ou moins long suivant les individus, trois ou quatre jours le plus souvent, survient la perte totale de l'appétit, le besoin de purgations sollicitées par 95 p. 100 des passagers, trop peu coutumiers des voyages pour avoir songé à une mesure de prévention. Ces accidents peuvent revêtir parfois une certaine gravité et présenter tous les caractères de l'intoxication alimentaire classique : constipation absolue, anurie presque complète, céphalée, tympanisme, haleine à odeur fécaloïde, etc., qui obligent de recourir à des moyens énergiques : purgatifs drastiques, entéroclyses répétées.

La première règle hygiénique de l'alimentation à bord doit fixer la ration quotidienne de chaque individu à la même quantité qu'à terre, et toute augmentation de régime doit être justiciable d'une épreuve préalable de la régularité des fonctions intestinales.

Étudions les conditions dans lesquelles on s'approvisionne à bord des navires : de pain que fournissent les céréales et la farine, — de légumes et de fruits, secs ou verts, — de viande provenant des animaux, — ainsi que des autres produits plus ou moins directs de ces derniers, œufs, beurres, fromages. Nous donnerons ensuite quelques détails : sur les aliments d'épargne, boissons spiritueuses, embarquées toutes prêtes pour la consommation, boissons alcooliques qui se préparent à bord même, — sur la préparation culinaire, — sur les ustensiles de cuisine et la vaisselle de table, — sur les heures et le temps des repas, — et enfin sur la composition des menus. Une brève étude sur l'alimentation des nourrissons en mer et les diverses formes d'utilisation du lait terminera ce chapitre.

II. Le pain a bord. — La fabrication du pain à bord des navires est restée pendant longtemps un grave problème, heureusement résolu aujourd'hui grâce à l'adoption de fours métalliques commodes et pratiques. Ces fours sont de divers modèles ; le type le plus communément usité est le four du système Wieghorst. Il consiste en une série de tubes clos, à moitié remplis d'eau ; la tête de ces tubes aboutit à un foyer. Le chauffage du foyer lance dans les tubes de la vapeur d'eau surchauffée, dont la température est portée jusqu'à 225°. Au-dessus de la batterie des tubes est disposée une plaque de tôle sur laquelle s'opère la cuisson du pain. Il peut y avoir, pour la cuisson, autant de compartiments que l'on installe de batteries de tubes. Les parois et les portes des fours sont constituées par deux lames métalliques séparées par de la terre réfractaire qui s'oppose à la déperdition de calorique ; à la partie supérieure se trouve une caisse où se réchauffe l'eau nécessaire à la cuisson.

Chaque compartiment du four est muni d'un pyromètre sur sa façade extérieure, et peut contenir de 20 à 25 kilogrammes de pain ; le temps de la cuisson n'excède pas cinquante minutes. Le fonctionnement du four pouvant être continu, et les fours ordinaires étant à trois compartiments, il est facile de calculer le rendement quotidien d'un de ces appareils.

En principe, la ration de pain à bord des bateaux de commerce français est calculée à 800 grammes par personne et par jour ; en réalité il n'existe aucun rationnement. Dès les premiers jours des traversées, les passagers de troisième demandent souvent aux boulangeries des suppléments qui ne leur sont jamais refusés ; au bout de peu de temps les quantités distribuées sont toujours plus que suffisantes, et l'on assiste alors au gaspillage : un bon quart du pain donné aux passagers de troisième est jeté après chaque repas.

Il est difficile de conserver le pain à bord à cause de l'humidité de l'atmosphère, à moins qu'on ne le tienne dans des boulangeries hermétiquement closes, à parois strictement étanches, et placées en tel endroit du navire que leur température intérieure ne permette pas à la vapeur d'eau de se condenser. Aussi les provisions fabriquées ne dépassent pas la somme des besoins de vingt-quatre heures, et la fabrication est quotidienne.

Les boulangeries sont toujours divisées en deux sections : la boulangerie proprement dite où se fabrique le pain et la boulangerie-magasin où le pain est conservé après cuisson. La première contient les pétrins et tout le materiel servant à sa préparation. Jusqu'à ce jour le pétrissage était fait à bras, opération très fatigante dans les climats intertropicaux. Lorsque le chiffre des passagers est élevé, le nombre des boulangers doit être accru, car la limite de travail de chacun des hommes s'arrête à la fabrication de 200 kilogrammes de pain par jour. L'installation de pétrins mécaniques est désirable puisque, à bord des navires à vapeur, le problème de la force motrice ne se pose pas.

Le levain utilisé est de la levure comme dans les boulangeries urbaines. La qualité du pain ne peut donc dépendre que des soins et de l'habileté professionnelle des boulangers embarqués ; et comme ceux-ci restent assez longtemps sur le même navire, le pain est dans la majorité des cas d'excellente qualité, et très apprécié de tous les passagers.

Sa mauvaise qualité ne dépend que des farines douteuses ou avariées, et la conservation des bonnes farines est fonction des récipients qui les contiennent. Trois modes sont usités en marine : les fûts, les caisses doublées intérieurement d'une paroi métallique (fer-blanc) et les sacs. Les unes et les autres de ces enveloppes sont suffisantes, à condition que la cale dans laquelle on les dispose soit parfaitement étanche et aussi peu humide que possible. Si ces qualités font défaut, les sacs ne tardent pas à laisser leur contenu s'avarier ; les fûts ne sont pas des protecteurs beaucoup plus efficaces que les sacs, ni d'ailleurs les caisses imparfaitement étanches. Toute farine avariée doit être rigoureusement rejetée de la fabrication du pain.

Nous ne ferons que mentionner le biscuit de mer, qui tenait lieu de pain aux marins avant la mise en fonctionnement des fours sur les navires. A vrai dire, il s'en fait encore une assez grande consommation sur certains voiliers déjà anciens et dépourvus des installations modernes. — Le règlement d'émigration italien a prévu la distribution aux passagers de troisième de ces biscuits destinés à être détrempés dans leur café du matin. S'il est vrai que ce breuvage est distribué sans aucun autre aliment solide, les passagers ont toute facilité de conserver du pain de la veille qu'ils prennent avec leur café, de préférence au biscuit, de sorte que ce dernier sert d'amusement et n'est goûté qu'à titre de curiosité. La consommation d'un assez grand nombre de caisses de biscuits par voyage devient pour l'armateur un inutile sacrifice dont les passagers n'usent guère ; et ces distributions ont des inconvénients d'ordre hygiénique : on trouve des morceaux de biscuits épars dans tous les coins des locaux d'habitation, servant d'appât et de nourriture aux rongeurs et aux insectes.

III. Les légumes et les fruits. — Les légumes et les fruits consommés à bord des navires sont comme à terre de deux sortes : les secs et les verts.

Parmi les légumes secs, les haricots, les flageolets, les pois chiches, les pois ordinaires, les lentilles, etc., sont les plus communs ; parmi les fruits ce sont : les noix, les noisettes, les amandes, les figues sèches, les raisins, les dattes en boîtes, etc. Nous n'avons à rappeler ici les propriétés nutritives ni des uns ni des autres, qui d'ailleurs comptent parmi les substances alimentaires les plus complètes. Leurs qualités hygiéniques ne dépendent que de leur état de conservation, intimement lié lui-même à l'étanchéité de leurs récipients. Dès l'ouverture de ceux-ci, toutes les parties présentant une altération quelconque seront rejetées ; on les reconnaîtra sans peine à l'aspect extérieur, et d'ailleurs les négligences des cambusiers ou des autres gens du service préposés à la nourriture ont tôt fait de susciter des réclamations de la part des consommateurs.

Les tubercules, les racines et les bulbes se réservent une place intermédiaire entre les végétaux secs et les verts par leur facilité de conservation et le rôle important qu'ils jouent dans l'alimentation : ce sont les pommes de terre, les carottes, les navets, les oignons, etc., toutes substances riches en principes sucrés. Les pommes de terre constituent un aliment providentiel pour les navires : elles sont généralement embarquées en sacs. Ceux-ci doivent être tenus dans des endroits secs ; à l'humidité les solanées pourrissent rapidement et la chaleur de l'atmosphère intérieure des navires peut les pousser à une germination rapide. On sait qu'à cette période de développement naît, dans la substance du tubercule, un principe alcaloïdique nommé solanine, susceptible de produire des troubles de l'organisme, danger d'autant plus sérieux que la pomme de terre revient quotidiennement sous une forme ou sous une autre dans la composition des menus.

Les fruits et les légumes verts sont conservés à l'état frais, ou bien, après des préparations spéciales, enfermés dans des boîtes dites de conserves. Dans le premier cas, ils se consomment comme à terre, dès les premiers jours de la traversée. Les uns sont exposés librement sur des claies disposées dans les cambuses ; les autres sont tenus dans les glacières. Ces derniers peuvent se conserver plus longtemps, mais ils perdent assez vite leur sapidité.

Les navires qui touchent de nombreuses escales se réapprovisionnent dans les divers ports, et l'on voit alors figurer sur

les tables les produits plus ou moins variés des parages exotiques. Parmi ces derniers, les bananes et les oranges tiennent
la première place ; les unes et les autres se conservent très
facilement et sont d'un goût agréable ; les navires en restent
pourvus pendant les plus longues traversées. Les ananas
se rangent immédiatement à leur côté par leurs qualités
sapides et nutritives, mais ils sont moins stables. Les
mangues, les mangots, les mangoustans, les abacates, etc.,
ont un goût plus particulier qui demande une certaine accoutumance ; ils sont d'ailleurs beaucoup plus rares et ne
paraissent guère qu'à titre de suppléments curieux.

Un préjugé est assez répandu parmi les diverses classes
de passagers, d'après lequel les produits naturels des régions
à grandes endémies sont toujours porteurs des germes de ces
maladies. Si dans un pays à choléra un fruit quelconque a été
souillé, dans un état de marché ou pendant les diverses manipulations qu'il a subies, par des produits cholériques, il est
évident qu'il peut être dangereux. Mais, cette circonstance
mise à part, aucun fruit n'est, en lui-même et toujours, vecteur
du germe d'une maladie spécifique. Il peut être plus ou moins
mûr, de plus ou moins bonne qualité, plus ou moins diges-
tible, etc. ; jamais, en tant que fruit, il ne contient dans
sa substance un microbe spécifique. Et pourtant l'on voit
couramment des passagers s'abstenir de bananes, embarquées au Brésil, par crainte de contracter la fièvre jaune
même en dehors de tout état d'épidémie amaryle dans cette
contrée !

Quant aux légumes et fruits de conserves, ils sont contenus
dans des boîtes préparées en grand par l'industrie avant
d'être livrées au commerce. On sait que les procédés industriels de préparation sont assez variés, spécialement en ce
qui concerne la coloration des diverses substances, et qu'ils
ne sont pas tous au-dessus du reproche : nous n'avons pas
à les analyser ici. La seule mesure à prendre consistera

à réserver l'achat de ces conserves à des maisons connues pour les garanties qu'elles présentent et dans le rejet du contenu de toute boîte dont l'aspect est anormal.

IV. Les Viandes a bord. — Comme les fruits et les légumes, elles sont de deux catégories : fraîches et conservées.

Pour les voyages de courte durée, comme ceux d'Algérie, par exemple, les provisions de viande fraîche sont embarquées dans les ports de départ et proviennent des boucheries de la localité. L'inspection des animaux qui les ont fournies a donc toujours été faite par le service municipal ; il suffit de s'assurer que leur abatage ne remonte pas à trop longtemps, et qu'elles sont en bon état de conservation. Elles sont placées à la glacière, d'où on ne les retire qu'au moment des besoins de la cuisine. Inutile d'ajouter qu'on doit rigoureusement rejeter de la préparation des aliments toutes les viandes présentant le moindre signe d'altération.

Pour les voyages au long cours, les viandes sont fournies par l'abatage, en cours de traversée, d'animaux embarqués avant le départ : bœufs et moutons, lapins, volailles, etc. Ceux-ci, principalement les bovidés, n'ont pu franchir les barrières d'octroi des villes sans être soumis à certaines mesures sanitaires qui comportent un examen de la part d'un vétérinaire. Dès leur achat aux abattoirs urbains, ils offrent donc une somme de garanties suffisantes pour pouvoir être admis à bord, à condition qu'un trop long espace de temps ne se soit pas écoulé depuis leur entrée en ville jusqu'au moment de leur embarquement. De toutes façons il est du devoir du médecin sanitaire maritime d'assister à leur arrivée à bord et de faire renvoyer les animaux qui présentent des symptômes d'une maladie quelconque. Cette mesure a pour but l'élimination d'une viande qui serait rejetée ultérieurement, et aussi la protection, contre les contages, auxquels seraient exposés les animaux embarqués en bon état de santé : son objectif est d'ordre hygiénique et économique.

Nous avons vu plus haut que les stalles de ces animaux sont d'ordinaire situées sur le pont vers les parties avant, au-dessous du gaillard ; nous avons indiqué la nécessité de désinfecter ces stalles à la fin de chaque voyage par des lavages abondants avec des solutions microbicides et des badigeonnages au lait de chaux avant l'embarquement de nouveaux animaux. En cours de voyage les déjections des animaux doivent être enlevées plusieurs fois par jour, au moins matin et soir, le parquet lavé, la litière renouvelée, tenue sèche et propre. Les soins donnés, ne seront jamais trop grands car ces animaux sont susceptibles d'avoir le mal de mer, de s'habituer difficilement au navire et de s'amaigrir vite, par suite de donner une mauvaise viande ; d'autre part, ces troubles physiologiques les mettent en état de moindre résistance contre l'invasion de germes infectieux jusque-là latents, et favorisent une épizootie.

Leur nourriture, réglée par le boucher, à qui incombe la charge de ces soins, se compose de fourrage, de graines, de pâtes et souvent de pain ; nous avons dit que la quantité quotidienne du pain destiné à l'alimentation humaine est toujours en excédent considérable. Quand ils sont amarinés, les animaux se trouvent bien à la mer et engraissent assez rapidement. Le navire doit être pourvu d'une stalle d'isolement pour les cas de maladie ; mais la mesure prophylactique la plus efficace est l'abatage immédiat, quels que soient les symptômes de début d'une indisposition.

L'abatage se pratique sur le pont ; aussitôt tués, les animaux sont écorchés, vidés et suspendus à l'air libre par une poulie attachée dans le gréement. Ces opérations ont lieu généralement dans la soirée ; le dépeçage est fait dans la matinée suivante et les morceaux sont répartis entre la cuisine, pour les besoins immédiats, la boucherie pour ceux de la journée, la glacière pour les fragments destinés a être conservés plus long-temps. Inutile d'insister sur les soins de propreté nécessaires à toutes ces opérations. Le médecin du bord doit y assister, examiner soigneusement les différents viscères et les quartiers de viande. On peut avoir tendance à être indulgent pour la boucherie, en pensant qu'une bonne cuisson vient détruire tous les germes infectieux ou les parasites contenus dans les viandes crues. Mais il faut penser aussi que la température de la cuisson n'est pas toujours assez élevée ni assez prolongée pour supprimer tous les éléments dangereux, que parfois on est obligé de servir la viande « saignante » pour satisfaire le goût des consommateurs. On devra rejeter tout morceau portant des tubercules, tenir comme suspecte toute la viande d'un animal dans une partie duquel des tubercules auront été trouvés et en recommander spécialement la cuisson ; on veillera aussi aux cysticerques, aux hydatides, aux trichines. Un animal abattu prématurément pour cause de maladie quelconque, devra être rejeté en entier. Tout un groupe d'accidents morbides, à manifestations portant sur le tube digestif, peut résulter de l'ingestion de la viande de ces animaux. Cliniquement assimilables à la gastro-entérite, à la fièvre typhoïde ou au choléra, ces accidents ont parfois des caractères de gravité extrême dus au développement et à la prolifération d'un élément bactérien retrouvé chez tous les malades, appartenant au groupe des paratyphiques.

Le médecin a encore le devoir de surveiller la propreté de la boucherie, de son matériel, et le bon état des toiles métalliques tapissant les ouvertures ; de s'assurer que les viandes suspendues ne se sont pas altérées avant leur envoi à la cuisine et que celles qui y sont dépecées dès leur sortie de la glacière sont bien conservées. Les viandes provenant d'animaux abattus sains, mais qui sont livrées à la consommation en mauvais état de conservation, peuvent provoquer une série d'accidents désignés par le terme général de botulisme, et dus à un bacille anaérobie spécial, le bacillus botulinus de Van-Ermengen, qui produit une toxine violente, cause des accidents morbides.

Il est de tradition parmi les gens des équipages des navires de commerce de soupçonner le boucher et les cambusiers de plumer précipitamment, de vider et d'envoyer aussitôt aux cuisines les volailles trouvées mortes dans les volières. En réalité, la chaleur des parages intertropicaux fait de nombreuses victimes dans les basses-cours : l'on devra veiller à ce que toutes soient jetées à la mer, car bouchers et cambusiers peuvent bien se figurer en effet que, plumées et vidées sans retard, elles donnent encore une viande propre à la consommation.

Quelques navires font aux époques propices des transports de gibier à plumes, cailles et perdrix. Les restaurateurs et les économes mettent à profit les occasions fournies dans les escales d'embarquement pour en acheter une certaine quantité destinée au service même du navire. Dans les cages, les victimes sont encore plus nombreuses que dans les volières ; naturellement elles sont tout aussi impropres à l'alimentation. — On embarque aussi, suivant les circonstances et les escales, du gibier acheté mort, qui est conservé à la glacière, et qu'on laisse faisander, plus ou moins selon les espèces, avant de le livrer à la consommation. Un faisandage trop avancé peut provoquer des accidents de botulisme. — Le poisson est conservé par le même procédé ; mais il ne supporte pas le vieillissement et, même en glacière, il commence à se décomposer au bout de quatre ou cinq jours; trop avancé, il répand une odeur caractéristique contre laquelle la cuisson reste impuissante et qui avertit les passagers d'avoir à s'en abstenir.

L'industrie a réalisé d'autres moyens de conserver les diverses viandes. Après leur avoir fait subir une stérilisation par la chaleur, on les enferme dans des récipients hermétiquement clos. Toutes les viandes ainsi préparées sont désignées sous le terme générique de conserves et sont des plus variées comme provenance et mode de préparation; celles que l'on consomme de préférence sur les navires sont de la viande de bœuf (endaubage), de veau, les pâtés divers, etc. — Les salaisons de porc, les viandes fumées ou séchées méritent aussi une mention ; à bord des voiliers, les barils de lard jouent un grand rôle dans la nourriture des équipages.

Les difficultés du transport des animaux vivants ont poussé certaines compagnies de navigation à installer des navires entiers pour le transport exclusif des viandes mortes. Aussitôt après l'abattage, la saignée et le dépouillement, ces viandes sont suspendues dans de vastes chambres frigorifiques et soumises à une très forte congélation. Elles sont ensuite enveloppées dans des gazes fines et chargées dans les compartiments de ces navires où la température intérieure est maintenue à un degré au-dessous de zéro. Les résultats obtenus par ce procédé ont donné l'idée d'aménager de pareils compartiments frigorifiques à bord de quelques navires à passagers, pour n'avoir plus à embarquer d'animal vivant et supprimer la boucherie. Tous les paquebots de certaines lignes anglaises ont adopté ce système. La viande se conserve bien tant qu'elle est congelée; mais après son exposition à la température ordinaire de l'atmosphère, elle se ramollit, se décompose assez rapidement et devient impropre à l'alimentation. Il est nécessaire qu'elle soit soumise à la cuisson peu de temps après sa décongélation ; malgré tout, elle a une saveur un peu fade et ne saurait remplacer totalement la viande fraîche. Cependant les qualités appétissantes de ces viandes de conserve dépendent beaucoup du soin avec lequel la congélation du début a été faite et continuée.

V. ŒUFS, BEURRE ET FROMAGES. — Les œufs sont conservés à

bord des navires dans des barils remplis de chaux : cette immersion leur donne parfois un goût légèrement désagréable, mais ne les prive pas de leurs qualités nutritives. Quelques-uns s'altèrent cependant; aussi faut-il proscrire leur préparation culinaire sous le mode dit « œufs à la coque »; les cuisiniers ont une tendance presque invincible à les présenter de temps en temps sous cette forme; choix désastreux pour les personnes à qui échoit par hasard quelque œuf gâté. La règle absolue et uniforme s'impose de rompre toujours les œufs à la cuisine un à un pour éliminer les mauvais avant toute préparation culinaire.

Le beurre est conservé à la glacière, d'où on le sort à mesure des besoins. Un autre mode de conservation consiste à le saler et à l'enfermer dans des boîtes métalliques hermétiquement closes : sous cette dernière forme, il est surtout utilisé pour les besoins de la cuisine.

Presque toutes les espèces de fromages se conservent bien à bord; ceux à pâte grasse ou à fermentation active doivent être tenus à la glacière dans des boîtes bien fermées; les fromages secs, qui ont été préparés à chaud ou cuits, se gardent sans difficulté à l'air libre pourvu qu'ils soient soustraits à l'humidité.

VI. Les boissons. — De toutes les boissons la plus hygiénique est l'eau; elle entre dans la composition de tous les tissus de notre organisme dans une proportion notablement supérieure à celle des autres éléments. Nous avons consacré tout un chapitre de la première partie de ce livre à l'étude des conditions hygiéniques dans lesquelles les navires doivent s'en approvisionner et la conserver; nous n'avons donc qu'à y renvoyer le lecteur.

Cependant, depuis les temps les plus reculés, les hommes de tous les pays ont la coutume de faire entrer dans leur alimentation les boissons fermentées qui agissent sur l'économic par la plus ou moins grande quantité d'alcool qu'elles contiennent. On les a appelées des aliments d'épargne ou aliments respiratoires et on les a classées à côté du sucre qui est le prototype originel de ces aliments. Nous n'avons pas à traiter ici la question de savoir si l'alcool doit ou ne doit pas être considéré théoriquement comme un aliment. Pris immodérément, l'alcool est un poison dont les méfaits ne sont plus à signaler. Les recherches de Gréhant et de Nicloux ont montré que, passé une certaine quantité, l'alcool s'accumule dans le sang. La dose de 1 centimètre cube par kilogramme est celle que M. Gréhant signale comme pouvant être supportée sans inconvénients.

Quoi qu'il en soit, les boissons fermentées les plus usuelles sont à bord comme à terre : les vins, la bière, le cidre et les divers spiritueux.

De multiples espèces de vins s'embarquent sur les navires. — Ceux destinés à la consommation courante sont en fûts et généralement assez alcoolisés pour supporter les traversées et les variations de température sans altération. Le règlement d'émigration italien fixe à 12° le titre alcoolique minimum qu'ils doivent présenter à la distillation par l'alcoomètre de Salleron. A un degré inférieur ils supportent fort bien les traversées les plus longues et sous tous les climats. Le vin ordinaire est donné à discrétion aux repas des passagers de classe ; ceux de troisième reçoivent un quart à chaque repas, soit un demi-litre par jour ; les équipages sont diversement rationnés suivant leurs travaux (voir ci-dessous la composition de leurs repas).

A terre la sophistication des vins se pratique sur une large échelle, comme tout le monde sait ; ceux que l'on embarque ont aussi presque toujours subi des manipulations, des coupages, au cours desquels ils n'ont pas échappé à l'addition de certaines substances pour augmenter leur volume, renforcer leur degré alcoolique et les corser. Le contrôle à l'embarquement et le choix d'un fournisseur consciencieux semblent les meilleurs moyens à opposer à l'admission des vins frelatés.

La bière, considérée comme boisson hygiénique à terre, est plus susceptible de reproches à bord des navires, français tout au moins, car sur les paquebots allemands on rencontre souvent des installations spéciales qui rendent sa consommation tout à la fois agréable et hygiénique. D'une conservation plus difficile que le vin, elle a été pasteurisée ou a subi différentes autres préparations préventives de son altération ; parmi ces dernières, l'addition de quelques substances chimiques, d'acide salycilique notamment, est une des moins rares et non des moins nocives. La bière est contenue dans des bouteilles bouchées à fermeture hermétique. Les passagers de troisième en consomment rarement à cause de son prix de vente assez élevé. Les passagers de classe en prennent assez souvent entre les repas, par les chaleurs torrides pour étancher leur soif, ou par habitude ; elle désaltère moins que les limonades dont toutes les variétés se trouvent à bord ; en trop grande quantité, elle cause de la dyspepsie, des gastralgies, des troubles intestinaux, de la céphalée, etc.

Le cidre est embarqué en bouteilles comme la bière pour la consommation extraordinaire des passagers ; il donne lieu aux mêmes réflexions. Quelques navires en armement dans les ports des côtes de la Manche en embarquent aussi en fûts pour la consommation des équipages, à cause de son prix de revient inférieur à celui du vin et des habitudes spéciales du personnel. Le cidre de bonne qualité n'offre pas d'inconvénient au point de vue de l'hygiène tant qu'il ne subit aucune altération ; mais sa conservation est beaucoup plus difficile que celle du vin ; et seul ce dernier figure réglementairement dans la ration.

Le café et le thé jouent un rôle important dans l'alimentation : sur les bateaux anglais, russes, ou américains, le thé est la boisson ordinaire servie pendant les repas à la place du vin, dont l'usage n'est courant qu'à bord des bateaux français, italiens, espagnols et portugais. Sur tous les navires du café est servi aux passagers de classe à la fin de chaque repas. Les premiers déjeuners du matin sont toujours composés de café ou de thé, surtout de café, spécialement pour les passagers de troisième et les équipages de nos bâtiments, auxquels le thé n'est accordé que sur prescription médicale.

Ces deux infusions contiennent des principes alimentaires azotés, excitent le système nerveux et constituent des aliments d'épargne. — A la mer, la préparation de ces liquides est faite comme à terre, sauf que le café se prépare en très grande quantité à la fois. On doit veiller à ne pas laisser employer un trop grand volume d'eau pour une insuffisante quantité de café ; la proportion normale est de 100 grammes de café pour 1 litre d'eau. La sophistication de la poudre de café par le mélange d'autres substances, de chicorée principalement, n'a pas même l'excuse de l'économie puisque le café est exonéré des droits de douane à bord, et ne coûte qu'un prix modique. Un grand nombre de navires peuvent s'en approvisionner à très bon compte dans les pays mêmes de production. Et cependant il est d'observation courante que le café n'est pas sur les navires d'une qualité parfaite. Sa médiocrité tient à des négligences de préparation que des soins attentifs pourraient corriger.

Terminons par quelques mots sur les spiritueux, les liqueurs, les boissons apéritives et l'alcoolisation à bord. — Un assez grand nombre de passagers ont l'habitude de prendre à la fin des repas, en même temps que le café ou aussitôt après, un petit verre de liqueur. La nocivité de cette habitude dépend de la dose de boisson alcoolique absorbée : cependant l'inactivité à laquelle on est réduit à la mer, la paresse des fonctions du tube digestif, rendent inutile pour ne pas dire nuisible l'absorption de tels aliments. — Le désœuvrement, la recherche de distractions poussent à la consommation des boissons dites apéritives, telles que vermouth, absinthe, etc. ; les navires sont renommés pour certains breuvages composés des mélanges les plus variés, et généralement très alcoolisés. Toutes ces boissons altèrent la santé.

Les passagers de classe ne sont point seuls à s'abandonner à quelques habitudes d'intempérance. Si ceux de troisième sont généralement protégés par la modicité de leurs ressources pécuniaires, les hommes de l'équipage, ayant des salaires et par suite un crédit à la cambuse, trouvent à se procurer des bouteilles des spiritueux les plus nuisibles. Constatation déplorable, la coutume, le besoin de l'apéritif sont entrés définitivement dans leurs mœurs. Il n'est presque pas un homme, à bord des navires de Marseille particulièrement, qui n'ait dans son caisson une bouteille d'absinthe en consommation. Le devoir s'impose aux capitaines et aux armateurs de lutter par tous les moyens possibles contre de telles habitudes, causes de désastres incalculables.

VII. Préparation des aliments a bord. — Sur les navires aménagés pour un grand nombre de passagers de toutes classes, les cuisines sont généralement divisées en deux sections : celle des premières et de l'équipage, et celle des troisièmes. Nous avons dit ailleurs (voir première partie, chapitre IV. — Locaux d'habitation) les conditions nécessaires à leur bonne installation. Nous n'insisterons pas sur l'état de propreté indispensable : la surveillance de cette propreté ressortit au second capitaine chargé du service intérieur du bord, et aussi au médecin sanitaire maritime, qui a le devoir de faire dans les cuisines une ronde quotidienne.

Les cuisiniers embarqués sont des professionnels, dont on exige plus ou moins d'habileté suivant la clientèle du navire :

leur nombre varie et doit le faire avec celui des passagers. Sur les navires de nationalité étrangère, affectés au transport d'émigrants italiens, le règlement d'émigration a prévu l'embarquement d'un cuisinier italien spécialement chargé de la cuisine des passagers de troisième. — Il faut se souvenir qu'il y a peu de temps encore les soins de la préparation des aliments étaient laissés, à bord de certains navires, à un homme de l'équipage dépourvu de connaissances spéciales; cette pratique se poursuit encore sur certains cargo-boats à armement réduit, sur un grand nombre de voiliers; le même homme est chargé de toutes les préparations culinaires et de la boulangerie. Comment s'étonner que, même avec des vivres de bonne qualité, la nourriture soit souvent déplorable?

Le premier devoir du cuisinier en chef est de contrôler la qualité des viandes et de tous les produits qui lui sont fournis par la boucherie et les cambuses, de refuser tout ce qui lui semble altéré, et de veiller au lavage et à l'épluchage des légumes confiés aux garçons de cuisine. Il donne ses soins ensuite à l'assaisonnement et à la cuisson des aliments. La cuisson s'opère comme à terre sur des fourneaux chauffés au charbon. Sur certains bateaux portant de nombreux émigrants, on installe aujourd'hui de grandes marmites chauffées par une circulation de vapeur; leur emploi donne de bons résultats, et a l'avantage de supprimer une partie de la main-d'œuvre et tous les inconvénients qui découlent des multiples manipulations, de l'irrégularité du chauffage et de la cuisson, et du roulis, le pire ennemi des cuisiniers.

La conservation difficile du beurre et sa cherté sont causes que sur un grand nombre de navires, en particulier sur ceux armés dans les ports du bassin de la Méditerranée, la cuisine est faite à l'huile ou à la graisse. Le goût de quelques

---

[1] J. Derry. Relation d'un voyage de voilier. *Hygiène générale et appliquée*, septembre 1906.

passagers témoigne une surprise de ce choix, et l'accoutumance est parfois difficile ; on doit reconnaître cependant qu'avec l'huile de bonne qualité et raffinée à point, la différence des sensations gustatives est à peine perceptible, et n'intéresse pas beaucoup l'hygiène alimentaire proprement dite.

Les mets sont d'une préparation parfois compliquée à bord de tous les navires où, plus que partout ailleurs, la cuisine peut revendiquer l'épithète d'internationale. On y abuse toujours des condiments : poivre de Cayenne, curry, sauces anglaises, piments, pickles, picallili, cornichons, etc. Si, à dose modérée, ces excitants stimulent la digestion, à dose forte et répétée, ils exercent une action inhibitrice ; nous avons trop dit combien sont nombreuses et diverses les influences perturbatrices des fonctions digestives pendant les voyages en mer pour que le préjudice causé par l'abus de ces condiments n'apparaisse pas.

Les ustensiles de cuisine doivent être tenus dans un état de propreté rigoureuse et fraîchement étamés à l'intérieur pour éviter la production de sels de cuivre. Leur surveillance est attribut des fonctions du médecin du bord.

VIII. LES REPAS. — Les salles à manger ne sont prévues que pour les passagers de classe et les états-majors ; les équipages et les passagers de troisième sont obligés de prendre leurs repas dans leurs locaux d'habitation même ou sur le pont, quand le temps le permet ; la création s'impose de réfectoires pour les uns et les autres, analogues à ceux qui ont été installés sur quelques navires de construction récente, par exemple, la *Provence* de la Compagnie transatlantique.

On procède à la distribution des aliments dans les offices, où les garçons de service les prennent pour les apporter dans les salles à manger ; ou encore aux guichets des cuisines pour les équipages et les passagers de troisième. Un délégué de chacun des groupes appelés « plats » se présente au moment de cette distribution.

La vaisselle des classes et des états-majors n'appelle aucune considération hygiénique autre que l'organisation d'une bonne surveillance de nettoyage.

Les passagers de troisième et les équipages ont à leur disposition des plats, des assiettes, des couverts en fer étamé et des gobelets en fer-blanc étamé. Ils ont à assurer eux-mêmes la propreté de ces divers ustensiles ; un homme du plat pour l'équipage, un mousse ou un novice pour les hommes du pont, un soutier pour ceux de la machine, sont chargés de ce soin et s'en acquittent convenablement. Ce travail pour les passagers de troisième se heurte à des difficultés presque insurmontables parce qu'ils n'ont pas d'eau chaude à leur disposition. Aux réfectoires, dont nous demandons la création, il faudrait adjoindre des offices de desserte, où ce nettoyage de vaisselle pourrait s'effectuer.

Le nombre des repas est de trois pour les équipages et les passagers de troisième, si l'on compte comme repas le petit déjeuner du matin pour lequel il n'est réglementairement distribué que du café. — Les heures en sont fixées par les convenances du service : pour les passagers le café est distribué entre six et sept heures du matin, suivant les saisons ; le premier repas a lieu généralement à dix heures du matin, le deuxième vers cinq heures du soir. — Le temps n'est pas mesuré : on ne commence à se préoccuper de la propreté du local que lorsque tout le monde a fini de manger, soit une heure et demie environ après la distribution.

Les équipages mangent par bordées ou par quarts, c'est-à-dire à plusieurs reprises, se suivant d'après la succession des services ; nous avons signalé les inconvénients que présentait pour la propreté de leurs locaux d'habitation cet ordre de division. Le temps des repas, étant pris en dehors des heures de travail, n'est pas limité, sauf pour ceux qui se mettent à table à l'heure précédant la prise du quart.

Aux passagers de classe deux grands repas sont offerts, l'un le matin entre dix heures et midi, l'autre le soir de cinq à six heures. Mais, indépendamment de ces deux repas, il y a le déjeuner du matin : café, café au lait, thé, chocolat, pain, beurre ; un lunch dans l'après-midi : viandes froides, fromages, fruits et desserts ; un thé dans la soirée avec gâteaux, biscuits, etc. Le temps des deux grands repas est assez prolongé et dépend du bon fonctionnement du service. Pour donner une idée plus précise de ces repas, nous transcrivons ci-dessous un menu de déjeuner et un menu de dîner. A bord de presque tous les paquebots français à passagers c'est à peu près le même ordinaire : même nombre quotidien de plats qui reviennent avec une régularité presque invariable à jours fixes de la semaine :

DÉJEUNER

—

BEURRE, RADIS. OLIVES, PETITS OIGNONS

PATÉ A L'ASPIC

POIS CHICHES, ANCHOIS DE NORVÈGE

OEUFS AU MIROIR

MAQUEREAU MAITRE D'HÔTEL

LAPEREAU SAUTÉ CHASSEUR

CASSOULET A LA TOULOUSAINE

ENTRECÔTE AUX POMMES

FROMAGES

FRUITS ET DESSERTS

CAFÉ

DINER

—

POTAGE SAINT-GERMAIN

VOLAILLE AU GROS SEL

SAUMON SAUCE HOLLANDAISE

PERDREAU A L'ESAÜ

ARTICHAUTS BARIGOULE

GIGOT DE MOUTON ROTI

SALADE

BOMBE GLACÉE

BISCUITS

FROMAGES

FRUITS ET DESSERTS

CAFÉ

Faut-il ajouter qu'un grand nombre de passagers mangent de tous les plats assez copieusement, et qu'ils ne manquent pas un seul des petits repas intermédiaires ? On comprend alors la fréquence des accidents gastro-intestinaux et des intoxications alimentaires survenant parfois dès les premiers jours de voyage, et la perte de l'appétit à laquelle certains aboutissent fatalement à brève échéance, malheur qu'ils rejettent invariablement sur les défauts de la cuisine à bord. La différence d'un plat sépare le régime des premières de celui des secondes ; souvent même cette différence fait défaut et la catégorisation n'est basée que sur les cabines occupées.

Les menus des repas des passagers de troisième classe se rapprochent sensiblement de ceux des équipages sur les lignes où les navires ne sont astreints à aucune réglementation spéciale. Cependant, les compagnies s'efforcent de satisfaire cette catégorie de leur clientèle en leur donnant le plus souvent possible des aliments conformes aux coutumes de leurs pays d'origine. Pour mieux fixer les idées à ce sujet, nous donnons ci-dessous le tableau des rations de vivres prévues par le règlement d'émigration italien pour les passagers embarqués dans un port de la péninsule :

QUALITÉ ET GENRES	RATION	JOURS DE DISTRIBUTION ET OBSERVATIONS
	grammes.	
Pain frais de froment pur de bonne qualité et cuisson .	700	Tous les jours.
Ou biscuit de 1re qualité . .	500	
Viande de bœuf fraiche . .	250	Cinq jours de la semaine.
Ou en conserve	200	
Riz	120	Les deux jours de la semaine qui ne comportent pas de viande.
Pâte de pur grain dur et de bonne qualité en bouillon .	100	Tous les jours de la semaine sauf les deux jours qui comportent du riz.
Pâte de pur grain dur et de bonne qualité, sèche . . .	160	
Petits pois ou haricots secs .	50	Les cinq jours de la semaine qui comportent de la viande.
Thon à l'huile	50	Les deux jours de la semaine qui ne comportent pas de viande.
Pommes de terre	200	Les deux jours de la semaine qui ne comportent pas de viande
Fromage de bonne qualité .	50	Les deux jours de la semaine qui ne comportent pas de viande, et un des jours gras de la semaine qui ne comporte pas de café.
Café de bonne qualité . . .	20	Tous les jours de la semaine, sauf deux des jours gras.
Sucre blanc de bonne qualité.	30	Tous les jours de la semaine, sauf ceux qui ne comportent pas de café.
Anchois salés	30	Un des jours gras de la semaine qui ne comporte pas de café.
Huile d'olive de bonne qualité.	20	Tous les jours.
Sel	20	Tous les jours.
Vin italien pur ne titrant pas moins de 12º	1 2 litre.	Les cinq jours de la semaine qui comportent du café.
Vin italien pur ne titrant pas moins de 12º	3 4 litre.	Les deux jours de la semaine qui ne comportent pas de café.

1º Sous les latitudes comprises entre les parallèles 30º nord et sud, la ration journalière de vin sera toujours d'un demi-litre, et tous les jours il sera distribué du café à raison de 25 grammes par chaque émigrant.

2° Les jours sont distingués en gras et maigres, suivant qu'ils comportent de la viande ou non. Les jours maigres seront fixés par le médecin, mais ne pourront être consécutifs. La pâte sèche devra être donnée au moins deux jours par semaine.

3° Le pain frais devra être distribué au moins deux fois par jour.

4° Pour les voyages de l'Amérique du Sud et de l'Amérique Centrale, l'usage de la viande fraîche est obligatoire au moins quatre jours par semaine.

Pour les voyages de l'Amérique du Nord devant durer plus de douze jours, l'usage de la viande fraîche est obligatoire au moins trois fois par semaine.

Pour les autres voyages, il appartiendra au commissariat d'en délibérer.

5° Le transporteur devra fournir la quantité de combustible nécessaire pour la bonne cuisson des rations et tout ce qui sera nécessaire pour un assaisonnement sain et suffisant.

6° Tout navire devra avoir à bord, outre ceux destinés à l'hôpital, une provision d'au moins 200 citrons par chaque cent émigrants, destinés à être vendus aux mêmes émigrants à un prix qui sera fixé, pour chaque voyage, par l'inspecteur de l'émigration. Cette quantité pourra être augmentée suivant les circonstances spéciales des voyages par ordre de la commission de visite prévue à l'article 148. Sur l'ordre du commissariat une partie de la provision de citrons peut être remplacée par du jus de citron pur.

7° Sur tous les navires il sera mis à la disposition du médecin ou du commissaire un alcoomètre Salleron pour la vérification des vins, et une balance pour le contrôle des rations.

8° La provision de glace à bord de chaque navire ne pourra

jamais être inférieure à cinq tonnes, et elle devra être augmentée suivant les circonstances à la requête de la commission de visite, même si le navire manque de chambre réfrigérante.

Provisions spéciales pour l'usage des infirmeries, proportionnelles à 1 000 émigrants et à trente jours de voyage :

Bouillon préparé (Liebig) en boîtes petit modèle.	N : 25
Pâtes fines	kg. : 20
Semoule	kg. : 25
Poulets	N : 50
Œufs	N : 1000
Citrons	N : 500
Vin de Barolo (bouteilles)	N : 24
Vin de Marsala —	N : 24
Cognac de vin —	N : 12
Lait stérilisé	Litres : 50

Provisions spéciales pour les enfants, proportionnelles à 100 et à trente jours de voyage :

Farine lactée (boîtes)	N : 12
Lait condensé (boîtes de 1/2 litre)	N : 24
Lait stérilisé (flacons de 1/2 litre)	N : 24

N. B. — Les provisions pour les infirmeries et les enfants varieront en quantité proportionnellement au nombre des émigrants, des enfants et des jours de voyage. Elles seront conservées dans un local à part, à la disposition du seul médecin et sous sa surveillance spéciale.

Voici, d'autre part, l'ordinaire des équipages sur les navires de plusieurs Compagnies de Marseille.

Hommes du pont :

8 heures du matin :

> 1 plat de légumes assaisonnés ;
> Pain à discrétion ;
> 1 quart de vin.

Midi :

> 1 ragoût ;
> Pain à discrétion
> 1 quart de vin.

Soir :

> Soupe grasse ;
> Bouilli garni de légumes, ou rôti :
> Pain à discrétion ;
> 1 quart de vin.

Hommes de la machine :

Matin :

> Café.

10 *heures :*

> 1 plat maigre : légumes assaisonnés, ou poisson ;
> 1 ragoût ;
> Pain à discrétion ;
> Vin : trois quarts à la mer ; un quart et demi, les
> feux bas.

Soir :

> Soupe grasse ou maigre ;
> Bouilli garni ;
> 1 plat maigre ;
> Pain à discrétion ;
> Vin : même ration que le matin.

Malgré la différence qu'il y a entre ces menus et ceux des passagers de classe, la ration alimentaire est suffisante pourvu que les vivres qui la composent soient de bonne qualité et bien préparés.

Les chauffeurs reçoivent un litre et demi de vin par jour à la mer, et trois quarts de litre seulement dans les ports.

A la mer il leur est donné une ration de tafia pour la confection des boissons dites « acidulages de chauffe », afin de les inciter au travail. L'octroi de ces stimulants alcooliques n'est justifié par aucune raison hygiénique : il serait plus utile pour les hommes et pour les armateurs d'utiliser ces excédents de dépenses à augmenter le bien-être général au lieu de favoriser un penchant à l'alcoolisme déjà trop notoire, et dont se plaignent amèrement ceux mêmes qui l'entretiennent.

A bord de certains cargo-boats et voiliers, sur lesquels la gestion de la nourriture des équipages était jusqu'à présent à la charge des capitaines, ceux-ci se laissaient quelquefois aller, par esprit d'économie ou de lucre, à un rationnement un peu étroit. Ces abus ne pourront plus se reproduire puisque la loi du 17 avril 1907 a interdit, au § 1 de son art. 31, à tout propriétaire de navire de charger à forfait le capitaine ou un membre quelconque de l'équipage de la nourriture du personnel embarqué.

Nous ne nous attarderons pas à rechercher les différences, minimes d'ailleurs, qu'on peut observer sur les navires des diverses compagnies, et à bord de chacun des navires de la même compagnie. M. le docteur A. Tartarin, médecin sanitaire maritime, a publié récemment, sous forme de monographie, une étude ayant pour titre : « Comment on vit à bord d'un vapeur. — Histoire d'un équipage de cargo ». — Ses aperçus touchant l'alimentation sont sensiblement conformes à ce que nous exposons nous-mêmes [1].

Les équipages ont l'habitude de se livrer à la pêche dans certains ports ou rades exotiques : les poissons capturés viennent augmenter et varier l'ordinaire. Il faut se souvenir que dans les mers des Antilles, parmi les îles du Pacifique, dans quelques parages de la côte occidentale d'Afrique, de l'Océan Indien et des mers de Chine, existent des espèces

---

[1] Dr A. C. Tartarin. *Hygiène générale et appliquée.* février 1907.

particulièrement dangereuses. L'un de nous a observé un empoisonnement sur une quarantaine d'individus qui, à la fois, furent gravement intoxiqués par l'ingestion d'une bouillabaisse, dont le poisson avait été pêché sur rade de Nouméa; trois hommes moururent dans la nuit, cinq durent être débarqués à l'hôpital de Sydney, et tous les autres se rétablirent lentement après des désordres pathologiques graves.

IX. ALIMENTATION DES NOURRISSONS ET DES ENFANTS. LE LAIT A BORD. — Un mot de l'alimentation des enfants du premier âge pendant les voyages en mer.

Le lait maternel ou celui d'une nourrice mercenaire reste sans contredit la meilleure nourriture à bord comme à terre; mais cette alimentation se heurte parfois à des difficultés impossibles à prévoir avant le commencement du voyage; nous voulons parler du mal de mer des nourrices, qui trop souvent tarit brusquement toute sécrétion lactée et force à un sevrage prématuré. Cet accident, sans être d'une régularité absolue, est très fréquent. On peut calculer que 70 p. 100 environ des femmes en lactation perdent leur lait sous l'influence du mal de mer, si l'atteinte de leur malaise est violente et prolongée, ou le voient diminuer et devenir insuffisant pour l'alimentation d'un nourrisson. Il est fort rare que le lait revienne, lorsque le mal de mer a disparu, même après le débarquement. Combien de nourrices, engagées en France par des colons algériens, ont perdu leur lait pendant les vingt-quatre ou trente-six heures que dure la traversée de la Méditerranée et ont dû être rapatriées peu de temps après leur arrivée! Même sans le mal de mer, la sécrétion lactée a une tendance à diminuer à bord, sauf peut-être chez les femmes dont le lait est très jeune; les passagères qui accouchent pendant le voyage, après avoir été amarinées, n'éprouvent en général rien d'anormal, et « la montée du lait » se fait très bien, à moins qu'un gros mauvais temps ne vienne ultérieurement éprouver encore et souvent priver de lait celles qui se croyaient le plus indemnes.

Les nourrices ou accouchées embarquées, toutes les femmes qui ont charge de nourrissons, doivent être surveillées étroitement et secourues dans les soins qu'elles ont à donner à ces enfants. Les femmes atteintes du mal de mer n'ont en général aucune résistance ; elles désespèrent immédiatement, perdent conscience de tous leurs devoirs et de la réalité. Tout entières à leurs souffrances, secouées de violentes nausées, gémissantes, elles rejettent leur nourrisson dans un coin de la couchette comme un paquet inanimé, n'entendent plus ses cris, ne l'évitent point dans leurs mouvements brusques, souvent se couchent sur lui, en un mot l'étouffent. Et les pauvres petits, qui, eux, n'ont pas le mal de mer, car les tout jeunes enfants sont à peu près réfractaires, sont ainsi asphyxiés, trouvés morts ou mourants, si les gens de service, les faux-ponniers ou quelque voisine plus vaillante ne viennent pas à temps les secourir. L'un de nous a pu observer un grand nombre d'accidents de ce genre en accompagnant des convois d'émigrants italiens ou espagnols.

En temps normal, les nourrices ne doivent pas être l'objet d'attentions moindres ; car la plupart des femmes voient leur sécrétion lactée diminuer pendant les voyages maritimes, même en l'absence de tout mal de mer et par les temps les plus calmes. On s'occupera d'elles : on surveillera leur alimentation pour la régler ; on donnera des conseils aux passagères de classe et des rations spéciales à celles des troisièmes. Le règlement d'émigration italien a prévu pour ces dernières voyageuses des couchettes de dimensions plus grandes, installées suivant une proportion numérique fixe, à bord de tous les navires. On s'enquerra du poids des nourrissons, on surveillera leur courbe somatique et leurs fonctions intestinales pour intervenir à temps si le lait des nourrices est insuffisant. Au moindre signe de défaillance lactée, on instituera un régime d'alimentation mixte quand la nourrice aura encore un peu de lait, ou bien l'on recourra d'emblée à l'alimentation artificielle. — Le précepte hygiénique qui découle de ces considérations est celui-ci : sauf les cas de force majeure absolue, il est toujours imprudent de faire entreprendre à des nouveau-nés de longs voyages en mer. Les nourrissons eux-mêmes se trouveraient fort bien du voyage, s'ils n'avaient à souffrir par leurs nourrices, et à en souffrir quelquefois jusqu'à la mort.

On peut pratiquer l'alimentation artificielle, soit avec du lait naturel, soit avec du lait préparé.

Les vaches laitières sont sujettes, elles aussi, au mal de mer et à toutes les conséquences qu'il entraîne pour la sécrétion lactée. Certains paquebots pourvus d'installations luxueuses en embarquent jusqu'à trois, quatre et même cinq pour la production du lait destiné aux passagers de classe. Il est bien rare qu'au bout de quelques jours de mer, même avec un temps favorable, la quantité de lait produite ne soit pas tombée à la moitié de ce qu'elle était avant le début du voyage. Si par hasard la fatalité veut que le temps soit mauvais dès le départ, cette diminution est encore plus accentuée, et la traversée des zones torrides finit régulièrement de tarir la sécrétion. Faut-il ajouter que quelques exceptions viennent ici, comme ailleurs, confirmer la règle? Mais comme cette exposition de vaches laitières est surtout une mesure d'achalandage et de réclame, les passagers n'en continuent pas moins à être tenus pendant tout le cours du voyage dans la douce illusion que le lait consommé est du lait frais authentique; alors interviennent les sophistications qui sont pourtant moins dangereuses qu'à terre ; elles consistent à peu près uniquement à ajouter au lait frais une quantité de lait stérilisé proportionnelle aux besoins du service.

Nous n'insisterons pas sur la nourriture des animaux à bord, sur les soins de propreté nécessaires, sur la surveillance de leur santé, sur les préceptes hygiéniques de la traite, sur le nettoyage des récipients, etc. ; ce sont là considérations hors de notre cadre. — D'ailleurs, jamais à bord d'aucun navire les nourrissons de troisième ne furent, ni ne seront alimentés avec du lait frais : nous avons dit que lorsque les bateaux ont des vaches laitières à bord, leur lait est destiné aux passagers de classe ; quand ces animaux manquent, les parents des enfants en bas âge peuvent obtenir l'autorisation d'en embarquer, à un tarif assez élevé, bien entendu, qui n'est à la portée que des voyageurs très aisés. Les autres devront se contenter de l'alimentation par du lait préparé.

La stérilisation du lait pour l'alimentation des nourrissons à terre se pratique en général extemporanément, et est renouvelée toutes les vingt-quatre heures dans le ménage même où l'enfant est élevé ; on se sert le plus souvent de l'appareil de Soxhlet ou de celui de Budin. — A bord, le lait stérilisé est toujours de date plus ou moins ancienne ; il vient d'établissements industriels qui pratiquent en grand la stérilisation ; il est contenu dans des bouteilles de dimensions variant de un litre à un demi-litre et bouchées hermétiquement par des systèmes mécaniques. Lorsque l'opération a été bien faite, le lait reste inaltéré pendant longtemps ; mais avec le temps la crème se sépare et s'agrège en un gros bouchon à la partie supérieure des bouteilles. Quand on les ouvre et qu'on verse le lait, celui-ci entraîne des parties de cette crème qui restent en suspension dans le liquide sous forme de grumeaux le rendant désagréable à boire. Pour éviter ces inconvénients, on filtre quelquefois le lait stérilisé à travers un linge propre ; il est bien préférable de chauffer les bouteilles quelques instants au bain-marie avant de les déboucher, la crème se redissout et n'a pas le temps de s'agréger de nouveau avant la consommation.

Rappelons que les propriétés organoleptiques du lait stérilisé sont sensiblement différentes de celles du lait cru. Duclaux, le premier, et d'autres après lui ont montré que la température élevée de la stérilisation caramélise le sucre du lait et donne au liquide une saveur légèrement amère. Söldner ajoute que les sels solubles deviennent insolubles et que les substances albuminoïdes et la caséine se coagulent en petits flocons microscopiques. De plus, la stérilisation détruit les ferments solubles. — Le lait stérilisé devient ainsi moins assimilable, moins nourrissant, moins apte à l'alimentation, même des adultes, et à plus forte raison des enfants.

De nombreux pédiatres, dans ces dernières années, lui ont fait le reproche, non encore justifié, d'être la cause de troubles organiques graves réunis en un syndrome que l'on appelait d'abord scorbut infantile, et auquel les études récentes d'un auteur américain ont fait donner le nom de maladie de Barlow.

Outre le lait stérilisé, d'un prix assez élevé et que l'on ne donne le plus souvent que sur prescription médicale, on utilise à bord surtout le lait condensé. — La condensation du lait s'obtient par un procédé qui consiste à le débarrasser par l'ébullition et évaporation, dans des appareils spéciaux, de l'eau qu'il contient. Lorsqu'il est réduit à la consistance de sirop dense, on l'enferme dans des boîtes cylindriques en fer-blanc, closes hermétiquement par soudure. — Il y en a de deux sortes, avec sucre surajouté ou sans sucre. Le contenu des boîtes avec sucre est de couleur jaune paille, de consistance pâteuse, filamenteuse, de saveur très douce. Pour obtenir du lait avec ce produit, on le mélange à quatre fois ou quatre fois et demie son volume d'eau tiède dans laquelle on le délaie. On a ainsi un liquide homogène, de couleur blanche légèrement bleutée, doux au goût, assez agréable, qui, abandonné à lui-même pendant quelque temps, laisse se séparer une couche de crème susceptible de se transformer en beurre. Les enfants semblent user de ce lait avec beaucoup plus de profit que du lait stérilisé ; sa préparation doit être rigoureusement surveillée, ainsi que ses distributions qui seront régulières et fréquentes, par petites quantités à la fois.

Le médecin du bord, à qui incombe cette surveillance comme celle de tout ce qui a trait spécialement à l'hygiène, aura à lutter contre la tendance des mères à donner aux enfants, quand elles manquent de lait naturel, des aliments solides plus ou moins délayés, tels que bouillies avec des farines lactées qu'on lui demandera, panades qui se confectionneront à son insu. Il devra s'assurer une sérieuse collaboration de vigilance parmi le personnel du bord. Une bonne méthode consiste à compter tous les enfants en bas âge et à exiger que les mères les apportent tous les jours à une heure fixe à la salle de visite médicale. On peut ainsi, sans grand dérangement ni trouble pour personne, se rendre compte de l'état de santé des unes et des autres, de leur propreté, et surtout de celle des biberons. A la fin de cette inspection les infirmiers font bouillir toutes les bouteilles et toutes les tétines des biberons. — Certaines mères trouvent plus commode de se servir de biberons à tubes, qui leur donnent plus de liberté, et au surplus ne pensent jamais au nettoyage de ces tubes. La prohibition de tels instruments sera rigoureuse et les mères seront mises sous tutelle afin qu'elles soient contraintes de s'occuper de leurs enfants avec la sollicitude nécessaire.

On essaie depuis peu de temps une poudre de lait, qui, délayée à la dose d'une cuillerée à soupe dans un verre d'eau chaude, donne un lait à peu près semblable au liquide obtenu avec le lait condensé. Cette poudre est préparée avec du lait naturel traité de façon spéciale par certains industriels de laiterie dans la République Argentine ; ce que nous connaissons de ses résultats ne nous permet pas encore de porter un jugement.

CHAPITRE V

DES GARANTIES GÉNÉRALES DE SÉCURITÉ
PENDANT LES VOYAGES EN MER

I. Coque des navires. — II. Machinerie. — III. Incendies. — IV Gréement et accessoires. — V. Secours aux noyés et aux blessés. — VI. Habitation et travail. — VII. Vitesse et escales. Approvisionnement de vivres et de charbon. — VIII. Marchandises dangereuses. — IX. Animaux. — X. Quantité et disposition des marchandises. — XI. Commandement. — XII. Du naufrage.

La conservation de la santé implique tout d'abord la conservation de la vie : combien serait illusoire l'application rigoureuse de tous les préceptes hygiéniques dans l'aménagement et les dispositifs d'une maison qui risquerait de s'écrouler! De même, la logique exige, avant la mise en pratique des conseils de l'hygiène, la réalisation préalable de certaines conditions de sécurité à l'égard des dangers créés par la mer et par les diverses circonstances des voyages maritimes.

I. Coques des navires. — Les premières de ces conditions capitales ont trait à la coque même du navire : elles comprennent sa solidité, son étanchéité et sa stabilité. Ce sont les travaux des ingénieurs des constructions navales qui les déterminent, en fixent les règles et en surveillent la réalisation lors de la mise en chantier. Comme ces constructions ressortissent à l'industrie privée et que le choix des ingénieurs reste libre, chacun pourrait, suivant sa conception spéciale et ses idées personnelles en métallurgie ou en problèmes de stabilité, apporter des innovations quelquefois trop hardies, et susceptibles de conséquences désastreuses. Aussi, avant la délivrance des permis de navigation, l'État intervient-il par ses commissions de recette, qui ont charge d'assister aux essais des navires, de vérifier la solidité de toutes leurs parties, le fonctionnement de tous leurs organes et de dresser un rapport de leurs constatations, sur les termes duquel les pouvoirs publics statuent pour la délivrance du permis de navigation.

Ces commissions ne sont pas en mesure, pendant le temps relativement court de leur enquête, d'étudier tous les détails de la construction si importants à connaître ; elles en examinent les données sur les plans qui leur sont soumis, mais ne peuvent juger du fini de l'exécution. Il faudrait que des ingénieurs, spécialement délégués, suivent la construction du navire depuis sa mise en chantier jusqu'à son lancement et même jusqu'à sa mise en service : c'est ainsi qu'on procède pour les constructions de la marine de guerre confiées à l'industrie privée. Pour les navires du commerce, un autre moyen d'appréciation a donné jusqu'ici des résultats hors de toute contestation. Deux grandes compagnies internationales, fondées depuis longtemps, disposent d'un personnel d'experts exclusivement occupés à la surveillance des constructions navales de toutes sortes, et possèdent ainsi les éléments nécessaires pour établir et publier une classification des navires, qu'elles rangent dans des cotes diverses suivant leur stabilité, leur étanchéité, leur solidité et leurs autres qualités. Ce sont ces cotes qui fixent les appréciations des commissions officielles de recette.

Ces deux compagnies sont : le *Lloyd* et le *Véritas ;* la première fonctionne à Londres, la seconde à Paris. Les publications du Véritas sont :

1° *Le Registre Véritas,* donnant : la classification de tous les

navires, dont la construction ou les réparations ont été surveillées par les experts du bureau Véritas, établis dans les
principaux ports du monde, des renseignements techniques
concernant chaque navire, la cote qui lui est assignée et
qui exprime le degré de confiance qu'il mérite ;

2° *Le répertoire général de la marine marchande*, divisé en
deux parties ; l'une, consacrée aux voiliers, donne la nomenclature par ordre alphabétique de tous les navires de mer de
50 tonneaux de jauge brute et au-dessus ; l'autre, relative
aux vapeurs, contient la nomenclature de tous les navires
de 100 tonneaux de jauge brute et au-dessus ;

3° *Des listes mensuelles des pertes et accidents maritimes,
réunies chaque année en un annuaire*, dans lequel les navires
sont placés par ordre alphabétique, ce qui permet de connaître tous les accidents survenus au même navire pendant le
courant de l'année avec la date de l'accident, le voyage pendant
lequel ce dernier s'est produit et l'année de la construction ;

4° *Des règlements pour la construction et la classification
des navires.*

Les publications du Lloyd comportent des recueils identiques. On voit que les uns et les autres sont de précieux
auxiliaires pour les assureurs, les affréteurs, les négociants,
pour tous ceux qu'intéresse le commerce maritime et pour
les passagers. La cote officielle de ces compagnies reste
encore, comme base d'appréciation, la base la plus sûre où
peuvent s'appuyer les rapports des commissions de recette.
Un décret en date du 26 septembre 1908 est venu confirmer
l'opinion générale sur ces deux compagnies en admettant les
sociétés du bureau Véritas et du Lloyd's Register of British
Foreign Shipping comme fournisseurs des registres de classification dont la première cote fait bénéficier les navires, qui
en sont gratifiés, des dispositions indiquées par la loi du
17 avril 1907 et les règlements d'administration publique
rendus pour son exécution.

II. Machinerie. — Outre les qualités des coques, certains dispositifs intérieurs sont adoptés pour prévenir la gravité des dangers en cas d'avarie locale, l'existence d'une voie d'eau par exemple. Ces dispositifs ont trait au cloisonnement des navires, dont les divers compartiments doivent être séparés par des cloisons dites étanches, de telle sorte que l'irruption de l'eau dans une tranche ne se propage pas aux voisines, et soit facilement maîtrisée, parce que limitée. La valeur de ces cloisons, appréciée par le Lloyd et le Véritas, constitue encore un des éléments de la cote générale, de même que les moyens d'épuisement. Ceux-ci sont des pompes d'un débit très puissant, installées sur la majorité des navires actuellement employés aux transports des passagers. Actionnées par le moteur central, elles se trouvent sous la dépendance de la machine principale, dont l'intégrité reste par conséquent une des conditions majeures de sécurité. Pendant les essais de vitesse, auxquels assistent les commissions de recette, tous ces organes sont mis en activité ; on peut ainsi se rendre compte de leur fonctionnement en gardant toujours pour base d'appréciation la cote des compagnies vérificatrices, dont les experts ont suivi la construction de tous les appareils et surveillé le montage.

Les générateurs ou chaudières ont une cote propre ; ils portent un timbre indiquant la pression maxima qu'ils peuvent supporter ; ils sont sujets à une usure plus rapide que les autres parties du navire et leur résistance diminue proportionnellement à leur rendement de travail, aux conditions de ce travail et de l'entretien. Les timbres dont il s'agit sont, suivant les dispositions légales applicables à tous les moteurs à vapeur, soumis à la surveillance de commissions permanentes spéciales composées d'ingénieurs des ponts et chaussées. Ces commissions font renouveler les essais au moins une fois l'an, et poinçonnent le timbre à chaque essai : au moindre signe d'affaissement et de diminution de résistance, le devoir strict des commissaires est de signaler ces défauts aux pouvoirs publics compétents pour que les réparations nécessaires soient ordonnées d'urgence.

Des critiques ont été souvent formulées de divers côtés relativement à certaines négligences imputables à ces commissions : les mécaniciens des navires sont les premiers à n'accorder qu'une confiance relative à la valeur de leurs contrôles ; ils expriment quelquefois leurs doutes avec d'autant plus d'acrimonie qu'ils sont les premiers intéressés, étant les plus directement exposés aux conséquences des avaries possibles. Or, dans l'état actuel de la législation, leur avis n'entre point en ligne de compte auprès des armateurs, quand il s'agit de dépenses onéreuses que les avis des commissions officielles permettent d'ajourner, et quand ces mêmes armateurs peuvent se dispenser d'interrompre la régularité de leurs services et d'immobiliser momentanément un matériel dont ils ont besoin. D'autre part, les vitesses à atteindre et le désir d'arriver aux dates fixées forcent quelquefois la main aux chefs de service responsables, qui font activer la chauffe et dépasser la pression maxima marquée au timbre. On conçoit les suites désastreuses que peuvent avoir de telles pratiques, car les chaudières sont à la fois, dans l'ensemble du navire, les organes les plus essentiels et les plus dangereux : une avarie entraînant leur inertie désempare complètement un bâtiment et le réduit presque à l'état d'épave flottante au gré des éléments ; elle peut, au surplus, causer des accidents immédiats de la plus grande gravité. Un moyen efficace et simple de prévenir ces imprudences serait la présence à bord d'un manomètre à maxima avec appareil enregistreur, dont les courbes pourraient être examinées dans les ports par les autorités compétentes. Le règlement du 26 septembre 1908 a consacré toute la section I de son chapitre III (art. 33, art. 63) aux appareils à vapeur, et la section II du même chapitre aux appareils moteurs autres que les appareils à vapeur. Le lecteur trouvera ces dispositions à l'annexe du présent volume.

III. Incendies. — Les dangers d'incendie sont prévenus dans la mesure du possible par le dispositif permanent de tuyaux injecteurs de vapeur qui s'ouvrent dans les divers compartiments. Il appartient toujours aux commissions de recette de s'assurer de leur fonctionnement, surtout dans les compartiments qui servent à emmagasiner le charbon, ou soutes ; les explosions de gaz sont relativement fréquentes avec certains charbons que les nécessités des escales forcent à embarquer. Il n'est pas besoin d'insister sur l'urgence de maîtriser de tels accidents avec promptitude. — On connaît dans l'industrie divers extincteurs d'incendie par le gaz sulfureux provenant soit de la combustion directe de soufre à l'air libre, soit de tubes dans lesquels ce gaz, préalablement emmagasiné sous pression, est conservé à l'état liquide : on ignore, pour le moment, si leur valeur est supérieure à celle du procédé des injections de vapeur. — Certaines grenades en verre à contenu liquide, dites grenades extinctrices, sont aussi employées ; elles ne peuvent être utilisées que pour les incendies localisés ; les plus répandues sont du type Labbé.

IV. Gréement et Accessoires. — Les divers apparaux du gréement général, situés dans les plans élevés du navire ou parmi les superstructures, doivent permettre de parer à toutes les éventualités d'accidents, pour le sauvetage du navire lui-même et pour celui des personnes qui se trouvent à bord. — Ce sont en première ligne les embarcations et les radeaux. Leur nombre et leur cubage total doivent être strictement proportionnels au nombre maximum des personnes que peut porter chaque navire, suivant les prescriptions contenues dans le décret du 26 juin 1903, l'arrêté ministériel du 2 mai 1904, et enfin le décret du 26 septembre 1908. A la section II de son chapitre V, ce dernier a repris toutes les prescriptions réglementaires antérieures et codifié en un tout homogène les textes épars concernant les embarcations et les engins de sauvetage.

Faut-il faire remarquer que ces dispositions réglementaires sont de date récente, et qu'il fallut la catastrophe du *Liban* pour éveiller l'attention des pouvoirs publics et rappeler les commissions à leurs devoirs ? L''inertie habituelle reprend le dessus dès que les alertes sont passées et que s'oublient les pénibles événements. Sans doute, les embarcations, une fois installées, restent à bord : mais dans quel état d'entretien ?... Quels sont les dispositifs de leurs chantiers ? Combien de temps serait nécessaire pour leur armement et leur mise à l'eau ? Autant de questions aussi capitales que celle de l'existence même des embarcations, et auxquelles une enquête consciencieuse, portant sur presque tous nos navires de commerce, donnerait presque autant de réponses décourageantes qu'il y a d'unités de navigation.

Avec la tendance des armements à la réduction numérique des équipages, les occupations continues de ceux-ci aux plus gros travaux de la navigation et de la marchandise, jamais il n'est fait d'exercices d'embarcations. Il y a des hommes, et en grand nombre, qui ignorent non seulement les premiers rudiments de la navigation à la voile, mais même la manœuvre d'un aviron. Au demeurant, chaque canot reste sur son chantier auquel les couches successives de peinture finissent par le rendre adhérent. Quels que soient les perfectionnements apportés aux constructions et les garanties de sécurité accrues tous les jours, un abordage, un échouement, une voie d'eau suite d'un accident quelconque, peuvent mettre dans la nécessité d'abandonner un navire à la mer dans un laps de temps toujours très court.

Ne parlons que pour mémoire des ceintures de sauvetage individuelles qui doivent faire partie de l'ameublement de chaque couchette. Les systèmes en sont des plus variés ; quels qu'ils soient, les passagers devraient toujours en faire l'essai, car, mal placées, elles contribuent à plonger la tête sous l'eau et favorisent l'asphyxie au lieu du sauvetage. Il est dans les attributions des commissions de recette de voir tout ce gréement et d'en vérifier les conditions, comme aussi le nombre, l'état et le dispositif des bouées ordinaires appendues au parois du bastingage, des bouées lumineuses au phosphure de calcium, sans l'aide desquelles les gens qui tombent fortuitement à la mer pendant la nuit n'ont guère de chances de salut.

Certaines innovations pourraient être imposées à l'armement de tous les navires. Au point de vue de la sécurité du bâtiment lui-même, « il serait à souhaiter que tous les navires long-courriers, à la voile ou à vapeur, possédassent à bord un scaphandre et sa pompe. Il est évident qu'un plongeur, travaillant au point précis de la voie d'eau, fera beaucoup plus de besogne qu'un équipage tout entier travaillant aux pompes [1] ». M. Dibos, ingénieur civil et expert maritime, a montré, dans son intéressante étude sur le scaphandre, que parmi tous les équipages on peut toujours trouver un homme qui ait déjà fait des travaux en scaphandre ou qui puisse en prendre l'habitude.

V. Secours aux noyés et aux blessés. — Une des embarcations susceptibles d'être mises à la mer en cas d'accident, de chute à l'eau d'un passager ou d'un homme de l'équipage, devrait être munie d'une boîte métallique étanche, dans laquelle seraient disposés les engins nécessaires pour porter secours aux noyés, soit : un flacon d'alcool, un flacon d'éther, une

[1] M. Dibos. *Le Scaphandre. Son emploi.* Collection Léauté.

seringue de Pravaz, une pince ouvre-bouche, une pince à langue et plusieurs paquets de coton hydrophile. On aurait ainsi un poste de secours mobile, et les efforts du docteur pourraient être plus fructueux que dans la plupart des circonstances actuelles, lorsque, en cas d'accident, ce médecin prend place dans le canot qui se porte au secours du sujet sinistré. Pris à l'improviste et dépourvu des instruments nécessaires, le médecin se trouve réduit à n'être souvent rien qu'un embarras et une gêne pour les hommes qui manœuvrent ce canot.

Des postes de secours permanents devraient être installés dans toutes les chaufferies et dans toutes les chambres des machines ; il suffirait de quelques mètres cubes clos hermétiquement par des parois de tôle, munis d'un bon éclairage électrique, de quelques instruments de chirurgie tenus purs, d'une prise d'eau, d'une certaine quantité de vaseline stérile et des fournitures nécessaires aux ligatures et aux premiers pansements. Qu'un accident survienne dans la machine, membre pris dans un mouvement, broyé par un engrenage quelconque avec section artérielle, le médecin prévenu se précipite et se trouve complètement désarmé, obligé de faire une compression artérielle de fortune, qui sera mal maintenue pendant le transport de l'homme jusqu'à l'infirmerie, voyage des plus pénibles le long d'échelles sales, glissantes, trop déclives, si bien que le sujet est quelquefois mort d'hémorragie ou en état d'anémie très grave à son arrivée dans le local servant d'infirmerie.

VI. HABITATION ET TRAVAIL. — Les commissions de recette ont toujours eu une trop faible tendance à s'intéresser aux installations des différents locaux d'habitation, pour les passagers et les équipages. Leur avis pourrait exercer une influence heureuse sur les dispositions et augmenter les emménagements des postes d'équipage, la sécurité des existences et mieux assurer la protection de la santé des hommes. Nous pourrions citer des navires qui ont reçu leurs permis de navigation avant d'être finis pour ainsi dire, sans être pourvus d'aucune échelle extérieure d'accès, dont toutes les échelles intérieures, même celles des machines, n'ont jamais été munies de rambardes ou de barres d'appui, exposant ainsi au danger perpétuel des plus graves chutes. D'autres, et de grands paquebots, ont les postes d'équipage des chauffeurs dans le deuxième entrepont, juste au-dessus des chaudières. Si quelqu'une venait à exploser, le nombre des victimes ne serait pas plus grand dans la chaufferie que dans ce poste même. Et de tels postes, qui comprennent plus de 70 couchettes, ont pour unique voie d'accès une échelle traversant d'une seule course les deux étages qui les séparent du pont et dans la coursive de laquelle deux hommes ne peuvent passer de front.

Une des causes de cette insouciance des dites commissions tenait peut-être à ce qu'on ne faisait jamais entrer des médecins dans leur composition. Tout navire est, en même temps qu'un moyen de transport, un lieu d'habitation où une collectivité doit séjourner, quelquefois longtemps, sans autres ressources que celles du milieu propre. Il importe donc que le médecin hygiéniste soit consulté en même temps que l'ingénieur et l'officier de marine. C'est ce qu'a voulu la loi récente (avril 1907) dont le rapporteur fut M. Chautemps. Le nouveau règlement d'administration publique, prévu par l'art. 53 de cette loi, a fixé les conditions d'hygiène et de sécurité que doivent contrôler les commissions de recette pour que les navires puissent obtenir leur permis de navigation.

VII. Vitesse et escales. Approvisionnement de vivres et de charbon. — Les lois de la concurrence accentuent tous les jours la tendance des compagnies de navigation à doter

presque tous leurs navires à passagers, actuellement en
construction, de deux machines et de deux hélices. Une avarie
grave de machine, une rupture d'arbre de couche n'auront
plus désormais pour conséquence d'immobiliser un navire en
pleine mer, de le condamner à une précaire situation de défense
contre les éléments jusqu'à ce que les hasards de la navigation lui amènent du secours, hasards d'autant plus rares
que le bâtiment désemparé, drossé par les courants,
poussé par les vents, s'écarte toujours des routes les plus
suivies. L'augmentation de la vitesse diminue la durée du
voyage, et par conséquent les risques maritimes.

Se basant sur cette considération, le règlement d'émigration
italien n'a pas admis, pour le service des passagers, les
navires ne donnant pas une certaine moyenne minima de
vitesse, aux essais : 11 nœuds et demi à l'heure, et en cours
de route : une moyenne de 10 nœuds. Le même règlement
prescrit pour un navire donné l'arrivée à destination à une
date extrême, après laquelle il est soumis à des amendes
quotidiennes (1 000 lire).

Comment ne pas trouver légitime ce souci des pouvoirs
publics, de s'enquérir, avant le départ de tout navire, de la
qualité et de la quantité de ses approvisionnements divers ?
La détermination de ces points ne nécessite-t-elle pas la
prévision à peu près exacte de la durée du voyage et la déclaration des escales que le navire compte faire ? Les compagnies de navigation françaises changent vraiment leurs
itinéraires avec facilité, sauf quand il s'agit des lignes postales
pour lesquelles elles sont subventionnées. Il est évident qu'une
prévision exacte des escales devient une considération de
premier ordre pour la détermination de l'approvisionnement
en vivres et en charbon à embarquer avant de quitter le
port. Les compagnies sont les premières intéressées à assurer
un approvisionnement suffisant pour le parcours et rarement
se produisent des incidents à ce sujet. On en connaît

cependant. En 1905, un navire à émigrants, parti du Havre
pour New-York, dut abandonner sa route et se laisser porter
jusqu'aux Açores à cause de l'insuffisance des vivres embarqués. Que serait-il arrivé en pareille disette à un navire de
Marseille, qui, ayant à bord 1200 émigrants se rendant du
bassin de la Méditerranée dans l'Amérique du Sud, cassa
une de ses bielles dans les parages de l'Équateur et fut obligé
de rester quarante et quelques jours à la dérive ? Dans le
fait que nous signalons on n'eut point à souffrir de la famine ;
rien même ne fut changé aux rations ordinaires ; en aurait-il
été de même si quelque hâte avant le départ ou quelque
contre-temps intempestif avaient obligé les armateurs à expédier le navire avec un approvisionnement moins abondant ?

Le contrôle actuel des pouvoirs publics existe pourtant,
ou, de par le règlement, il doit exister ; en réalité, il consiste
en ceci : une feuille, signée du commandant, certifie, suivant
les termes d'une vieille formule, que la quantité de vivres et
d'eau potable, embarqués pour le voyage, est suffisante et
de bonne qualité. Cette feuille est remise à la Marine par
l'intermédiaire d'un courtier maritime assermenté, qui la vise
et qui a charge de l'expédition officielle du navire. Au total,
contrôle illusoire, qui devrait être remplacé par celui d'une
commission permanente se rendant à bord de chaque navire
dans les vingt-quatre heures qui précèdent le départ pour
vérifier tout par elle-même, ainsi que se pratique la vérification en Italie pour les navires à émigrants.

Aux termes de la loi du 17 avril 1907 (art. 7, § 2), c'est
l'inspecteur de la navigation qui aura dorénavant charge de
ce contrôle ; mais ni cette loi, ni les règlements qu'elle a prévus ne portent des spécifications précises, relatives aux quantités globales exigibles avant les départs.

VIII. MARCHANDISES DANGEREUSES. — D'autres soucis

peuvent résulter du transport des marchandises. Les unes sont dangereuses par elles-mêmes : explosifs, poudres, matières inflammables, acides corrosifs, etc. En Italie leur transport est absolument prohibé sur les navires ordinaires à passagers. Nos règlements les tolèrent sous certaines réserves et conditions réglant leur mode d'embarquement, leur situation, leur arrimage. Malgré les précautions édictées, il n'est guère possible de prévenir tous les dangers. Des bonbonnes d'acide sulfurique sont solidement saisies sur le pont d'un bateau faisant les traversées d'Algérie : le navire essuie dans le golfe de Lion un coup de vent, la mer embarque, il peut arriver que sous l'effet du tangage, du roulis, dont les secousses sont brusques et violentes ou même d'une lame qui embarque brutalement, une saisine casse, une bonbonne soit brisée ; les autres n'étant plus coincées se briseront également, l'acide se répandra sur le pont et pourra atteindre quelque passager attardé ou quelque homme de l'équipage parant aux dégâts. Aussi, comme pour de telles marchandises les compagnies n'acceptent aucune responsabilité les capitaines prudents les jettent à l'eau dès la sortie du port.

La dynamite, les poudres, malgré leurs soutes spéciales, peuvent exploser et explosent quelquefois ; on en fit la triste expérience, il y a quelques années, avec le *Bambara* qui fut pulvérisé à quelques milles de Marseille, et dont on ne retrouva aucune trace. Ces cargaisons ne devraient jamais être admises sur les navires à passagers, et des installations spéciales seraient nécessaires à bord des cargo-boats qui acceptent de tels frets.

IX. ANIMAUX. — Même observation en ce qui concerne les animaux que l'on embarque quelquefois sur le pont des navires à passagers : ce sont tantôt des espèces domestiques : chevaux, taureaux pour la reproduction,

mulets, etc. La place occupée par les stalles diminue
celle réservée aux passagers, et leur voisinage est toujours un peu dangereux pour les allées et venues : l'un
de nous a dû soigner plusieurs fois des hommes atteints de
morsures de cheval. Les dangers sont naturellement plus
grands quand il s'agit de fauves, de serpents. Et de tels hôtes
ne sont pas rares. On embarque parfois des ménageries
entières avec leurs troupes de bateleurs ; souvent alors un
animal, à cause de sa prétendue douceur, est mis provisoirement en liberté à un moment donné de la traversée. Nous
pourrions citer à ce sujet quelques observations : celle d'un
ours qui venait à la fin de chaque repas chercher son dessert
à la salle à manger des premières et qui finalement brisa
d'un coup de patte l'épaule d'un matelot, celle d'un puma
que l'on fut obligé d'asphyxier avec de l'acide sulfureux dans un
water-closet de troisième, celle d'un singe s'échappant de sa
cage située sur le château et se précipitant par le hublot
ouvert d'une cabine en griffant la figure de l'occupant stupé-
fait — l'occupant était l'un de nous ; — celle d'un serpent
à sonnettes s'échappant de sa boîte et chassé avec grand
émoi dans une coursive des premières classes, celle d'un
boa que l'on put à grand'peine enfermer dans l'étuve à
désinfecter. Il faut remarquer qu'après tous ces incidents les propriétaires des animaux se posent généralement
en victimes et se plaignent, quand ils ne vont pas jusqu'à
réclamer des dommages-intérêts aux compagnies. De temps
à autre on voit arriver dans une escale intertropicale un
passager ou une passagère suivis d'un jeune tigre, d'un
lionceau ou d'une panthère en liberté ; des commandants
ont la faiblesse de tolérer ces admissions jusqu'à l'heure des
plaintes de quelques voyageurs effrayés que l'on taxe alors
de poltronnerie !

X. Quantité et disposition des marchandises. — Chaque

navire a une limite de charge en poids, basée sur le volume
d'eau qu'il déplace, limite qu'il ne peut franchir sans encourir
des dangers. Elle est fixée sur son permis de navigation qui
détermine aussi le tirant d'eau maximum au-dessus duquel
un excédent de chargement mettrait le bâtiment en état de
non-résistance contre la mer démontée. Les capitaines,
poussés par les armateurs, ne tiennent pas toujours compte de
ces limites : on a attribué à une imprudence de ce genre le
naufrage de la *Lydie* qui se perdit corps et biens dans les
mers du Levant il y a quelques années.

D'autre part, une certaine quantité de lest est nécessaire
pour assurer la stabilité du bateau et permettre de naviguer
en toute sécurité : un navire trop allège risque de chavirer par
mauvais temps. Ces appréciations sont affaire des capitaines,
qui ont aussi à juger du bon ordonnancement de l'arrimage
des différentes marchandises composant leur chargement.
Les commodités d'embarquement et de débarquement mises
à part, ainsi que les précautions pour soustraire aux avaries
les diverses parties de la cargaison, on comprend que la
densité de chacune de ces marchandises entre en ligne de
compte et qu'un navire soit en situation périlleuse à la
mer s'il renferme les poids légers dans les cales et les poids
ourds dans les régions supérieures.

Mais la décision des capitaines doit souvent céder aux
exigences des armateurs. Pour éviter les frais d'un lest,
ceux-ci n'hésitent pas à envoyer les navires à vide chercher
un fret dans un port plus ou moins proche, ou bien considèrent d'un très mauvais œil une partie de ce même fret laissée
à terre pour raison d'excédent de charge. Cependant en
Angleterre, où la législation maritime n'a, pour personne, la
réputation d'être vexatoire — chaque fois qu'un navire se
met en route dans des conditions de tirant d'eau inadmissibles
par les règlements, les autorités du port lui infligent des
amendes très élevées. Il faut souhaiter qu'une telle régle-

mentation devienne internationale, comme les règles de l'éclairage nocturne et les manœuvres en cours de route, à l'approche d'un autre navire.

XI. LE COMMANDEMENT. — La législation de la marine marchande devrait régler sur un mode nouveau les rapports des capitaines et des armateurs. A la mer les premiers ont la responsabilité et civile et professionnelle; le code maritime ne connaît point leurs armateurs. Et cependant ces derniers, étant seuls financièrement engagés, sont, dans un bon nombre de cas, les causes directes des accidents, par la tutelle qu'ils imposent à leurs capitaines, tutelle que ceux-ci ne sauraient secouer indifféremment, puisque leur situation matérielle, salaires et assurance d'emploi, se trouve entre les mains des armateurs qui en disposent sans autre frein que leur bon vouloir [1].

En dehors des risques de froisser les désirs de leurs armateurs, les commandants de navires, surtout ceux des navires à passagers, ont à supporter une lourde responsabilité matérielle et morale. Des milliers d'existences sont confiées à leurs soins, à leur vigilance et à leurs capacités. Leurs efforts doivent être de tous les instants, leur sollicitude sans répit, leur attention tenue en éveil et prête à toutes les alertes, à toutes les surprises. Admirables dans l'accomplissement de leurs devoirs, ces officiers ont une carrière qui n'est qu'une longue odyssée de courage, de bravoure et de dévouement. Pourtant ils passent, modestes, ignorés de leurs contemporains, généralement assez mal rétribués de leurs services, quelquefois soupçonnés et injustement traités.

En leur rendant justice ici, il nous sera bien permis de leur rappeler que la conscience de leurs devoirs ne doit jamais faire entrer en ligne de compte les intérêts des armateurs,

---

[1] Dupuy. Les garanties de sécurité pendant les voyages en mer. Le Commandement. *Revue scientifique*, 1905.

quand il s'agit de la sécurité des passagers et des équipages,
dont ils ont accepté la conduite. Ils doivent avoir pour conviction intime que le plus sacré et le plus intangible de tous
les biens est l'existence humaine, contre laquelle aucun
attentat ne saurait être racheté.

Les passagers et les équipages se souviendront qu'à bord
de tout navire doit se trouver et se trouve un cahier de
réclamations dûment visé et paraphé par l'administration de
la Marine après chaque voyage. Le capitaine n'a pas le droit de
refuser ce registre aux inscriptions des réclamants : l'administration maritime reste juge du bien fondé des réclamations. En l'état actuel des choses, ces cahiers pourraient être
appelés cahiers de panégyriques, n'ayant jamais servi qu'à
la mention des témoignages élogieux de la part des passagers de classe, toujours assez bien traités. Ce n'est point
pour cet objet qu'ils ont été institués : des réflexions précises et fondées, des critiques légitimes seraient plus utiles
au bien public.

XII. Du naufrage. — Malgré les précautions, des catastrophes surviennent de temps à autre : échouements sur des
côtes inhospitalières, abordages, explosions, etc., dans lesquelles de nombreuses existences sont en péril ou succom-
bent.

Un ouvrage médical sur la marine marchande ne peut soustraire aux yeux de ses lecteurs quelques coins du tableau qui
se déroule parfois devant un médecin embarqué sur un navire
en perdition, et c'est à un médecin sanitaire maritime que
nous empruntons la relation vécue d'un naufrage[1].

En mars 1897, la *Ville de Saint-Nazaire* se rendait de New-
York en Haïti. Pour des raisons qui demeurèrent inconnues,
le navire coula presque subitement en pleine mer et l'équi-

[1] LASSIGNARDIE. Essais sur l'état mental dans l'abstinence. *Thèse de Bordeaux*,
1897.

page dut se réfugier dans quatre embarcations. Un de ces canots portant trente-deux personnes — dont le Dr Maire, médecin sanitaire maritime du navire — erra à l'aventure sans vivres, pendant sept jours, au bout desquels une goélette l'aperçut et prit à son bord les quatre derniers survivants.

Pendant ces sept jours, le Dr Maire eut l'énergie de recueillir quelques notes, c'est d'après elles qu'il a pu ultérieurement donner une description des événements survenus à bord de l'embarcation portant les naufragés.

Dès le second soir notre confrère note des hallucinations de la vue : « Au moment précis où le soleil se couchait, comme je portais les regards assez haut vers le ciel, les vapeurs légères qui flottaient sur nos têtes prirent tout à coup des formes étranges. C'étaient des grisailles teintées de rose représentant des personnages de féerie, immobiles ou à mouvements très lents. Les uns isolés, les autres formant des groupes et des rondes ou se déroulant en longues théories. ... Chose à remarquer, pas de sujets nus, pas de sujets érotiques. Efforts de volonté, clins d'œil, appel à toute ma raison, j'étais dans l'impossibilité absolue de rendre à ces vapeurs leur forme primitive. Celles qui flottaient à dix mètres environ pouvaient encore se distinguer. C'étaient des brouillards, des buées légères, comme la fraîcheur en dépose le soir sur les prairies et sur les étangs. A 20 mètres, la brume devenait un mousquetaire couvert de dentelles, des bottes jusqu'à la cape, ou un motif d'architecture, un dessin régulier et géométrique... Une heure après, la nuit emporta tous ces fantômes. Ils devaient reparaître le lendemain au crépuscule et jamais plus depuis... D'autres que moi eurent ces illusions; ce fut simultané parmi les passagers et bien des noirs. Et chacun vit ces choses à travers le prisme de son tempérament; mais pour tous le caractère général resta le même : sujets agréables, rien de terrifiant. »

Le Dr Maire et plusieurs autres personnes eurent également

l'illusion d'être environnés de toutes parts par une haute paroi blanche formant barrière à la vue :

« Dressée circulairement à environ 500 mètres de notre barque, cette paroi semblait faite d'immenses panneaux, avec çà et là de hautes portes cintrées à frontons sculptés, dont on devinait plutôt qu'on ne distinguait les motifs... »

Après les illusions de la vue, celles de l'ouïe :

« Le souffle du vent sur la jugulaire de ma casquette produisait des sons analogues à des voix humaines. J'entendais constamment des mots à voix basse, des chuchotements, le capitaine Berry qui marmotte ou m'adresse la parole, un passager qui m'assomme d'une histoire incohérente; avec cela une interprétation fausse des phrases, des paroles entendues et des faits de chacun... A quelques mètres de mes yeux grands ouverts, parut tout à coup une paroi tendue d'étoffe rouge à ramages, analogue à celle qui revêtait les banquettes de notre salon du bord. Cela dura dix à quinze secondes, puis un effort d'accommodation la fit disparaître et mes regards allèrent de nouveau buter contre la maudite paroi blanche au delà de laquelle la vue ne portait plus ...

« ... La nuit vint (la quatrième nuit), ramenant la maudite paroi blanche, les illusions de l'ouïe et les erreurs de personnes. Cette nuit fut la plus horrible de notre odyssée. Trempés jusqu'aux moelles, mordus par un vent glacial qui balayait la mer, un pied d'eau dans la barque, hantés par la folie et la mort, nous errâmes à l'abandon. »

Cette nuit-là fut également agitée de rêves et de cauchemars :

« Nous étions près de la côte; on nous avait aperçus. Ces deux feux à l'horizon, c'était Philadelphie; mais il fallait attendre des secours et les secours n'arrivaient pas. Et j'interrogeais dans mon rêve le capitaine Berry, qui s'efforçait de dissiper mon illusion, m'assurant qu'il m'avertirait de ce qui se passerait de nouveau. Quant au capitaine, ses sensations n'étaient guère plus nettes, car ce fut cette nuit, je crois, qu'il s'écria : « Écartez donc ce rideau, garçon, que le canot puisse « passer ! »

« Réveil subit comme après une pénible sieste. J'ai l'estomac déchiré par d'invisibles tenailles ; c'est le rhum, dont j'ai bu une gorgée, qui se rappelle à mon bon souvenir. Mais on se fait à .toutes les douleurs, l'invincible sommeil reprit ses droits et je retombai dans le même rêve.

« Nous étions près de la côte ; on nous avait aperçus. Mais les secours tardaient, tardaient. Puis, nouveau réveil. Tel un dormeur par ses ronflements, je fus réveillé par ma propre voix. Ma raison revenue, j'entendais crier ma chair sous le froid terrible qu'il faisait : « Bon Dieu, que j'ai froid ! que j'ai « donc froid, que j'ai donc froid ! » Je n'avais jamais ainsi entendu ma voix ; elle semblait ne plus m'appartenir. Il se produisait là un dédoublement de la personne ; l'âme ne tenait plus qu'à un fil, l'âme s'essayait à quitter la carcasse... et pour ce que valait la carcasse en ce moment !... Ensuite nouveau cauchemar, les yeux ouverts, cette fois. Nous étions à New-York, près du warf. Le warf c'était la paroi blanche qui s'était rapprochée. On attendait la santé : la santé ne venait pas. Et j'assommais de questions le capitaine Berry, lui parlant de force majeure, de cas exceptionnel. Cependant nous avions communiqué puisque je voyais sur la barque un intendant d'hôtel venu pour se charger des passagers et de leurs bagages... Subitement cette idée : deux noirs viennent de monter sur le warf en grimpant au mât et en passant par un trou. Pourquoi n'en ferais-je pas autant ! Cela ne m'effraie pas beaucoup de grimper à une corde, et si deux noirs ont passé sur le quai, j'y passerai aussi... je me lève alors pour aller à l'avant. Un inconnu m'arrête. C'était, je m'en suis aperçu ensuite, un passager dont la raison se trouvait dans le même état que la mienne. Le temps de secouer l'inconnu et je me traîne à l'avant, m'accrochant à la barque, aux vêtements, à tout ce que mes mains peuvent rencontrer. Tout grelottant, je suis au pied du mât dont je tente l'escalade, malgré l'équipage qui essaie de me retenir. Enfin, après m'être cramponné à la toile avec rage, après avoir failli vingt fois être précipité, je retombe à l'avant au milieu des noirs... Alors de vagues sensations, des cris et des disputes, car tout le monde déraille peu ou prou ; des coups de feu à l'arrière, on doit jouer du revolver et loger du plomb dans quelques peaux noires... Puis plus rien, plus de bruit sur la barque. Le monde extérieur disparaît pour moi. Ma lucidité revint aux premières clartés de l'aube. »

Le sixième soir, vers dix heures, nouveau cauchemar :

« Nous sommes au nord de New-York, dans les environs de Halifax (?). Le capitaine Jaguenau a rendez-vous avec un de ses amis dont le bateau, qui fait le commerce en Haïti, doit se trouver dans ces parages en un point donné. Sur notre barque, que le capitaine vient de quitter, nous sommes à la recherche de ce vaisseau et le vaisseau reste introuvable. — Fait à remarquer, dans tous les rêves revient toujours cette idée fixe que nous sommes sauvés, que nous allons sortir de cette affreuse situation. »

Plus loin le Dr Maire ajoute :

« J'avais des sensations éthérées, agréables. J'étais en quelque sorte dédoublé. Mon âme flottait sereine au-dessus de ma personne et j'assistais impassible à notre désastre. Le froid ne me touchait plus et après bien des réclamations, mon estomac s'était tu depuis longtemps... »

Malgré cela, le Dr Maire — pas plus que les autres blancs d'ailleurs — ne vit pas sa raison s'égarer beaucoup. Les instants de lucidité revenaient fréquemment. Il n'en fut pas de même chez les noirs qui burent de l'eau de mer et dont la plupart devinrent fous :

« Excités par une sorte d'ivresse, ils se croyaient à Fort-de-

France, au milieu des chants et des ripailles, fêtant joyeusement leur retour au pays. L'un d'eux, pris de manie furieuse, pousse des vociférations et menace l'entourage; on le précipite au fond de la barque et on le piétine jusqu'à plus de cris... »

Le septième jour, quatre survivants étaient recueillis inanimés.

TROISIÈME PARTIE

LE SERVICE MÉDICAL A BORD DES NAVIRES DE LA MARINE MARCHANDE

CHAPITRE PREMIER
LE PERSONNEL MÉDICAL

I. Règles qui président a l'embarquement des médecins. — II. Devoirs des médecins. — III. Les infirmiers. — IV. Navires sans médecins.

I. Règles qui président a l'embarquement des médecins. — L'embarquement des médecins à bord des navires de commerce se trouve soumis à deux réglementations très différentes :

1° *La loi du 17 avril* 1907, dans son règlement d'administration publique, édicte que :

Art. 118. — Tout navire français, à voile ou à vapeur, dont l'effectif, équipage et passagers réunis, atteint le chiffre de 100 personnes, et qui fait une traversée dont la durée normale dépasse quarante-huit heures, doit avoir, à bord, un docteur en médecine.

Il lui est adjoint un second médecin si l'effectif de l'équipage et des passagers réunis atteint le chiffre de 1 200 personnes et si la traversée doit durer sept jours.

2° *Le règlement de surveillance et de police sanitaires maritimes :*

Titre III, art. 12. — Tout navire français soumis à l'obligation de produire une patente est tenu d'avoir à bord un médecin sanitaire maritime s'il compte à un moment quelconque de son voyage plus de 100 personnes, équipage et passagers, et s'il fait un trajet d'une durée totale, escales comprises, de plus de quarante-huit heures.

La première de ces réglementations est imposée par le ministère de la Marine, la seconde par le ministère de l'Intérieur.

Deux préoccupations fort différentes ont guidé ces ministères qui voulaient rendre obligatoire la présence d'un médecin à bord des navires de commerce. Le ministère de la Marine n'a envisagé qu'une seule chose : la sauvegarde de la santé des équipages et des passagers en cours de route. Quant au ministère de l'Intérieur, il a visé une mesure de prophylaxie : la protection des frontières maritimes et la lutte contre l'invasion du territoire français par les maladies pestilentielles exotiques.

Mais voici qu'indépendamment de ces deux ministères un nouvel intéressé vient d'entrer en scène : c'est la caisse nationale de prévoyance entre les marins du commerce contre les risques et accidents de leur profession — loi du 27 septembre 1905. — La loi, à laquelle nous faisons allusion, a pour but de payer des indemnités temporaires ou des pensions viagères à toute personne appartenant à la navigation de commerce et ayant encouru un risque de maladie ou d'accident à l'occasion de sa profession (voir plus loin, chap. vi). La caisse de prévoyance est alimentée par des cotisations provenant d'une part des armateurs et de l'autre des participants. Il est clair que les uns et les autres ont intérêt à ce que le service médical soit bien fait, là où il est imposé. En effet, un accident de peu d'importance, convenablement traité au début, pourra ne donner lieu qu'à une indemnité temporaire peu élevée, tandis que, s'il est mal soigné, on lui devra, lors du retour en France, d'avoir causé une incapacité permanente partielle ou totale du travail et de grever le budget de la caisse d'une pension dont le versement aurait pu être

évité. C'est pourquoi la caisse nationale de prévoyance ne
considère l'embarquement du médecin qu'au point de vue
médical d'un service purement thérapeutique et ses intérêts
se confondent étroitement avec ceux du ministère de la
Marine.

D'une part, soins à accorder aux équipages ou aux passagers, de l'autre surveillance de la santé publique sur les
frontières maritimes, voilà les deux raisons sur lesquelles
repose l'obligation pour tout navire, remplissant certaines
conditions de durée de voyage ou du nombre de passagers,
d'avoir à son bord un médecin.

Dans ce volume nous étudierons le service médical à bord
des navires marchands dans le premier de ses rôles, c'est-à-
dire au point de vue des soins à donner aux passagers et aux
équipages. Nous réserverons pour le second volume la question de prophylaxie aux frontières maritimes.

II. Devoirs des médecins. — Le médecin, embarqué par
une compagnie de navigation, doit accorder ses soins à tout
l'équipage et à tous les passagers.

Art. 24. — Le médecin sanitaire maritime est nécessairement chargé
à bord de la direction du service médical, sous les obligations et sanc-
tions résultant du règlement d'administration publique pris en exécution
de la loi du 17 avril 1907 sur la sécurité de la navigation maritime.

Il dispose de locaux et d'un matériel que nous étudierons
plus loin. Dans certains cas — rapatriement de troupes,
transport de collectivités, émigrants ou autres — il est quelquefois embarqué un médecin convoyeur ; celui-ci doit
assurer le traitement médical du groupe qu'il accompagne.

Un article du règlement de police sanitaire maritime
définit la situation respective du médecin sanitaire maritime
et des médecins appelés à accompagner une collectivité quelconque :

Art. 21. — Lorsque sur un navire français est embarqué conjointement avec le médecin sanitaire maritime un médecin civil ou militaire, français ou étranger, accompagnant des soldats, des prisonniers, des émigrants, des pèlerins, des coolies ou toute autre catégorie de personnes voyageant en groupe, ce dernier médecin rend compte au médecin sanitaire maritime de tout incident de nature à intéresser la santé générale du bord, et, en particulier des causes de tout décès, de tout cas de maladie contagieuse se produisant parmi les individus confiés à ses soins.

Il est impossible — avec la documentation sommaire dont nous disposons en France — de démontrer les nombreux services que rend un médecin à bord des grands navires modernes. Les administrateurs des grandes compagnies ont une tendance à le considérer comme un *officier de luxe*, le mot a été prononcé par l'un d'entre eux, et non des moindres.

C'est aux statistiques de M. le professeur Nocht, de Hambourg, que nous emprunterons les renseignements suivants qui feront voir que le médecin est un rouage indispensable sur un navire moderne[1] : « Durant les dix dernières années, il s'est produit en cours de route parmi les passagers arrivés à Hambourg, annuellement et en moyenne : 12 cas de fièvre jaune, 24 de béribéri, 22 de dysenterie tropicale, 21 de scorbut et environ 700 de malaria. En ce qui concerne les passagers, je n'ai la statistique que des deux dernières années. D'après elle, on compte chaque année parmi les passagers : 250 cas de malaria, 10 de bilieuse hémoglobinurique, 17 de dysenterie, 7 de béribéri, plus quelques lépreux et quelques cas de maladies tropicales rares. En tout, sur environ 1.200 voyages effectués par les bateaux à passagers avec une durée moyenne de 80 jours, se sont produits 54 000 cas d'affections internes, ce qui donne une moyenne de 45 malades par voyage, dont 10 atteints d'une façon grave. En consultant ces nombres, vous vous apercevrez que les médecins de nos navires ne

---

[1] B. Nocht. Tropenkrankheiten im Seeverkehr. Communication au Congrès colonial allemand.

jouent pas à bord le rôle de *badegäste*[1], mais qu'ils ont au contraire assez de travail. »

Nous ferons remarquer qu'il n'est question ici que de maladies tropicales, et que l'auteur de ce travail ne signale pas le nombre des malades atteints d'affections ordinaires pas plus qu'il ne parle des accidents toujours fréquents à bord des navires.

Tournons nos yeux d'un autre côté, nous verrons ces médecins examiner, avec le plus grand soin, avant leur départ, les émigrants à destination de la plupart des nations américaines ; ils continueront cette surveillance en cours de route, et ici la moindre de leurs défaillances retentira lourdement sur le budget de la compagnie. Aussi n'est-ce pas sur le navire à émigrants que le médecin est un officier de luxe. Suivons ce médecin dans sa visite matinale sur un grand paquebot et dans ses rôles successifs. C'est d'abord la visite des équipages où le médecin sanitaire maritime doit montrer la sagacité du médecin militaire pour découvrir la simulation d'un paresseux qui souhaite une place à l'infirmerie, sans pour cela risquer de méconnaître un vrai malade, car les syndicats de marins, l'administration de la marine, les compagnies, tout le monde est là pour reprocher la moindre erreur de diagnostic.

Puis commence la visite dans les faux-ponts où grouillent les émigrants : ici il faut être polyglotte, déceler le simulateur qui désire une côtelette ou un lit moelleux à l'hôpital, découvrir la tare jalousement cachée par ceux qui craignent d'être refusés par le service de l'immigration américaine, enrayer les fréquentes épidémies de rougeole qui éclatent au milieu des enfants. Le médecin sanitaire maritime se trouve comme à la tête d'une clientèle de faubourg ouvrier, d'une société de secours mutuels, où personne ne paie ni le médecin

[1] Touristes.

ni le pharmacien, et où chacun veut s'assurer quelque bénéfice, si possible, ne fût-ce que celui d'une consultation ou d'un médicament qui pourront être utilisés plus tard.

Les secondes classes reçoivent ensuite la visite médicale : clientèle de petits bourgeois dont il faut savoir supporter les manies et respecter les habitudes, avec cette complication que les unes et les autres sont internationales.

Revenu de sa tournée, le médecin sanitaire maritime rentrera dans sa cabine et attendra que tel ou tel passager de première réclame ses services. Ici c'est à la clientèle des grands maîtres qu'il aura affaire : beaucoup de tenue, beaucoup de tact et encore plus de patience sont indispensables pour faire bon ménage avec le malade riche qui s'ennuie à la mer et considère volontiers que le médecin est là pour lui offrir sa constante compagnie.

Ajoutons que les autres passagers — les bien portants ceux-là — entendent rencontrer chez le docteur un agréable compagnon de table, de fumoir ou de salon. Par surcroît de besogne, la compagnie octroie au médecin une comptabilité de médicaments et de matériel ; le service de l'immigration lui demande une série de renseignements qu'il lui faut recueillir pendant la traversée. Comme on le voit, le service d'un bon médecin sanitaire maritime à bord d'un grand paquebot s'éloigne singulièrement d'une sinécure ; aux charges qu'on lui impose, combien de nos confrères doivent se sentir hésitants à remplir ce rôle ?

III. LES INFIRMIERS. — Le règlement, prévu par la loi du 17 avril 1907, impose les obligations suivantes au sujet des infirmiers :

Art. 119. — Sur les navires ayant un médecin, lorsque le nombre des personnes embarquées dépasse 300 et lorsque le voyage comporte des traversées de plus de trois jours, le médecin est toujours assisté d'une personne exclusivement affectée au service médical. S'il y a plus de

1 200 personnes à bord, il est affecté à ce même service une seconde personne.

La nouvelle réglementation — loin de constituer un progrès — marquerait plutôt un retour en arrière, bien que jusqu'à présent aucun texte n'ait exigé la présence à bord d'un infirmier quelconque. Malgré cette absence d'obligation, la plupart des compagnies mettent à la disposition de leurs médecins, soit un infirmier, soit — quand il y a peu de personnes à bord — un garçon chargé d'entretenir la propreté et de veiller sur les malades. Désormais les compagnies seront autorisées par le nouveau règlement à laisser le médecin sans auxiliaire tant que le nombre de l'effectif existant à bord ne dépassera pas trois cents, c'est-à-dire dans la majorité des cas. Nous voulons croire que le Conseil supérieur de navigation a été mal informé en écrivant cet article du règlement et qu'il sera possible de revenir sur une décision un peu prématurée.

Le règlement devrait porter que sur tout navire pourvu d'un médecin, on doit trouver également un infirmier ; que jusqu'à 150 ou 200 personnes cet auxiliaire soit un garçon, par exemple, mis, le cas échéant, à la disposition du service médical, passe encore ; au delà de 200 personnes, un auxiliaire permanent est indispensable.

La nouvelle réglementation ne prononce pas explicitement le mot *infirmier*. Il y aurait avantage à ce qu'on définisse plus exactement le rôle de la personne affectée au service médical et que certaines conditions professionnelles d'admission fussent imposées. Le recrutement des infirmiers par les compagnies est en effet la chose la plus disparate qui se puisse imaginer : anciens matelots, chauffeurs, ou garçons tentés par l'appât d'un travail discontinu et nécessitant une somme minime d'efforts musculaires se trouvent côte à côte. Encore ceux-là sont-ils des marins connaissant les choses de la mer, habitués à la vie du bord ; mais lorsque les compagnies de navigation offrent pour les fonctions d'infirmier des salaires dérisoires, inférieurs à ceux de toutes les autres professions, cas fréquent, elles ne trouvent à embarquer que des éclopés de terre, des individus sans métier qui auront à faire, en tout premier lieu, leur accoutumance à la vie maritime et plus tard leur éducation professionnelle spéciale.

Cette éducation, c'est au médecin qu'il incombe de la donner, pour lui-même et pour les autres, s'il veut être secondé et soustrait à l'obligation de prendre lui-même les températures, de donner les lavements, etc. Il arrive qu'à la longue on a parfois sous la main des sujets dignes de confiance ; c'est la très rare exception, car, la plupart de ces pseudo-infirmiers manquant d'instruction primaire générale, n'ayant qu'un sens moral assez peu développé quand il n'est pas oblitéré ou dévié par des habitudes alcooliques invétérées, sont rebelles à tout système d'enseignement.

Et cependant l'importance de leurs fonctions exige impérieusement des garanties. Chargés des soins matériels à donner aux malades, ils sont de plus les intermédiaires responsables entre certains services généraux du bord et le service médical : ils ont à prendre et à répartir les régimes ordonnés, à s'occuper des distributions de lait aux enfants du premier âge, à veiller à la propreté des récipients, des biberons, etc. Ils doivent assurer le nettoyage des divers locaux sanitaires, les désinfections courantes des seaux hygiéniques et des bassins mis à la disposition des malades ; ils ont charge de faire respecter les consignes d'interdiction des pièces d'isolement ; en cas de présence de quelque malade contagieux, ils doivent eux-mêmes limiter leurs communications aux besoins indispensables du service ; la gestion immédiate du linge et de tout le matériel d'infirmerie est entre leurs mains. Voilà leurs besognes, auxquelles s'ajoutent la surveillance et l'exécution des prescriptions et instructions du médecin.

Il serait donc nécessaire que les règlements futurs apportassent quelques dispositions plus fermes et plus précises relativement aux infirmiers des navires de la marine marchande. Ne pourrait-on pas instituer dans les diverses directions de la santé des examens pour l'obtention d'un brevet spécial donnant droit à l'inscription sur une liste officielle ? Les compagnies seraient astreintes à choisir exclusivement leurs infirmiers parmi les individus ayant obtenu leur inscription sur cette liste : c'est ainsi qu'on a procédé pour la création du corps des médecins sanitaires maritimes en 1896. On constituerait par ce moyen un noyau de personnel sûr, apte à rendre de très grands services, qui serait encouragé à persévérer dans la pratique du métier par le relèvement et l'unification des soldes, lesquelles, si l'on envisage l'importance des fonctions, les responsabilités, les dangers courus, ne devraient pas être inférieures à celles des maîtres d'équipage par exemple. Le métier d'infirmier sera toujours un métier de dévouement, de charité intelligente et souvent d'abnégation : le prestige moral doit en être relevé. Ces hommes auraient comme perspective, à l'issue de leur temps de navigation, les postes de gardes sanitaires, dont le recrutement est plein de difficultés pour l'administration.

Certains règlements étrangers et tout spécialement le règlement d'émigration italien se sont occupés de la question des infirmiers à bord : ils en ont fixé le nombre proportionnellement à celui des passagers, et ils ont imposé la présence continue d'un infirmier et d'une infirmière à bord de tous les navires obligés d'avoir un médecin (art. 128). Chez nous, le personnel féminin des navires a été réduit jusqu'ici à une ou plusieurs femmes de chambre : on est obligé de reconnaître qu'étant donnée la proportion toujours assez considérable des passagères de toutes classes, une infirmière est nécessaire. Les Allemands et les Anglais sont plus avancés que nous dans cette voie et sur tous leurs grands navires ils embarquent une nurse ou une diaconesse qui voyage en première classe et qui est chargée des fonctions d'infirmière en chef.

Notons que le règlement français impose la présence d'une *personne exclusivement affectée au service médical;* il ne stipule donc pas le sexe de cette personne, et, par cela même, indique aux compagnies de navigation qu'il leur est loisible d'embarquer des infirmières de profession. qui — surtout à bord des navires à passagers — seraient extrêmement utiles.

IV. Navires sans médecin. — Certaines compagnies se dispensent d'embarquer médecin ni infirmier quand elles ne sont pas obligées de le faire par les prévisions du règlement. Des cargo-boats, ayant comme chiffre moyen d'équipage une quarantaine d'hommes, accomplissent parfois des voyages au long cours d'une durée égale ou supérieure à trois, à six mois, sans autres ressources à bord que les médicaments et l' « Instruction médicale pour servir de guide aux capitaines des bâtiments de commerce dépourvus de médecin ».

Il faut noter que ces cargo-boats font généralement de très longues traversées sans relâcher dans aucun port : leur itinéraire prévoit des traites de Suez à Singapour, de Cardiff, d'Anvers ou de Dunkerque à Rio de Janeiro ou à Montevideo : leur voyage est long, car leur allure est lente. Les capitaines se trouvent fort souvent embarrassés, et, si par hasard, quelque homme de l'équipage tombe malade, la maladie évolue à sa guise devant des spectateurs impuissants, quand la bonne volonté de certains ne pousse pas à des interventions intempestives.

On peut se demander si le prix du salaire et de la nourriture du médecin, dont les compagnies se privent par mesure d'économie, ne sont pas largement dépassés souvent par les frais médicaux qu'il faut solder dans les ports d'escales, les frais d'hôpital maintes fois évitables et enfin les dépenses de rapatriement. — Lorsqu'arrive un accident à la mer et qu'à la suite d'une simple luxation ou d'une fracture non réduites, mal ou tardivement soignées, la victime est condamnée à un nouveau traitement, et quelquefois à une incapacité de travail partielle ou totale, c'est alors la caisse de prévoyance qui en subit les conséquences.

Dans cet ordre d'idées, la marine de commerce allemande nous est supérieure. Il a été organisé, dans les principaux ports, des cours pratiques de médecine avec visites et exercices dans les hôpitaux. Les officiers de la marine marchande qui le désirent suivent ces cours et subissent ensuite un examen. Tout navire qui n'a pas de médecin doit comprendre dans son état-major au moins un officier ayant obtenu ce certificat médical ; de ce fait, il touche une remunération spéciale qui s'ajoute à son traitement. A bord de ces navires, les soins médicaux sont donc mieux assurés que sur les nôtres.

Depuis que la direction des écoles d'hydrographie est passée au ministère du Commerce, une amélioration a été apportée à l'état de choses ancien. Dans quelques-unes de ces écoles ont été instituées des conférences d'hygiène et de médecine pratique.

Ajoutons que l'*Instruction médicale* qui doit se trouver à bord des navires de commerce — le *médecin de papier*, comme l'appellent les officiers de la marine marchande — est des plus rudimentaires : elle n'enseigne même pas la manière de prendre la température d'un malade. Des instructions semblables rédigées en Allemagne, Angleterre, États-Unis sont de beaucoup supérieures. Il faut espérer que la refonte des règlements maritimes, poursuivie par les soins du Conseil supérieur de la navigation maritime, amènera la disparition de cet opuscule arriéré et son remplacement par une nouvelle brochure mise au courant des progrès de la science.

CHAPITRE II

LES LOCAUX DU SERVICE MÉDICAL

1. Généralités. — Voici les règlements du ministère de la
Marine au sujet des infirmeries :

Art. 29. — Sur tout navire destiné à effectuer des traversées de plus de
quarante-huit heures et devant embarquer plus de 100 personnes y compris
le personnel du bord, il doit être installé un hôpital.

Cet hôpital est placé dans un endroit convenablement éclairé et aéré,
dans le premier entrepont ; il est isolé le plus complètement possible des
locaux occupés par l'équipage et par les passagers.

L'hôpital est divisé en deux compartiments affectés, l'un aux hommes,
l'autre aux femmes. Il est exigé un lit par 40 personnes embarquées, jusqu'à concurrence de 200 personnes. A partir de ce chiffre, il est prévu un
lit par 60 personnes en plus.

A l'hôpital sont annexés: 1° une pharmacie pouvant servir de salle
d'opérations et ayant les dimensions suffisantes pour recevoir un lit articulé de modèle ordinaire et pour permettre la circulation autour de ce
lit ; 2° une salle de bains ; 3° des lieux d'aisances ; 4° une chambre d'isolement comprenant le quart des lits d'hôpital imposé par le paragraphe 3
du présent article.

Le cube d'air des hôpitaux doit représenter au minimun 4 mètres cubes pour chaque personne pouvant y prendre place. La hauteur sous plafond ne peut pas être inférieure à 1^m,83.

Les couchettes doivent être en métal peint, verni ou galvanisé ; elles doivent avoir au minimun 1^m,83 de longueur et 0^m,60 de largeur intérieure et être disposées de telle sorte que leur plus grande dimension soit placée en bordure d'un passage ayant une largeur au moins égale à 1 mètre.

Tant dans l'infirmerie que dans les entreponts, quelques couchettes ayant une largeur de 0^m,80 sont réservées aux femmes enceintes.

Il peut n'être dressé que la moitié des couchettes d'hôpital.

En aucun cas, les couchettes d'hôpital ne peuvent être montées sur deux rangées superposées.

Cette réglementation étant des plus récentes, et, d'autre part, les dispositions transitoires indiquant que les infirmeries existant actuellement ne seront modifiées ni dans leurs dimensions, ni dans la disposition des couchettes, des coursives et des locaux annexes, il est donc intéressant d'étudier les hôpitaux tels qu'on les trouve aujourd'hui sur les navires et de rechercher quelles seront les conditions les meilleures pour les installations à créer sur les navires neufs.

II. CONDITIONS ACTUELLES DES INFIRMERIES. — Quel est donc l'état des infirmeries à bord de nos navires de navigation courante ? En règle générale tout cargo-boat, tout navire ne devant pas embarquer de médecin pour ses voyages ordinaires n'a pas d'infirmerie ; ou bien si quelqu'une a été prévue en raison des affrètements possibles, elle se trouve désaffectée et sert de magasin. — Sur les navires postaux astreints à l'embarquement d'un médecin, mais faisant de courts voyages, ceux d'Algérie par exemple, il n'y a, non plus, aucun local réservé d'une manière permanente aux malades. Grave défaut : les cas sont rares sans doute où cette infirmerie est utilisable, et l'on escompte la possibilité d'attribuer un local quelconque à un individu tombant subitement malade et dont l'état nécessite un isolement immédiat ; mais combien de fois, quand les navires sont surchargés de passagers et qu'il ne reste aucun espace disponible, un contagieux a-t-il pu devenir une manière de fléau public !

Les cargo-boats naviguant au long cours avec un certain nombre d'hommes d'équipage et pouvant embarquer des passagers de troisième classe, émigrants ou hommes de troupes, tels ceux des Compagnies des Messageries Maritimes ou des Chargeurs-Réunis, ont toujours un médecin à leur bord, mais leurs infirmeries sont représentées par les installations les plus diverses, les unes faisant défaut totalement et les autres présentant de réelles ressources.

Les paquebots-poste naviguant au long cours sont dotés, à peu près tous, d'une infirmerie, à quelque compagnie qu'ils appartiennent. Ces infirmeries sont encore de valeur très inégale au point de vue du pourcentage des couchettes, de la situation de ces infirmeries sur le navire et de leurs dimensions. Telles, situées en bonne place sur le pont, bien aérées, ayant un cubage d'air suffisant pour le chiffre de leurs couchettes, des installations mobilières presque modèles, sont absolument insuffisantes quant au nombre des lits. C'est le cas de presque toutes celles que l'on voit à bord des paquebots des Messageries Maritimes. Prenons une unité au hasard, l'*Armand-Béhic*, par exemple : paquebot de 6 000 tonnes, ayant un équipage de 200 hommes environ, parmi lesquels 70 Arabes pour la chaufferie, pouvant embarquer 300 passagers de classe, 7 à 800 passagers de troisième ou réquisitionnaires, soldats, passagers d'entrepont, émigrants. — Son infirmerie, située à tribord sur le pont dans un roof spécial, à égale distance du gaillard d'avant et du château, compte deux compartiments, dont l'un peut servir d'isolement et comprend aussi une cabine de bains ainsi qu'un water-closet ; mais elle ne possède en tout que huit couchettes, chiffre insuffisant ; en admettant que cette infirmerie ne soit pas créée pour les passagers de classe, qui peuvent, en cas de maladie, exiger leur isolement et leur traitement dans une cabine, elle doit suffire cependant aux besoins et de l'équipage tout entier et des passagers au-dessous de la seconde classe, soit à un millier d'individus environ : le pourcentage des lits d'infirmerie à bord de ce paquebot, ayant son plein de passagers, est ainsi réduit à $\frac{6}{1\,000}$, soit 0,6 p. 100.

III. Types d'infirmeries. — Pour préciser ce qui a été fait jusqu'à présent nous donnons ci-dessous les croquis des infir-

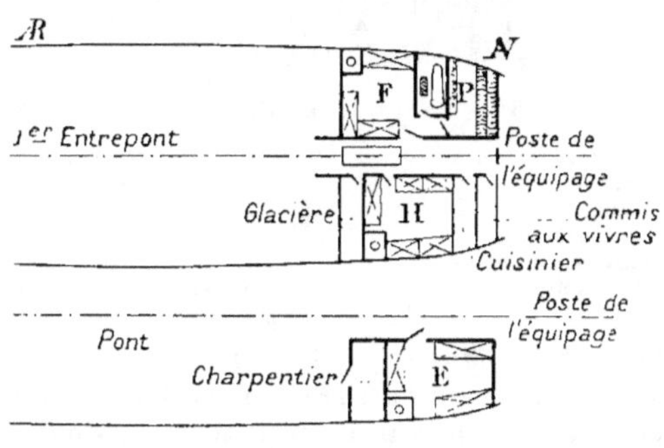

Fig. 18. — *Champagne*, C. G. T., 1886.

Longueur	150 mètres
Largeur	15,76
Tonnage	3 065
Equipage	230
Passagers de classe	320
Emigrants	850 sur New-York. Sur Vera-Cruz 1 300 ou plus.

meries à bord de trois paquebots de la Compagnie Générale Transatlantique : les légendes indiquent à quel pourcentage ces installations correspondent : il faut remarquer que parmi ces trois paquebots le « Pérou » est de construction toute récente. Il a été mis en service en 1907, et ses installations hospitalières sont considérées par les ingénieurs des *Chantiers de l'Atlantique* comme le dernier mot du perfectionnement dans ce genre.

Locaux sanitaires de la Champagne. —1er entrepont : deux infirmeries, pour les passagers, situées sur l'extrême-avant, immédiatement contre le poste de l'équipage.

H. Infirmerie des hommes : 5 couchettes, 10 par le montage de couchettes superposées. — W.-C.

F. Infirmeries des femmes : 3 couchettes, pouvant en faire six. — Baignoire et W.-C.

P. Pharmacie.

Pont. E. Infirmerie de l'équipage : 3 couchettes, 6 avec la superposition. W.-C.

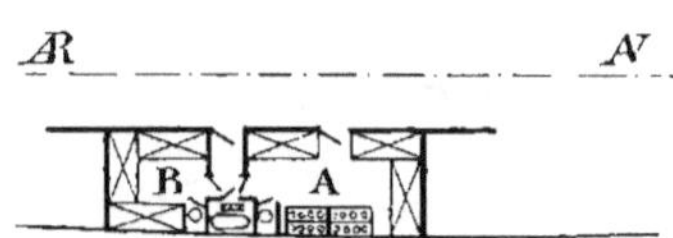

Fig. 19. — *Navarre*, G. G. T., 1893.

Longueur	149 m.
Largeur	15,46
Tonnage	2 469
Équipage	200
Passagers de classe	200
Emigrants	794 sur New-York. 1000 ou plus sur Vera-Cruz.

Locaux sanitaires de la Navarre. — Deux infirmeries, situées dans le premier entrepont à tribord sur l'arrière, vers la limite des premières et des secondes, ont chacune un plan de trois couchettes qui, montées en double rangée, font un total de douze.

A chaque infirmerie est annexé un W.-C. ; une baignoire commune est située dans le fond du couloir intermédiaire.

Dans l'infirmerie A, un meuble à tiroirs renferme des objets de pansement, des médicaments, etc. — La pharmacie proprement dite de ce paquebot ne comporte comme local spécial qu'une armoire s'ouvrant sur le panneau d'une coursive.

Ces croquis nous donnent une idée aussi nette que possible de ce que furent les pratiques d'une de nos plus importantes compagnies de navigation pendant les vingt dernières années. L'étude de chacune de ces infirmeries laisse reconnaître que leur pourcentage de couchettes est à peu près correspondant au nombre de leurs hommes d'équipage ; les constructeurs ont simplement oublié de tenir compte dans leurs installations du chiffre des passagers des classes inférieures. Aussi, lorsque des navires du commerce sont affrétés pour un transport d'un grand nombre d'hommes, celui de troupes par exemple, lors d'une expédition coloniale, les chartes-parties d'affrètement doivent consacrer un article spécial aux dispositions des locaux réservés aux malades. Le nombre proportionnel des lits prévus varie de 4 à 5 p. 100, et les com-

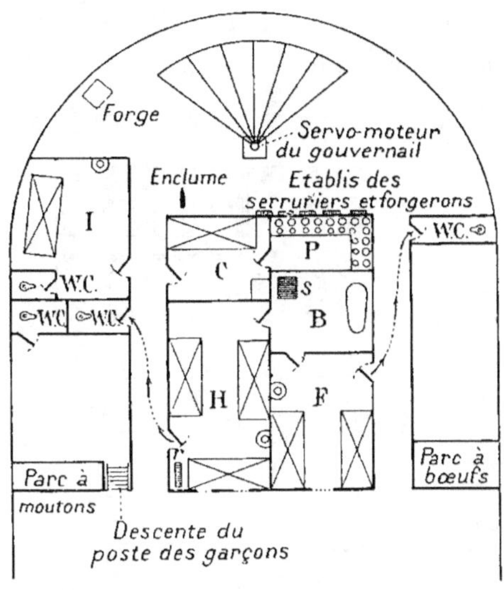

Fig. 20. — *Pérou*, C. G. T., 1907.

H. Infirmerie hommes.	P. Pharmacie.
F. Infirmerie femmes.	B. Baignoire.
I. Infirmerie contagieux	S. Radiateur de chauffage.
C. Infirmier.	

pagnies contractantes consacrent tout un compartiment d'entrepont à ces installations, avant de présenter le navire engagé à la commission de recette.

Certains navires ont été construits et armés par des compagnies privées uniquement en vue d'affrètements à l'État, tel le paquebot la *Loire* qui est destiné au transport des condamnés déportés. Aussi bien a-t-on prévu pour celui-ci des installations permanentes d'infirmeries satisfaisant à toutes les conditions de l'hygiène autant que faire se peut à bord d'un navire ; le groupe des locaux sanitaires de ce bateau est le meilleur de ceux de notre marine marchande, par sa situation, ses dispositions, ses divisions, son cube d'air, sa ventilation et le nombre des couchettes. Nous donnons ci-dessous le croquis de ces installations. On remarquera le paradoxe social créé par une lacune de notre législation qui jusqu'à présent s'est montrée à certains égards plus paternelle pour les individus condamnés que pour les sujets ordinaires.

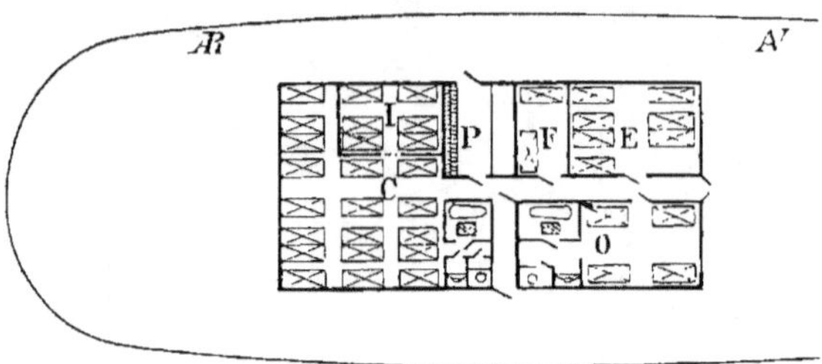

Fig. 24. — *Loire*, transport des condamnés.

Longueur. . . . . 120 mètres
Largeur. 15,65
Tonnage. 3 150
Équipage . . . . 75 à 80
Condamnés 850
Passagers de classe. 100

Locaux sanitaires. — Roof situé sur la partie arrière du pont et absolument indépendant, mesurant : 16ᵐ,40 de long sur 8ᵐ,75 de large et 2ᵐ,15 de hauteur, cubant 308ᵐ³,34.

C. Infirmerie générale des condamnés : 17 couchettes, avec toilette, baignoire et W.-C. sur l'avant à bâbord.

I. Carré d'isolement : 6 couchettes. — P. Pharmacie et salle d'opérations. — F. Logement des infirmiers. — E. Infirmerie de l'équipage : 7 couchettes. — O. Infirmerie des femmes ou des officiers : 4 couchettes avec baignoire, toilette et W.-C. indépendants.

N. B. — Ces couchettes sont fixes sur leurs cadres et ne peuvent jamais être montées sur deux rangs.

Au point de vue de la valeur des locaux sanitaires, on remarquera combien la différence est profonde et heureuse entre les aménagements du navire qui transporte les condamnés et les installations des paquebots de la Compagnie Transatlantique.

Nous sommes obligés de constater, à chaque pas de cette

étude sur l'hygiène dans la marine du commerce, combien jusqu'à ces derniers mois certaines nations voisines étaient en avance sur nous. Les dispositions du règlement italien sur les infirmeries à bord des navires affectés au transport des émigrants démontrent l'exactitude de cette affirmation. En voici la preuve.

TRANSPORT DES ÉMIGRANTS ITALIENS EN VOYAGES TRANSATLANTIQUES

SECTION 2. — *Aménagement et disposition intérieure des navires.*

Art. 110. — « A bord de chaque navire qui embarque plus de cinquante émigrants devront exister deux locaux destinés à servir d'infirmeries, un pour les hommes, l'autre pour les femmes, situés sur le pont ou dans le premier entrepont, éloignés des extrémités avant et arrière, convenablement adaptés et ventilés, isolés des locaux d'habitation, capables de recevoir au moins 4 p. 100 des émigrants et de l'équipage, quand il n'y a pas d'infirmerie spéciale pour ce dernier; l'espace atmosphérique, tant pour les émigrants que pour les personnes de l'équipage, ne pourra jamais être inférieur à $3^{m3},50$ par individu. Le capitaine conserve la faculté de ne faire monter au départ, d'accord avec le médecin militaire ou avec le commissaire, que la moitié des couchettes prescrites, sauf à mettre les autres en place plus tard en cas de besoin.

« Il doit y avoir, pour servir de chambre de consultation et éventuellement de salle d'opérations, un local ou cabine spéciale, bien éclairé, d'une étendue telle qu'on y puisse évoluer librement.

« Il y aura, en outre, annexées à chaque infirmerie, une cabine de bains et une latrine fixe pour l'usage exclusif des malades, munie de solides appuis et construite suivant toutes les règles et l'art de l'hygiène.

« Les couchettes seront disposées de telle façon que leurs côtés, longs de 1^m,80, soient parallèles aux couloirs de passage et ainsi directement accessibles. Les passages entre les couchettes auront une largeur d'au moins un mètre.

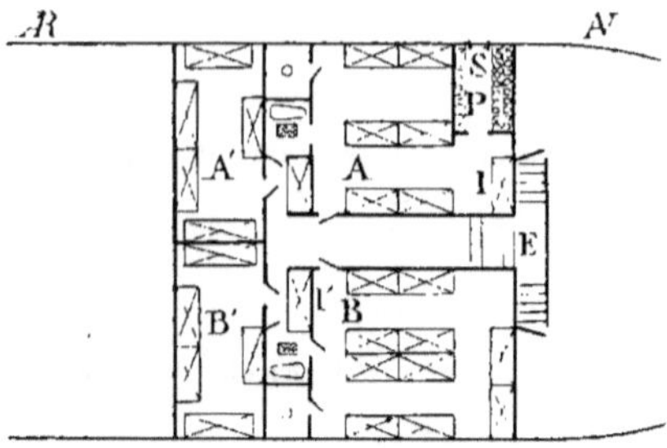

Fig. 22. — S. G. T. M. Société Générale de Transports Maritimes. Type : « *Provence* », « *Espagne* », « *Italie* », « *France* », « *Algérie* ».

Longueur	130 environ
Largeur.	13 à 14
Tonnage	4 000
Passagers de classe.	120
Émigrants.	800 à 1 000.

Locaux sanitaires. — Quatre infirmeries situées dans le premier entrepont, occupant toute sa largeur dans le premier tiers de l'avant, et desservies par une échelle indépendante E, à double entrée, l'une à bâbord, l'autre à tribord, aboutissant à un couloir médian intermédiaire.

Dans l'infirmerie A (hommes) un plan de huit couchettes, plus celle de l'infirmier I : montées en double rangée, elles donnent un total de 16.

Dans l'isolement A' : cinq couchettes.

Dans l'infirmerie B (femmes) un plan de dix couchettes, plus celle de l'infirmière I'. En double rangée : 10 × 2 = 20.

Dans l'isolement B' : cinq couchettes.

Toutes ces installations répondent au texte ci-dessus du règlement d'émigration italien.

En P, dépôt de médicaments ; en S, sabord d'immersion.

De plus, il existe sur le pont une salle de consultation aménagée pour pouvoir servir de salle d'opérations — et une pharmacie distincte.

« Les couchettes devront être munies d'un crachoir et avoir un matelas et un oreiller de crin animal ou de laine d'un poids total d'au moins 10 kilogrammes avec une garniture de provision de quatre draps pour chacune et de deux taies blanches pour l'oreiller.

« Quand il n'y aura pas de section d'infirmerie pour les maladies contagieuses, les commissions de visite, prévues par les articles 139 et 144 ci-dessous, devront certifier qu'il sera possible, à l'occurrence, d'isoler une partie des infirmeries ordinaires ou que d'autres locaux adoptés pourront en tenir lieu. »

Cette réglementation a fait cesser enfin la traditionnelle visite sur les panneaux du milieu des compartiments, où le médecin était souvent obligé de s'installer aux heures où les passagers devaient le consulter. Quelques navires français, ceux de la Société Générale de Transports Maritimes et de la Compagnie Cyprien Fabre, ont dû se soumettre à ces dispositions pour pouvoir continuer leurs services d'émigrants italiens ; nous donnons ci-contre le croquis du type des infirmeries installées à bord des paquebots de la Société Générale des Transports Maritimes (fig. 22).

La même compagnie a mis en service depuis 1906 quatre nouveaux types destinés aux mêmes transports. Ce sont : le *Formosa*, le *Pampa*, le *La Plata* et le *Parana*, à bord desquels les installations du service médical témoignent d'un progrès marqué sur celles que nous venons de décrire.

IV. Pharmacie. — La conclusion de ces aperçus est que la mise en pratique des règles de l'hygiène à bord de nos navires de commerce a résulté, jusqu'ici, soit de réglementations étrangères, soit de contrats d'affrètement pour des voyages et pour des transports spéciaux. — Nous aboutirons à la même conclusion si, laissant de côté les infirmeries proprement dites, nous examinons le règlement qui préside aux installations des pharmacies.

Dispositions réglementaires. — Tout navire ayant huit hommes d'équipage, y compris les mousses, expédié au long cours ou à la pêche de la baleine ou de la morue, doit avoir un coffre de médicaments, dont la composition est fixée d'après l'effectif, savoir :

a) Pour les bâtiments armés au long cours, par la circulaire du 3 juillet 1896 (*B. O.*, 131) ;

b) Pour les navires expédiés à Terre-Neuve ou en Islande, par une instruction du 1er décembre 1893, modifiée pour Terre-Neuve le 14 avril 1894 (*B. O.*, 435) ;

c) Pour les navires armés à la pêche de la morue, du hareng et du maquereau dans la mer du Nord, avec procédé de conservation à bord, par une circulaire du 11 février 1896 (*B. O.*, 472) ;

d) Pour les autres navires, par une circulaire du 4 avril 1892 (*B. O.*, 352).

Les navires allant à Terre-Neuve, libres de ne pas rester dans la place à eux concédée, doivent avoir un second coffre pour les marins destinés à faire la pêche sédentaire (Décret des 16 février 1894, art. 35, et 15 octobre 1894).

Le concessionnaire de l'Ile Rouge à Terre-Neuve doit y déposer un coffre de première série, n° 3, tarif du 1er décembre 1893. Tous les coffres doivent être accompagnés, quand il n'y a pas de médecin, d'une instruction réglementaire (portant la date du 3 juillet 1896 pour les navires armés au long cours et celle du 11 février 1896 pour les bâtiments armés à la pêche), instruction visant les soins à donner en l'absence d'un médecin.

L'embarquement d'un médecin entraîne l'embarquement d'une caisse de chirurgie.

Toute infraction aux dispositions qui précèdent expose le capitaine à une suspension temporaire ou définitive de commandement.

Les dispositions réglementaires concernant le matériel médical et pharmaceutique des navires de commerce français sont les suivantes :

Art. 104. — Tout navire doit être pourvu du matériel médical et pharmaceutique déterminé, suivant les différents genres de navigation, par les nomenclatures et tableaux annexés au présent règlement.

Art. 105. — Lorsqu'il existe un local affecté à la pharmacie à bord, les médicaments toxiques sont enfermés dans une armoire spéciale fermant à clef dite *armoire aux poisons*. Si le navire ne comporte pas de pharmacie, les médicaments toxiques sont enfermés dans un coffre spécial ou dans un compartiment du coffre réglementaire distinct et fermant à clef.

Art. 106. — Les appareils, ustensiles et instruments de chirurgie, sont disposés dans des armoires ou caisses spéciales distinctes de celles renfermant les médicaments.

Les objets de pansement sont également placés dans un coffre ou compartiment à part.

Ces différents coffres doivent toujours être placés dans des locaux facilement accessibles.

Art. 107. — La liste de tous les médicaments, objets ou ustensiles contenus dans un coffre ou une armoire doit être inscrite sur le fond du couvercle du coffre ou sur la porte de l'armoire.

Sur les navires ne comportant pas de pharmacie lorsque l'importance du matériel médical et pharmaceutique exige la répartition de ce matériel entre plusieurs caisses, la caisse contenant les médicaments pour l'usage interne, celle dans laquelle sont enfermés les médicaments pour l'usage externe, et celle qui est réservée aux objets de pansement, etc., sont de couleurs différentes ou portent des signes extérieurs permettant de les reconnaître facilement.

Art. 108. — Les récipients sont munis d'étiquettes indiquant très lisiblement le nom des médicaments qu'ils contiennent.

Les liquides toxiques sont placés dans des fioles ou flacons portant des étiquettes en papier rouge orangé et une bande circulaire en papier de même couleur, de 1 à 3 centimètres de largeur, selon la dimension des récipients, collée sur toute leur circonférence. Ces mêmes fioles sont munies d'une seconde étiquette en papier rouge orangé sur laquelle le mot *Poison* est imprimé ou écrit en lettres majuscules.

Art. 109. — Les médicaments sensibles à l'action de la lumière sont conservés dans des récipients en verre jaune ou noir, et les herbes médicinales dans des bocaux en verre ou dans des boîtes en fer-blanc.

Les médicaments ne peuvent être conservés dans des sacs en papier qu'autant que ces sacs sont renfermés à leur tour dans des récipients en verre ou dans des boîtes en fer-blanc. Pour les poudres médicamenteuses divisées par paquets, chaque paquet doit être pourvu d'une étiquette lisible indiquant le nom de la substance, et son poids et son usage interne ou externe.

La même réglementation prévoit la surveillance des médicaments embarqués sur les navires marchands :

Art. 110. — Les coffres à médicaments, objets de pansement, appareils et instruments de chirurgie, sont visités dans les ports de France lorsque six mois se sont écoulés depuis la dernière visite.

Cette visite a lieu, soit au bureau de l'inscription maritime, si le propriétaire ou son représentant le désire, en présence du capitaine ou de son délégué, et du médecin du navire, s'il y en a un.

Elle est effectuée sur la réquisition de l'inspecteur de la navigation par le médecin membre de la commission prévue à l'art. 4 de la loi du 17 avril 1907[1], sous la réserve le cas échéant de l'application des lois des 1er août 1905 et 25 juin 1908 sur la répression des fraudes.

[1] Les médecins qui peuvent être membres de la Commission sont le

Une fois visités, les coffres sont scellés et placés dans un local fermant à clef ; si les médicaments sont placés dans une pharmacie, ce local doit être fermé à clef.

Tout navire est muni d'une instruction médicale approuvée par le ministre de la Marine ; s'il y est embarqué un médecin, il doit en outre y avoir à bord un exemplaire du Codex français.

V. CONDITIONS QUE DEVRAIT RÉALISER L'INSTALLATION DU SERVICE MÉDICAL. — Au début de ce chapitre nous avons indiqué d'une manière sommaire les conditions théoriques des installations sanitaires de tout navire : nous allons maintenant en préciser les divers points

1. *Infirmerie*. — Il est nécessaire qu'il y ait à bord de tout navire de commerce un local *indépendant* affecté d'une *façon permanente* à l'isolement et au traitement des malades.

2. *Nombre des couchettes*. — Ce local doit comprendre un nombre de couchettes proportionnel au nombre maximum des hommes de l'équipage : sur les navires à passagers, le chiffre des couchettes sera proportionnel au total du nombre maximum des passagers ajouté à celui des hommes de l'équipage ; cette proportion ne devra jamais être inférieure à 5 p. 100.

3. *Distribution des couchettes*. — Quand une infirmerie comprendra cinq couchettes, elles seront réparties en deux salles séparées l'une de l'autre et isolables ; pour dix couchettes, la répartition se fera en trois salles ; pour quinze et au-dessus, en quatre salles.

Dans aucun cas les couchettes ne devront être superposées les unes aux autres ; l'oubli de cette restriction est une grande lacune dans le règlement italien, par ailleurs si complet. Les couchettes seront toujours accessibles au moins par une de leurs parois latérales, et autant que possible indépendantes

directeur de la santé du port ou un médecin sanitaire le suppléant ; à défaut un médecin de la marine en activité ou en retraite, ou un médecin civil.

et séparées l'une de l'autre. Elles devront toujours être placées dans le sens de la longueur du navire. Les couchettes, dites en travers de barque, sont par temps de roulis très fatigantes même pour les personnes saines ou amarinées ; un malade ne peut donc qu'y souffrir horriblement, quelle que soit la nature de son mal. Nous ne saurions trop recommander l'emploi pour les infirmeries des couchettes à roulis adoptées à bord des récents navires-hôpitaux : leur mécanisme, d'une simplicité parfaite, consiste à suspendre le cadre de ces couchettes par le milieu de leurs traverses à la façon des lits-berceaux : des crochets latéraux permettent de les fixer en position d'immobilité : leur prix de revient ne dépasse pas celui de la plupart des couchettes ordinaires.

4. *Cubage*. — Le volume d'air prévu pour chaque habitant des couchettes ne sera pas inférieur à 6 mètres cubes, et les espaces séparant ces dernières auront au moins 1 mètre de large.

5. *Revêtements intérieurs*. — La question des revêtements des parois intérieures des locaux d'infirmerie a une importance plus grande encore que celle des revêtements des autres locaux d'habitation.

Jusqu'à présent aucune règle fixe n'a présidé à ce choix et on trouve employées les substances les plus diverses : laits de chaux, peintures de différentes couleurs, mates ou vernies. A bord de quelques bateaux récents, ces parois sont revêtues de lames de zinc émaillées sur la face apparente, imitant les dessins de la lave.

Il ne faut pas persister dans ce dernier choix. L'eau de condensation de l'atmosphère intérieure, ou simplement les eaux de lavage finissent par pénétrer entre la paroi du local et la lame de zinc ; elles oxydent le métal et désagrègent l'émail. Pour maintenir ces locaux en état de constante propreté, le remplacement fréquent des feuilles de zinc deviendrait opération coûteuse.

A bord des derniers navires de guerre on a adopté la pratique suivante qui paraît recommandable : sur les *parquets*, linoleum très épais, fixé sans laisser aucun hiatus (toute fissure accidentelle doit être mastiquée ou mieux paraffinée) ; *plafonds* recouverts aussi rigoureusement que les parquets d'un tissu lisse, épais, avec amiante incorporée, portant le nom d'*anti ignea*, parce qu'il n'est pas inflammable ; les parois verticales, les épontilles, les montants de couchettes, les cadres, etc., sont peints en blanc avec une peinture émail. Le tout peut supporter des lavages à grande eau simple, froide ou chaude, ou avec des solutions antiseptiques, et même caustiques, sans aucun inconvénient, sans le moindre danger de détérioration.

6. *Isolement.* — Les salles d'infirmerie ne seront pas en communication directe avec les autres locaux du navire ; celles situées sur le pont auront des échelles d'accès spéciales larges de 1ᵐ,50.

7. *Ventilation.* — Elle sera assurée par des ventilateurs artificiels, manches à vent, ou ventilateurs électriques avec système d'aspiration et de refoulement. Ces derniers débouchant toujours au-dessous du niveau du plan des couchettes.

8. *Eclairage* — Les salles prendront jour directement sur la mer par des hublots ou des sabords aussi grands que possible, pouvant rester grands ouverts par temps calme ; l'éclairage nocturne y sera largement assuré.

9. *Bains. W.-C. Salle mortuaire.* — A ces salles d'infirmerie seront annexés des water-closets à chasse d'eau permanente et des bains avec prise d'eau douce, chaude et froide, destinés exclusivement à l'usage des malades. On y joindra

une salle en abord le long de la muraille du navire et communiquant directement avec l'extérieur par un sabord de grandeur suffisante pour pouvoir pratiquer les immersions de cadavres. Cette salle sera munie d'une prise d'eau et d'une table sur laquelle on pourra déposer les morts et pratiquer les autopsies s'il y a lieu.

10. *Logement des infirmiers.* — Dans le voisinage des infirmeries et communiquant directement avec les salles affectées aux maladies communes, sera aménagée une cabine suffisante pour donner logement à l'infirmier. Dans l'état actuel, ce dernier habite les endroits les plus divers, souvent les postes communs à diverses autres sections de l'équipage, de sorte que ces postes courent parfois le danger d'être contaminés quand l'infirmier soigne un malade contagieux, et que par ce fait les malades sont plus ou moins abandonnés pendant la nuit. Une réforme est nécessaire : l'infirmier doit rester en contact permanent avec les malades et en relations très lointaines avec les autres personnes du bord, pour les plus stricts besoins du service seulement.

11. *Emplacement de l'infirmerie. Situation.* — Dans quelle partie du navire doit être situé le groupe des infirmeries ?

Sur le pont, toutes les fois que cette disposition sera possible ; en cas contraire, dans le premier entrepont ; jamais au-dessous.

Il faut aussi éviter l'extrémité de l'arrière, à cause des secousses de l'hélice, celle de l'avant en raison de la violence des mouvements de tangage, des bruits des guindeaux, des chaînes des ancres, etc. On doit aussi s'éloigner des parties centrales à cause des nombreux va-et-vient et surtout de la proximité des machines et des chaufferies. Sur ces points, pas de controverse. Les parties moyennes de l'avant ou de l'arrière ne présentent pas les unes sur les autres des avantages évidents ; en fait, ce sont les dispositions de chaque navire qui doivent, en dernier lieu, déterminer le choix de l'emplacement des infirmeries.

12. *Salle de consultation et d'opérations.* — A proximité des infirmeries un local doit être réservé pour l'examen des nouveaux malades et de tous ceux qui se présentent à la visite médicale. Ces examens ne sauraient être pratiqués sans danger dans des salles où sont déjà hospitalisés des malades peut être contagieux; et des raisons de décence et de discrétion s'opposent à ce que ces examens se passent là où sont alités des malades ordinaires.

Ce local servira à faire les pansements des plaies qui n'obligent pas au séjour à l'infirmerie : il sera muni d'une table et de rayons supportant les substances médicamenteuses.

Utilisable pour les opérations chirurgiales, il contiendra les instruments rangés dans des tiroirs étanches bien fermés. L'éclairage y sera abondant, les dimensions permettront d'y placer un lit articulé autour duquel on pourra évoluer librement. Souvent en effet surviennent à bord, surtout parmi les hommes de l'équipage et quelquefois aussi parmi les passagers, des accidents graves qui exigent une intervention immédiate, et le médecin doit sans cesse être préparé à faire face aux nécessités de la chirurgie d'urgence. C'est pour ce motif que ces salles d'opérations doivent contenir une étuve à désinfection de petit modèle ayant une prise de vapeur aux générateurs communs du navire pour la stérilisation des instruments, objets de pansement, etc.

13. *Local de la pharmacie et laboratoire de bactériologie.* — Si des dépôts de substances pharmaceutiques et d'objets de pansement se trouvent dans la salle dite de consultation et d'opérations dont nous venons de parler, d'autres devront remplir les armoires et tiroirs à médicaments et à substances désinfectantes des infirmeries. En outre, tous les navires doivent être pourvus d'une pharmacie proprement dite.

Des rayons à équipées, disposés tout autour du local de la pharmacie, supporteront les flacons et les bocaux, comme le fait existe déjà communément; dans les parties inférieures des tiroirs et des armoires seront rangés les substances désinfectantes, les objets de pansement, etc. Une armoire spéciale, munie d'une fermeture irréprochable, renfermera les substances vénéneuses. Une prise d'eau douce avec égout à l'extérieur, une table aux balances, un éclairage abondant compléteront le dispositif.

Dans le même local on disposera les éléments d'un laboratoire de bactériologie. Aucune disposition réglementaire formelle n'a encore ordonné l'installation de ces laboratoires à bord d'aucun navire : cependant elle semble bien être dans l'esprit du règlement de police sanitaire maritime qui exige de la part des médecins sanitaires maritimes des connaissances de bactériologie et en prévoit le contrôle dans le programme d'examen de ces médecins. Nous montrerons dans le second volume, à propos du rôle et des devoirs du médecin à bord, de quelle importance est la surveillance de l'éclosion des maladies infectieuses et leur prophylaxie. Il est acquis depuis longtemps que sans le secours de la bactériologie on est exposé à des hésitations, à des tâtonnements, à des temporisations et quelquefois à des méprises qui peuvent avoir les plus fâcheuses conséquences.

Pour les navires à bord desquels existe déjà un local affecté à la pharmacie, cette installation sera des plus simples, et n'entraînera ni une perte d'espace que redoutent tant les armateurs et les compagnies, ni une mise de fonds devant laquelle ils reculent : ce n'est point en effet un laboratoire d'études qui leur est demandé, mais un laboratoire de diagnostic. Une provision de milieux de culture solides et liquides les plus usuels, quelque verrerie, des substances colorantes, embarquées au départ, seront les seules causes de frais renouvelables, et de frais bien minimes. Pour les inoculations on pourra toujours s'adreser à la basse-cour ordinaire, sans la dévaster, bien entendu; une petite étuve du modèle le plus simple, un microscope seront les plus grosses pièces de l'outillage que compléteront l'autoclave de la salle d'opérations, une trousse, des lampes à alcool et la prise d'eau du local de la pharmacie.

CHAPITRE III

MATÉRIEL DU SERVICE MÉDICAL

*1. Matériel d'ameublement des locaux consacrés au service médical, ou maté-
riel d'infirmerie proprement dit. — 2. Matériel et outillage de désinfection.
— 3. Matériel de pharmacie, substances pharmaceutiques et outillage de
chirurgie.*

Avant d'abandonner l'étude des éléments dont l'ensemble
doit concourir à une bonne organisation du service médical
à bord des navires de la marine marchande, nous devons
consacrer un bref chapitre au matériel de ce service.

Le matériel du service médical peut être divisé en trois
grandes catégories :

1° Matériel d'ameublement des locaux consacrés au même
service ; 2° matériel et outillage de désinfection ; 3° matériel
de pharmacie, substances pharmaceutiques et outillage de
chirurgie.

*1° Matériel d'ameublement des locaux consacrés au service
médical, ou matériel d'infirmerie proprement dit.* — Ce
matériel doit être embarqué et remisé dans une section à
part des magasins généraux du matériel ordinaire, ou mieux,
dans un magasin spécial annexé aux locaux d'infirmerie. Une
bonne logique exigerait que ces locaux eussent toujours
sous leur proche dépendance deux magasins annexes :
l'un destiné à recevoir les fournitures neuves, l'autre pour la
collocation des mêmes fournitures après leur usage et leur
désinfection. Que ces magasins existent ou n'existent pas, il

18

est hors de doute que le matériel d'ameublement des infirmeries doit faire l'objet d'un inventaire spécial, ou, tout au
moins, d'un chapitre à part sur l'inventaire général.

Si une grande partie de l'ameublement est inamovible,
ou inadaptable aux autres locaux du navire, il n'en est pas
ainsi des fournitures de literie, par exemple, adéquates à
toutes les couchettes du bord. Avec le système employé actuellement, c'est-à-dire celui de la délivrance des fournitures,
sur le stock général, par le maître d'hôtel contre un bon du
médecin, au fur et à mesure des besoins hospitaliers, il arrive
fatalement des complications, résultant de la perte de certaines pièces, de la mise hors d'usage de certaines autres.
Et, pour peu que le personnel du service médical n'y tienne
pas la main de très près, en fin de voyage il a toujours à
reconnaître des bons douteux, et à accepter souvent pour
son propre compte la responsabilité de mauvaises gestions
ou des négligences des autres services.

Il est parfois utile d'avoir déterminé, à l'avance, le minimum de fournitures dont chaque couchette d'infirmerie doit
disposer pour chaque patient, et même la nature et la composition des diverses pièces, car un malade doit être plus con-
fortablement installé qu'un passager, de n'importe quelle
classe, en bonne santé, tout luxe mis à part, bien entendu.

Nous avons parlé plus haut des couchettes dites à roulis,
usitées maintenant à bord de tous les navires-hôpitaux, et
dans toutes les infirmeries de nos récents navires de guerre.
Chacune doit être munie d'un sommier élastique en fil de fer
galvanisé et nu, d'un matelas en crin animal ou en laine,
d'un oreiller, de couvertures et de lingerie (draps et taies
d'oreiller) suffisantes. Dans sa sagesse, le règlement d'émigration italien, dont les auteurs se sont montrés si bien
avertis des tendances et de l'esprit du monde de l'armement,
a été explicite à cet égard : voir ci-dessus son art. 110,
page 261 ; il a prévu pour chaque couchette d'infirmerie un

matelas et un oreiller en crin animal ou en laine, du poids d'au moins 10 kilogrammes, avec une provision de deux paires de draps de lit et de deux taies d'oreiller. Inutile d'insister sur les inconvénients de laisser des patients, atteints de maladies infectieuses, par exemple, dans des draps maculés par leurs déjections. Et ces dangers menacent l'entourage du malade, le personnel infirmier et médical, autant que le malade lui-même. Dans ces cas des rechanges fréquents s'imposent. Un certain nombre de toiles caoutchoutées, souples, sont non moins nécessaires ; elles doivent présenter les mêmes dimensions que les draps de lit. Dans les cas de maladies graves on les interpose entre le drap inférieur et le matelas ; elles forment ainsi un protectif fidèle de ce dernier, et jouent à la fois un rôle hygiénique et économique.

Enfin, malgré la prévision de W.-C. spéciaux pour chaque section d'infirmerie, des seaux hygiéniques, avec sièges ou rebords adaptables, sont nécessaires, notamment dans les locaux d'isolement, ainsi que des bassins à déjections et des urinaux-bouteilles pour les malades atteints gravement.

Toutes les couchettes seront munies d'un crachoir d'applique mobile et facilement désinfectable : ceux en tôle émaillée semblent les mieux appropriés. Sur un côté des couchettes on installera, à la portée de la main des malades, de larges équipées, sur lesquelles reposeront en sécurité les pots à lait, à tisane, les verres à boire. Nous ne rappellerons que pour mémoire certaines pièces de vaisselle spéciale telles que les théières-veilleuses, etc., qui doivent aussi trouver leur place sur les mêmes équipées.

Avant de clore ce paragraphe, disons un mot du vêtement des infirmiers et des blouses de visite des médecins. Ces effets spéciaux, les mêmes pour les infirmiers et les médecins, doivent constituer une tenue réglementaire, et figurer à l'inventaire de la lingerie des infirmeries. Certains médecins de la marine italienne, accompagnant des convois d'émigrants sur des navires français, les ont réclamés à diverses reprises, et en ont imposé l'embarquement avant le départ des navires. Cette exigence est des plus légitimes. Il est juste que les compagnies tiennent compte de ce besoin; n'est-il pas urgent que les médecins sanitaires maritimes cessent d'aller faire leur consultation le matin, panser leurs blessés, ausculter et palper leurs malades fiévreux, sans aucun protectif sur la vareuse avec laquelle ils vont ensuite dans les cabines d'officiers, parmi les passagers de classe, à la salle à manger, et qu'ils gardent en définitive toute la journée? Le rôle du médecin, vecteur intermédiaire des germes des maladies infectieuses, a été assez clairement démontré[1] pour que ce praticien ait appris à ordonner son vêtement de vacation professionnelle, suivant les cas. Les négligences à cet égard sont inexcusables à bord, où la promiscuité des agglomérations décuple les dangers des contages et par conséquent doit accroître les responsabilités et fortifier la contrainte des devoirs. Au médecin reviendra le souci de dicter à l'infirmier les règles de sa conduite suivant les circonstances.

2° *Matériel et outillage de désinfection.* — Tout ce qui concerne ce matériel et cet outillage trouvera sa place au volume II, chapitre Désinfection.

3° *Matériel de pharmacie, substances pharmaceutiques et outillage de chirurgie.* — A l'appendice figureront les dernières dispositions réglementaires françaises concernant la liste des substances pharmaceutiques, l'inventaire du matériel de pharmacie et de l'outillage chirurgical prévu à bord de tout navire.

---

[1] REMLINGER. Transmission des maladies infectieuses et des fièvres éruptives en particulier par l'intermédiaire du médecin. *L'hygiène générale et appliquée*, février 1907.

CHAPITRE IV

MODIFICATIONS DES FONCTIONS PHYSIOLOGIQUES
PENDANT LES VOYAGES EN MER

Nous avons déjà signalé que pendant les premiers jours des voyages en mer le milieu nautique réagissait sur toutes les grandes fonctions organiques par le fait de changements apportés aux conditions normales d'existence des individus. Les influences subies ne sont point aussi éphémères qu'on pourrait le croire; au bout d'un laps de temps plus ou moins long se produisent une accoutumance, une certaine assuétude des tempéraments, qui masquent en grande partie les phénomènes réactionnels immédiats; mais ces influences continuent à agir à l'état latent, imposant à l'évolution somatique une directrice spéciale dont témoigne l'analyse des principaux caractères ou habitus physiologique acquis par les organismes des navigateurs professionnels, au bout d'un certain laps de temps. Il n'est pas inutile de retracer ici le tableau de ces diverses modifications fonctionnelles, qui, suivant leur acuité ou le degré de résistance des sujets, se trahissent par des troubles plus ou moins graves de l'équilibre physiologique.

Deux phénomènes dominent la scène : c'est, d'une part, une hyperactivité d'absorption aboutissant à un état de suralimentation, et, d'autre part, un ralentissement de l'élimination, un certain degré d'inhibition de quelques fonctions d'excrétion.

Les premiers phénomènes sont de deux sortes, les uns actifs, les autres passifs.

Nous avons assez longuement insisté au chapitre de l'alimentation sur l'augmentation de l'appétit, traduite, chez presque tous les nouveaux embarqués, par une polyphagie que satisfait l'abondance des régimes. La polyphagie entraîne la polydypsie : on a soif à bord pendant les repas et entre les repas. Les passagers se félicitent de ces dispositions qu'ils attribuent à un excès de bonne santé, créé par la mer, et admirent les mêmes dispositions chez les gens du personnel du navire avec lesquels ils prennent leurs repas en commun.

Cet appétit est maintenu par le taux élevé des échanges qui s'opèrent passivement au niveau des poumons et de la surface cutanée. Le séjour dans l'intérieur des aménagements est réduit, autant que les circonstances le permettent, à un minimum de temps. Normalement, la plus grande partie des journées se passe sur le pont pour tout le monde : c'est donc l'exposition permanente au grand air avec une ventilation vigoureuse; les qualités respiratoires de l'atmosphère sont de premier ordre; l'hématose devient plus active, les combustions plus rapides : il y a hyperoxygénation comme il y a suralimentation.

L'état hygrométrique de l'air du large étant toujours très bas, une grande quantité de vapeur d'eau pénètre dans les voies respiratoires, ainsi que de fines gouttelettes d'embruns qui entraînent avec elles une proportion notable de chlorure de sodium absorbé au niveau des muqueuses broncho-pulmonaires; il en résulte une hyperchloruration qui ne peut point être corrigée par les émonctoires naturels, car l'oligurie est presque toujours de règle, et quelques troubles circulatoires se dessinent déjà. Si l'on ajoute à ce désordre une certaine perturbation dans l'osmose cellulaire due, peut-être, à l'excès de chlorure, on se trouve bien en présence des trois grands phénomènes de la rétention chlorurée, c'est-à-dire, les troubles rénaux, les troubles circulatoires et les troubles nerveux.

Ces multiples excès d'acquisition se compliquent de l'inertie physique dans laquelle s'écoule la vie à bord; le champ des promenades est des plus restreints, la superficie du pont, praticable pour les exercices, est souvent obstruée par la présence des autres passagers; les mouvements de roulis ou de tangage, si peu accentués qu'ils soient, deviennent un obstacle pour les pieds non accoutumés; le régime de la chaise longue est presque obligatoire. Avec cette sédentarité, cette immobilité presque absolue, ne se fait et ne peut se faire qu'un minimum de dépenses par le système musculaire.

La constipation est de règle; elle s'établit d'emblée, souvent dès le premier jour de l'embarquement; les passagers ne s'en aperçoivent pas, tout d'abord, parce qu'ils n'en ressentent point immédiatement les effets pernicieux, et que le nouveau genre d'existence leur fait perdre momentanément de vue leurs habitudes les plus ordinaires. Cependant ceux qui ont l'expérience de plusieurs voyages antérieurs ne manquent pas de se munir de substances purgatives auxquelles ils ont recours ; les autres s'adressent au médecin du bord; l'eau d'Hunyadi-Janos est la ressource la plus appréciée. — On constate quelques préludes d'intoxication alimentaire : état saburral des muqueuses, haleine forte, malaise général, tendance à la céphalée. A un degré plus avancé, l'haleine est franchement fétide, la céphalée violente et irréductible, la paroi abdominale tympanisée; les sujets ne quittent point leur couchette; les purgatifs, même drastiques, deviennent impuissants ; des entéroclyses abondantes ont seules raison de ces accidents. C'est là un pis aller relativement rare: seuls les troubles du début s'observent fréquemment, d'autant plus pénibles que les laxatifs ingérés même quotidiennement n'aboutissent qu'à des résultats médiocres.

Le séjour prolongé des matières fécales dans le gros intestin est, comme on sait, une cause lente d'empoisonnement.

L'oligurie est aussi régulière que la constipation et présente, comme elle, des degrés variables suivant les individus. Dans quelques cas, exceptionnels à la vérité, les fonctions rénales peuvent être complètement inhibées : on assiste alors à une sorte d'intoxication urémique se manifestant progressivement par les symptômes classiques, contre lesquels les émissions sanguines, les drastiques, quelques toniques cardiaques et surtout le débarquement du passager dans la plus prochaine escale constituent la meilleure ressource. — D'ordinaire les accidents sont moins graves et se réduisent à une diminution plus ou moins notable de la secrétion urinaire : des dosages nombreux et des analyses permettraient de déterminer avec précision l'importance de ce phénomène urinaire parmi les divers autres troubles physiologiques : ce champ d'observation reste ouvert aux investigations des médecins embarqués. Les recherches entreprises jusqu'à présent ne sont pas assez concluantes pour qu'on puisse en tirer une déduction ferme : elles semblent démontrer pourtant que le fait dominant est la rétention des sels minéraux en général, et plus spécialement des chlorures, dont l'élimination se rétablit lentement à mesure de l'accoutumance au milieu et de la régularisation ultérieure des fonctions rénales. Ainsi atténuées, les manifestations de ce ralentissement sécrétoire se traduisent seulement par une tendance à de la céphalée vague, quelquefois des troubles sensoriels de la vision ou de l'ouïe ; et les patients, comme d'ailleurs le plus grand nombre des médecins, ne les appréciant pas avec une précision suffisante, attribuent ces phénomènes d'hypertension momentanée aux effets de légères atteintes du mal de mer, accident instinctivement redouté et qui fournit à toute question une explication facile.

Il n'est point téméraire d'affirmer, par analogie, que toutes

les glandes à sécrétion interne sont frappées dans leur activité, et que leur action régulatrice des diverses fonctions
physiologiques se trouve ainsi plus ou moins diminuée.

Au total, on observe de la polyphagie, de la polydysie, de la
rétention chlorurée dont les effets nocifs s'accroissent du ralentissement de toutes les fonctions d'excrétion : constipation, oligurie, diminution des sécrétions internes, c'est-à-dire perturbations multiples dont l'aboutissant est un degré variable de
toxhémie par l'accumulation des produits de déchet dans la
masse du sang.

Les premiers signes perceptibles de cet empoisonnement
sont d'ordre nerveux, comme nous l'avons noté pour
chacun des phénomènes en particulier : céphalées et troubles
sensoriels passagers retiennent peu l'attention ; mais tandis
que les diverses médications, nervins et sédatifs, restent
impuissantes, si l'accoutumance n'arrive pas à contre-balancer
la persistance des causes, tout l'organisme, profondément
ébranlé, entre dans un état d'hyperexcitation morbide,
d'éréthisme généralisé des plus pénibles. Les individus ne se
trouvent bien nulle part ; ils cherchent partout un lieu de
repos, abandonnent leur cabine, essaient de s'installer dans
tous les locaux possibles, dans les salles à manger, dans les
salons, sur le pont, finalement regagnent leur couchette ; quand
ils veulent se remettre dans la station verticale ils perdent le
sens de l'équilibre ; ils sont la proie de l'insomnie et deviennent irritables au suprême degré ; ils essaient d'aller à la selle
sans résultat, ont des mictions insignifiantes, souffrent
d'épreintes et de ténesme et éprouvent une soif permanente
très vive. Ils croient avoir de l'appétit et se font servir des
aliments qui leur répugnent aussitôt goûtés ; les muqueuses
sont saburrales ; les malades sont secoués de nausées sans
pouvoir vomir. Les organes sexuels participent à cette excitation et les appétits génitaux font perdre quelquefois aux
patients toute notion de pudeur et de moralité ; finalement des

troubles mentaux, en général légers et éphémères. peuvent apparaître. Les moindres mouvements de tangage et de roulis, les vibrations et la trépidation du bâtiment exaspèrent tous ces symptômes.

Dans l'appareil circulatoire, on constate une notable modification de la pression artérielle ; le pouls est petit, presque filiforme dans les états suraigus : les mouvements du cœur sont très irréguliers, tantôt accélérés, tantôt ralentis ; quelquefois on note une coloration subictérique des conjonctives. Les extrémités sont froides, les sujets éprouvent des sensations de refroidissement général, contre lesquelles ils luttent avec difficulté à grand renfort de couvertures ; tous ces symptômes se manifestent à des degrés divers, mais peuvent durer pendant tout le temps d'une longue traversée. Les organes internes sont le siège de congestions passives, de stases veineuses qui provoquent chez les femmes des hémorrhagies utérines : les patientes s'embarquant au moment de leur flux menstruel, les pertes deviennent plus abondantes et se prolongent au delà des termes habituels ; si leurs règles ont cessé depuis peu, fréquemment elles reviennent dès les premiers jours du voyage ; enfin, quand les époques doivent prendre date pendant le cours de la traversée, cette date avance de quelques jours avec une régularité presque fatale ; les patientes éprouvent des phénomènes douloureux prémonitoires d'hémorrhagie d'une durée variable, mais souvent très accentués ; pendant cette période elles tachent à peine le linge, puis les douleurs diminuent et le flux s'établit, donnant à flots du sang noir au début et très fortement odorant. L'hémorrhagie se ralentit progressivement et le sang perd à mesure ses caractères de coloration et d'odeur pour redevenir normalement rouge ; mais le phénomène se prolonge toujours au delà de la limite normale, sans entraîner d'ailleurs, dans la majorité des cas, de plus graves accidents. Lorsque l'hémorrhagie menace de prendre des proportions inquiétantes, les irrigations vaginales chaudes, abondantes et fréquemment répétées, avec un liquide antiseptique ou mieux de la simple eau bouillie chaude, font disparaître les accidents. Les malades doivent rester sur leur couchette dans la position horizontale. — Les hommes porteurs d'hémorrhoïdes, sujets à des hémorrhagies, voient aussi leur flux hémorrhoïdal augmenter d'intensité.

Le tableau, esquissé ci-dessus, présente, comme on le voit, quelques particularités assez remarquables pour fixer l'attention des médecins. Ce ne sont point à vrai dire des phénomènes pathologiques classiquement déterminés, mais un état complexe, spécial et momentané de l'organisme, qu'on peut désigner sous le terme général d'*intoxication nautique*. — Au lieu de s'établir lentement, ainsi que nous venons de le voir procéder, de sérier ses accidents suivant les dispositions quotidiennes des personnes, suivant les diverses circonstances atmosphériques et météoriques, l'état de la mer, etc., ce malaise peut procéder *ex abrupto*, surprendre l'organisme dès le début, le stupéfier presque, et se reproduire avec la même brusquerie et la même brutalité toutes les fois que l'ensemble des causes, et surtout celles qui proviennent de l'instabilité du navire, prennent le dessus. C'est alors le mal de mer proprement dit, dont l'intoxication nautique n'est en partie qu'une sorte de manifestation atténuée, latente et pour ainsi dire chronique.

Aussi nous semble-t-il logique de parler du mal de mer en fin de ce chapitre plutôt que dans celui des considérations relatives aux états pathologiques d'origines diverses et aux particularités d'évolution des maladies à la mer.

Une différence irréductible, entre le mal de mer et ce que nous avons décrit sous le nom d'intoxication nautique, doit-elle être établie parce que le premier état se manifeste d'emblée, au bout de quelques heures, de quelques minutes, sans être en apparence le résultat de causes multiples qui n'ont pas eu le temps d'agir ? Et cependant dans l'un et l'autre cas l'analyse des phénomènes démontre l'existence d'une certaine parenté dans les accidents : révolte de l'organisme contre toute ingestion, désordre et trouble profond des fonctions d'absorption et d'élimination qui aboutissent le plus souvent aux vomissements. — Cet accident n'est sans doute que le dernier terme d'un syndrome complexe, et une théorie serait fautive qui réduirait tout mal de mer au phénomène exclusif du vomissement, et l'expliquerait par les seuls mouvements du navire et l'action des lois de la pesanteur sur les mouvements des organes abdominaux et du diaphragme. La contraction de la paroi abdominale et du diaphragme n'est point en elle-même cause du vomissement : la physiologie a démontré depuis longtemps que cette conctraction est simplement partie intégrante de l'acte lui-même dont il faut aller chercher la cause première dans les centres nerveux. Il est d'observation courante de constater des manifestations complètes et violentes du mal de mer chez un assez grand nombre de personnes, sans que les navires soient balancés par aucun mouvement ; tout le monde ne vomit pas en mer ; des individus manifestement malades par mauvais temps, obligés de se coucher anéantis et inertes, n'ont pas le moindre réflexe émétique.

Dans le mal de mer, des éléments pathogéniques multiples interviennent. Le phénomène essentiel est avant tout un état de réceptivité du système nerveux. Cette réceptivité, à laquelle bien peu échappent, est cependant très variable suivant les individus. Certains voient disparaître pour un moment ou pour toujours, une immunité contre le mal de mer, qui paraissait solide, à la suite d'une intoxication par troubles digestifs, fatigue, surmenage, etc. Une bonne partie des accidents du mal de mer, mais non la totalité, se rattache à ce trouble nerveux qu'on nomme le vertige. A l'état normal notre équilibre est basé sur la concordance des sensations que nous four-

nissent la vue, l'ouïe, les sensations périphériques de la
peau, des organes splanchniques, etc. Quand il y a discordance dans les impressions transmises par les uns ou les
autres de ces appareils, le vertige éclate. Le valseur a par
ses pieds la sensation de l'immobilité du parquet et par ses
canaux demi-circulaires la sensation du tournoiement, donc
discordance et vertige; l'homme assis dans une balançoire
a par son siège la sensation de stabilité et par ses yeux ou le
frôlement de l'air celle du mouvement, là encore vertige. Le
passager du navire a aussi des sensations discordantes, d'autant plus appréciables que la mer est plus mauvaise. Certains
passagers ont acquis une sensibilité nerveuse telle que l'auto-
suggestion, c'est-à-dire l'évocation de sensations discordantes
suffit pour mettre en jeu le réflexe bulbaire sur le pneumogas-
trique, les vaso-moteurs, etc. Mais ce sont là des cas exceptionnels. Il faut ordinairement que cette discordance soit constatée objectivement par le patient lui-même et que celui-ci n'ait
pas ou n'ait plus la force mentale suffisante pour faire abstraction des sensations qu'il doit négliger et échapper au vertige
ou au mal de mer à l'aide de cette élimination qui est une
véritable opération psychique bien qu'elle soit inconsciente.
Un homme de volonté énergique qui ne veut pas avoir le
mal de mer y résiste beaucoup mieux qu'un être faible ou
craintif. Encore faut-il remarquer que l'état de santé où l'on
se trouve influe beaucoup sur la résistance.

Quant à la thérapeutique préventive du mal de mer, jamais
faillite ne fut plus complète ni plus absolue. Tout médecin qui,
ayant payé un tribut personnel au mal de mer, s'est senti soulagé
ultérieurement, ou a constaté une amélioration quelconque,
une augmentation de résistance chez d'autres personnes, publie
immédiatement ses résultats et prône la méthode, ancienne
ou nouvelle. — Or, dès le départ suivant, tel capitaine, depuis
longtemps amariné et paraissant définitivement indemne,
s'embarque après avoir fait quelques excès la veille, et le

mal de mer le frappe dès la première houle du large ; il n'a cependant point cessé d'avoir « le pied marin ». C'est que l'intoxication nautique agissant sur un terrain qui n'a pas éliminé les produits toxiques de la veille surmonte la résistance diminuée de l'organisme et produit l'accident dit naupathique. Nous ne prétendons point que l'organisme absorbe des toxines spéciales se dégageant du milieu nautique, à l'instar de certaines théories anciennes qui avaient supposé l'existence d'un « miasme maritime » ; mais peut-être les circonstances réalisées à bord arrètent-elles momentanément l'élimination normale des déchets toxiques et produisent ainsi un état particulier d'empoisonnement qui facilite l'apparition du vertige et ajoute ses effets propres à ceux de ce dernier.

Il ne faut jamais perdre de vue que les enfants en bas âge sont rigoureusement indemnes même dans les pires circonstances.

Les traitements préconisés ont été aussi variés que les théories qui ont essayé d'expliquer l'accident.

D'abord les moyens mécaniques : massage du paquet abdominal par divers mouvements coordonnés suivant un certain rythme ; compression permanente sur l'abdomen par des ceintures de flanelle, recommandée par le Dr M.-A. Legrand, éprouvée depuis longtemps et convaincue d'inefficacité dans la majorité des cas. Dans tous les ports d'Italie on vend des ceintures abdominales, brevetées, fabriquées à Milan, munies à leur face interne de renflements ouatés, s'adaptant exactement sur les hypocondres et sur le creux épigastrique, pouvant par conséquent maintenir la masse abdominale dans une immobilité presque absolue ; l'un de nous a pu voir de nombreux passagers en faire l'expérience pendant des traversées de la Méditerranée à l'Amérique du Sud ; le procès de ces moyens infaillibles est définitivement jugé.

Dans le même ordre d'idées pathogéniques on s'est adressé à la révulsion sur l'épigastre au moyen d'applications de boules d'eau chaude, de sacs de glace, etc. ; on incommode les patients sans aboutir à d'autres résultats appréciables. Les pulvérisations d'éther dans la même région semblent un peu plus efficaces à condition de les répéter assez souvent ; mais dans ce cas, à l'effet de la révulsion locale s'ajoute celui de l'anesthésie générale, car, pendant la pulvérisation, une assez grande quantité de vapeurs éthérées est absorbée par les voies respiratoires ; beaucoup de passagers se contentent de respirer simplement ces vapeurs à même le flacon, et les résultats ne diffèrent pas sensiblement de ceux que donne la pulvérisation sur le creux épigastrique.

Les succès ne dépassent guère ceux qu'on obtient par les applications glacées le long de la colonne vertébrale, par les simples inhalations d'oxygène, par quelques médications minérales ou végétales. Rien à dire des merveilleuses mixtures dont les noms éclatent flamboyants aux devantures des pharmacies dans les ports de mer : les pélasgines, les thalasséines, les néréides, les delphinines, etc., sont des compositions à base de chloral, de bromure de potassium, d'opium, de cocaïne, etc. ; tous ces mélanges, absorbés dès le commencement d'un voyage ou pendant les prodromes du mal de mer, ont pour effet invariable de diminuer la résistance des sujets, de précipiter les vomissements, de rendre plus pénible encore, si possible, l'état des patients. Et malgré tout, seront toujours publiées des observations favorables concernant tel système ou telle drogue ! C'est que la victoire escomptée sur le mal de mer suscite chez tous les individus qui le redoutent un des plus vifs triomphes de l'amour-propre.

L'un de nous ayant navigué un peu plus de dix années consécutives, sans interruption, dans tous les parages du monde, et avec des convois de passagers de toutes catégories, a pu observer et se convaincre que les seules règles judicieuses du traitement du mal de mer sont les suivantes :

1° Garder le repos, couché, dans la position horizontale, en s'efforçant de réaliser l'extrême immobilité. — Cette simple résolution de l'organisme, abandonnant tout effort inutile, est le premier élément de lutte contre les intoxications, même celles qui viennent de l'introduction d'un élément étranger dans l'économie. N'est-il pas recommandé comme une élémentaire précaution de ne jamais cocaïniser un sujet dans une région quelconque, à une dose quelconque, sans l'avoir préalablement fait étendre ou tout au moins asseoir[1] ? Et des jugements autorisés n'ont-ils pas attribué des commencements d'accidents à la négligence de cette simple mesure ? — Pour le mal de mer, le fait d'être couché supprime, ou en tout cas atténue fortement les phénomènes subjectifs, souvent les seuls accusés, c'est-à-dire les pénibles sensations dues à la vivacité des mouvements du navire. — D'épaisses couvertures, des boules d'eau chaude, des inhalations d'oxygène ou de vapeur d'éther constituent de précieux adjuvants contre la sensation de refroidissement et l'anhélation des sujets. Quand on arrive à provoquer la sudation, on peut considérer que le mal de mer est à demi-vaincu. — Les vomissements persistent-ils ? il ne faut point s'en alarmer ; mais se souvenir que la deuxième règle est de :

2° Supprimer rigoureusement l'ingestion de tout liquide ou de tout solide, quel qu'il soit. — Un peu d'énergie est ici nécessaire, car les patients n'acceptent pas tous sans protester cette seconde mesure. Ils veulent pour la plupart prendre quelque boisson : eau de Vichy avec ou sans glace, jus de citron, vin sucré, café noir chaud ou froid, champagne frappé et cocaïnisé, thé, bouillon, etc., etc. Or, l'effet est d'ordinaire immédiat : si depuis un certain temps il y avait accalmie dans les vomis-

[1] RECLUS. *La Cocaïne en Chirurgie.*

sements, ces derniers reparaissent aussitôt, et avec eux le désarroi moral le plus absolu. Les patients veulent se lever, prendre l'air, ils assurent qu'une promenade sur le pont les remettra en bonne santé. Comme cette exigence ne comporte aucun danger sérieux, il n'y a qu'à les laisser livrés à eux-mêmes ; l'expérience n'est désagréable que pour eux et pour le personnel de service qu'ils accablent de leurs demandes. Si les malades sont plus dociles, on devra toujours, avant de leur permettre de se lever, reprendre l'alimentation avec du lait glacé coupé d'eau de Vichy et des biscuits légers, donnés par petites quantités, à intervalles rapprochés.

En cas d'accidents plus graves, chez les femmes nerveuses notamment, il faut provoquer le sommeil par des piqûres de morphine.

Dans tous les cas de vomissements incoercibles et de tendance au collapsus, de débilitation après une assez longue épreuve, les injections de sérum artificiel donnent d'excellents résultats : elles tonifient l'organisme, relèvent la pression artérielle, provoquent la diurèse, et font à elles seules plus d'effet que tous les autres moyens réunis : nous les avons souvent employées à titre préventif, adjuvant et curatif, jamais elles n'ont déçu nos espérances. A bord d'un affrété transportant des troupes en Chine, lors de la campagne de 1900, pendant la traversée de l'Océan Indien par mousson du sud-ouest très fraîche, l'un de nous injectait à un confrère de la marine de guerre, médecin des troupes, 20 centimètres cubes de sérum artificiel tous les matins, ce qui le mettait en état de vivre normalement toute la journée alors qu'avant cette injection il ne se sentait point le courage de se lever.

Dans une série de communications diverses, René Quinton[1] a exposé quelles étaient les qualités de l'eau de mer, employée en injections hypodermiques comme sérum artificiel. Ses pro-

---

[1] RENÉ QUINTON. *Bulletin de l'Académie de Médecine*, 1904 et 1905 *passim*.

priétés semblent, d'après les recherches de cet auteur, supérieures à celles du sérum fabriqué au laboratoire. Lorsque l'embarquement d'appareils de stérilisation pourra permettre, sans danger l'emploi courant de l'eau de mer à titre médicamenteux, à bord des navires, ce n'est pas la ressource d'un approvisionnement facile qui fera défaut.

CHAPITRE V

PARTICULARITÉS PATHOGÉNÉTIQUES DES MILIEUX NAUTIQUES ET DES VOYAGES EN MER

I. Aperçu historique des théories. Discussion. II. Maladies mal influencées par le milieu nautique. — 1. *Dyscrasies. Maladies primitives de la nutrition*. 2. *Maladies de la peau*. 3. *Maladies organiques des grands appareils physiologiques*. III. Maladies favorablement influencées. — 1. *Maladies de la moelle*. 2. *Maladies du sang*. IV. Affections chirurgicales. V. Pathologie obstétricale. VI. Maladies infectieuses. — 1. *Rougeole*. 2. *Pneumonie*. 3. *Scarlatine*. 4. *Fièvre typhoïde*. VII. La tuberculose a bord des navires de la marine marchande. VIII. L'alcoolisme. IX. Autres intoxications. — 1. *Tabagisme*. 2. *Opium*. 3. *Saturnisme*. 4. *Botulisme*. 5. *Scorbut et béribéri nautique*. X. Accidents divers propres aux milieux nautiques. — 1. *Fleurs d'Islande. Panaris des pêcheurs*. 2. *Accidents morbides dus au froid*. 3. *Accidents morbides dus au soleil et à la chaleur*. 4. *Maladies des scaphandriers*.

1. Aperçu historique des théories. Discussion. — Longtemps on a déclaré que les voyages en mer ont un effet bienfaisant sur la santé des individus et sur l'évolution de diverses maladies. Dès l'origine des sciences médicales dans l'antiquité, Asclépiades, Celse, Pline, Arétée avaient vanté l'heureuse influence de la mer et de la navigation, sur les organismes sains et sur les malades. Cette opinion, universellement répandue, fut pendant longtemps acceptée par tous les représentants de l'art médical depuis l'antiquité grecque et romaine jusqu'au milieu du xixe siècle.

En 1759, un auteur anglais, Ebenezer Gilchrist, s'attachant à démontrer que les voyages en mer étaient surtout un moyen curatif de la phtisie, publia sur les bienfaits de l'atmosphère maritime un petit ouvrage qui eut un grand retentissement, fut traduit en français par Bourru en 1770 et augmenté successivement de deux suppléments dans lesquels s'accumulaient des faits confirmatifs. — Cinquante ans plus tard, Laënnec apportait à cette théorie l'appui de sa haute autorité. Becquerel la regardait comme un dogme certain dans son Traité d'Hygiène, qui resta pendant un demi-siècle un livre d'enseignement officiel, très répandu.

Il faut arriver à 1854 pour voir s'élever les premières objections. Elles furent présentées dans un mémoire de Rochard sur la question mise au concours par l'Académie de Médecine : « De l'influence de la navigation et des pays chauds sur la marche de la phtisie pulmonaire. » L'Académie, au moins en majeure partie, se rangea à l'avis de l'auteur et accepta ses conclusions que l'on peut résumer sous la formule condensée : *La tuberculose marche vite à bord.*

C'était une première brèche faite à l'inviolabilité de l'axiome. Des protestations s'élevèrent de divers côtés ; on reparla « de la vertu tonique de l'atmosphère maritime, de la vivifiante salubrité des vents du large », suivant les expressions employées par Beaugrand dans la cinquième édition du Traité d'Hygiène de Becquerel en 1873. Mais la navigation avait fait entre temps des progrès considérables ; la vapeur s'était substituée à la voile ; les voyages en mer n'étaient plus considérés comme une ressource de dernière extrémité ; leur vulgarisation élargissait et éclaircissait en même temps le champ des observations et des recherches. Le bien fondé des assertions de Rochard était mis en relief par les travaux d'une nombreuse phalange d'hygiénistes de la marine de guerre qui avaient à leur tête les noms autorisés de chefs tels que Fonssagrives et Le Roy de Méricourt. La vérité s'est dégagée tous les jours plus précise de la vieille erreur empirique grâce aux publications qui ont apporté chacune leur part d'éclaircissements. Les statistiques des marines de guerre en France et à l'étranger ne laissent aucun doute sur la puissance de tuberculisation du milieu maritime; et aucune d'elles ne donne de fondements à l'hypothèse que ce milieu agit favorablement sur la conservation de la santé et sur l'évolution des maladies.

Nous tenons à préciser que par milieu maritime nous entendons ici le milieu nautique proprement dit, l'habitat sur un navire à la mer, qu'il ne faut pas confondre avec l'habitat maritime du rivage. Il n'est point dans notre esprit en effet de contredire à certains résultats obtenus dans la cure de plusieurs maladies par le séjour dans telles régions ou sur tels points des côtes, au bord de certaines mers; remarquons toutefois que les traités de thalassothérapie, de phtisiothérapie marine visent toujours des localités précises, et que les diverses conditions réalisées par la situation même de ces localités semblent être les seules causes favorables, puisque la situation différente de localités souvent très proches sur le même rivage ne permet de croire à aucune tentative heureuse de semblable thérapeutique. Concluons que la phtisiothérapie marine, la thalassothérapie en général exercées par les voyages en mer ne constituent pas des méthodes favorables; elles ont donné dans les essais entrepris jusqu'à présent et donneront toujours des résultats diamétralement opposés à ceux qu'on se propose d'en retirer.

Sans révoquer en doute les observations relativement nombreuses de Gilchrist, ni celles des adeptes de sa théorie, dont la bonne foi est au-dessus de tout soupçon, il faut se rappeler que la critique de ses diagnostics est impossible : un grand nombre de ses cas ne furent point observés par l'auteur lui-même; ils arrivaient à sa connaissance par des relations plus ou moins exactes; on était enfin à une époque où l'auscultation était inconnue; les indications thermométriques n'étaient pas utilisées par la clinique : tous les phtisiologues sont unanimes à reconnaître que même aujourd'hui sans ces deux moyens d'investigation, sauf, bien entendu, l'examen microscopique des crachats, le diagnostic de la tuberculose ne présente souvent qu'une certitude aléatoire. Avant Laënnec, était considéré comme phtisique tout individu souffrant d'une maladie de langueur qui s'amaigrissait progressivement, et dont l'organisme ne présentait point à l'examen d'apparente lésion capable d'expliquer cet état d'évolution consomptive ; nous verrons plus loin que certaines entités pathologiques, rares à la vérité, peuvent subir une influence régressive du fait des voyages en mer.

Ces circonstances et ces cas devaient être non moins rares dans l'antiquité et au temps de Gilchrist, car les bons résultats du traitement de toute maladie, dans n'importe quel milieu, sont en grande partie sous la dépendance du bien-être et du confortable dans lesquels le malade est placé : c'est là la première indication qui domine toutes les données thérapeutiques. Or il y a très peu de temps que ces conditions sont facilement réalisables à bord des navires ordinaires ; et il est permis de supposer que les appartements des amiraux et des commodores sur les anciens navires n'étaient point d'ordinaire mis à la disposition des malades ni des souffreteux.

II. Maladies défavorablement influencées. — Ce que nous avons dit au chapitre précédent relativement aux modifications des fonctions physiologiques pendant les traversées suffit à faire préjuger que le retentissement de tous ces troubles organiques, nutritifs et cellulaires, est fâcheux au suprême degré sur l'évolution du plus grand nombre de maladies, quel que soit leur substratum anatomo-pathologique. On s'en convaincra sans peine.

1. *Dyscrasies : Maladies primitives de la nutrition.* —

Passons en revue les grandes dyscrasies ou les maladies dites de la nutrition; l'analyse de leur pathogénie et de leur symptomatologie nous montre que leurs causes et chacune de leurs manifestations sont non seulement augmentées, renforcées par les troubles propres de la nutrition pendant les voyages en mer, mais créées de toutes pièces pour quelques-unes d'entre elles.

Nous avons dit plus haut que les influences du milieu nautique agissent à l'état latent et d'une façon continue sur les individus, et qu'elles impriment à l'évolution somatique une directrice générale reconnaissable à l'habitus physiologique acquis par les organismes des navigateurs à un certain âge de leur carrière. Pour mettre en relief le bien fondé de cette proposition examinons quelle est, en ce qui regarde la santé, la terminaison des carrières maritimes dans la marine du commerce. Il faut pour cela distinguer deux classes de marins : les hommes d'équipage et les états-majors.

Les premiers résistent difficilement au long surmenage de leur existence à bord : excès de travail continuel avec une nourriture quelquefois d'insuffisante quantité, plus souvent défectueuse de qualité, vie entrecoupée de périodes de misère pendant les chômages forcés lors des débarquements intempestifs ou des désarmements prolongés. Dès lors, ces hommes sont en dehors des données de l'expérience, et comme « aucune existence n'est plus dure que la vie du marin à la mer, que cette profession, en dehors de ses risques accidentels, est par elle-même une de celles qui usent le plus les hommes [1] », les endémies exotiques, les diverses maladies infectieuses, la tuberculose surtout, les maladies d'usure rapide en emportent le plus grand nombre avant le déclin de l'âge. Pour connaître la proportion de ces déchets, il suffit de se reporter

---

[1] D' H. Thierry. Étude comparative de l'hygiène dans la marine de commerce. *Revue d'hyg.*, 1903.

Devuy. La réglementation du travail à bord des navires de la marine marchande. *Caducée*, 17 juin-1er juillet 1905.

aux registres de l'Inscription maritime et de rechercher, par exemple, combien d'inscrits de l'année 1875 restent pour toucher leur pension d'invalides en 1905 ; en supposant qu'ils aient embrassé la carrière maritime vers la vingtième année, ils devraient n'avoir environ que cinquante ans. Combien sont absents ! Rares sont les survivants qui ont échappé aux atteintes du rhumatisme articulaire chronique, à quelque dégénérescence d'organe, dont les poussées régulières ne laissent aucun doute sur la prognose.

Les états-majors, les capitaines surtout, dont les dépenses physiques sont notablement inférieures à celles des mécaniciens, et parmi eux, ceux qui entrent jeunes dans les grandes compagnies et passent la plus grande partie de leur temps de navigation embarqués sur des paquebots à passagers, vivent dans des conditions de confortable tout autres que celles des équipages, au milieu même d'un luxe alimentaire excessif. Si l'on faisait l'examen de santé de tous les capitaines au long cours, âgés de cinquante ans, et chargés du commandement par la Compagnie des Messageries Maritimes, par la Compagnie Générale Transatlantique, par la Société Générale de Transports Maritimes, — le renseignement que nous donnons ici est précis, — on n'en trouverait peut-être pas un indemne d'une des maladies dites de la nutrition : dyscrasies acides, oxaluric, obésité, lithiase biliaire, gravelle, diabètes, goutte, rhumatisme chronique progressif. Les médecins sanitaires maritimes savent que ces affections, auxquelles un grand nombre d'entre eux, après un long stage de navigation, paient aussi un tribut personnel, sont les plus fréquentes causes des appels que les commandants font à leurs services, et que là est le sujet le plus ordinaire de leurs conversations.

2. *Maladies de la peau.* — Les relations qui rattachent la plupart des affections cutanées aux maladies de la nutrition, le rôle qu'exercent les modifications générales de l'orga-

nisme et les troubles viscéraux dans leur production, laissent présumer l'influence qu'impriment sur elles les perturbations physiologiques créées par le milieu nautique et les voyages en mer. Les dermatoses témoignent ici d'une susceptibilité des plus vives.

Les érythèmes, les urticaires, les prurits, les eczémas diffus ou circonscrits, les affections des glandes sudoripares et sébacées, celles du système pilaire, sont sujettes à des aggravations notoires et rencontrent à bord des conditions pathogéniques plus nombreuses que dans n'importe quel milieu terrestre.

L'influence de l'embarquement sur l'éclosion et le développement de ces dermatoses apparaît avec tant de netteté qu'on se demande si elles n'ont pas une origine véritablement artificielle. Il n'est pas douteux que certaines enveloppes cutanées auraient été toujours indemnes sans la circonstance de voyages en mer, de longue ou de courte durée, pendant lesquels elles sont éprouvées par les propriétés particulières des agents atmosphériques du large : ventilation trop vive, état hygrométrique de l'air, action irritante des fines particules de chlorure de sodium déposées par les embruns sur les cellules épidermiques, ozonification de l'atmosphère, etc., etc.

Dans les climats intertropicaux la température élevée augmente l'activité des glandes de l'excrétion cutanées, sudoripares, sébacées, d'où surgit une première tendance à l'irritation par excès de fonctionnement; le genre d'alimentation, l'état de paresse plus ou moins accentué des parenchymes splanchniques donnent aux produits d'excrétion des glandes cutanées des caractères particulièrement toxiques. En contact prolongé avec la surface de la peau, exposées à l'action de l'air, modifiées par l'effet des microorganismes vulgaires, devenues de la sorte encore plus irritantes, les sécrétions cutanées agissent à la façon de composés chimiques venus du dehors. D'ailleurs les premiers symptômes, les premières éruptions sont toujours à caractères incertains : prurit intense, grattage, à la suite duquel l'érythème survient ; puis, éruption dont la caractéristique dominante est le polymorphisme. Très souvent un traitement rationnel : savonnages, lotions d'eau douce, application de poudres inertes, purgatifs et lavements, régime sévère, et alcalins, fait tout rentrer dans l'ordre ; l'accident pathologique est alors dénommé poussée de *bourbouilles*, et oublié aussitôt que disparu.

Il n'en est pas toujours ainsi : le tissu cutané peut être plus profondément altéré, les lésions ne guérissent point, soit par défaut de traitement, soit par l'intervention de causes profondes, comme celles qui président aux eczémas si rebelles.

Pour le personnel des équipages des machines, toutes ces causes s'aggravent encore de quelques autres, inhérentes aux conditions de travail : tendance aux dystrophies cutanées superficielles sous l'action du rayonnement des foyers incandescents dans l'obscurité constante des chaufferies, contact prolongé de la peau avec des graisses plus ou moins saponifiées, des huiles minérales lourdes employées pour le graissage, de toutes sortes de bouillies de charbon, de cambouis tenant toujours en suspension une certaine quantité de sels métalliques corrosifs ; causes provocatrices auxquelles il faut ajouter la propreté trop souvent médiocre des vêtements de rechange, le couchage sans draps, etc. Une peau prédisposée aux réactions inflammatoires impose le changement d'une telle profession.

Quant aux maladies cutanées franchement parasitaires, toutes sont défavorablement influencées par le milieu nautique ; toutes trouvent à bord plus que partout ailleurs des conditions d'aggravation et souvent des causes premières réalisées de toutes pièces. La promiscuité y rend les contages difficiles à éviter ; la propreté imparfaite des équipages et des passagers de troisième classe favorise la conservation et la

pullulation des germes microbiens, des champignons et des
parasites. L'invasion d'un poste par les pediculi pubis sans
qu'aucun de ses habitants en soit indemne, la constatation
dans ce même poste ou dans un autre d'une série de galeux
sont incidents si fréquents que les médecins de paquebots les
notent à peine; les cas de tricophytie ne restent jamais
uniques non plus. Les uns et les autres peuvent passer
facilement des postes d'équipage dans les cabines du personnel d'état-major et dans celles des passagers de toutes
classes.

Ces renseignements aboutissent à cette conclusion que la
balnéation est, à la mer, le premier, le plus important, l'indispensable moyen de toute thérapeutique cutanée, et qu'il
faut insister encore une fois sur l'importance et la nécessité
des installations de baignoires et de douches pour tous les
locaux d'habitation à bord de tous les navires.

3. *Maladies organiques des grands appareils.* — Résultat
d'une cause efficiente agissant directement sur les organes
atteints, conséquence ou reliquat de quelque ancienne pyrexie
infectieuse, ou de la simple usure, les maladies organiques
subissent elles aussi les plus fâcheux contre-coups des voyages
en mer.

On comprend sans peine que des sujets, porteurs d'affections du tube digestif, se trouvent à bord dans des conditions
déplorables pour l'amélioration de leur état ; les régimes spéciaux que comporte le traitement de chacun ne peuvent y être
suivis sans une extrême difficulté.

Les mêmes réflexions s'imposent au sujet des maladies
qui ont pour siège le tissu des grands appareils glandulaires,
annexes du tube digestif : le foie, le pancréas, les reins, dont
les lésions à poussées chroniques sont si sensibles aux
moindres irrégularités de l'alimentation. Nous avons signalé
que dans l'intoxication nautique et le mal de mer on notait

quelquefois une teinte subictérique des conjonctives chez des sujets paraissant sains; chez ceux dont l'intégrité fonctionnelle de la glande hépatique est déjà compromise les phénomènes ictériques revêtent naturellement une plus grande gravité. — Nous avons assez mis en relief le retentissement particulier des voyages en mer et de la vie de bord sur les fonctions urinaires pour qu'on juge quels seront les effets des mêmes causes sur des reins partiellement dystrophiés, fonctionnant déjà mal ou atteints d'inflammation chronique.

Aux troubles digestifs, hépatiques, rénaux sont liées les perturbations de l'appareil circulatoire : celles-ci participent même primitivement au tableau symptomatologique du début des voyages, chez les sujets à résistance faible ; on a noté dans leur état un abaissement notable de la pression artérielle et un certain degré d'arythmie du cœur. Les cardiaques avérés, quel que soit le substratum anatomo-pathologique de leur cardiopathie, sont exposés aux plus graves accidents : les crises d'asystolie sont toujours imminentes. Même chez les malades à résistance plus énergique, la vie maritime longtemps prolongée a une influence hyposthénisante très marquée sur le cœur, compliquée souvent de poussées rhumatismales, et dont on retrouve les stigmates aux œdèmes malléolaires, manifestation morbide souvent unique.

Les lésions chroniques de l'appareil pulmonaire rentrent, elles aussi, dans la catégorie des maladies mal influencées par la mer : les vieux catarrhes se réveillent, les œdèmes, l'emphysème, l'asthme aboutissent à des crises dyspnéiques sous l'influence des variations atmosphériques et malgré les précautions des sujets les plus attentifs à leur état de santé; le traitement de ces poussées est des plus difficiles. — Nous ne visons point ici la tuberculose pulmonaire dont l'évolution encore plus maligne sera envisagée dans un paragraphe spécial.

Les patients frappés de maladies du système nerveux

ne sont pas plus favorisés que les précédents : les grandes névroses s'exaspèrent. Il est fort rare que dans une traversée d'un minimum de quinze à vingt jours un épileptique n'ait pas une attaque; quand elle se produit chez un homme de l'équipage c'est toujours chez un nouvel embarqué, lors de son premier voyage à bord. — Les hystériques ne font pas de voyage sans avoir des crises convulsives souvent très nombreuses, quelquefois subintrantes. — Les neurasthéniques à qui on conseille les voyages comme moyens curatifs ne doivent s'embarquer qu'accompagnés d'un entourage choisi, sous peine de voir leur état empirer. — Toutes les variétés de migraines, de névralgies, de tics douloureux, les vertiges, etc., subissent une recrudescence d'acuité. — Les aliénés calmes, les maniaques à délire tranquille s'hyperexcitent et ne tardent pas à entrer en fureur continue : s'ils ont été signalés lors de leur embarquement, on doit les entourer d'une surveillance discrète mais rigoureuse; s'ils se sont embarqués librement, ils donnent lieu bientôt à des scènes regrettables. Le recours à la camisole de force s'impose presque toujours avant l'arrivée au terme du voyage.

III. MALADIES FAVORABLEMENT INFLUENCÉES. — 1. *Maladies de la moelle*. — On crut pendant quelque temps que le traitement de certaines maladies du système nerveux, dont les lésions sont localisées à la moelle épinière, l'ataxie locomotrice, la paralysie agitante, etc., pouvait retirer des avantages formels de trépidations prolongées auxquelles l'organisme serait soumis. C'était l'époque où l'on conseillait aux maladies de Parkinson de fréquents et longs voyages en chemin de fer. Par analogie, les voyages en bateau furent considérés comme devant avoir les mêmes influences, et on y soumit ces malades. Depuis lors, le procédé de la trépidation est tombé dans l'oubli : nous ignorons si jamais une observation probante justifia les espérances que l'on avait fondées sur les voyages en chemin de fer; nous n'avons dans aucun cas constaté que l'état des tabétiques soit sensiblement modifié après une traversée, même d'assez longue durée. Dira-t-on qu'une seule traversée est insuffisante pour modifier un état général et étayer un jugement définitif et défavorable? Dans un autre état pathologique du système nerveux, combien voit-on de vieux marins, d'officiers de tous grades, finir tabétiques ou paralytiques généraux! Il est vrai que dans les observations que nous avons recueillies on notait dans les antécédents de tous les sujets des syphilis acquises, la plupart très mal traitées, et des habitudes alcooliques continues. Toutefois, rien n'autorise à penser que les voyages en mer aient une influence quelconque sur l'évolution de la syphilis.

2. *Maladies du tissu sanguin.* — La seule catégorie d'affections qui puisse être logiquement considérée comme améliorée à bord des navires est représentée par les maladies du sang qui intéressent à la fois les globules et l'hématopoïèse : la chlorose, les anémies, les cachexies, la leucocythémie. Il est d'observation courante de voir les coloniaux fonctionnaires, militaires ou colons, embarqués dans les divers points des parages intertropicaux, profondément anémiés, paludéens, cachectisés, déprimés, reprendre vivement des forces et des couleurs au bout de quelques jours de voyage, souvent au point qu'arrivés à destination, il est à peu près impossible de se faire une idée, même approximative, de leur état lors de leur embarquement dans l'escale de la colonie où ils résidaient.

Les mêmes constatations peuvent être faites sur les anémiques qui quittent les climats tempérés; les jeunes filles chlorotiques et anémiques, en état de profonde dénutrition, ne tardent pas à bénéficier des circonstances d'un voyage en mer, pourvu qu'elles soient à même de dominer leur système nerveux et les atteintes du mal de mer. — Nous croyons

devoir rapporter ici une observation des plus typiques que
l'un de nous a notée : Un passager, âgé de cinquante-cinq
ans, s'embarque à Marseille en janvier 1904 sur le navire *P...*
à destination de Buenos-Ayres ; 1re classe. — État de cachexie
profonde ; il est porté à bord sur un brancard. La famille
avait tellement insisté auprès de la compagnie pour qu'on
ne refusât pas son admission qu'il ne pouvait être élevé aucune
objection. On embarquait simultanément tout ce qui était
nécessaire pour l'embaumement du cadavre et des cercueils
pour assurer son transport jusqu'à destination ; le pronostic
des médecins était donc des plus sombres. — La maladie
avait débuté deux ans auparavant ; le diagnostic, un peu hési-
tant d'abord, avait été affirmé ensuite : cancer du foie. Des
chirurgiens renommés de Marseille et de Lyon avaient proposé à diverses reprises une intervention sanglante qui avait
été énergiquement refusée par le patient malgré les suppli-
cations de sa famille. Lors de son embarquement, le malade
était aussi bien renseigné que quiconque sur son état, et ne
quittait la France qu'en désespoir de cause pour mourir plus
près de la terre où il voulait dormir son dernier sommeil. Abord
il refusa tout examen et n'acceptait de soins que de sa fille ;
ces soins se réduisaient à des lavements alimentaires et à des
piqûres de morphine. — Quatre jours après, cet homme deman-
dait à manger et n'en était pas incommodé ; deux jours plus
tard, il se levait et restait plusieurs heures sans fatigue dans
une chaise longue, lui qui avait gardé le lit depuis huit mois.
— Le dixième jour de la traversé il se rendait sans soutien à
la salle à manger, était pris d'une vraie crise de boulimie qui
dura jusqu'à la fin du voyage sans provoquer aucune incommodité. Peu à peu il supprimait sa morphine et ne faisait
qu'un somme du soir au matin ; le teint jaune paille disparais-
sait à vue d'œil, et le poids augmentait hors de toute proportion en même temps que revenait la force musculaire. — Sa
surprise personnelle fut plus vive peut-être que celle de qui-

conque ; toutes les sollicitations furent vaines pour obtenir qu'il se soumît à un examen médical, qu'il autorisât seulement l'analyse de ses urines.

Cette résurrection infirmait nettement le diagnostic de cancer du foie, et trop de faits certains ne permettent pas de croire à l'influence favorable des voyages en mer sur l'évolution des néoplasmes.

IV. Affections chirurgicales. — Le fait dominant la pathologie chirurgicale à bord des navires est la tendance aux évolutions bénignes de tout ce qui est plaie ouverte. Les plaies plus ou moins contuses ou anfractueuses, faites avec des outils toujours souillés de détritus les plus variés, boues, cambouis, graisses, particules métalliques, etc., guérissent avec une rapidité surprenante ; les complications infectieuses sont l'exception. Les brulûres fréquentes, et quelquefois très étendues, suivent la même loi, quoique les hommes, porteurs des unes et des autres, ne veuillent guère rester à l'infirmerie, à moins d'un état de gravité tout à fait exceptionnel. Ils tiennent peu compte des recommandations qui leur sont faites relativement à la protection de leurs pansements ; les bandes sont rapidement imprégnées d'impuretés dans leurs postes, où la propreté n'est toujours que relative. Souvent, en moins de vingt-quatre heures, les pansements les plus solides sont défaits et les hommes se représentent à la visite du lendemain avec des plaies nues et exposées à la souillure. Parfois l'on se trouve en présence de manœuvres pratiquées pour obtenir des prolongations d'exemption de service, l'obtention d'un billet d'hôpital, celle d'un congé avec solde ou d'une indemnité d'accident. Et cependant les plaies guérissent, sans subir les infections secondaires qui devraient si facilement survenir.

Les entorses, les fractures, et plus généralement toutes les lésions dont le traitement comporte l'immobilité d'un membre ou de tout le corps évoluent, elles, d'une façon moins favorable : cette immobilité est presque impossible à réaliser à bord, au moins dans les installations actuelles des infirmeries. Les systèmes de couchettes proposés jusqu'à présent pour corriger les effets du roulis et du tangage sont tous imparfaits et la correction des divers mouvements est fort relative. Cette restriction n'implique pas le refus d'adoption de telles couchettes pour les infirmeries, car elles rendent des services signalés dans de multiples occasions, mais elles ne peuvent permettre cependant de poursuivre avec succès à la mer le traitement de certaines fractures. Il faut toujours débarquer de tels blessés à la première occasion, à moins de cas de force majeure.

Même conduite à adopter pour les affections justiciables d'interventions opératoires graves : hernies étranglées, appendicites, etc. Cependant, comme les hernies étranglées ne sauraient s'accommoder toujours de l'attente d'une escale, plus ou moins prochaine, force est bien souvent de les opérer à bord; et avec les précautions d'asepsie rigoureuse [1], on obtient des résultats satisfaisants.

V. Pathologie obstétricale. — Les voyages en mer ne conviennent pas aux femmes enceintes. Ce précepte est inscrit dans les traités d'obstétrique. Sa justification ressort assez des accidents pathologiques auxquels sont sujettes les femmes en gestation : vomissements, œdèmes et surtout l'albuminurie, avant-coureurs des crises éclamptiques. Il s'agit de perturbations nutritives d'où résultent des intoxications plus ou moins profondes de l'organisme. Par une singulière coïncidence, les troubles provoqués par les voyages en mer se développent dans le même sens. Les uns se greffant sur les autres, il en résulte des aggravations sérieuses dans l'état des personnes atteintes. Telle femme eût été exempte

[1] Lejars. *Chirurgie d'urgence.*

de troubles gravidiques si elle n'eût pas entrepris de voyager sur mer avant son accouchement; telle autre, indemne jusque-là du mal de mer, en souffre horriblement pour s'être embarquée en état de grossesse.

Cet entassement de circonstances défavorables peut aboutir aux pires conséquences, dont une des moins redoutables sera un accouchement prématuré ou un avortement. Ces accidents d'une fréquence relative à bord des navires à passagers surviennent même pendant de courtes traversées, comme celle de France en Algérie par exemple.

On voit cependant un grand nombre de femmes enceintes s'embarquer à une période quelconque de leur grossesse, quelquefois même à une période très avancée, et pour d'assez longues traversées au bout desquelles elles doivent être à terme. Ayant suivi leurs maris aux colonies ou à l'étranger, elles tiennent à rentrer chez elles pour y mettre au monde leurs enfants ; le mobile est certainement des plus nobles ; mais il ne faut pas hésiter à leur faire connaître, à elles et à leurs maris, les dangers auxquels elles s'exposent. Il y a quelques années on en eut un exemple douloureux dont fut victime une passagère venant de Dakar à Bordeaux sur un paquebot des Messageries Maritimes ; les autorités sanitaires qui firent le diagnostic de fièvre jaune furent accusées d'impéritie, et l'affaire vient à peine d'avoir son dénouement définitif devant les tribunaux.

Les faits de cette nature n'ont pas toujours autant de retentissement, mais ils sont assez graves pour inspirer des inquiétudes, et assez fréquents pour faire conseiller à toute femme enceinte de renoncer momentanément à un voyage projeté.

L'accouchement en lui-même ne présente pas à bord plus de complications qu'à terre ; mais, sans parler des cas de dystocie, les locaux, le matériel et l'instabilité du milieu se prêtent mal aux interventions. Cette réserve faite, les accouchements sont rarement suivis de suites fâcheuses malgré les condi-

tions de propreté, souvent imparfaites. Pendant les voyages
d'émigration on voit s'embarquer de nombreuses femmes
enceintes, auprès desquelles tout conseil de rester à terre
serait superflu, par raison de force majeure. A la première ou
à la deuxième nuit, pour peu que le temps soit mauvais et la
mer houleuse, l'une d'entre elles expulse son fœtus, quelquefois le fœtus et le placenta ensemble dans sa couchette de
faux-pont parmi ses hardes, assistée de commères voisines
ou sans aucune assistance. L'un de nous a constaté pareil fait
quatre fois ; et, dans un cas, après une hémorrhagie abondante,
la femme était en collapsus quand elle commença à recevoir
des soins. Transportées à l'infirmerie sur leur couchette même
et avec le moins de secousses possible, nettoyées et soignées,
ces femmes reviennent à la santé aussi rapidement que si
l'accouchement avait été normal. Sur 54 observations personnelles d'accouchements observés à bord, dont 7 avec intervention, deux applications de forceps, deux délivrances artificielles, trois déchirures du périnée avec sutures consécutives,
jamais on n'a noté la moindre élévation de température. Tous
les médecins sanitaires maritimes qui ont accompagné de
nombreux convois d'émigrants de la Méditerranée à l'Amérique du Sud peuvent rapporter nombre de pareils faits, sans
souvenance de complication.

Même observation pour les avortements ; fréquents à bord,
ils passent presque inaperçus. Un fait observé par l'un
de nous est assez pittoresque pour trouver sa place ici :
X..., cubaine, femme d'officier espagnol, s'embarque sur
un affrété lors de l'évacuation de La Havane. Passagère de
1re classe, elle partage sa cabine avec six autres compagnes ; le
navire est encombré. — Départ de La Havane le 27 décembre
au matin. Dès la sortie du port, vent frais du nord-ouest
et grosse houle ; le temps reste uniformément mauvais de
La Havane jusqu'à Santander. La passagère se couche aussitôt embarquée et ne bouge plus de sa couchette, prenant

régulièrement les aliments qui lui sont portés. — Dès le troisième jour, une odeur insupportable force les autres passagères à évacuer la cabine ; elles se plaignent au maître d'hôtel qui s'adresse lui-même au médecin du bord. — Cette femme avait avorté d'un fœtus de quatre mois presque aussitôt après le départ, et, n'osant pas avouer son état ni se lever, elle l'avait gardé entre ses cuisses pendant environ quarante-huit heures parmi les excréments et l'urine. — Transportée à l'infirmerie, détergée, lavée, irriguée, elle ne présenta aucune élévation de température ; au bout de trois jours elle s'offrait activement pour remplir les fonctions d'infirmière.

Mais l'existence des fœtus expulsés dans ces conditions, même à terme, est irrémédiablement compromise. Ceux, à la naissance desquels le médecin peut assister. évoluent normalement. Nous avons signalé plus haut (voir II⁰ partie, chapitre ɪᴠ. Alimentation des nourrissons) les influences des voyages en mer sur la sécrétion lactée, et les moyens de surveiller et soigner les mères qui accouchent à bord et les nourrices qui s'embarquent en pleine lactation. — La pédiâtrie proprement dite, mises à part les particularités et les difficultés de l'alimentation, ne semble pas reconnaître ici de règles spéciales ; surveillance des fonctions intestinales, de la propreté, de la dentition, etc. Cependant, à bord des navires disposés pour de nombreux passagers de troisième classe, des navires à émigrants, il faut prévoir parmi le matériel de l'infirmerie un certain nombre de trousseaux-layettes, très simples, afin d'échapper à une éventualité fréquente lorsque des enfants naissent à bord et que leurs parents sont dénués de tout, celle de pourvoir à leur vêtement avec des lambeaux découpés dans des compresses ou des serviettes.

VI. Mᴀʟᴀᴅɪᴇs ɪɴꜰᴇᴄᴛɪᴇᴜsᴇs. — Les grandes pyrexies infectieuses ne se rangent pas parmi les maladies sur lesquelles le voyage en mer imprime un pronostic particulier. Certains auteurs, frappés de l'évolution bénigne de quelques cas, ont voulu en attribuer le bénéfice aux qualités de l'atmosphère maritime : sans doute la pureté de l'air peut être un précieux adjuvant thérapeutique, mais l'atmosphère des locaux des navires, dont l'aération, la ventilation et l'éclairage sont si souvent défectueux, diffère sensiblement de l'air pur du large, et dans ces espaces clos les maladies évoluent souvent au milieu d'un air confiné. D'autre part, l'instabilité du navire peut être une cause de pénibles accidents. A bord on n'a jamais sous la main toutes les ressources de matériel et de médicaments dont on dispose à terre ; en général, les navires sont de mauvais milieux pour le traitement de toutes les maladies.

Rien ne démontre que les évolutions bénignes, dont on a fait état, soient la règle ; avant l'usage du sérum antidiphtérique le croup était la maladie qui s'inscrivait en première ligne parmi les causes de la mortalité infantile à bord des navires à émigrants ; venaient ensuite la rougeole, la scarlatine, pour les enfants, la fièvre typhoïde et la pneumonie pour les adultes. La gravité des atteintes paraît résulter surtout de l'état des terrains envahis et de la virulence du germe morbide, choses qu'il est fort difficile, sinon tout à fait impossible, d'apprécier préalablement. Qu'on en juge par les faits épidémiologiques suivants :

1° *Rougeole*. — Le vapeur *Aquitaine*, de la Société Générale de Transports Maritimes, arrive à Marseille le 4 novembre 1901, venant de La Plata et du Brésil. 600 et quelques passagers à bord, parmi lesquels beaucoup d'enfants. En cours de route éclate une épidémie de rougeole. Total des cas : 120 environ. — Décès : 35. — Le médecin du bord est incriminé de négligence, d'incurie, d'impéritie, et débarqué. Il y a dans les annales de la rougeole les épidémies classiques des îles Feroë, des îles Fidji, qui furent encore plus meurtrières.

2° *Pneumonie*. — Quelques mois auparavant, dans la même année, l'un de nous avait observé sur le même navire une épidémie de pneumonie[1] éclatant dès le départ de Marseille et produisant dans l'espace de vingt jours 17 cas chez des passagers dont 15 étaient des hommes âgés de vingt-cinq à quarante ans, tous robustes. Cinq moururent.

Voilà deux faits où le germe infectieux manifesta une virulence exceptionnelle, et l'on ne peut pas dire que le milieu maritime ait eu une influence favorable sur la maladie.

3° *Scarlatine*. — Sur l'*Espagne*, navire à émigrants appartenant à la même compagnie, en mai 1902, éclate une petite épidémie de scarlatine : un cas fruste ; un cas plus grave, mais aboutissant à un dénouement favorable ; et enfin un troisième cas tout à fait avorté[2].

4° *Fièvre typhoïde*. — L'*Aquitaine*, de la même compagnie, affrété pour un transport de troupes en Chine, quitte Toulon le 10 juillet 1900 avec 935 hommes à bord. — Le 15 il débarque à Port-Saïd deux cas de fièvre typhoïde. — De Suez à Saïgon se produisent cinq autres cas. — Mortalité nulle à bord ; mais l'un des malades meurt à l'hôpital de Saïgon le lendemain de son débarquement.

L'évolution des maladies infectieuses et leur épidémiologie suivent donc les mêmes lois qu'à terre ; la promiscuité de l'habitation et l'encombrement du milieu en rendent la diffusion plus facile. — On peut y constater aussi de curieux phénomènes de résistance individuelle. Exemple : au mois de janvier 1903, sur rade de Constantinople, à bord du vapeur *Orléanais*, par une température de — 4°, un arabe embarqué en Tripolitaine pour se rendre au Hedjaz, désireux d'aller au selamlik du vendredi et retenu à bord par

---

[1] Dupuy. Réglementation du travail à bord des navires de la marine marchande. *Le Caducée*, 17 juin 1905.

[2] Dupuy. La Peste. *Étude critique des moyens prophylactiques actuels.*

ordre de la police ottomane, se jette à l'eau subitement.
Repêché avec peine, réchauffé avec plus de difficulté encore,
il est isolé dans un local situé à l'arrière du navire avec une
ample provision d'effets de literie et de couvertures. Pris de
manie religieuse, il reste nu pendant cinq jours, en prières
et en oraisons, s'alimentant à peine ; pendant le même temps
la température extérieure ne monte jamais au-dessus de 0°, au
point que la vapeur d'eau de l'haleine du patient se congelait
contre les parois du local. Il eut une poussée de fièvre avec
bulles herpétiques sur les lèvres ; c'est tout ce qu'il nous fut
donné de constater, car ni lui, ni ses coreligionnaires n'auraient toléré un examen, ni une intervention médicale. —
Quinze jours après il débarquait au Hedjaz en parfaite santé,
au moins d'aspect, sauf ses troubles mentaux.

Ce sont là des cas extraordinaires, anormaux et sans
doute fort rares. Plus fréquemment, le contraire se produit : la moindre cause engendre à bord des phénomènes
pathologiques qui à terre auraient probablement fait défaut,
et les maladies chroniques à évolution lente y prennent des
allures rapides tout à fait exceptionnelles. Parmi elles, la
tuberculose se place au premier rang.

VII. La tuberculose a bord des navires de la marine marchande. — Nous avons dit, au début de ce chapitre, la variable
fortune des théories relatives à l'influence de la mer sur
l'évolution des maladies en général et plus particulièrement
sur celle de la tuberculose. Nous nous sommes arrêtés à la
formule de Rochard, acceptée par tous les hygiénistes contemporains et justifiée par d'inépuisables documents de faits.
Donc : « la tuberculose marche vite à bord » ; voilà le fait
qui domine toutes les considérations. — Cette loi de pathologie est aussi rigoureuse pour les sujets entourés des soins
et du confortable des yachts les plus luxueux que pour les
miséreux qui n'ont que les secours précaires des infirmeries

de bord. A la constatation s'ajoutent les explications tirées
des troubles physiologiques causés par les milieux nautiques,
et à l'exposé desquels nous renvoyons le lecteur (voir chapitre précédent).

Un deuxième principe doit aussi être proclamé : « Tous
les navires sont d'excellents milieux de tuberculisation. »
— Nous reconnaissons sans peine qu'il est difficile de faire la
preuve de cet aphorisme pour ce qui a trait aux passagers :
si les tuberculeux ne sont pas rares parmi eux, ceux qui présentent des accidents pendant leurs voyages sont des tuberculeux anciens pour la plupart, et les malades touchés par
une première atteinte se sont presque toujours embarqués
en portant dans leur organisme des germes à l'état d'activité;
pour les uns et pour les autres, l'origine morbide a pris naissance hors du navire.

Mais ces mêmes individus contaminent tout autour d'eux :
dans les locaux de troisième classe ils cohabitent avec un
plus ou moins grand nombre d'autres passagers ; dans les
cabines de classe ils peuvent ne pas être seuls. Et surtout
ils crachent : or, dans l'état actuel de nos règlements et des
coutumes de nos compagnies de navigation, il n'est pas
effectué de désinfection des locaux d'habitation entre les arrivées et les départs des navires. Les mesures de propreté dont
ces locaux sont l'objet restent toutes superficielles : épousse-
tages, balayages, changement de linge, de sorte que les
germes infectieux, laissés par les passagers débarqués, se
conservent dans les effets de literie, les rideaux, les tapis, les
meubles, prêts à s'implanter dans les organismes des passagers
nouveaux venus [1]. Combien de voyageurs quitteront le navire
emportant ces germes qui peu de temps après prolifieront aux
dépens de leur tissu pulmonaire, passagers qui, plus tard, iront

---

[1] Dupuy. Prophylaxie de la tuberculose à bord des navires à passagers.
Revue d'Hygiène, mai 1905. — La tuberculose parmi les équipages de nos paquebots. *Revue d'Hygiène*, novembre 1905.

demander des soins pour leur première bronchite à des médecins non soucieux d'en rattacher l'origine à un milieu et à des circonstances ignorés d'eux. ? Comment estimer la fréquence de la tuberculisation des passagers à bord des navires pendant les voyages en mer ?

Les observations se font plus précises si l'on s'adresse au milieu maritime lui-même, aux équipages des navires. Les statistiques de quelques marines de guerre sont formelles à cet égard, au nombre desquelles celles de la marine française sont des plus chargées[1]. Les chiffres présentés jusqu'à présent relativement aux marins du commerce sont malheureusement beaucoup plus imprécis : on peut même dire qu'aucune recherche n'a été entreprise assez systématique pour permettre d'aboutir à la mise en lumière d'une proportion vraisemblable. Celles de MM. Raybaud, H. Thierry, Tartarin, n'envisagent guère qu'un seul des aspects divers de la question et ne signalent qu'une partie du mal[2].

M. le Dr Duchâteau, dans un rapport, présenté en 1905, à la Commission permanente de préservation contre la tuberculose au nom de la sous-commission des milieux collectifs, passe en revue les faces du problème, mais les traite malheureusement d'une manière trop succincte. Il montre comment un certain nombre de tuberculeux réformés de la marine de guerre cherchent des ressources dans l'industrie de la petite pêche et deviennent ainsi une cause de contagion dans leurs habitations ; ces habitations sont terrestres, car les embarcations de pêche doivent être considérées plutôt comme

---

[1] J. VINCENT. Rapport du 30 septembre 1900 au nom d'une commission instituée par le président du Conseil des ministres.

COUTEAUD et GIRARD. *L'Hygiène dans la marine de guerre moderne.*

AUFFRET. Rapport au Congrès International de la tuberculose. Paris, 1905.

[2] RAYBAUD. *Marseille Médical.*

H. THIERRY. Les habitations flottantes, la tuberculose dans la marine. *1er Congrès International d'assainissement et de salubrité de l'habitation.* Paris, 1904.

TARTARIN. La Tuberculose dans la marine marchande. *Congrès international de la tuberculose.* Paris, 1905.

des outils de travail que comme des milieux d'habitation permanente. — Il en est autrement des goélettes de la grande pêche dont les postes d'équipage sont toujours habités pendant huit mois consécutifs de l'année. M. Duchâteau ne nous donne pas les chiffres d'une statistique globale : cependant on peut se faire une idée des ravages de la tuberculose parmi les pêcheurs d'Islande et de Terre-Neuve si l'on retient « qu'en 1903, sur 92 malades visités par le transport de l'État, *la Manche*, 7 tuberculeux durent être débarqués ». Tout porte à croire qu'il ne s'agissait que des plus avancés ; la suite du texte est là pour le démontrer : « pendant cette même année le médecin-major du *Lavoisier*, surveillant la pêche à Terre-Neuve, note la fréquence des bronchites constatées à bord des goélettes de pêche. »

Pour les voiliers naviguant au long cours, les cargo-boats, tous les navires sans médecin, il est difficile d'avoir des renseignements. On peut supposer que ces navires n'embarquent pas, parmi leurs équipages, de tuberculeux avérés, puisqu'avant l'inscription sur le rôle, l'administration maritime doit exiger qu'une visite médicale élimine les malades ; mais ces prescriptions réglementaires sont presque lettre morte ; les visites sont passées avec irrégularité et souvent négligence. D'autre part, au débarquement, rien ne notifie sur les rôles d'équipage la cause pour laquelle les hommes sont débarqués, et ainsi s'épaissit l'ombre touchant les déchets tuberculeux.

Restent les navires à passagers sur lesquels sont embarqués des médecins sanitaires maritimes. Grâce aux documents puisés dans les journaux de bord du médecin, l'un de nous a pu faire la monographie sanitaire de trois paquebots de la Compagnie Générale Transatlantique armés à Saint-Nazaire[1]. Il est arrivé au chiffre de 9,95 p. 1000

---

[1] Dupuy. La tuberculose parmi les équipages de nos paquebots. *Revue d'Hyg.*, novembre 1905.

comme moyenne de morbidité annuelle. L'étude porte sur le
laps de temps qui s'est écoulé du milieu de l'année 1898
jusqu'en 1905, et chacun des navires étudiés a donné les
résultats suivants :

« France »   morbidité annuelle. . . .   11,41 p. 1000
« Lafayette »   —   —   . . . .   10.38   —
« Versailles »   —   —   8,04   —

$$\frac{29.82}{3} = 9,943$$

Ces chiffres sont au-dessous de la réalité, car certainement
des cas ont échappé pour de multiples raisons tandis que
tous ceux relevés ne peuvent être mis en doute.

Il est permis de croire que la tuberculose est un peu moins
fréquente parmi les équipages des navires armés à Marseille
avec des hommes originaires des divers points du littoral
de la Méditerranée ou de la Corse, qui fournit, comme
on sait, un si grand nombre d'inscrits maritimes ; par
contre, les navires des ports de la Manche semblent avoir
des bilans plus chargés. — Cette moyenne de 9,95 p. 1000
se rapproche étrangement de celle établie par Nocht[1], médecin en chef du port de Hambourg, qui, étudiant la morbidité
par tuberculose dans la marine de commerce allemande, a
fait voir qu'elle était de 10,1 p. 1000, alors qu'elle n'avait
jamais dépassé 2,6 p. 1000 dans la marine de guerre. Si les
conditions hygiéniques de la marine de guerre de l'Allemagne
sont supérieures à celles de la nôtre, il faut avouer qu'en ce
qui concerne les navires de sa flotte de commerce elles semblent aussi précaires que chez nous. Cela tient à ce que l'État
intervient d'une façon moins directe dans cette réglementation, et que les armateurs de tous les pays, livrés à leur
seule initiative, suivent les mêmes errements.

Quels sont les principaux facteurs de la tuberculose à bord

[1] Nocht. In *Deutsches Vierteljahrsschrift für öffentliche Gesundheitspflege*,
année 1897, page 153.

des navires de commerce ? Tout d'abord une des sources de la tuberculose de la marine marchande vient de la marine de guerre : les inscrits maritimes, appelés par la conscription, et réformés au moment de leur incorporation, ou plus tard, continuent, tant que leur état de santé le leur permet, à se procurer des ressources par la navigation. M. Duchâteau, dans son rapport cité plus haut, nous a montré quelques-uns de ces hommes revenant dans les milieux de la petite pêche d'où ils sont originaires. Plus nombreux encore peut-être sont ceux qui cherchent des embarquements sur les navires des diverses catégories. Pour la grande pêche il n'est passé aucune visite à l'embarquement, et trop souvent cette visite est par ailleurs négligée ou virtuelle, d'où il résulte que les sujets malades viennent contaminer sans difficulté les navires sur lesquels ils sont admis. Ainsi, le plus important générateur de tuberculose devient à bord des navires comme dans la plupart des milieux collectifs : *l'habitation*.

Nous avons signalé longuement les conditions défectueuses des installations des postes d'équipage ; l'insuffisance du cubage atmosphérique, de l'aération, de la ventilation et de l'éclairage et leurs conséquences, c'est-à-dire l'encombrement, l'air confiné, le manque de propreté. Une telle défectuosité n'est pas particulière aux navires de la marine marchande française. Nocht de Hambourg fait les mêmes reproches à ceux de la marine allemande qu'il critique acerbement, et il dénonce la dernière réglementation anglaise, concernant le logement des équipages, qui a suivi les vieux errements en maintenant l'espace cubique réglementaire à 2 mètres cubes, malgré les protestations de tous les hygiénistes de la flotte.

Quelques auteurs ont prétendu qu'il fallait incriminer le genre de travail, et les conditions dans lesquelles il s'effectue, au moins à l'égal de l'habitation ; ils se sont appuyés pour soutenir cette thèse sur la proportion de malades plus élevée que fournissent les équipages des machines. Sans doute, l'influence du travail comme source de tuberculisation par le surmenage, les refoidissements brusques, etc., n'est pas niable. Dupuy, en faisant dans sa statistique la proportion des tuberculeux par corps de métier, est arrivé aux résultats suivants :

HM (hommes de la machine : soutiers, chauffeurs, graisseurs) $= \frac{3}{7}$;

HP (hommes du pont : matelots, novices et mousses) $= \frac{2}{7}$;

HR (hommes du restaurant : cuisiniers, boulangers, garçons, etc.) $= \frac{2}{7}$.

Toutefois, cette proportion générale cesse d'être vraie pour certains navires à installations particulièrement défectueuses ; pour la *France*, par exemple, où le poste des chauffeurs est obscur et encombré, ces derniers paient encore un plus lourd tribut et fournissent à eux seuls les quatre septièmes des déchets totaux, de sorte que l'on a le rapport suivant : HM $= \frac{4}{7}$; HP $= \frac{1.5}{7}$; HR $= \frac{1.5}{7}$; ce qui revient à dire que, l'un renforçant l'autre, l'habitation et le travail sont les deux éléments pathogènes les plus actifs de nos marins de commerce. Cela ressort tout aussi clairement des commentaires de M. Duchâteau relatifs aux goélettes de la grande pêche, à bord desquelles les chauffeurs n'existent pas, mais où le travail est particulièrement dur, et où les postes des hommes sont dépourvus de tout bien-être hygiénique.

M. Duchâteau regarde comme deux facteurs non moins importants l'alcoolisme et la nature de l'alimentation ; l'alimentation des pêcheurs est en effet déplorable, témoins les nombreux cas de scorbut et de béribéri nautique que l'on enregistre chaque année au retour des goélettes; l'alcoolisme exerce encore parmi ces hommes de plus terribles ravages peut-être que dans aucun autre milieu, malgré les nombreuses dispositions réglementaires par lesquelles on a essayé de l'enrayer. A bord des navires au long cours, l'alimentation est en général meilleure, sauf sur quelques voiliers et quelques cargo-boats où on en est encore resté aux vieux usages de la marine d'autrefois ; mais sur ces navires l'alcool a été définitivement supprimé des rations alimentaires prévues par les règlements.

De ces aperçus découle cette notion que la lutte contre la tuberculose parmi les équipages de la marine marchande doit se baser sur les règles suivantes :

1° Visite rigoureuse de tous les hommes à l'embarquement sur tous les navires. Élimination de tous les malades et de tous les suspects.

2° Réglementation stricte des conditions de cubage, d'aération et de lumière devant être imposées à tous les postes d'équipage.

3° Installation, dans tous les locaux d'habitation, de crachoirs fixes en tôle émaillée, facilement désinfectables par l'eau bouillante ou une solution microbicide, et se déversant directement à la mer par un tuyautage.

4° Suppression du balayage à sec. Lavages et essuyages au faubert humecté d'une solution antiseptique.

5° Désinfection périodique et régulière de tous les objets de literie.

6° Lavages périodiques et réguliers de toutes les parois des locaux d'habitation, et badigeonnages avec des laits de chaux.

7° Réglementation rationnelle du travail à bord.

8° Réglementation rationnelle des rations alimentaires pour l'ordinaire de chaque repas.

9° Prohibition absolue des rations d'alcool dans l'alimentation, et de la vente de certains spiritueux aux hommes d'équipage.

La mise en pratique de ces diverses mesures ne comporte pas de très grosses difficultés d'application : c'est affaire d'énergie de la part de l'administration centrale de la marine et de bonne volonté des compagnies de navigation et des divers armateurs. Une question reste en suspens : que deviendront les marins tuberculisés, lorsque, refusés à bord de tous les navires, ils se trouveront privés du seul gagne-pain qu'ils aient à leur disposition ? C'est une terrible difficulté de conscience d'estimer qu'une administration est allée jusqu'au bout de son devoir lorsqu'elle a prononcé le mot : *réforme*.

Les hygiénistes avouent que certains sujets réformés portent leur germe morbifique dans d'autres milieux tout aussi propres à la contagion, puisqu'ils nous les montrent cherchant un refuge dans la marine du commerce ; d'où les reproches adressés à la marine de guerre par les médecins sanitaires maritimes lors du dernier Congrès International de la Tuberculose[1].

La constatation d'une atteinte de tuberculose chez un inscrit maritime devrait entraîner une notification officielle à l'administration de l'Inscription maritime, laquelle prendrait des mesures pour la liquidation d'une pension d'invalide[2]. Arguer ici d'une insuffisance de la caisse ne peut se soutenir, puisqu'à l'heure actuelle elle reste débitrice de plus de 300 millions aux marins qui les ont versés, et que les versements annuels excèdent le total des pensions. La caisse de prévoyance, créée par la loi de 1898 contre les risques et accidents professionnels, peut aussi entrer en jeu. Ce que nous avons dit de la tuberculisation dans les divers milieux

[1] Vigné. Communication du Congrès International de la Tuberculose. Paris, 1905.

Tartarin. Communication du Congrès International de la Tuberculose. Paris, 1905.

[2] Dupuy. Prophylaxie de la tuberculose à bord des navires de commerce. *Revue d'Hygiène*, mai 1905.

maritimes nous dispense d'insister sur le caractère accidentel de la tuberculose. Chaque fois que l'on creuse un peu cette question de la préservation de la tuberculose. on aboutit à un problème financier et on se convainc que la prophylaxie sociale, dans les milieux populaires, réside pour une bonne part dans l'assurance obligatoire contre la maladie.

La création des sanatoriums spéciaux rendrait des services car, même avec les subsides d'une maigre pension d'invalide, la solution est loin d'être parfaite. Les marins tuberculeux qui restent dans leurs familles y apportent le contage ; ceux qui n'ont pas de famille, — et ils sont nombreux, — le répandent partout où ils passent. La crainte n'est pas vaine qu'avec leur imprévoyance traditionnelle, ces hommes ne soient assez peu ménagers de leurs moyens pour vivre des périodes de misère et de dénûment, après avoir délapidé en peu de temps les sommes leur venant de l'État, et qu'ils retombent ainsi périodiquement à la charge de la collectivité.

VIII. L'ALCOOLISME. — Les méfaits de l'alcoolisme accompagnent souvent ceux de la tuberculose ; l'imprégnation éthylique prépare le terrain pour l'implantation, la germination et la prolifération du bacille de Koch : nous avons vu comment les ravages de ce dernier multiplient surtout leurs coups dans les milieux maritimes où se font les plus grands abus d'alcool. Cependant il serait faux d'affirmer qu'il n'y a pas de tuberculose sans alcool ; la tuberculose *se prend sur le zinc* est une phrase aussi imagée qu'inexacte. On trouve d'assez nombreux alcooliques qui échappent à l'infection tuberculeuse : ce sont ceux qui vivent dans des conditions d'hygiène, d'habitation, d'alimentation, de travail, meilleures que celles des équipages. Les officiers paient à la phtisie un tribut beaucoup moins lourd que les matelots. Mais les tares alcooliques sont multiples et polymorphes; si elles n'aboutissent pas toujours directement à la tuberculose, elles produisent d'autres troubles et s'inscrivent comme cause aggravante dans l'évolution de toutes les maladies, en particulier des dyscrasies et des maladies infectieuses contre lesquelles la résistance des alcooliques est pour ainsi dire anéantie. L'alcool produit des dégénérescences qui lui sont propres : il désorganise tous les tissus ; il est cause d'aggravation rapide et des plus graves accidents au cours de l'évolution de la syphilis et de toutes les intoxications lentes, le saturnisme par exemple.

Tout le monde a connaissance des habitudes d'intempérance des populations côtières de tout le littoral nord-ouest de la France dont la principale, on peut même dire l'unique occupation est la pêche. La totalité ou tout au moins les trois quarts des salaires gagnés sont dépensés en achat d'eau-de-vie de la plus basse qualité, vendue à vil prix. Non seulement les hygiénistes, mais les littérateurs ont fait des tableaux, quelquefois pittoresques, des scènes dégradantes que l'on peut voir dans tous les centres de petite pêche les soirs de rentrée des embarcations. Les périodes de misère succèdent trop souvent à ces excès ; les rudes conditions du travail viennent aider l'action de l'alcool et produire, si ce n'est la tuberculose, des désordres de la nutrition qui se traduisent par des troubles trophiques graves, des lésions dégénératives, des parenchymes, des purpura, etc.

Pour la grande pêche, même état de choses : l'intoxication alcoolique semble même être continue pour les hommes embarqués sur les goélettes de Terre-Neuve ou d'Islande, puisque l'alcool leur est fourni quotidiennement par leurs armateurs et que sont restés vains jusqu'à présent les nombreux essais de réglementation. Citons ici un passage de M. le Dr Duchâteau : « L'alimentation est toujours peu variée à bord de ces goélettes et la ration journalière d'alcool y est excessive. Ces défectuosités ont été signalées à maintes reprises : un approvisionnement maximum d'alcool a été imposé, mais il est malaisé d'exercer une surveillance offrant, sous ce rapport, toutes garanties. Comment s'assurer en effet que l'approvisionnement, normal au départ de France, ne s'est point accru en pays étranger? Il faudrait ne pas laisser aux capitaines le soin d'étendre eux-mêmes l'acool à 60° ou à 80° qu'ils emportent pour la plus grande facilité et le moindre encombrement de leur chargement, et qu'ils ramènent à 39° ou à 35°, pour le distribuer ensuite à la dose journalière de 16 à 20 centilitres. »

Les équipages des navires au long cours sont peut-être un peu plus sauvegardés ; encore est-il nécessaire de faire ici quelques distinctions. Sur les voiliers les choses se passent à peu près comme sur les goélettes de pêche : mêmes défauts de l'alimentation que l'on croit corriger par une ration journalière et matinale de tafia. — A bord des vapeurs, et plus spécialement à bord des navires à passagers, cette coutume tend de plus en plus à disparaître ; nous avons noté plus haut que parfois l'on distribue encore de l'alcool aux chauffeurs sous le nom de ration de chauffe, nous avons dit aussi comment cette pratique constituait une erreur hygiénique, au point de vue du rendement de travail immédiat et à celui de l'entretien de la bonne santé. Erreur d'autant plus grave que parmi les diverses sections des équipages les hommes de la machine fournissent le plus grand nombre d'éthyliques. Il peut en résulter des accidents du travail les plus dangereux.

Comment remédier à d'aussi tristes habitudes qui, autant que la tuberculose, méritent le nom de maladie sociale? Nous croyons que les mesures moyennes y seront toujours impuissantes ; de trop nombreuses expériences l'ont déjà démontré ; seules peuvent être efficaces les réglementations radicales. Leur objectif devrait être :

1° Les débits dans les centres de petite pêche : il faudrait restreindre leur nombre, élever leur patente et les soumettre à une surveillance stricte au point de vue de la quantité et de la qualité de l'alcool vendu ; — au besoin même prohiber la vente de certains liquides spiritueux ;

2° La suppression de la ration d'alcool sur les goélettes de pêche et sur les voiliers. — Réduire la quantité embarquée aux besoins pharmaceutiques ;

3° La prohibition de la vente de spiritueux aux équipages de tous les navires naviguant au long cours.

En ces matières des revendications commerciales, « faire la part du feu », procéder par essais, c'est se condamner à l'impuissance la plus absolue. Nous ne pouvons nous ranger à l'avis de M. le D' Duchâteau, lorsqu'il dit : « Actuellement il serait impossible de songer à supprimer d'une façon radicale et complète l'alcool de la ration, car dans ces conditions les armateurs ne pourraient plus, assure-t-on, recruter leurs équipages. » — En laissant persister la coutume de cette ration d'alcool, le recrutement ne constitue en réalité qu'un encouragement et une prime à l'alcoolisme, dont les armateurs retirent presque autant de bénéfices que de la pêche elle-même, chaque goélette devenant pendant huit mois consécutifs de chaque année un entrepôt et un débit exonéré des taxes imposées aux mêmes établissements de terre.

IX. Autres intoxications. — 1. *Tabagisme*. — Une autre intoxication volontaire, résultant d'une habitude qui devient à la longue un besoin impérieux, sévit avec une fréquence extrême parmi les marins et a sa part déterminée parmi les influences pathogénétiques du milieu nautique : c'est le tabagisme. Ses effets nocifs ont été moins souvent mis en relief que ceux de l'alcoolisme, d'abord parce qu'ils aboutissent plus lentement à des troubles graves, et, en second lieu, parce qu'ils se confondent presque toujours avec ceux de l'abus de l'alcool qui dominent la scène et retiennent seuls l'attention.

A bord des navires il est défendu de fumer pendant quelques services et dans certains locaux ; dans la vieille marine, au temps des navires en bois, cette prohibition était stricte, d'où l'antique et indéracinable habitude de remplacer la fumée par la mastication du tabac, par la « chique ». — Les hommes des équiqages de la marine de guerre chiquent parce que des réglementations militaires défendent, en maintes circonstances et en maints endroits du bord, de fumer ; les pêcheurs de la petite pêche ou de la grande pêche chiquent parce que, travaillant au vent, à l'humidité, sous la pluie et sans abri, il leur est impossible de fumer ; et, comme il est bien rare que les marins des autres catégories de navires du commerce n'aient pas été pour la plupart dans la flotte de l'État ou à bord de quelque bateau de pêche, ils ont contracté cette funeste habitude ; aussi, à de rares exceptions près, tous les marins chiquent. C'est là d'ailleurs un fait tellement notoire qu'il nous paraît inutile d'en faire la démonstration.

L'absorption de nicotine est beaucoup plus active dans l'action de chiquer que dans celle de fumer : l'alcaloïde extrait du tabac, qui subit dans la bouche même une macération lente par l'imbibition de la salive, reste en contact avec les muqueuses pendant plus ou moins longtemps ; les marins apprennent et s'entraînent à cracher le moins possible ou à ne pas cracher du tout pendant qu'ils chiquent. Ils arrivent à garder en permanence un gros morceau de tabac dans la bouche dont ils se privent à peine à l'heure des repas ; aux rares moments où ils l'enlèvent, ils le rangent précieusement dans leur bonnet au contact du cuir chevelu, pour le reprendre ensuite aux heures propices. Que l'on juge par là de leur hygiène de la bouche.

Un règlement ne peut aller contre ces pratiques individuelles ; cependant les pouvoirs publics ne sont pas absolument démunis de toute arme ; on pourrait essayer de lutter contre cette habitude en rétablissant sur les tabacs embarqués tous les droits qui les frappent à terre, et dont ils sont exonérés à bord. Le prix plus élevé de la denrée en rendrait l'abus peut-être moins fréquent : on se rend malaisément compte en effet des motifs de l'application au tabac de privilèges qui ne sont justifiés que pour les matières alimentaires. — Enfin, la propagande reste toujours un moyen de persuasion dont on dispose ; en s'adressant aux jeunes surtout, l'exposé des conséquences d'habitudes, qu'ils contractent sans plaisir, par seul esprit d'imitation, pourrait, dans une certaine mesure, avoir des résultats appréciables à plus ou moins brève échéance.

2. *Opium.* — Lorsque les navires ont parmi leurs équipages des boys chinois, comme il arrive sur presque tous ceux qui font les lignes d'Extrême-Orient, il est rare qu'à la fin des journées leur poste ne devienne pas une fumerie d'opium. La surveillance des gens de service est l'affaire des autorités du bord. Elle doit être d'autant plus sévère que la coutume de fumer de l'opium a pénétré et pénètre tous les jours dans les mœurs de nos coloniaux, y produisant des ravages considérables. Pendant les traversées, les navires pourraient être d'excellents milieux de cure : il y a donc à surveiller les passagers eux-mêmes qui n'ont point à protester contre la précision de textes réglementaires ; on doit surtout empêcher que leurs néfastes pratiques ne soient favorisées par certains individus du personnel du bord.

3. *Saturnisme.* — Le saturnisme est moins fréquent et il est indépendant de la volonté des matelots ; cependant les hommes des équipages de tous les navires sont assez exposés à ses atteintes pour que nous dénoncions ici cette intoxication et fassions voir par quelles mesures on peut la prévenir.

Parmi ses causes, il y a d'abord, pour les hommes du pont, les travaux de peinture à l'extérieur des coques, dans l'intérieur des aménagements, sur les gréements des superstructures ; à l'extérieur, les hommes travaillent sur des échafaudages appendus le long des parois du navire avec des pinceaux à longs manches et souvent dans de telles positions qu'ils reçoivent sur la face de nombreuses éclaboussures. — A ceux de la machine échoient également des travaux de peinture et la fabrication du minium pour les joints dont nous avons parlé ailleurs. — Enfin, sur les voiliers et même sur quelques vapeurs, les ustensiles de table peuvent être d'un alliage d'étain et de plomb, dans lesquels le plomb entre dans des proportions très élevées. Aussi n'est-il pas rare de constater chez certains sujets des accidents relevant de l'intoxication saturnine[1] ; nous n'avons pas besoin d'insister sur leurs caractères : la question est toute d'actualité.

Leur prophylaxie sera réalisée par le remplacement des peintures à base de céruse par des peintures à base de sels de zinc, par la substitution au minium du carton d'amiante, du cuir suifé pour les joints, par l'adoption exclusive d'ustensiles de table en fer battu étamé. Cette dernière mesure est presque généralisée aujourd'hui ; en attendant que les deux premières réformes soient devenues effectives, on veillera spécialement à la propreté des hommes chargés de ces travaux dangereux : vêtements spéciaux, ablution avant chaque repas, etc. ; nous en avons exposé les règles plus en détail aux chapitres III et IV de la IIe partie.

4. *Botulisme.* — Dans la même partie nous avons aussi signalé à propos de l'alimentation les accidents toxiques qui peuvent être la conséquence de l'absorption de conserves avariées et de poissons vénéneux ; nous ne les rappelons ici que parce qu'on ne peut les passer sous silence dans un tableau de pathologie nautique. Leurs symptômes aigus offrent la caractéristique commune à beaucoup d'empoisonnements, qui éclaire rapidement la religion du médecin appelé à les cons-

---

[1] Dupuy. Le saturnisme dans les professions et les villes maritimes. *Hygiène générale et appliquée*, juillet 1908.

tater. Mais toutes ces causes peuvent être relativement atténuées, ne pas produire d'intoxication aiguë, et cependant
influer lentement sur les organismes, favoriser l'apparition
d'états morbides fréquents chez les hommes de mer, tels
que le scorbut et le béribéri nautique.

5. *Scorbut et béribéri nautique.* — Il est assez difficile, à la
vérité, de bien marquer les différences entre ces deux entités
pathologiques : elles se produisent dans les mêmes milieux,
sont le résultat de causes en apparence identiques, ont une
symptomatologie à peu près semblable, sauf que l'on ne
trouve pas signalés dans les cas de béribéri nautique les
accidents hémorrhagiques, le piqueté scorbutique du début,
les indurations et les hémorrhagies de la dernière période, ni
les gingivites classiques qui sont les principaux traits de
l'affection scorbutique. La littérature médicale ne rapporte
pas de protocoles d'autopsies de tels béribériques. Ce béribéri nautique doit être rapproché de cette maladie infectieuse
qui survient à l'état épidémique chez les aliénés mal nourris
et que Chantemesse et Ramond ont décrite sous le nom de
paralysie ascendante aiguë des aliénés simulant le béribéri
(Annales de l'Institut Pasteur, 1898). Cette épidémie est vite
jugulée par une alimentation rationnelle.

L'histoire du scorbut remonte au temps des Croisades et
tient une large place dans les annales des expéditions guer-
rières, des troupes en campagne, des villes assiégées, et surtout dans celles de la marine ; sa bibliographie ne comporte
pas moins d'une quinzaine de pages de noms d'auteurs depuis
la fin du xve siècle jusqu'aux plus récents traités [1].

Le béribéri nautique est d'apparition toute récente dans
la nosographie : l'un de nous a récemment exposé son histoire. Son parrain est Nocht, médecin en chef du port de

---

[1] Mahé. Art. Scorbut. *Dict. Encyclop. des Sc. Méd.* Dechambre.
L. Tollemer. Scorbut. *Traité de médecine.* Bouchard et Brissaud, 2e édition.
A. Le Dantec. *Précis de Pathologie exotique*, 2e édition.

Hambourg, qui le dénomma en 1902 *béribéri des voiliers*. Le nom de *béribéri nautique* lui fut donné par A. Le Dantec. Sa bibliographie reste encore des plus rudimentaires [1].

Pendant que ce dernier fait son avènement, les auteurs s'accordent à considérer le scorbut comme une maladie « dont notre génération ne connaît guère que le nom » (Tollemer). Il est évident, comme l'affirme A. Le Dantec, que « l'apparition de la vapeur employée comme force motrice fut le signal de la disparition complète du scorbut à bord des navires » et que « voile et scorbut sont synonymes ». Mais les navires à voiles tiennent encore une très large place dans les flottes des diverses marines marchandes, sans parler des bâtiments de la grande pêche qui sont tous des voiliers. Et c'est justement sur eux que l'on voit aujourd'hui encore survenir d'assez nombreux cas de scorbut et des cas de béribéri nautique, après les longues traversées. Quant aux cas signalés par Borel sur le vapeur *Cordoba*, il faut remarquer que ce navire s'était mis par la durée de son voyage exactement dans les mêmes conditions que les voiliers. L'on est donc amené à se demander si les auteurs ne qualifient pas différemment des états morbides qui parfois se confondent. Ainsi, pour ne parler que du retour de la pêche de Terre-Neuve, Borel cite d'après le D\u1d63 Cucher sept cas sur la *Mathilde* avec quatre décès, de nombreux cas observés par le D\u1d63 Bonain à Terre-Neuve même, enfin le cas du *Raphaël* arrivant avec deux décès et dont 11 hommes sur les 30 survivants durent entrer à l'hôpital de Cherbourg. — Au mois d'octobre de 1904, arrivent à Belle-Ile-

[1] Borel. Le Béribéri nautique d'après les travaux les plus récents. *Normandie médicale*, 15 avril 1905.

Nocht. Sur le béribéri des voiliers. Extrait du Zeitchrift zum Sechzigoters geburstage von Robert Koch, 1902.

Cucher. *Gazette hebdomadaire des Sc. méd. de Bordeaux*, février 1900.

A. Le Dantec. *Loco citato*.

Bonain. Les maladies de misère physiologique chez les pêcheurs de Terre-Neuve. *Archives de médecine navale*, novembre et octobre 1904.

Le Duigou et Hubert. Renseignements fournis à Borel.

en-Mer 33 navires de Terre-Neuve ; deux ont des épidémies qualifiées de scorbut (rapport du Dr Duliscouët, agent sanitaire principal à Lorient, au Directeur de la Santé à Saint-Nazaire) :

« Le trois-mâts *Sadi-Carnot* : 206 jours de mer ; 34 hommes d'équipage, — 6 cas graves : 1 meurt aussitôt après la visite ; les 5 autres entrent à l'hôpital de Belle-Ile. Le trois-mâts *Duguay-Trouin* : 224 jours de mer ; 32 hommes d'équipage : 5 cas dont 4 sont hospitalisés. Le trois-mâts *Henriette* avait perdu son capitaine à la mer : affection non caractérisée. »

M. Duliscouët ajoutait : « Ces événements n'ont rien qui doive surprendre, étant données les fâcheuses conditions d'hygiène dans lesquelles se trouvent la plupart de ces navires ; ils ne sont d'ailleurs que la répétition de ce qui se passe chaque année à pareille époque. »

Au mois de novembre suivant, la *Gascogne* et la *Granvillaise* subissent aussi la visite médicale : « Équipages très fatigués. » Peut-être que Nocht et d'autres auteurs eussent dit : « béribéri nautique », mais, à un stade plus avancé, M. Duliscouët eût prononcé peut-être : « scorbut ». — Quoi qu'il en soit de ces vues doctrinales, voyons quelle est l'étiologie de l'un et de l'autre.

Pour le scorbut, le froid, l'humidité, l'encombrement, le mauvais état moral, l'inertie prolongée ou au contraire le surmenage sont unanimement reconnus comme causes prédisposantes ; la privation pendant de longs jours d'aliments frais, végétaux, fruits et viandes, une alimentation défectueuse par conséquent (cibus scorbuticus), le long usage des salaisons (muria, scorbut muriatique), venant s'adjoindre aux causes précédentes, déterminent l'apparition du scorbut. Il faut y ajouter l'alcool et le tabac (mauvaise hygiène de la bouche et localisation des symptômes gingivaux).

Quant à l'étiologie du béribéri, Borel, s'appuyant sur les considérations de Nocht, qui rejette l'hypothèse d'une intoxication alimentaire par le fait que sur 33 capitaines de voiliers, 18 avaient été malades et 10 étaient morts sans qu'on puisse soupçonner chez eux l'intoxication alimentaire, se demande, comme se sont demandé les autres observateurs, s'il ne serait pas une maladie de dénutrition. Poursuivant avec le D' Bonain l'examen des faits, il conclut : « Les maladies qui frappent les pêcheurs de Terre-Neuve sont nombreuses : scorbut, béribéri nautique, purpura apyrétique, etc., constituent le lot ordinaire de ces matelots.

« Or, comme point de départ de ces affections, on note invariablement la misère physiologique causée tout à la fois par la mauvaise alimentation, le surmenage, l'alcool, les logements défectueux, l'humidité, le froid, etc.; toutes ces conditions sont réunies à un haut degré sur les voiliers de pêche; il n'est donc pas surprenant de voir évoluer à leur bord des affections que nous ignorons à terre. »

Et au point de vue de la symptomalogie : « Mais si les causes de ces maladies sont toutes les mêmes, leurs caractères généraux se rapprochent également dans leurs grandes lignes. Toutes ces affections présentent en effet un type qui est celui des maladies apyrétiques avec absence, au moins apparente, de contagion. Les symptômes pourront varier partiellement avec les individus ou les circonstances, mais leur ensemble revêt les traits d'une dépression physiologique profonde.

« A cette dénutrition succède enfin l'appauvrissement sanguin, la destruction des globules ; l'élément nerveux modifié ne régit plus aussi bien les défenses de l'organisme. Alors apparaissent des phénomènes d'auto-intoxication ou d'infection, sans compter les altérations organiques, anémie, œdème, hémorrhagies, suffusions sanguines.

« Le béribéri nautique paraît donc être vraisemblablement une maladie due à la misère physiologique, et le D' Bonain propose, avec juste raison, d'englober sous une même rubrique les affections citées plus haut et qui toutes relèvent des mêmes causes. Ce nouveau groupe nosologique pourrait être dénommé *les états hémato-neuro-toxiques*. Ce nom vise en effet les causes, et aussi les symptômes communs à ces diverses affections ».

Les causes de ces maladies dictent leur prophylaxie ; elle aura trait à l'hygiène de l'alimentation, du logement, du travail, à la lutte contre l'alcoolisme et l'abus du tabac dans les conditions indiquées plus haut. — Le traitement se confond avec la prophylaxie ; mais après les atteintes graves, le débarquement et l'hospitalisation des malades, c'est-à-dire le passage d'un milieu antihygiénique dans un milieu plus confortable, est l'unique moyen de salut.

X. ACCIDENTS DIVERS PROPRES AUX PROFESSIONS NAUTIQUES. — 1. *Fleurs d'Islande. Panaris des pêcheurs.* — Avant de quitter la pathologie spéciale des pêcheurs de Terre-Neuve et d'Islande, nous dirons un mot de ces deux sortes d'affections qui sont dues aux particularités de leur travail.

On désigne sous le nom de fleurs d'Islande[1] une éruption de l'avant-bras qui affecte d'abord la forme d'un érythème, devient ensuite vésiculeuse : les vésicules peuvent se rompre individuellement ou se réunir en une grande ampoule qui se déchire elle aussi ; dans tous les cas, il en résulte des ulcérations plus ou moins étendues. Ces dermatites seraient produites par le séjour prolongé de l'eau de mer entre la peau et la manchette en cuir dont se servent les marins pour se garantir les poignets contre les frottements de la ligne de pêche.

La fréquence des panaris chez les pêcheurs provient des piqûres d'hameçons toujours souillés par les détritus des poissons avariés qui servent d'amorces.

[1] CHASTANG, cité par A. LE DANTEC.

2. *Accidents morbides dus au froid.* — Il convient de signaler aussi les accidents morbides dus aux froids excessifs que les mêmes pêcheurs ont à supporter pendant leurs campagnes, aux commencements et aux fins de saisons. Suivant leurs degrés, ces accidents peuvent se ramener à la classification classique : 1° Erythème pernio, ou engelures se traduisant par des congestions locales du derme avec exsudation intra-épidermique ; 2° gelures. Sous l'action d'un froid plus intense les parties refroidies, au lieu de devenir rouges livides, apparaissent blanches et exsangues, — et il y a tendance à l'engourdissement. Avec une température encore plus basse les accidents atteignent la circulation profonde, entraînant avec eux la gangrène de toute la partie affectée ; 3° congélation ; et 4° le coup de froid qui frappe les organes centraux eux-mêmes, et dont la mort subite est le dénouement le plus ordinaire.

Il est vrai que, dans les parages de la pêche, seuls les accidents du premier degré, c'est-à-dire les engelures, sont observés avec quelque fréquence, ceux du deuxième degré et du troisième degré restant l'apanage des explorateurs des régions polaires ; mais le coup de froid dépend presque autant des dispositions de l'organisme que de l'abaissement thermique, les excès alcooliques favorisent au premier chef ces accidents. Il est probable qu'on doit leur attribuer le plus grand nombre des cas de mort subite survenus sans autre cause accidentelle notoire à bord des goélettes.

3. *Accidents morbides dus au soleil et à la chaleur.* — Par ordre de gravité, on les distingue ainsi :

1° Erythème solaire ;

3° Brûlures ;

3° Insolation ;

4° Coup de chaleur.

Rien à dire de l'érythème solaire ni des brûlures qui sont

des accidents localisés n'entraînant pas de très graves conséquences.

Les insolations sont fréquentes à bord ; on doit les redouter aux mouillages et dans les parages à ventilation défectueuse (mer Rouge avec vent arrière). Les accidents se manifestent avec une intensité variable qui, dans les cas graves, déjoue les ressources de l'art médical. Leur prophylaxie est personnelle et générale. Individuellement, la coiffure constitue le moyen de protection ; mais, quelles que soient les précautions et la surveillance, on subira les accidents les plus graves si les tentes du navire ne remplissent pas bien leur office.

Les coups de chaleur peuvent se produire sur le pont ou dans les aménagements et atteindre, en certains parages, des passagers à résistance amoindrie ; pourtant les cas les plus nombreux sont constatés parmi les chauffeurs et surviennent pendant le travail devant les feux. Dans les régions à température élevée et à ventilation défectueuse les hommes non entraînés sont terrassés avec une fréquence et une rapidité terribles, au point que certains croiseurs des flottes de guerre à marche rapide sont obligés de laisser tomber la pression et de ralentir leur allure. Le *Guichen* par exemple, lors de sa première traversée de la mer Rouge en 1900, dut laisser 7 hommes à l'hôpital de Djibouti. A bord des paquebots le même accident se montre, et, dès la reprise de la mer, au commencement des voyages, il ne se passe guère de jours sans que quelque homme, surtout des équipages indigènes (Arabes) qui mesurent mal leurs efforts, ne tombe devant les feux. Des interventions rapides et opportunes préviennent la gravité de ces accidents.

4. *Maladies des scaphandriers*. — Les scaphandriers étant des gens de mer, souvent des inscrits maritimes, nous terminerons ces aperçus de pathologie nautique par quelques considé-

rations sur les accidents et les maladies auxquels leur travail
les expose.

En premier lieu, comptent les accidents qui se produisent
à la descente dans l'eau, du fait d'une négligence quelconque
apportée dans l'adaptation de l'habit, ajustage des diverses
parties, vérification des soupapes, glace de face du casque, etc.,
et qui peuvent entraîner l'asphyxie par submersion. Les précautions professionnelles constituent le seul moyen de prophylaxie.

Ensuite, les faits de congestion plus ou moins fou-
droyante résultant d'imprudences individuelles : descente en
pleine digestion, absorption de doses de spiritueux avant de
plonger, ascensions trop rapides, décompressions trop
brusques, seront encore prévenus par des précautions qui
ressortissent plus aux règles de la profession qu'à des préceptes d'hygiène proprement dite.

Ces deux catégories d'accidents se traduisent par des phénomènes d'asphyxie et doivent être traités comme tels : le
plongeur sera couché sur le dos, et on pratiquera la respiration artificielle, des tractions rythmées de la langue, des
frictions énergiques sur la région épigastrique et le thorax,
des injections sous-cutanées d'éther; nous croyons inutile
d'entrer dans le détail de ces diverses manœuvres.

A côté de ces accidents immédiats, il en est à plus longue
échéance dits « hématomyélie des scaphandriers ». Ils consistent surtout en symptômes nerveux, cérébraux et spinaux,
survenant principalement chez les sujets surmenés et travaillant souvent à de trop grandes profondeurs (pêcheurs
d'éponges). Ils éclatent pendant les intervalles de plonge.
Leur évolution peut être rapide ou lente, et les sujets frappés
présentent des phénomènes de paralysies rebelles ou même
incurables. — Le substratum anatomo-pathologique consiste
en des foyers de ramollissement ou d'hémorrhagies, parfois
les uns et les autres, conséquences de la formation d'em-

boliles gazeuses, à la suite du dégagement trop brusque de l'acide carbonique et de l'azote dissous dans le sang en quantité anormale pendant le séjour dans l'air comprimé ; ce dégagement trop rapide produit des ruptures vasculaires (Paul Bert). Sous le nom de maladie des caissons, les physiologistes anglais ont étudié récemment, dans de belles recherches, les accidents en question.

CHAPITRE VI

LES ACCIDENTS DU TRAVAIL DANS LA MARINE MARCHANDE

I. Historique. — II. Législation actuelle. — III. Application de la loi
a bord d'un navire

I. Historique. — La législation des accidents du travail
dans la marine marchande a subi, durant ces dernières
années, d'importantes modifications : l'ouvrier maritime n'a
pas été compris parmi les ouvriers d'industrie ; une législation spéciale a été créée pour lui au sujet des accidents
du travail[1].

Dès l'origine de la marine marchande, une réparation des
accidents ou maladies survenus dans le cours d'un embarquement avait été prévue. Le droit maritime de Wisby, le
rôle d'Oléron (xiie siècle), et plus tard l'ordonnance de Col-
bert (1681) imposent à l'armateur l'obligation de traiter
l'homme blessé ou tombé malade au service du navire et
même de le payer pendant la durée de son indisponibilité.

Cette notion du risque professionnel a donc toujours
existé dans la marine marchande ; jusqu'à ces années dernières elle se traduisait par les articles 262 et 263 du Code
de commerce qui peuvent se résumer comme il suit :
l'armateur est tenu de payer les frais de traitement du marin
tombé malade en cours de voyage ou blessé au service du
navire, pourvu que la maladie ne résulte pas des habitudes

[1] Ch. Vigné. *Les accidents du travail dans la marine marchande*, O. Doin,
Paris, 1906.

d'inconduite ou d'intempérance du marin. Les salaires continuent à courir jusqu'au rétablissement ou jusqu'à nouvel engagement dans la limite de quatre mois à partir du jour où le malade a été laissé à terre, alors même que la maladie ne prendrait fin qu'après le désarmement du navire (Cassation, 7 janv. 1895).

Mais les obligations de l'armateur cessent dès que le malade est reconnu incurable, les prescriptions du Code de commerce ayant pour but unique de procurer le rétablissement du malade et non de lui assurer une pension viagère. pourvu toutefois que la maladie ou la blessure ne soient pas imputables à une faute de l'armateur ou de ses préposés (Cassation, 24 juillet 1894).

II. Législation actuelle. — Cette partie de la législation est encore applicable dans la marine de commerce ; mais comme son action ne s'étend pas au delà de quatre mois, on a dû, en ces dernières années, y apporter un complément qui est la loi du 9 avril 1898, instituant, pour nos marins, des pensions de retraites en cas d'incapacité permanente. Après une longue gestation dans les bureaux, cette loi fut votée par le Parlement ; elle institue :

1° Une caisse de prévoyance. annexée à la caisse des invalides, mais ayant une existence indépendante.

2° L'assurance *obligatoire* pour les marins.

3° L'alimentation de cette caisse par les armateurs, d'une part. et les participants, c'est-à-dire les marins, de l'autre.

A peine promulguée, elle fut vivement attaquée par les organisations maritimes et fut modifiée par la loi du 27 décembre 1905. Aujourd'hui les articles 262 et 263 du Code de commerce sont maintenus ; si l'incapacité temporaire se prolonge au delà de quatre mois, les malades ou blessés ont droit à une indemnité journalière tant qu'ils sont incapables de travailler ; si l'incapacité est permanente, le sinistré reçoit une pension viagère ; s'il y a eu décès, ce sont les ayants droit qui touchent une pension.

Ces indemnités ou pensions sont attribuées (art. 5) aux participants de la caisse qui sont atteints de blessures ou de maladies ayant leur cause directe dans un risque professionnel, pendant la durée d'un embarquement sur un navire, ou s'y rattachant étroitement.

Sans vouloir faire la critique de cette législation, on peut dire que l'évaluation de la réduction de capacité professionnelle n'y est pas faite d'une façon absolument précise comme elle devrait l'être. Il n'existe en effet dans la loi que deux types de rente dont le chiffre varie suivant le grade du blessé. Tous les intéressés sont aujourd'hui d'accord pour reconnaître qu'il y a dans cette loi un défaut, car il est injuste de donner la même rente pour des incapacités permanentes qui peuvent présenter entre elles des différences notables et, par suite, des conséquences différentes. Le règlement d'administration publique, paru après la loi, les instructions ministérielles tendent à remédier à ce grave défaut ; mais il est à peu près certain que dans un avenir peu éloigné le ministère de la Marine en viendra à faire voter une nouvelle loi très voisine de celle qui est applicable à l'industrie en général.

Il existe enfin entre ces deux lois une différence très notable toute à l'avantage du matelot : dans la marine, la maladie est considérée comme conséquence d'un risque professionnel. Mais dans quelles conditions cette maladie doit-elle être contractée pour bénéficier de l'application de la loi ? Suffit-il qu'elle ait éclaté à bord ? Est-il nécessaire qu'elle soit la conséquence d'un accident ? Comprend-on sous cette désignation les maladies professionnelles ? Autant de questions que la loi laisse sans réponse et devant lesquelles le Conseil d'État a admis jusqu'à présent une jurisprudence assez variable[1].

---

[1] Ch. Vigné. Tuberculose et risques professionnels des gens de mer. *Hygiène générale et appliquée*, juin 1907.

III. Application de la loi a bord d'un navire. — Aux termes du règlement, la demande de pension dite de demi-solde d'infirmité, d'indemnité, temporaire ou renouvelable, est adressée au commissaire de l'Inscription maritime du quartier où réside le postulant. A cette demande sont annexées les pièces justificatives :

1° Un rapport fait par le capitaine, maître ou patron, ou ceux qui le remplacent, rapport constatant la blessure, la maladie ou le décès de l'inscrit maritime, l'époque, le lieu et les circonstances [1] ;

2° Un certificat médical, délivré soit par le médecin du bord, s'il y en a un, soit par un médecin dans le cours d'une escale.

L'administration de la marine consigne le blessé et le fait examiner par une commission spéciale qui rédige procès-verbal de ses constatations.

En cas de décès, les veuves, orphelins ou ascendants produisent le procès-verbal d'accident et le certificat médical, s'il y en a un.

Puis le Conseil supérieur de santé de la marine donne son avis, et enfin le ministre décide s'il y a lieu d'accorder la pension. Le Conseil d'Etat constitue la juridiction d'appel.

Par conséquent, le rôle d'un capitaine à bord de tout bateau est de relater dans son rapport toutes les circonstances de l'accident, ou bien les conditions dans lesquelles la maladie est survenue. Ces constatations devront être encore plus complètes s'il n'y a pas de médecin à bord. S'il en existe un, il appartiendra à ce dernier de donner tous les renseignements qui permettront au Conseil supérieur de santé de se prononcer en toute connaissance de cause.

---

[1] Des imprimés destinés à recevoir ces rapports sont placés à bord de chaque navire.

CHAPITRE VII

DE LA MORTALITÉ A BORD. COUTUMES FUNÉRAIRES

I. Mortalité. — II. Immersion. — III. Conservation et transport des
cadavres. — IV. Autopsies.

I. Mortalité. — Les navires étant des lieux de séjour assez
prolongé, les causes pathogènes s'y montrant plus nombreuses
que dans la plupart des milieux terrestres, l'évolution des
maladies généralement plus maligne et plus rapide, les
moyens thérapeutiques plus restreints, enfin la faculté de
débarquer les malades ne se présentant qu'aux escales souvent éloignées les unes des autres, la mortalité doit nécessairement atteindre un chiffre plus élevé que dans les diverses
collectivités à terre. Cette proposition, qui n'est pas appuyée
sur une statistique générale, puisque jusqu'à présent celle-ci
n'existe pas, ne constitue pas cependant une hypothèse pure :
l'un de nous a pu relever sur les registres du lazaret d'Ilha
Grande (Brésil), le nombre exact des décès qui s'étaient
produits en mer à bord de cinquante navires arrivés consécutivement à ce lazaret, du 7 mars 1897 au 13 décembre de la
même année. Ce document est des plus instructifs : on y
voit, en même temps que le nombre des décès, la durée de
chaque traversée, le nombre des passagers et celui des
hommes de l'équipage ; il présente donc bien tous les éléments nécessaires pour déterminer les chiffres d'un résultat
donnant une idée générale de la mortalité dans le milieu
maritime.

Relevé des Registres d'arrivée au Lazaret d'Ilha Grande du 7 mars 1897 au 13 décembre 1897. (DUPUY. *Considérations sur la politique sanitaire de l'Amérique du Sud Orientale.* Mémoire inédit à la Faculté de méde- de Paris.)

NUMÉROS D'ORDRE	NOMS des navires.	NATIONA-LITÉ	PROVE-NANCE	DATE d'arrivée.	JOURS de traversée.	NOMBRE		
						de passagers.	d'équipage.	de décès.
				1897				
1	Minas.	Italien.	Gênes.	7 mars	23	1 621	68	6
2	Agordat.	—	—	22 avril	23	1 495	53	11
3	Aquitaine.	Français	—	8 mai	19	1 559	82	3
4	Minas.	Italien	—	12 mai	24	1 569	68	6
5	Perseo.	—	—	18 mai	17	930	108	1
6	Colombo.	—	—	22 mai	21	950	59	7
7	Les Andes.	Français	—	30 mai	22	833	86	2
8	Matteo-Brusso.	Italien	—	1er juin	19	701	72	0
9	Saint-Gothard.	—	—	4 juin	22	1 579	56	4
10	Arno.	—	—	14 juin	23	1 361	77	7
11	Béarn.	Français	—	17 juin	23	1 132	86	8
12	Equita.	Italien	—	26 juin	20	843	76	0
13	Agordat.	—	—	29 juin	23	903	53	4
14	Italie.	Français	—	30 juin	19	903	86	0
15	Minas.	Italien	—	13 juill.	23	1 047	68	0
16	Manilla.	—	—	20 juill.	19	1 306	88	1
17	Colombo.	—	—	26 juill.	20	407	57	1
18	Aquitaine.	Français	—	2 août	20	672	82	0
19	Saint-Gothard.	Italien	—	6 août	23	1 178	56	1
20	Les Alpes.	Français	—	15 août	21	698	86	0
21	Regina Margherita	Italien	—	17 août	17	1 463	123	0
22	Attivita.	—	—	25 août	27	880	57	5
23	Les Andes	Français	—	30 août	21	1 134	86	3
24	Agordat.	Italien	—	8 sept.	25	1 715	56	3
25	Espagne.	Français	—	14 sept.	19	1 748	88	6
26	Assiduita.	Italien	—	16 sept.	29	767	62	0
27	Sirio.	—	—	16 sept.	16	1 155	112	0
28	Minas.	—	—	17 sept.	23	1 508	68	6
29	Colombo.	—	—	23 sept.	20	887	57	4
30	Béarn.	Français	—	2 oct.	22	1 211	87	1
31	Saint-Gothard.	Italien	—	6 oct.	22	1 673	54	6
32	Sempione.	—	—	13 oct.	19	1 452	77	0
33	Equita.	—	—	14 oct.	19	1 787	76	5
34	Provence.	Français	—	15 oct.	19	2 031	86	6
35	Alacrita.	Italien	—	28 oct.	27	1 033	55	4
36	Aquitaine.	Français	—	29 oct.	19	1 481	82	7
37	Manilla.	Italien	—	29 oct.	19	1 813	88	2
A Reporter					787	43 826	2 771	120

NUMÉROS D'ORDRE	NOMS des navires.	NATIONA- LITÉ	PROVE- NANCE	DATE d'arrivée.	JOURS de traversée.	NOMBRE		
						de passagers.	d'hommes d'équipage.	de décès.
	Reports.				787	43 826	2 771	120
38	Agordat	Italien	Gênes.	11 nov.	22	1 706	58	9
39	Minas.	—	—	13 nov.	20	1 170	68	4
40	Attivita.	—	—	13 nov.	21	1 435	57	0
41	Arno.	—	—	13 nov.	18	1 561	77	4
42	Montevideo.	—	—	15 nov.	18	1 189	77	0
43	Les Alpes.	Français	—	16 nov.	21	1 778	86	4
44	Malange.	Portugais	Bahia	18 nov.	3	575	72	0
45	Colombo.	Italien	Gênes.	22 nov.	23	1 206	59	4
46	Washington.	—	—	28 nov.	18	1 375	79	2
47	Saint-Gothard.	—	—	1er déc.	19	1 621	54	0
48	Les Andes.	Français	—	1er déc.	22	1 621	86	4
49	Assiduita.	Italien	—	8 déc.	20	1 841	62	7
50	Sempione.	—	—	13 déc.	19	1 547	77	0
	Totaux.				1 031	64 020	3 693	158

Ainsi nos additions donnent pour résultats : 50 navires
ayant accompli 50 voyages, d'une durée totale de 1031 jours
de mer, armés de 3 693 hommes d'équipage, et ayant transporté 64 020 passagers, c'est-à-dire habités par 67 713 individus, ont eu 158 décès. D'où se déduisent les moyennes
suivantes :

Moyenne de la durée des voyages.	21 jours
— de la population par voyage et par navire	1354 individus
— des décès par navire et par voyage.	3,16
Mortalité moyenne par 1000 et par 21 jours	2,33
— — par 1000 et par année	40.15

Tous ces navires étaient des navires à émigrants, italiens
ou français, comme le spécifie notre tableau, sauf un portugais. Ils faisaient tous les traversées de la Méditerranée à
l'Amérique du Sud, par conséquent dans des parages où les
influences extérieures, température moyenne, état de la

mer, etc., sont des plus favorables à la conservation de la santé, par rapport aux lignes de l'Extrême-Orient, de l'Océan Indien ou des côtes d'Afrique. Tous les individus étaient embarqués en bonne santé, et les voyages ne comportaient aucune escale à état sanitaire douteux jusqu'à l'atterrissement au premier point du Brésil qui était justement le Lazaret d'Ilha Grande. On se trouverait sans doute en présence d'une proportion de mortalité bien plus élevée si l'on faisait porter les recherches sur les navires qui retournent en Europe des diverses stations coloniales avec des passagers embarqués dans un état de santé souvent précaire, convalescents ou malades, après des séjours plus ou moins longs dans les climats des régions intertropicales.

II. IMMERSION. — Après la mort, les dispositions légales qui interviennent pour le rejet des cadavres sont les mêmes qu'à terre ; vingt-quatre heures doivent s'écouler entre le moment du décès et l'immersion (Code civil, art. 77). On sait que dans l'esprit de la législation ce délai a surtout pour but de s'opposer aux inhumations précipitées et de prévenir les catastrophes que pourraient entraîner des cas de mort apparente ; les signes différentiels de la mort apparente et de la mort réelle sont exposés en détail dans les traités de médecine légale.

Ce délai peut avoir, à bord des navires, des inconvénients plus grands qu'à terre, découlant du fait de l'encombrement et de la promiscuité des locaux d'habitation collective. Il met bien en lumière l'affirmation que nous donnons au chapitre II de cette partie, au sujet de la nécessité d'une salle mortuaire à bord de tous les navires à passagers. On comprend en effet combien est pénible pour les autres passagers d'habiter dans un local où se trouve un cadavre, local d'habitation ordinaire ou infirmerie. — Lorsque les décès surviennent au cours d'une maladie contagieuse et que les cadavres peuvent créer par leur présence des dangers d'infection, le délai peut être réduit et l'ensevelissement pratiqué après quelques heures, suivant avis du médecin du bord, quand ce médecin existe. Cet avis doit être motivé sur un certificat lorsque le navire se trouve à proximité d'une escale, qu'il doit atteindre dans les vingt-quatre heures ; dans ce cas, en effet, si la mort est consécutive à une maladie non contagieuse, le cadavre doit être enterré dans le cimetière de la localité au lieu d'être immergé.

Deux modes d'ensevelissement sont en usage à bord : le cercueil comme à terre, ou bien l'enveloppement du cadavre dans des toiles à voile et des prélarts cousus et ficelés solidement. Cercueil ou prélarts doivent être lestés de trois ou quatre gueuses qui sont fournies, à bord des vapeurs, par les vieilles grilles des foyers des chaudières et que l'on attache aux pieds. Sans cette précaution, le cadavre flotte à la surface de l'eau, et on ne le voit disparaître dans le sillage qu'à mesure de l'éloignement. Au navire qui suit la même voie, il faut épargner la macabre découverte de prendre ce corps pour une épave. Quant aux cercueils, il faut avoir soin de laisser une paroi ajourée, afin que l'eau les pénètre, ou de les lester très lourdement.

Après les décès, deux questions peuvent se poser, suivant les circonstances dans lesquelles ils se sont produits : celle du transport des cadavres à destination et celle de l'autopsie.

III. Conservation et transport des cadavres. — Si la mort survient à la suite d'une maladie pestilentielle, l'ensevelissement plus ou moins rapide et l'immersion sont la règle : on sait en effet que le transport de tels cadavres est prohibé à terre, que l'inhumation doit être faite au lieu même du décès, et que l'exhumation et le transfert de la dépouille mortelle ne sont autorisés qu'au bout de deux années. — Sur les navires, la promiscuité du milieu rend cette règle encore plus

absolue, d'autant que la déclaration sincère de la présence
d'un tel cadavre à bord créerait des difficultés majeures pour
l'admission à la libre pratique dans le port de la prochaine
escale. — Parfois la famille d'un décédé demande la notification précise de l'endroit où l'immersion a été faite dans l'intention de faire tenter des recherches ultérieures. Nous
n'avons pas à démontrer ici l'aléa ou plutôt l'inanité à peu
près certaine de pareilles recherches, quels que soient d'ailleurs les fonds par lesquels on ait coulé le cadavre. Les capitaines des navires peuvent toujours donner cette platonique
satisfaction aux parents éplorés.

Lorsque l'affection, cause de la mort, n'est point une
maladie contagieuse, on peut déférer aux exigences des
familles qui réclament la conservation du cadavre. — Un
mode de conservation, qui fut souvent employé à bord des
divers navires de toutes les marines, était l'immersion dans
un fût d'alcool de la provision ou du chargement, — rhum ou
tafia. Il est encore possible que quelques capitaines de voiliers,
décédés en mer, soient ainsi ramenés à leur port d'attache ;
mais, sur les vapeurs et les bateaux à passagers, on pratique
la mise en bière habituelle dans des cercueils étanches et à
plusieurs parois. Quelquefois ont été déjà embarqués des
cercueils en plomb faciles à fermer par des soudures : ils
donnent plus de garanties que les cercueils en bois, dont
l'étanchéité est moins parfaite et qui ne laissent que trop
souvent suinter des liquides de la putréfaction, à moins qu'on
n'ait procédé à l'embaumement du cadavre. — A bord, l'opération se fait comme à terre, par l'injection d'un liquide antiseptique dans les vaisseaux : le liquide le plus généralement
employé et qui donne d'assez bons résultats est la solution
classique de chlorure de zinc du commerce marquant 45 à
50° Baumé. — Dans tous les cas, les cercueils seront placés
dans un endroit clos, sur une couche de sable ou de sciure
de bois, arrosée d'une solution antiseptique, et surveillés soi-

gneusement pour pouvoir renouveler la sciure ou le sable et pratiquer des désinfections locales en cas de besoin. Le débarquement de ces cercueils est effectué dès l'arrivée. Ils sont transportés dans les morgues ou dépôts mortuaires municipaux jusqu'à ce qu'on procède aux formalités administratives nécessaires pour obtenir le permis d'inhumation définitive.

Quant au transport des cadavres ensevelis depuis plus ou moins longtemps, les divers papiers réglementaires, dont ils sont accompagnés, doivent notifier les conditions dans lesquelles ont été faits ces ensevelissements : les soins qui y ont été apportés dispensent généralement le bord de prendre des mesures spéciales.

IV. Autopsies. — Nous avons insisté assez longuement au chapitre II (Locaux du Service médical, et quelques lignes plus haut), sur la nécessité, à bord des navires à passagers, de posséder une salle mortuaire avec des dispositifs permettant de procéder aux autopsies et aux immersions le plus commodément possible : table fixe, prise d'eau et sabord de dimensions suffisantes sont les principaux éléments de ce dispositif [1].

En dehors des inconvénients qui résultent du séjour des cadavres sur leur couchette parmi les autres passagers, il est à peu près impossible de pratiquer les autopsies dans ces mêmes locaux d'habitation collective. Or, l'urgence des autopsies est manifeste dans plusieurs cas. — Laissons de côté les embaumements, puisque seuls les passagers riches peuvent les demander, et que ces derniers occupent une cabine particulière où l'opération peut être faite à la rigueur, sans que les autres passagers en soient directement prévenus.

[1] Dupuy. *La Fièvre Jaune.*

Mais l'on peut se trouver en présence d'un cas de mort subite dans lequel l'aspect extérieur du sujet ne trahit l'indice d'aucune cause; à terre, dans ces circonstances, un parquet ne manquerait pas d'exiger un supplément d'informations que l'autopsie seule peut fournir, et qui deviendrait plus tard la base d'un jugement à intervenir, si des contestations judiciaires consécutives à ce décès venaient à être soulevées.

Au cours d'une maladie, la mort peut survenir avant que la clinique ait affirmé un diagnostic précis; seule encore l'autopsie peut laisser concevoir l'espérance de renseignements assez nets pour dicter les règles des mesures de prophylaxie au cas d'une infection gravement contagieuse. Et le médecin du navire ne libellera les certificats réservés aux autorités sanitaires des ports d'escale ou de destination que lorsqu'il aura formé sa conviction sur une enquête complète.

En cas de mort violente, les procès-verbaux des circonstances étiologiques ne sauraient être complets sans une relation d'autopsie précisant la nature des lésions et le mécanisme par lequel la mort est arrivée, renseignements indispensables lorsqu'il s'agit de rixe, par exemple, se terminant par mort d'homme. Dans un cas semblable le parquet de Marseille blâma très sévèrement le médecin sanitaire maritime d'un navire qui avait négligé d'autopsier le cadavre d'un chauffeur tué, au cours d'une rixe, par son collègue, d'un coup de tiers-point dans la région du cœur. Il semble que dans ce cas, s'il était du devoir du médecin de faire l'autopsie, il ne pouvait y procéder sans l'ordre du capitaine représentant à bord de toutes les autorités civiles de terre. Capitaines et médecins doivent connaître leurs devoirs respectifs et être les instigateurs des mesures nécessaires. Les médecins seront toujours mal fondés à éluder, sous prétexte d'inutilité, les obligations professionnelles qui surgissent, quels que soient les désagréments qu'elles comportent ; de leur côté, les capitaines feraient preuve d'une conception bien étroite de leur mission s'ils ne voyaient, dans une demande d'autorisation d'autopsie, que le désir de satisfaire une curiosité.

QUATRIÈME PARTIE

LES NAVIGATIONS SPÉCIALES

CHAPITRE PREMIER

TRANSPORTS DE TROUPES

L'histoire des transports de troupes se confond avec celle des guerres entreprises par les divers peuples au delà des mers baignant leur territoire, et les installations des navires qui servirent à transporter les guerriers ont toujours été l'objet d'assez longs thèmes de la part des historiographes. — En remontant à la plus haute antiquité, nous trouvons dans l'Iliade la description des vaisseaux grecs s'apprêtant à quitter le rivage de l'Aulide pour cingler vers la Troade. Les guerres médiques, les guerres de Sicile, toutes les expéditions maritimes des Grecs fournirent le même sujet à leurs historiens.

La longue suite des événements de l'expansion romaine, depuis les guerres puniques jusqu'à la conquête de l'Asie occidentale, nous montre les légions embarquées sur les trirèmes sillonnant la Méditerranée dans tous les sens. — A la fin de la période des invasions des Barbares, les barques normandes portèrent des troupes sur toutes les côtes d'Europe à l'embouchure de tous nos fleuves, jusqu'à Paris même, et dans la Méditerranée jusque vers les Deux-Siciles. — Au moyen âge, les Croisés empruntèrent aussi la voie de mer : nous pouvons suivre leurs flottes de Venise en Orient, ou assister avec le sire de Joinville à l'embarquement des troupes françaises sur les galères réunies à Aigues-Mortes par Louis IX pour atteindre la rive de Tunis.

La Renaissance, la découverte de l'Amérique et les expéditions espagnoles soulignent encore l'importance des bonnes ou des mauvaises conditions d'hygiène des navires affectés au transport des hommes. — Puis, pour nous en tenir à la France seule, les guerres des xviie et xviiie siècles, les longues luttes au delà des mers pour la conservation d'un domaine colonial, qui nous échappe avant le xixe siècle, nous fournissent de nouvelles annales dans lesquelles les journaux de voyages s'attardent longuement à la question des transports, aux pertes considérables subies pendant les traversées du fait de maladies sévissant à l'état épidémique : c'est l'époque de la plus riche efflorescence de la pathologie nautique avec le typhus et le scorbut, comme produits propres du milieu, dominant toujours la scène.

Le xviiie siècle se clôt avec les transports de troupes pour l'expédition d'Egypte. — Pendant toute la première partie du xixe, les effectifs envoyés en Algérie pour la conquête et l'occupation bénéficient de la brièveté des traversées; mais les navires sont encore les grandes frégates à voiles, dont la dernière utilisation aura lieu sous le second Empire pour la guerre de Crimée, l'expédition du Mexique et la campagne de Chine. Leur hygiène n'est d'ailleurs pas en progrès; emcombrées et mal ventilées, elles embarquent tous les germes dans les ports d'où elles partent et qu'elles touchent; elles les conservent et les vivifient dans leurs flancs surpeuplés et à atmosphère confinée. Elles transportent le choléra de Toulon en Crimée et paient à l'épidémie un lourd tribut pendant toute la durée de la campagne. — Leurs équipages sont décimés par la fièvre jaune au Mexique : les stegomyia, dont on ignore l'action malfaisante, vivent en toute sécurité dans leurs batteries. — Leur eau est mal protégée et provoque la dysenterie ; leurs voyages sont lents, les escales rares ; elles manquent de vivres frais et sont ainsi facteurs de scorbut. — Les hygiénistes de la marine les ont pourtant condamnées et ont provoqué des dispositions réglementaires ayant surtout pour but de s'opposer à l'encombrement ; mais l'urgence empêche de tenir compte de ces condamnations, et les militaires paraissent les ignorer.

Avec la troisième République, s'ouvre une ère nouvelle : les expéditions coloniales lointaines se succèdent avec rapidité ; en moins de vingt ans c'est le Tonkin, le Dahomey, Madagascar. Tous les transports sont à vapeur : la plupart sont de grands paquebots affrétés ; les règles de l'hygiène sont plus vulgarisées, les installations bien meilleures. Cependant, dès l'abord, on retombe dans les vieux errements, et nous trouvons sur les affrétés du Tonkin, *Béarn*, *France*, *Provence*, pour ne citer que ces trois navires à émigrants, jusqu'à 1 500 hommes entassés la nuit dans les spardecks et les faux-ponts, grouillant le jour sur un pont encombré de matériel et d'animaux.

Après cette expérience, la nation ayant pris de plus en plus conscience de son devoir hygiénique, l'opinion publique s'émeut et par contre-coup les gouvernants, car les transports ne cessent pas avec la fin des campagnes ; la colonisation exige le maintien de contingents assez élevés, et les relèves périodiquement envoyées ainsi que les rapatriements nécessitent des transports constants. Une première réglementation ferme intervient dès 1886. Quelques années auparavant une circulaire ministérielle s'était déjà préoccupée du transport des militaires et des chevaux en Méditerranée, mais elle n'avait visé que l'espace qui doit leur être réservé sur le pont, les réquisitionnaires d'Algérie n'ayant pas alors et n'ayant pas acquis encore aujourd'hui droit à une couchette. D'ailleurs, la circulaire de 1886 est elle-même très incomplète, n'envisageant guère que les conditions requises pour les sous-officiers, les malades et les chevaux. Nous donnons ci-dessous le texte de ces deux documents qui demeurent la base des dispositions réglementaires ultérieurement adoptées.

CIRCULAIRE MINISTÉRIELLE RELATIVE AU TRANSPORT DES MILITAIRES ET CHEVAUX EN MÉDITERRANÉE

Sur les navires de la Méditerranée qui font le transport des militaires et des chevaux pour le compte de la Guerre, la commission de surveillance admet :

1° 3 hommes par 2 mètres carrés de la surface libre du pont, après avoir prélevé sur cette dernière surface une coursive de 60 centimètres de large pour le service du bord ;

2° 1 mètre de large et 2 mètres de long (extérieur tout) d'une stalle pour chevaux de grosse cavalerie ;

3° $0^m,90$ de large et 2 mètres de long (extérieur tout) d'une stalle pour les chevaux de cavalerie légère ou mulets. Dans ce dernier cas le nombre maximum de passagers de pont est diminué à raison de 4 hommes par cheval ou mulet.

CIRCULAIRE MINISTÉRIELLE DU 15 MAI 1886 SUR L'AFFRÈTEMENT DES NAVIRES A VAPEUR

Renseignements généraux.

Les entreponts ayant une hauteur inférieure à $1^m,80$ sont considérés comme non logeables ; dans le cas où des conditions spéciales d'aération permettraient de les accepter, ils ne recevraient qu'un seul plan de couchettes.

Pour que l'entrepont inférieur puisse être habité dans de bonnes conditions, le chargement du navire (en plus des passagers, approvisionnements, charbon, etc.), devra être limité par cette considération que les hublots de cet entrepont soient au moins à $1^m,20$ au-dessus de l'eau.

Chaque place à table est d'au moins $0^m,60$, mesurés sur le bord de la table.

Le volume d'air, pour un local habité quelconque, s'obtient en multipliant la surface effective du pont par la hauteur d'entrepont sous bordé, et en divisant le produit par le nombre des couchettes, après déduction du volume de la literie.

La surface effective du pont s'obtient en retranchant de la surface totale du pont la surface de l'emplanture des mâts, des bases d'archipompes, des entourages des machines et des chaudières, et de toutes les parties supprimant un cube d'air égal à leur volume.

Le nombre de places à table, pour sous-officiers passagers, doit être égal à la moitié au moins du nombre de sous-officiers, afin que ceux-ci puissent manger en deux bordées au plus.

Il doit exister au moins un lavabo pour 5 sous-officiers.

Le volume d'air par sous-officier passager ne doit pas être au-dessous de $3^{mc},500$ dans l'entrepont inférieur et de **3** mètres cubes dans les autres entreponts.

Si le navire ne doit transporter que des hommes valides, on doit toujours ménager un local isolé pouvant renfermer un nombre de malades égal aux $\dfrac{2}{100}$ du nombre de passagers valides. — Dans le cas où le bâtiment devrait recevoir des malades, un local semblable devra néanmoins être installé ; il servira à isoler les malades atteints d'affections contagieuses. Ce local sera alors calculé pour un nombre de malades égal aux $\dfrac{4}{100}$ au moins des passagers alités.

Les alités ne pourront jamais être logés au-dessous du premier entrepont. Le pont formant plafond des alités devra, s'il est en fer, être bordé en bois.

Les couchettes pour hommes valides seront disposées sur deux plans au plus ; le plan inférieur étant à $0^m,20$ au moins, et à $0^m,40$ au plus, au-dessus du pont, et la couchette supérieure à $0^m,80$ de la couchette inférieure ; chaque couchette aura $0^m,60$ de largeur et $1^m,80$ de longueur. Dans chaque plan, les couchettes seront disposées par files de deux seulement, de façon à ce que chacune d'elles soit accessible latéralement. Les files comprendront dans la longueur un nombre quelconque de couchettes, sous la seule condition de ménager, de distance en distance, des coursives pour la circulation ; toutes les coursives entre les files auront au moins $0^m,60$.

Il y a un grand intérêt : 1° à avoir dans les cloisons étanches des ouvertures avec portes étanches afin d'assurer la circulation de l'air d'un compartiment à l'autre ; 2° à faire établir des manches à air supplémentaires, avec conduits sous barrots, à tous les angles des panneaux où cela sera possible.

Les corneaux en forme de bancs creux doivent être calculés à raison de $0^m,50$ au moins par 40 hommes valides transportés.

Les couchettes pour alités seront disposées sur un seul plan, à $0^m,60$ du pont, et devront avoir $1^m,80$ sur $0^m,70$. Elles seront par groupes de quatre au plus.

Les coursives de séparation des groupes auront au moins $0^m,70$ de largeur.

Dans le nombre de couchettes par compartiment des alités on ne doit pas compter les couchettes de l'hôpital isolé.

23

Le volume d'air effectif par alité, dans chaque compartiment, ne doit pas être inférieur à 6 mètres cubes.

Si l'on est conduit à faire sur le pont diverses installations (parc à bœufs, corneaux, etc.), réduisant la surface libre du pont, il est bon d'établir, au-dessus de ces constructions, des promenoirs de surface égale à la surface supprimée du pont.

Dans les stalles à chevaux, il doit y avoir une séparation au moins tous les 6 chevaux ; la longueur totale des stalles, mangeoires comprises, est de 2^m,40 ; la largeur par cheval doit être de 0^m,50 pour la cavalerie légère, et de 0^m,60 pour la grosse cavalerie. La hauteur sous barrots doit être de 2 mètres ; une coursive de 0^m,50 au minimum devra être ménagée derrière chaque file de stalles.

Le volume d'air effectif par cheval dans chaque compartiment ne doit pas être inférieur à 11 mètres cubes.

Depuis l'époque de ces circulaires, de grands progrès ont été réalisés après divers essais qui ne donnèrent pas tous des résultats échappant à la critique. L'État eut pour double objectif constant le ménagement des finances publiques en même temps que la réalisation des conditions hygiéniques. Les compagnies de navigation ont toujours eu tendance à ne consentir au gouvernement que des contrats assez onéreux, à un taux de transport toujours beaucoup plus élevé que celui des divers frets pris aux entreprises particulières et aux divers commerçants. Cela fit songer qu'il y aurait peut-être avantage à doter notre marine de guerre de types spéciaux affectables exclusivement au transport des troupes ; sous l'empire de cette idée furent mis en chantier les grands transports tels que la *Nive*, le *Cholon*, le *Vinh-Long*, etc. Au point de vue de l'hygiène, ils sont supérieurs aux navires du commerce alors affrétables ; mais, économiquement, ils peuvent être considérés comme à peu près hors d'exploitation. Encore en très bon état, on les trouve la plupart du temps désarmés dans nos ports de guerre et utilisés seulement en cas de force majeure, lorsque s'impose le transport à bref délai de gros contingents. Ils furent employés en 1900 lors de l'expédition de Chine en même temps qu'un grand nombre d'affrétés, et tout récemment encore pour les affaires du Maroc.

Sous le coup de pareilles charges financières la conviction se fit qu'au lieu de mettre en chantier des navires de transports il y avait intérêt à subir, malgré tout, les exigences du commerce : une compagnie obtint après soumission un contrat permanent pour les transports globaux en Extrême-Orient, Cochinchine et Tonkin : ce fut la Compagnie Nationale de Marseille, aujourd'hui disparue. Ses premiers navires n'étaient point sans défauts ; mais, à mesure de son exploitation et de la rénovation de son matériel, elle était arrivée à un type presque parfait, par exemple le *Cao-Bang*. La Compagnie des Messageries Maritimes et celle des Chargeurs-Réunis du Havre achetèrent le matériel liquidé par la Compagnie Nationale et ont aujourd'hui la charge d'assurer les transports, dont cette dernière compagnie avait presque le monopole. Ces transports se font donc sur des cargo-boats d'un tonnage assez élevé et d'une vitesse de 10 à 11 nœuds. Les navires des Messageries spécialement utilisables, outre le *Cao-Bang* venant de la Nationale, l'*Annam*, et le *Yun-Nan* achetés à l'Est-Asiatique, sont : le *Sinaï*, l'*Hymalaya*, le *Louqsor*, l'*El-Kantara*, le *Gange*, l'*Euphrate*, etc. Les quatre derniers ont un tonnage brut de 8 000 tonnes et au-dessus, et possèdent deux hélices : seul leur entrepont supérieur est logeable et peut contenir 1200 hommes environ. D'ailleurs, le chiffre maximum mesurant leur habitabilité doit être fixé par les commissions de recette ; leurs installations demeurent jusqu'à nouvel ordre les types les mieux adaptés au transport d'un grand nombre d'hommes de troupe.

En principe, chaque affrètement comporte une charte-partie qui fixe les détails des conditions d'entreprise et de réalisation de chacun de ces transports : le navire peut être affrété totalement par l'État ou partiellement pour le transport de troupes par exemple ; et, pour ces dernières, les règles à imposer aux transporteurs demeurent permanentes. Nous donnons ci-dessous la copie *in extenso* d'une de ces chartes-parties d'affrètement pour un transport effectué en 1900; c'est, croyons-nous, le moyen le plus simple d'éclairer le lecteur.

<table>
<tr><td>

PARIS

OBJET
DE LA CHARTE-PARTIE :

Transport de troupes, d'animaux et de matériel à Saïgon.

FRÉTEUR
E. SALLES

</td><td>

RÉPUBLIQUE FRANÇAISE
LIBERTÉ, ÉGALITÉ, FRATERNITÉ

MINISTÈRE DES COLONIES
3ᵉ Direction. — 2ᵉ Bureau.
APPROVISIONNEMENTS GÉNÉRAUX
TRANSPORTS ET SERVICE INTÉRIEUR

Dépêche ministérielle du 1ᵉʳ août 1900.

</td><td>

CHARTE-PARTIE

Notifiée :

PAYABLE
A
MARSEILLE

</td></tr>
</table>

CHARTE-PARTIE

APRÈS APPEL A LA CONCURRENCE

Pour le transport de troupes, d'animaux et de matériel de France, d'Algérie à Saïgon.

Budget colonial. — Chapitre 42. (Exercice 1900).

Exception prévue par le paragraphe 12 de l'article 16 du Décret du 18 novembre 1882.

Entre :

Le ministre des Colonies, stipulant au nom de l'État, d'une part,

Et M. Eugène Salles, courtier maritime à Marseille, stipulant au nom de MM. Maurel et H. Prom, armateurs à Bordeaux, d'autre part,

Il a été convenu ce qui suit :

ARTICLE PREMIER

MM. Maurel et H. Prom s'engagent à transporter de France et d'Algérie à Saïgon, le personnel, les animaux et le matériel désignés ci-après, et ce, aux clauses et conditions suivantes.

ARTICLE 2

Désignation du navire. — Les soumissionnaires affectent auxdites opérations, conformément aux stipulations de la présente charte-partie :
Le vapeur *Turenne* qu'ils déclarent remplir les conditions suivantes :

Nom du vapeur	Turenne
Propriétaires du dit	Maurel et Prom
Cote au Veritas	»
Cote au Lloyd	au Lloyd A1
Valeur actuelle du navire	700.000 fr.
Jauge brute en douane (totale)	1.607 tonnes
Jauge nette en douane	960 t., 15
Force motrice en chevaux indiqués	680 chevaux
Vitesse moyenne de route	10 nœuds 1/2
Tirant d'eau moyen en charge maxima	4^m,30

ARTICLE 3

Personnel. Animaux et matériel à transporter. Dates de départ. — Le *Turenne* prendra à Marseille, à Toulon et à Philippeville :
1º A Marseille, des munitions et du harnachement pour deux batteries d'artillerie de marine et 500 mètres cubes environ de matériel divers.

Dans le cas où l'administration des colonies ne pourrait charger à Marseille les 500 mètres cubes, l'emplacement disponible serait réservé pour le port de Toulon qui pourra embarquer du matériel, des vivres et des munitions jusqu'à complet emploi des dits 500 mètres cubes.
2º A Toulon :
a) Personnel.
Deux batteries d'artillerie (avec ses bagages).

	NOMBRE
Officiers subalternes	10
Sous-officiers	22
Brigadiers et artilleurs	158

b) Le matériel de ces deux batteries avec 2160 coups complets.
3º A Philippeville :
150 mulets.

II. Le vapeur *Turenne* partira de Marseille au plus tard le 9 août, étant entendu que l'armement fera toute diligence pour devancer cette date, et relèvera de là sur Toulon le 10 août et à Philippeville où il devra être arrivé le 12 août.

Les munitions de guerre seront mises en soutes spéciales.

ARTICLE 4

Commission chargée de l'examen du navire. — Après exécution de toutes les installations prévues par la présente charte-partie, et avant le départ de France du bâtiment, une Commission sera chargée de constater que toutes les dispositions ont été prises, tant au point de vue du logement que de la nourriture et de l'hygiène des passagers et des animaux, en conformité avec les clauses de la présente charte-partie, et que le navire est en état d'effectuer la traversée avec sécurité. Elle s'assurera notamment qu'au point de vue de l'aération le navire présente toutes les garanties désirables, et que les dispositions nécessaires ont été prises pour assurer le drainage des locaux occupés par les animaux. Elle prescrira telles installations mobiles qu'elle jugera utiles en vue du drainage et de la ventilation. Cette dernière devra être largement assurée dans les locaux occupés par les passagers, à l'aide de manches à air, de bonnettes adaptées dans les hublots, et, si possible, de ventilateurs mécaniques.

La Commission s'assurera que le navire possède des soutes à munitions suffisantes pour recevoir les cartouches, obus et gargousses qu'il doit transporter ; que ces munitions peuvent y être installées en conformité avec les règlements en vigueur ; que toutes les précautions ont été prises, tant au point de vue de la bonne conservation de ce matériel, que de la sécurité du bâtiment, et notamment que les soutes peuvent être noyées facilement et rapidement en cas d'accidents.

La Commission vérifiera également que le navire est muni de tous les objets, approvisionnements et rechanges nécessaires pour le voyage auquel il est destiné, et, en général, que les mesures indispensables ont été prises en vue d'une bonne et sûre navigation.

Elle constatera la qualité des vivres embarqués, et vérifiera si, en quantité, ces approvisionnements sont suffisants pour assurer, pendant le voyage, la nourriture du nombre des passagers et d'animaux indiqués pour chaque voyage.

Elle vérifiera également la qualité et la quantité des approvisionnements complémentaires prévus par l'art. 8 ci-après.

Si toutes les conditions exigées n'étaient pas remplies, le navire en cause pourrait être refusé.

ARTICLE 5

Logement des passagers. Installations diverses. — Les officiers seront logés à raison de deux au maximum par cabine dans les cabines de première classe pourvues de couchettes complètement garnies et de tous les accessoires d'un mobilier de bord.

Les sous-officiers seront logés dans des postes ou cabines convenablement emménagés, munis de couchettes complètement garnies et placées soit dans le bridge-deck, soit dans le spardeck.

Outre le salon des officiers, on emménagera un local pour servir de carré aux sous-officiers.

Les caporaux et soldats auront chacun une couchette dont les matelas, traversin et couverture seront fournis par l'armement. Il sera réservé pour le couchage des hommes un cube d'air de $2^{mc},75$ au minimum par homme.

Les dispositions nécessaires seront prises, par les soins de l'armement, pour que les hommes puissent loger, sous la couchette inférieure, leurs havre-sacs, leurs effets personnels placés sur le sac et une couverture leur appartenant.

Les hommes seront logés dans le spardeck. Mais toutes les dispositions nécessaires seront prises par l'armement pour que l'éclairage, l'aération et la ventilation des logements du faux-pont soient assurés d'une façon satisfaisante, notamment à l'aide des panneaux et par les manches à air existantes ou à installer, qui devront être constamment tenues orientées en bonne position par les soins du bord.

Il sera prévu un local convenablement disposé pour 6 ou 8 malades.

Des lavabos en nombre suffisant et convenablement installés seront à la disposition des passagers rationnaires, ainsi que quelques tables, là où l'emplacement permettra d'en établir.

Les corneaux et urinoirs devront être dans la proportion de 2 pour 100 hommes. Ils auront un développement suffisant. Ils seront lavés par un courant d'eau et bien aérés.

Tous les fanaux d'applique seront fermés à clef. Ceux qui doivent rester allumés pendant la nuit entière seront munis de bougies de douze heures.

Un ratelier d'armes sera fourni par l'armement, pour recevoir vingt-cinq fusils, lesquels seront à la disposition du commandant des troupes passagères.

Le navire sera pourvu d'une étuve à désinfection par la vapeur sous pression.

Les chaudières devront être suffisamment enveloppées pour éviter le rayonnement. Les entourages des panneaux, des machines et des chaudières seront installés de manière à éviter, autant que possible, la propagation de la chaleur dans les entreponts.

Il sera embarqué une ceinture de sauvetage par homme, fournie par l'armement, et qui sera placée à proximité de chaque lit.

Il existera une pompe à incendie avec manches, lances et seaux en toile.

Une des embarcations du bord devra toujours être prête sur le navire à être immédiatement mise à la mer comme canot de sauvetage.

Les emplacements réservés pour le logement des bagages des passagers devront être d'un accès facile.

ARTICLE 6

Installation des animaux. — Les animaux seront placés dans des stalles qui seront fournies par l'armement. Ces stalles seront disposées conformément aux types réglementaires et aux usages de la marine militaire

(Dépêche ministérielle du 19 mars 1885, *Mémorial du Génie maritime*, pl. 992), modifiée suivant le croquis annexé au présent contrat.

Il ne devra être logé aucun animal dans les entreponts inférieurs, mais seulement dans le spardeck ou sur le pont. Aucune des stalles disposées dans le spardeck ne devra se trouver par le travers des machines et des chaudières ou dans leur voisinage immédiat, en raison de l'élévation de température de ces points.

Le cube d'air à réserver sera de 6 mètres cubes au moins par mulet.

Les mulets logés sur le pont devront y être aussi complètement abrités que s'ils étaient dans le spardeck ; toutes les précautions devront être prises pour éviter que les lames ne puissent mouiller les animaux qui s'y trouvent. Les toitures des stalles devront être couvertes avec le plus grand soin en planches. Leur tenue, ainsi que l'attache des stalles sur le pont, et la construction des stalles, devront être assez solidement constituées pour parer à tout risque d'avarie en cas de gros temps. En outre, des tentes convenablement installées abriteront les animaux contre le soleil.

La Commission jugera si les installations spécialement faites ou existantes à cet effet sur le pont remplissent ces conditions. D'une façon générale, on espacera les animaux de façon à permettre leur libre respiration, et à ménager entre chaque série de stalles des intervalles suffisants pour pouvoir les déplacer et leur donner les moyens de rompre leur attitude forcée. De même, il sera nécessaire qu'on ait la place indispensable pour que, en laissant tomber les sangles d'appui par les temps de grand calme, les animaux puissent détendre leurs membres et se coucher si le temps le permet. On devra prévoir notamment dans ce but quelques stalles supplémentaires.

En un mot, les installations seront faites de façon à pouvoir, à volonté, serrer les animaux pour éviter les chutes au roulis en cas de mauvais temps, ou les séparer par beau temps, de façon à diminuer leur fatigue.

Enfin, on laissera un espace libre de 0^m,60 au moins devant et derrière les stalles de façon à permettre aux gardes d'écuries de distribuer facilement la nourriture des mulets, de circuler derrière les animaux et de pratiquer le nettoyage et la désinfection du plancher.

Les boucles, ventrières, sangles, fourches et pelles en bois, mannes pour enlever le fumier, etc., seront fournies par l'armement qui devra également pourvoir le navire de trois stalles mobiles de débarquement. Les moyens d'éclairage nécessaires pour le service de nuit seront fournis par le bord.

Les dispositions nécessaires seront prises pour amener, à l'aide de tuyaux ou manches, dans les mangeoires, l'eau destinée à la boisson des mulets et éviter d'être obligé d'en faire la distribution à l'aide de seaux.

Il sera embarqué, par les soins de l'armement, du sable en quantité suffisante pour être répandu sur le pont en vue d'éviter les glissades et

les chutes des animaux lorsque le temps permettra de les promener sur
le pont.

ARTICLE 7

Nourriture des passagers. — Le soumissionnaire prend à sa charge le
service de la nourriture de tous les passagers, qui devra être de première
qualité.

Les annexes de la présente charte-partie indiquent la composition des
repas que l'armement sera tenu de *fournir au minimum* à chaque catégorie de passagers.

Les caporaux et soldats recevront la ration réglementaire de trois
repas par jour, telle qu'elle est fixée à bord des bâtiments de l'État par
l'arrêté du 29 novembre 1897, et dont la composition fait l'objet de
l'annexe correspondante de la présente charte-partie.

L'armement fournira les objets de cambuse, de cuisine et de table
nécessaires pour tous les passagers.

Le restaurateur et ses agents devront être Français.

ARTICLE 8

Provisions supplémentaires en vue de concession au personnel. — L'armement devra embarquer, en plus des vivres ordinaires, calculés en conformité avec l'art. 7 ci-dessus, par la durée de la traversée et le nombre des
passagers embarqués, les approvisionnements ci-après, destinés à être
cédés aux sous-officiers et hommes de troupes, en cours de voyage, aux
prix indiqués ci-dessous, savoir :

Pour le personnel des batteries d'artillerie :

DÉSIGNATIONS DES PROVISIONS	QUANTITÉS	PRIX DE VENTE
		fr. c.
Boîtes de sardines de 10 à 12 poissons .	400 boîtes	0,60 la boîte
Fromage de Gruyère « Suisse extra » .	50 kil.	2,00 le kil.
Thon mariné « en boîtes de 1 kil. » . .	50 kil.	2,50 la boîte
Saucisson de Bretagne « 1re qualité » .	5 kil.	2,70 le kil.
Saucisson de Paris « 1re qualité » . . .	5 kil.	4,00 le kil.
Lard salé « poitrine »	5 kil.	2,35 le kil.
Figues sèches de Lérida	5 kil.	0,65 le kil.
Vin du Roussillon ou équivalent de 10 à 11 degrés	600 litres	0,60 le litre

La liste des provisions ci-dessus pourra être augmentée soit avant le
départ, soit aux escales, d'accord avec le commandant des troupes passagères qui fixera dans ce cas, d'un commun accord avec l'armement, les
prix unitaires des articles non compris dans la liste ci-dessus.

La nomenclature des provisions destinées à être ainsi cédées, contre
remboursement, aux hommes de troupe, sera affichée dans chacun des
locaux occupés par les sous-officiers, caporaux et soldats, les prix de vente
après avoir été visés par le commandant des troupes.

Article 9

Nourriture et entretien des animaux. — Les fourrages, grains. etc., nécessaires à la nourriture des animaux pendant trente jours en proportion calculée suivant la ration telle qu'elle est définie à l'annexe C du présent traité, seront embarqués avant le départ du navire et fournis par le soumissionnaire.

Pendant la traversée, les soins journaliers seront donnés aux animaux par les troupes passagères avec l'aide de l'équipage. La délivrance des fourrages, grains, etc., sera effectuée par le personnel du bord, qui sera chargé également d'assurer l'aération et la ventilation en manœuvrant convenablement les appareils à ce destinés; de laver et de drainer les locaux occupés par les animaux et de prendre, avec le concours des troupes passagères, les mesures utiles pour maintenir ces locaux dans un état constant de propreté. Le bord se conformera, à cet effet, aux indications qui lui seront données par l'officier commandant le détachement. Notamment, les planchers seront lavés tous les jours à l'aide de la pompe à incendie.

Article 10

Commissaire du Gouvernement. — L'officier commandant des troupes passagères fera fonction, à bord, de commissaire du Gouvernement. Il s'assurera de la régularité et de l'exactitude des services mis à la charge du bord par la présente charte-partie et, en particulier, de la quantité de la nourriture des passagers rationnaires. Il recevra les réclamations qui pourraient se produire, et requerra du capitaine du steamer qu'il y soit donné satisfaction, s'il les reconnaît fondées. Dans le cas où il n'y parviendrait pas, il invitera le capitaine à prendre acte de ses réclamations, en vue de leur examen au retour, et, au besoin de la répétition contre le soumissionnaire des retenues qu'il y aurait lieu de lui imputer en raison du dommage causé aux passagers, ou des pertes d'animaux provenant du fait de l'armement.

Le capitaine sera tenu de remettre au commissaire du Gouvernement un exemplaire de la charte-partie.

Article 11

Désinfectants et médicaments. — Le navire sera pourvu par le soumissionnaire, au départ, des quantités de désinfectants ci-après indiqués, savoir :

Chlorure de chaux	300 kilogr.
Chlorure de zinc	60 —
Sulfate de cuivre	70 —
Acide phénique	10 —

La Commission s'assurera que l'approvisionnement de désinfectants est suffisant pour satisfaire à tous les besoins, et mettra, s'il y a lieu, le capitaine du steamer en demeure d'embarquer le complément nécessaire.

Les soins médicaux seront donnés aux troupes par le médecin militaire embarqué; au cas où il n'y en aurait pas, des soins seraient assurés par le médecin de la Compagnie.

Les malades seront nourris aux frais du soumissionnaire, conformément aux prescriptions du médecin, au moyen des vivres ordinaires; de plus, au moyen de conserves, d'aliments légers, ainsi que de volailles, œufs et vivres frais. Il sera fourni par l'armement les quantités de glace nécessaires pour l'hôpital.

Le bâtiment sera pourvu, par les soins de l'armement, d'un coffre à médicaments approvisionné de manière à satisfaire, le cas échéant, à tous les besoins des passagers. Ces médicaments seront fournis, gratuitement, aux malades par le soumissionnaire.

Les médicaments à prévoir pour les animaux seront fournis par l'administration, mais le chargeur sera tenu d'affecter à leur conservation un local spécial d'accord avec l'officier vétérinaire qui aura la clef et l'entière disposition de ce local.

ARTICLE 12

Eau douce. — Le soumissionnaire s'engage à constituer à bord du steamer, au moyen des caisses à eau, un approvisionnement d'eau douce suffisant pour assurer complètement les distributions pendant la durée de la traversée, à raison de huit litres par passager et par jour et de vingt litres par jour pour chaque mulet, non compris la quantité d'eau nécessaire au lavage du linge.

Des robinets et charniers en nombre suffisant seront mis à la disposition des passagers.

ARTICLE 13

Mise du navire à la disposition de l'Administration. Livraison du matériel à Marseille et à Toulon. — Le navire transporteur devra être mis à la disposition de l'Administration par les soumissionnaires à Marseille, après exécution de toutes les installations exigées par la présente charte-partie en temps utile, pour que toutes les vérifications et constatations de la Commission prévues par l'article 4, et toutes autres opérations puissent être terminées de façon que le vapeur prenne la mer aux dates fixées par l'article 3 ci-dessus.

Pour le matériel à prendre à Marseille et à Toulon, les soumissionnaires devront faire connaître au chef du service colonial l'emplacement où le matériel devra être livré. Les livraisons successives de ce matériel, par les soins de l'Administration, pourront se poursuivre, dès réception de l'avis précité, jusqu'au jour du départ. Il est bien entendu d'ailleurs que l'Administration prendra toutes les mesures en son pouvoir pour opérer la livraison du matériel le plus rapidement possible.

En ce qui concerne les munitions de guerre, les soumissionnaires en prendront livraison aux points qui leur seront indiqués par l'Administration.

Si le navire était refusé, après son examen par la Commission, le matériel appartenant à l'État, qui aurait déjà été chargé, serait débarqué aux frais et risques des soumissionnaires.

ARTICLE 14

Embarquement. — L'embarquement des passagers et de leurs bagages aura lieu par les soins de l'Administration des colonies et avec l'aide des moyens du bord.

Les animaux seront présentés au lieu d'embarquement sous palans, par l'Administration, embarqués par les soins de l'armement et installés par le personnel du bord avec l'aide des troupes passagères. Si le bâtiment peut être mis à quai pour l'embarquement, l'armement prendra toutes les dispositions nécessaires pour éviter les glissades et les chutes des animaux pendant l'embarquement (ponts roulants recouverts de paille, garde-fous, etc.).

Le matériel sera livré par l'administration à Marseille sur quai, à l'emplacement qui aura été fixé par le soumissionnaire. Il sera embarqué et arrimé par les soins de l'équipage.

En ce qui concerne les munitions et les matières explosibles, l'Administration se réserve le droit de faire surveiller spécialement les opérations de mise à bord et en soute.

Le capitaine du vapeur devra faire connaître, dès son arrivée à Toulon, au préfet maritime, et à Philippeville, aux autorités militaires, le jour et l'heure auxquels il sera en mesure de commencer les opérations d'embarquement.

Le capitaine sera tenu d'assister à la reconnaissance des animaux, du matériel et des bagages embarqués afin de signer, sans restriction, les connaissements et autres pièces relatives au chargement.

Il remettra aux autorités précitées, à Philippeville, un exemplaire de la charte-partie.

. . . .

. . . .

Suivent quatorze autres articles réglant le côté « affaire » de l'affrètement et n'ayant point d'intérêt pour l'hygiéniste.

— La plupart des articles ayant trait aux conditions de l'hygiène n'ont pas été rédigés à l'occasion de l'affrètement du *Turenne;* on les retrouve dans toutes les chartes-parties où ils reviennent dans les mêmes termes occuper la même place, formulant les règles d'hygiène navale sur l'habitation, l'alimentation, etc., que nous-mêmes avons exposées plus longuement dans les Ire et IIe parties de cet ouvrage. Ces règles visant les transports de troupes ne diffèrent pas de celles prises à l'égard des émigrants, des pèlerins, des condamnés même, lesquels sont transportés sous un régime et par un navire spéciaux, dont nous parlerons plus loin.

A l'occasion des transports de troupes, une question se pose : elle est de pure déontologie et quelque peu délicate ; nous voulons parler des rapports de service entre les médecins sanitaires maritimes et les médecins des troupes quand ils se trouvent en contact sur les affrétés. La charge du médecin des troupes est nettement spécifiée par les chartes-parties : il continue son service auprès des hommes comme s'il était à terre ; au médecin sanitaire maritime imcombe le surplus du service médical. Si parmi les hommes de troupe il survient un cas de maladie contagieuse, il ne paraît pas douteux que le médecin militaire doive le notifier au médecin du bord ; les deux médecins prendront, d'un commun accord, les mesures d'isolement et de prophylaxie que leur dicteront les circonstances. Mais l'état du ou des malades, l'encombrement, etc., peuvent imposer la nécessité de leur débarquement aux escales, et c'est cet aléa qui est susceptible d'engendrer des conflits.

Les médecins des troupes, qu'ils appartiennent à la guerre, à la marine ou aux colonies, peuvent ne pas se ranger à l'avis de l'urgence de ces débarquements, s'y opposer même quand ils subissent, comme cela arrive quelquefois, l'influence des commandants militaires, qui tiennent toujours à arriver à destination, autant que possible, avec le complet

du contingent du départ, et qui, animés de ce zèle, brave-
raient parfois les dangers d'une épidémie menaçante. Les
médecins sanitaires maritimes n'ont pas à s'incliner devant
ces considérations; si la responsabilité directe de la santé des
troupes passagères ne leur incombe pas, ils ont celle des
équipages et du navire en général; ils ne doivent pas hésiter à exiger le débarquement d'office de tout malade contagieux, toutes les fois que le fait sera possible, sans souci
de la catégorie à laquelle appartient le patient. Des suites
fâcheuses pourraient découler d'une imprudence. L'un de
nous dut intervenir pour faire débarquer à Port-Saïd deux
typhiques alités dequis le départ de Toulon sur un affrété de
Chine en 1900 ; les événements consécutifs justifièrent la
sagesse de cette mesure.

On sait que les petits contingents des relèves courantes
sont transportés sur les paquebots des diverses compagnies
desservant les colonies vers lesquelles ils se dirigent; ces
contingents se trouvent ainsi dans les conditions des passagers civils ordinaires, suivant la classe à laquelle leur donne
droit leur réquisition : les règles de leur transport rentrent
donc dans les prescriptions générales de l'hygiène à bord
des navires.

CHAPITRE II

Sous les anciens régimes, les condamnés aux travaux forcés étaient envoyés aux « galères » ; le nom de forçat ne s'est substitué à celui de galérien, aujourd'hui inusité, que dans la dernière moitié du XIXe siècle. La relégation avait commencé vers la fin du XVIIIe siècle ; les écrits du temps mentionnent les envois de « gens sans aveu » vers le Mississipi ; on peut considérer que ces gens sans aveu étaient assimilables, au point de vue jurisprudence, aux relégués d'aujourd'hui, donc parfaitement distincts des forçats proprement dits. Ces envois cessèrent avec la perte de nos colonies. — Pendant toute la première partie du XIXe siècle, nous trouvons les bagnes installés dans nos principaux ports de guerre ; c'est le Second Empire qui les abolit et créa les bagnes coloniaux, dont le fonctionnement n'a subi que peu de variations.

Le transport des condamnés dans les divers pénitenciers a suivi toutes les phases d'évolution de l'hygiène dans la marine du commerce : son historique détaillé n'offrirait ici qu'un intérêt secondaire. D'ailleurs, la question est définitivement résolue par l'affrètement permanent d'un navire commandé, construit et emménagé pour remplir ce service. Voici la teneur du contrat passé entre l'État et la Compagnie Nantaise qui a charge de cette entreprise : on y lit, chose remarquable, que de nombreuses clauses ont abouti à satisfaire, à bord de ce navire, presque tous les desiderata de l'hygiène, si bien que les forçats voyagent dans des conditions assurément meilleures que les diverses autres catégories de passagers, émigrants ou pèlerins, qui, eux, n'ont pas la chance de se trouver sous le coup de contraintes légales.

PARIS

Objet :

Transport de relégués, de condamnés et de matériel dans les colonies pénitentiaires.

Compagnie Nantaise de navigation à vapeur fréteur.

Le cautionnement réalisé à Paris le 16 octobre 1890, suivant récipissé n° 24.382, reste affecté à la garantie d'exécution du présent contrat.

RÉPUBLIQUE FRANÇAISE

LIBERTÉ, ÉGALITÉ, FRATERNITÉ

MINISTÈRE DES COLONIES

3e Direction. — 2e Bureau.

APPROVISIONNEMENTS GÉNÉRAUX

TRANSPORTS ET SERVICE INTÉRIEUR

Dépêche ministérielle du 11 août 1899.
n° 412.

MARCHÉ
du 27 octobre 1899

Notifié
le 4 novembre 1899.
N° 44.

Le Sous-Directeur chargé du Bureau des approvisionnements généraux, transports et service intérieur,

Signé : LE BOUL.

Date d'expiration du marché :
31 décembre 1909

CAHIER

Des conditions particulières au transport régulier des relégués et condamnés à effectuer dans les colonies pénitentiaires, ainsi que du matériel à expédier à ces colonies.

Exception prévue par les §§ 7 et 12 de l'article 18 du décret du 18 novembre 1882.

Entre :

Le ministre des Colonies, stipulant au nom de l'État, d'une part,

Et la Compagnie Nantaise de navigation à vapeur, dont le siège social est à Nantes, faisant élection de domicile à Paris, rue Le Pelletier, n° 31, d'autre part,

Il a été convenu et arrêté ce qui suit :

TITRE I

Objet du contrat. Vapeur à construire. Ses données principales et ses installations.

ARTICLE PREMIER

Objet du contrat. — La Compagnie Nantaise de navigation à vapeur s'engage à faire construire, en vue du transport régulier des relégués et

condamnés à effectuer et du matériel à expédier dans les colonies pénitentiaires, un vapeur à deux hélices destiné à remplacer le steamer *Calédonie*, actuellement affecté à ce service en vertu du marché du 7 avril 1896.

Art. 2

Données principales du nouveau vapeur. — Le nouveau vapeur, dont la
capacité, les dimensions et la vitesse seront supérieures à celles de la
Calédonie, devra remplir les conditions ci-après au minimum :

Longueur entre perpendiculaires.	113 mètres.
Largeur hors membres.	14 —
Creux sur quille au pont principal. . . .	8,50
Tirant d'eau moyen à mi-chargement . .	5,75
Déplacement	7.700 tonneaux
Portée en lourd	5.000 —
Vitesse moyenne en service.	11 nœuds 5
Machines motrices.	2
Puissance totale indiquée de ces deux ma-	
chines.	2.000 chevaux

Art. 3

Construction. — Ledit vapeur, de construction française, sera exécuté
sous la surveillance spéciale du *Lloyd* ou du *Veritas*. Il devra recevoir la
première cote tant au *Veritas* qu'au *Lloyd*.

Il devra comporter toutes les installations nécessaires pour assurer la
sécurité de la navigation, et notamment des water-ballast, des cloisons
étanches en nombre suffisant et convenablement disposées, des appareils
d'épuisement assez nombreux et assez puissants pour maintenir le navire
à flot en cas de voie d'eau. Sa stabilité devra être suffisante tant à l'état
lège qu'en pleine charge.

Art. 4

Emménagements. — a) *Dispositions générales.* — Le steamer devra pouvoir embarquer :

25 passagers de 1re classe.			
40	—	2e	—
100	—	3e	—
800 condamnés hommes.			
30 condamnés femmes.			

Il comportera deux soutes à munitions pouvant renfermer 10 tonneaux
chacune.

Les dimensions du nouveau bâtiment permettant de disposer pour les
passagers d'un emplacement total très supérieur à ce qui existe sur la
Calédonie, les emménagements seront étudiés en vue de réaliser, par

rapport aux installations de ce dernier vapeur, toutes les améliorations qui seront jugées utiles.

Tout ce qui peut assurer tant l'hygiène des condamnés que le confort et le bien-être des passagers libres sera fait.

Il y aura séparation complète entre chaque catégorie de passagers.

b) *Logement des passagers libres.* — Tous les passagers libres seront logés au-dessus du pont principal. Ceux de 1re classe seront installés dans des cabines spacieuses et munies d'un mobilier de bord complet et confortable. Six de ces cabines n'auront qu'une couchette. Une grande salle à manger et un salon-fumoir seront affectés aux passagers de cette catégorie.

Il y aura pour les passagers de 2e classe, outre leur salle à manger spéciale, un fumoir avec tables et banquettes.

Tous les passagers de 3e classe seront en cabines. Ils auront, comme ceux de 1re et de 2e classe, leur office et salle à manger spéciale.

Chacune de ces trois classes aura ses water-closets à effet d'eau, avec urinoir et ses salles de bains spéciales, en nombre suffisant et convenablement installés.

c) *Conditions de logement des condamnés.* — Les condamnés hommes seront installés dans quatre bagnes isolés dans l'entrepont.

Les grilles, guichets et fermetures de ces bagnes présenteront des conditions de garanties de sécurité au moins équivalentes à celles prévues par le marché du 7 avril 1896 et existant sur la *Calédonie*.

Les water-closets affectés aux relégués et condamnés seront au nombre prévu par les règlements de la marine, mais il en sera exigé au moins un par bagne. Un système d'arrosage constant y sera installé. Ils seront placés de façon à faire partie intégrante de chaque bagne et munis des dispositifs de fermeture nécessaires avec judas pour la surveillance.

Les panneaux et échelles aboutissant aux bagnes, ainsi que les coursives qui avoisinent ceux-ci, seront disposés de façon à donner toute sécurité et toute facilité pour la surveillance.

Les ouvertures de descente seront recouvertes par des capots en fer solidement fixés.

Les *femmes condamnées* auront une installation complètement isolée et combinée de telle sorte que, tout en leur assurant de bonnes conditions d'aération et de ventilation, aucune communication ne soit possible, aussi bien avec les relégués ou condamnés qu'avec l'équipage.

Des water-closets, lavabos et salles de bains feront partie du bagne des femmes condamnées.

d) *Hôpitaux.* — Il sera prévu un compartiment séparé, avec couchettes pour malades, auprès du bagne des femmes (dont il sera toutefois indépendant), et servant d'hôpital pour les femmes condamnées.

Il sera prévu, d'autre part, sur le pont supérieur, trois hôpitaux, dont deux pour les passagers libres et un pour les relégués ou condamnés. Ils comprendront au total 35 lits. Un local servant de pharmacie y sera annexé et muni de toutes les installations nécessaires à sa destination. Enfin, une salle pour deux infirmiers y sera contiguë.

Chaque catégorie de malades aura ses lavabos, salles de bains et water-closets.

e) *Cachots.* — Quatre cachots, au moins, seront aménagés pour les condamnés, hommes ou femmes, punis. L'emplacement en sera fixé d'accord avec l'ingénieur délégué par l'Administration des colonies, et les dimensions ainsi que le mode de fermeture des portes seront conformes aux prescriptions des règlements de la marine.

f) *Couchage des condamnés.* — Les relégués ou condamnés seront couchés dans des hamacs placés sur un seul rang. Le point de fixation des hamacs ne devra pas dépasser 2 mètres de hauteur. Leur longueur sera au minimum de 2^m,50 de croc en croc, et l'écartement de 0^m,50. Une installation dans les bagnes devra permettre d'accrocher en abord du navire les hamacs roulés pendant le jour.

Les femmes auront des couchettes.

ART. 5

Installations accessoires.

Éclairage électrique. — Le bâtiment sera complètement éclairé à l'électricité et muni à cet effet d'une machine électrique de 2 200 watts. En raison de la destination spéciale du bâtiment, toutes les précautions seront prises pour protéger les fils électriques contre toute détérioration.

Machine à glace, glacière, chambre froide, étuve à désinfection. — L'installation comprendra, en outre, une machine à glace, ainsi qu'une glacière pour conserver la glace approvisionnée et permettre de distribuer aux passagers libres de la glace à chaque repas, toutes les fois que la température l'exigera.

Il sera muni également d'une chambre froide de capacité suffisante pour assurer la conservation des vivres frais.

Une étuve à désinfection sera installée à bord.

Pièces de rechange. — Un local spécial sera disposé de façon à recevoir tout ou partie des pièces de rechange de l'appareil moteur et évaporatoire du bâtiment. En tout état de cause ces pièces devront être facilement accessibles. La liste de ces pièces sera aussi complète que possible, et arrêtée en vue de parer, autant que faire se pourra, à toute éventualité.

Appareils et tuyautage auxiliaires. — Une chaudière auxiliaire actionnera les treuils des mâts de charge et le guindeau de manœuvre des ancres.

Un tuyautage spécial permettra d'envoyer la vapeur dans les soutes à charbon en cas d'incendie.

Les soutes à munitions devront être pourvues, sans qu'il en résulte aucune humidité, des conduites nécessaires pour les inonder au premier besoin. Ces soutes devront d'ailleurs présenter toutes les garanties de sécurité réglementaire.

Matériel. — Le vapeur sera muni de tous les objets d'armement de rechange et des approvisionnements nécessaires pour assurer la sécurité de la navigation.

Gouvernail. — Le gouvernail sera actionné par un servo-moteur, indépendamment des organes de commande directe à prévoir, en cas d'avarie du servo-moteur.

Bouées et embarcations. — Le bâtiment sera pourvu de bouées et d'embarcations en nombre suffisant et conformément à l'usage, ainsi que d'un nombre de ceintures de sauvetage au moins égal au chiffre maximum des passagers et de l'équipage. Ces ceintures seront placées de manière à pouvoir être saisies immédiatement.

Les moyens de mise à l'eau des embarcations devront présenter toute la sécurité et la rapidité nécessaires.

Une embarcation de sauvetage de chaque bord sera disposée de manière à pouvoir être mise à l'eau immédiatement.

Cuisines. — Les cuisines, le four à pain, seront munis de tous les accessoires utiles. La batterie de cuisine sera étamée à neuf au moins avant chaque voyage et plus souvent si le commissaire du gouvernement le juge utile.

Tentes et tauds. — Le bâtiment sera pourvu des rideaux en toile, des tentes et tauds nécessaires. Le pont-promenade qu'ils abriteront sera muni de sièges et bancs en quantité convenable.

TITRE II

Engagements de l'Administration. Indemnités. Subvention.

ART. 6

Importance des transports. Engagement de l'Administration.

. . . .

ART. 7

Nombre de voyages à effectuer chaque année. Destination.

. . . .

Art. 8

Subvention et indemnité accordée au nouveau service.

. . . .

Art. 9

Prix des passages et du fret. — Les prix de transport sont fixés comme suit :

	NOUVELLE-CALÉDONIE	GUYANE
	francs.	francs.
Passagers de 1ʳᵉ classe	800	500
Passagers de 2ᵉ classe	550	375
Passagers de 3ᵉ classe (rationnaires). . . .	460	275
Condamnés ou relégués (hommes ou femmes).	435	260
Matériel.	40	15
Munitions de guerre	120	54

Art. 10

Transport dans une colonie pénitentiaire autre que la Guyane ou la Calédonie.

. . . .

TITRE III

Engagements de l'entreprise.

Art. 11

Conditions de transport du personnel et du matériel à l'aller.

. . . .

Art. 12

Conditions des transports au retour.

. . . .

La Compagnie Nantaise s'engage en outre à effectuer, dans la mesure que lui permettront les installations du navire, le transport de la colonie en France des aliénés que l'Administration aurait à rapatrier, à la condition que chaque envoi de malades de cette catégorie sera accompagné de deux infirmiers spécialement affectés à sa surveillance.

Il sera payé pour chaque aliéné embarqué le double du prix du passage ordinaire, suivant la classe à laquelle appartient le malade.

Les infirmiers seront admis à la 3ᵉ classe; leur passage sera payé d'après le tarif annexé au présent contrat.

Les mesures spéciales que nécessitera le transfert des aliénés seront concertées entre le commissaire du Gouvernement et le capitaine du navire.

Art. 13

Bagages des passagers.

. . . .

Art. 14

Lieu d'embarquement du matériel.

. . . .

Art. 15

Avis des départs. Relève pour l'Algérie.

. . . .

Art. 16

Matériel de couchage. — Il sera fourni par l'entreprise un matériel de couchage complet pour les passagers libres de toute catégorie, ainsi que pour les femmes condamnées et pour l'hôpital.

Pour les condamnés hommes, l'entreprise fournira un hamac et une couverture par passager.

Art. 17

Approvisionnements des hôpitaux. — L'entreprise sera tenue d'avoir en approvisionnement à bord le matériel ainsi que tous les approvisionnements et vivres d'hôpital nécessaires en raison du personnel embarqué.

Les dispositions qu'elle prendra en vue de se conformer aux prescriptions du paragraphe précédent, seront arrêtées d'accord avec l'Administration.

Art. 18

Service médical. Commissaire du Gouvernement. — Le service médical à bord sera confié à un ou plusieurs médecins du corps de santé des colonies, embarqués sur le steamer; le plus élevé en grade, ou, à grade égal, le plus ancien, remplira les fonctions de commissaire du Gouvernement.

Le passage et la nourriture du commissaire du Gouvernement, tant à l'aller qu'au retour, sont à la charge de l'entreprise.

Art. 19

Nourriture des passagers libres et condamnés. — Le fréteur prend à sa charge le service de la nourriture de tous les passagers libres et condamnés.

La ration accordée aux passagers libres et condamnés sera la même qu'à bord des transports de l'État, suivant les états annexés au présent cahier des charges.

Les relégués ou condamnés auront droit à la même ration que les rationnaires de la 3e table, sous cette réserve qu'il ne leur sera délivré ni spiritueux au déjeuner, ni vin au souper.

Le fréteur fournira les objets de cambuse, de cuisine et de table nécessaires suivant la classe des passagers.

Le commissaire du Gouvernement s'assurera de la régularité et de l'exactitude de ce service, il recevra les réclamations qui pourraient se produire et requerra le capitaine du steamer pour qu'il y soit donné satisfaction s'il les reconnait fondées. Dans le cas où il n'y parviendrait pas, il invitera le capitaine à prendre acte de ses réclamations en vue de leur examen au retour et au besoin de la répétition contre le fréteur des retenues qu'il y aurait lieu de lui imputer en raison du dommage causé aux passagers.

Art. 20

Approvisionnement d'eau douce. — Le fréteur s'engage à constituer à bord, tant par les récipients qu'il embarquera à cet effet qu'au moyen d'appareils distillatoires, un approvisionnement d'eau douce suffisant pour assurer la distribution pendant toute la traversée, à raison de 10 litres par passager libre ou condamné et par jour, non compris la quantité d'eau nécessaire au lavage du linge.

Une quantité de 2 litres par passager, spécialement pour la boisson, sera filtrée à l'aide de filtres agréés par l'Administration. Le surplus, destiné aux besoins du service, toilette, etc., sera délivré tel qu'il sortira des appareils distillatoires, après avoir été suffisamment aéré.

Les récipients d'eau douce, tels que caisses, charniers, etc., devront être des types en usage dans la marine de guerre, et tenus constamment en parfait état de propreté.

Art. 21

Risques de mer. Risques à la charge de l'Administration.

. . . .

Art. 22

Surveillance des condamnés. — Le fréteur se chargera de la surveillance des condamnés.

Le capitaine du navire prendra. de concert avec le commissaire du Gouvernement et le surveillant principal, ou le surveillant-chef du détachement, toutes les mesures nécessaires pour assurer l'ordre et la discipline à bord parmi les condamnés.

L'Administration mettra, dans ce but, à la disposition du capitaine du navire, sous les ordres du chef de détachement, les surveillants ou les gendarmes embarqués sur le steamer.

Le règlement du 19 mars 1875 sur le service à bord des bâtiments de l'État, chargés du transport des condamnés aux travaux forcés, sera suivi autant que possible.

ART. 23

Conditions d'embarquement et de débarquement des passagers et du matériel. Staries.

.   .   .   .

ART. 24

Durée de la traversée. Faculté de prendre la route du Cap. Frais de nourriture des passagers. — Le départ de chacun des points prévus devra avoir lieu au jour fixé par l'Administration, sauf le cas de force majeure dûment constaté. Si le retard provient du fait de l'Administration, il sera tenu compte au fréteur pour la nourriture des passagers déjà embarqués d'une indemnité calculée sur les bases indiquées au paragraphe 2 du présent article.

La durée de la traversée à partir de l'île d'Aix ne devra pas dépasser au maximum soixante jours pour la Nouvelle-Calédonie, ou dix-huit jours lorsque le bâtiment se rendra à la Guyane, y compris les escales que le navire aura la faculté de faire pour embarquer le charbon et les vivres frais. Si le navire recevait l'ordre de relâcher à Alger, la durée maximum de la traversée serait portée à soixante-cinq jours pour la Nouvelle-Calédonie et vingt-trois jours pour la Guyane.

Après entente avec l'Administration, la Compagnie pourra être autorisée à prendre la route du Cap de Bonne-Espérance.

Il en sera de même en cas d'obstruction prolongée du Canal de Suez.

Toutefois, dans l'un et l'autre cas, l'autorisation donnée par l'Administration n'engagera pas sa responsabilité : les risques de mer résultant du changement d'itinéraire resteront à la charge de la Compagnie.

TITRE IV

**Surveillance. Recette et entretien du navire en service.
Remplacement éventuel.**

ART. 25

Surveillance des installations. Plans. — Toutes les installations à faire pour le logement du personnel libre et des relégués ou condamnés, ainsi que pour les installations accessoires ayant trait au bien-être et à l'hygiène des passagers, seront effectuées par les soins de l'entreprise, sous la surveillance de l'ingénieur délégué par le ministre des Colonies, qui sera juge de ce qu'exigent le maintien de la discipline à bord, le confort des passagers libres, l'hygiène des relégués et condamnés, et la sécurité de la navigation.

A cet effet, le fréteur remettra en temps utile, avant exécution, à l'ingénieur contrôleur, les plans détaillés des emménagements du nouveau navire, et les installations seront étudiées à la fois sur place et d'après ces plans.

En particulier, le fréteur devra justifier des conditions de stabilité du navire.

Les dimensions des bagnes seront arrêtées d'accord avec l'ingénieur, de façon que chaque condamné dispose d'une superficie et d'un cube d'air largement suffisants.

Il en sera de même pour l'étude de l'installation des hôpitaux et de la répartition des locaux à ce destinés, entre les différentes catégories de passagers.

En général, les conditions d'éclairage, d'aération et de ventilation des différents locaux seront étudiées avec grand soin.

Les dispositions générales arrêtées par le présent cahier des charges au sujet des logements et installations accessoires ne pourront être modifiées que d'accord avec l'ingénieur contrôleur.

Art. 26

Délai de présentation en recette du navire. Pénalités.

. . . .

Art. 27

Réception du navire. — Une Commission de réception, dont la composition sera déterminée par le ministre, procédera, sur la demande écrite de la Compagnie Nantaise, à la visite du bâtiment, et s'assurera qu'il remplit toutes les conditions exigées par le présent cahier des charges.

La Commission procédera à un essai de vitesse et de fonctionnement des machines et des chaudières.

Elle vérifiera que le bâtiment peut donner à mi-chargement une vitesse de 12 nœuds 5 au moins, sans fatigue pour l'appareil moteur et évaporatoire.

En général, elle pourra procéder à telles épreuves, vérifications ou constatations qu'elle jugera utiles, de façon à s'assurer que le navire offre toutes les garanties nécessaires pour le service auquel il est destiné.

Tous les frais de ces épreuves, visites et vérifications, seront supportés par l'entreprise.

Toute modification ou réparation, dont la nécessité aura été constatée par la Commission, devra être exécutée par le fréteur dans un délai maximum d'un mois.

La mise en service définitive du navire ne sera prononcée qu'après constatation de l'exécution des travaux demandés par la Commission.

En cas de retard dans l'exécution de ces travaux, le fréteur subira une pénalité de 100 francs par jour.

ART. 28

Examen du bâtiment avant chaque voyage. — Le navire sera examiné avant chaque départ de Saint-Nazaire, par une commission qui s'assurera que le navire est en état d'entreprendre le voyage avec sécurité et que toutes les précautions auront été prises en vue du bien-être des passagers et de l'hygiène des relégués et des condamnés.

A l'île d'Aix, le navire sera visité par une nouvelle commission qui s'assurera que le navire est muni de tous les objets, médicaments et approvisionnements nécessaires en vue de l'accomplissement du voyage auquel il est destiné. Dans le cas où la Commission reconnaîtrait que ces approvisionnements sont insuffisants, l'adjudicataire serait mis en demeure d'embarquer le complément nécessaire.

La Commission aura, en outre, le droit de refuser les vivres jugés de mauvaise qualité.

Elle examinera les installations intérieures du bâtiment au point de vue du logement du personnel et de l'emménagement des bagnes.

Elle prendra connaissance du rapport de la Commission de visite à Saint-Nazaire et examinera le navire au point de vue des avaries de machines ou autres qui auraient pu survenir dans la traversée de Saint-Nazaire à l'île d'Aix.

Elle formulera des propositions au sujet des améliorations ou réparations demandées soit par le commissaire du Gouvernement, soit par la Commission de Saint-Nazaire. Elle pourra même refuser l'autorisation de départ et exiger le remplacement du bâtiment ou sa réparation dans le cas où, soit le rapport technique de la Commission de visite à Saint-Nazaire, soit les avaries graves éprouvées dans la traversée du port d'armement à l'île d'Aix, feraient juger que le navire est hors d'état d'accomplir son voyage.

ART. 29

Entretien du bâtiment en cours de service. — Le bâtiment devra être tenu constamment en parfait état d'entretien, de manière à conserver sa cote au *Veritas* ou au *Lloyd*.

En cas d'avarie grave au cours d'un voyage, qu'il soit effectué pour le compte de l'État ou pour le compte particulier de la Compagnie Nantaise, ou encore en cas de réparations et modifications importantes, l'entreprise sera tenue d'en aviser l'Administration des colonies, de telle manière que celle-ci puisse faire examiner, lorsque ce sera possible, les avaries survenues, ainsi que les travaux de réparation et de modification.

Art. 30

Cas d'interruption du service par perte du navire ou avaries.

. . . .

TITRE V

Payement du fret. Durée du Contrat. Conditions administratives.

Art. 31 à 38

Fait double à Paris, le 27 octobre 1899.

(Suivent les signatures.)

ANNEXE A

Les passagers des trois classes embarqués sur le steamer affrété feront, outre le petit déjeuner, deux repas par jour : le déjeuner et le diner. Ces repas seront composés des mets et des boissons énoncés ci-après :

1ʳᵉ *Table*. — Officiers subalternes.

PETIT DÉJEUNER	DÎNER
Café avec pain et beurre et petit verre de cognac.	2 hors-d'œuvre d'office.
	1 potage.
	1 relevé de potage.
DÉJEUNER	1 entrée.
	1 rôti, avec salade autant que possible.
2 hors-d'œuvre d'office.	1 légume.
2 plats de cuisine.	1 fromage.
1 fromage.	2 desserts (des fruits frais autant que possible).
2 desserts (des fruits frais autant que possible).	Café ou thé avec petit verre de cognac.
Café ou thé avec petit verre de cognac.	Le jeudi et le dimanche un entremets sucré et du vin fin (1 bouteille pour 5 personnes).
Le jeudi et le dimanche, du vin fin, à raison d'une bouteille pour cinq personnes.	

2ᵉ *Table*. — **Sous-officiers.**

<table>
<tr><td>

PETIT DÉJEUNER

Café avec pain frais et petit verre d'eau-de-vie.

DÉJEUNER

2 plats.

1 dessert (des fruits frais autant que possible). ·

Café et petit verre d'eau-de-vie.

</td><td>

DÎNER

1 potage.

2 plats.

2 desserts (du fromage et des fruits frais autant que possible).

1 petit verre d'eau-de-vie.

</td></tr>
</table>

Le sucre servi aux deux tables sera du sucre blanc en pains.

Les passagers de la 1ʳᵉ table auront droit individuellement à 95 centilitres de vin par jour pour les deux repas.

Les passagers à la table des sous-officiers (2ᵉ table) n'ont droit, quant au vin, qu'à la ration journalière de 46 centilitres pour les deux repas.

L'eau servie sur les tables sera filtrée.

Tous les mets et boissons seront de bonne qualité.

Les plats seront abondants, aussi variés que possible et présentés de la manière la plus convenable ; ils devront être copieux et substantiels, notamment en ce qui concerne la 2ᵉ table.

Les surveillants de garde avant midi recevront une ration de café et d'eau-de-vie dès le réveil, en outre de celle qui leur est allouée après le déjeuner.

ANNEXE B

3ᵉ *table*.

Les passagers rationnaires qui seront embarqués sur le steamer affrété feront trois repas par jour ainsi composés :

DÉSIGNATION des repas.	DIVISIONS des repas.	NATURE des denrées.	QUANTITÉ par ration journalière.	OBSERVATIONS
Petit déjeuner (C) .	Tous les jours.	Pain frais (A). . *ou* Biscuit (A). . . . Eau-de-vie, rhum ou tafia. . . . Café . . . . . . Sucre, cassonnade	287ᵍʳ,20 258 gr. 4 cent. 24 gr. 25 —	(A) La proportion à observer pour les distributions journalières sera de deux repas de pain frais pour un repas de biscuit autant que possible.
Dîner (C) .	Tous les jours.	Pain frais (A) . . *ou* Biscuit (A). . . . Vin rouge de campagne.	287ᵍʳ,50 258 gr. 23 cent.	

DÉSIGNATION des repas.	DIVISION des repas.	NATURE des denrées.	QUANTITÉ par ration journalière.	OBSERVATIONS
Diner (C) .	Deux fois par semaine. . .	Conserves de bœuf . . . . *avec* Fayols ou pois . .	250 gr. 60 —	(B) Avec des légumes verts. ou. si ce n'est possible. avec des légumes desséchés à raison de 18 gr. par ration.
	Trois fois par semaine. . .	Viande fraiche (B)	300 —	
	Une fois par semaine. . .	Lard salé . . . . *avec* Fayols ou pois. .	225 — 60 —	(C) Il sera loisible à l'adjudicataire de remplacer selon les circonstances certaines denrées entrant dans la composition réglementaire de ces repas par d'autres de nature et de qualité au moins équivalentes.
	Une fois par semaine alternativement. .	Fromage . . . . *avec* Fayols . . . . . *ou* Sardines à l'huile. *avec* Fayols	80 — 60 — 80 — 60 —	
	Tous les jours.	Pain frais (A) . . *ou* Biscuit (A). . . . Vin rouge de campagne.	287gr,50 258 gr. 23 cent.	
Souper (C).	Quatre fois par semaine. . .	Fayols	120 gr.	
	Deux fois par semaine. . .	Pois	120 —	
	Une fois par semaine. . .	Riz. . . . . . *avec* Lard salé	80 — 80 —	
	Tous les jours.	Poivre . . . . . Sel . . . . Vinaigre	13 cent 24 gr. 8 millil.	
Assaisonnements pour les diners.	. . . .	Huile d'olive. . . *ou* Graisse de Normandie. . . . Graine de moutarde.	4 gr. 6 — 2 —	Avec les fayols. Avec les fayols. Avec le lard salé.
Assaisonnements pour les soupers.	. . . .	Choucroute . . . *ou* Achards. . . . . *avec* Huile d'olive. . . Graisse de Normandie. . . . *ou* Gelée de viande .	20 — 75 — 8 — 8 — 10 —	

Chaque passager aura droit, en outre, chaque jour et pendant toute la durée de la navigation entre les tropiques, à 25 millilitres de spiritueux pour être mêlée à l'eau des charniers. Tous les liquides et denrées entrant dans la composition des rations désignées ci-dessus seront de bonne qualité.

La Commission de recette qui eut à examiner le vapeur construit par la Compagnie Nantaise, d'après le contrat ci-dessus, se montra satisfaite de ses installations générales et accessoires. Le navire répondait à toutes les clauses du contrat, sauf en quelques détails presque insignifiants : sur certains points la Compagnie avait même dépassé le programme qui lui était imposé ; ainsi, à côté de l'étuve à désinfection, elle avait installé une laveuse et une essoreuse mécaniques pour le blanchissage du linge ; un canot à vapeur avait été ajouté en supplément à ses embarcations réglementaires. Voici, du reste, un extrait du rapport de cette commission :

Résumé et conclusions. — En résumé, les observations ou desiderata formulés par le présent rapport ne se rapportent en général qu'à des imperfections de détail, inévitables lors d'un premier armement, et auxquelles il sera facile de remédier. La Commission n'a pu, d'ailleurs, pendant le temps relativement court dont elle disposait, vérifier par le menu toutes les installations du bord. Il est donc probable que l'expérience fera ressortir l'utilité d'un certain nombre d'autres modifications, et il appartiendra à la Compagnie de remédier aux imperfections signalées par la pratique au fur et à mesure qu'elles se produiront.

Les observations actuelles ont été communiquées, séance tenante, par la Commission, à M. Bernard, président de la Compagnie Nantaise, qui s'est engagé à effectuer les modifications demandées. Toutefois, M. Bernard a fait remarquer qu'en raison de la date prochaine du départ du navire pour la Guyane, le temps manquerait pour effectuer tous ces travaux. Il a donc proposé d'exécuter, d'ici là, tout ce qui serait possible, et le reste après le retour du bâtiment.

La Commission ne peut que soumettre cette requête avec avis favorable, en faisant observer que l'article 27 du contrat accorde un mois à la Compagnie pour les réparations qui seraient à exécuter après les essais alors qu'il ne reste guère que quinze jours avant le départ du bâtiment. Elle pense donc qu'il suffirait d'exécuter actuellement, tout au moins d'une façon provisoire, les modifications indispensables, telles que celles demandées pour la machine, l'installation des embarcations de sauvetage. les grilles dans les conduites de ventilation du bagne n° 3, et la modification du tuyautage à vapeur dans les bagnes.

Ces quelques réserves faites, la Commission se plaît à constater que la Compagnie Nantaise a rempli très largement les conditions de son contrat, qu'elle n'a rien négligé pour assurer aux passagers des installations complètes et confortables, qu'elle a emménagé l'hôpital et tout ce qui s'y rattache avec un soin particulier de l'hygiène et du bien-être des malades, qu'elle n'a pas hésité à doter le bâtiment, en dehors même des stipulations du marché, des installations complémentaires utiles pour faciliter le service et améliorer les conditions sanitaires du bord; en un mot, elle estime que le navire fait honneur à la Compagnie Nantaise et qu'il est en état d'assurer, dans d'excellentes conditions, les transports qui lui sont confiés.

La Commission n'avait pas mission d'examiner le bâtiment au point de vue des services qu'il est susceptible de rendre en dehors de ses voyages en Guyane et éventuellement en Nouvelle-Calédonie. Toutefois, la Compagnie Nantaise ayant emménagé l'un des bagnes comme pour un transport de troupes, la Commission ne croit pas pouvoir omettre d'indiquer son appréciation à ce sujet. Elle a constaté qu'après enlèvement des grilles, les emplacements disponibles permettraient de recevoir des passagers rationnaires dans de bonnes conditions et que l'aération paraissait devoir être bien assurée par les grands panneaux correspondant à chaque poste. De plus, le système de couchettes rabattables, adopté par la Compagnie pour ces passagers, d'après le même principe que celles des cabines, permettrait pendant le jour de donner aux rationnaires, entre l'emplacement des panneaux, de grands espaces libres ; les soldats se trouveraient ainsi dans des conditions hygiéniques que l'on ne trouve pas dans les entreponts de l'espèce. Les couchettes sont en fer, faciles à nettoyer et à désinfecter; elles sont disposées de façon que chaque homme y ait facilement accès ; les lits inférieurs étant à une hauteur convenable au-dessus du sol pour que les nettoyages soient commodes. Le nettoyage du bordé sous les couchettes est d'ailleurs beaucoup facilité par la possibilité de rabattre les couchettes. Comme, d'autre part, les autres installations du bord se prêtent parfaitement au transport des passagers militaires de tous grades, la Commission estime qu'il serait sans doute intéressant pour le département des Colonies d'utiliser *La Loire*, le cas échéant, pour envois de troupes, après avoir soumis ce bâtiment à l'examen plus complet des Commissions spécialement désignées à cet effet.

Paris, le 8 décembre 1902.

L'Ingénieur en chef de la marine, rapporteur : WAHL.

POUR LES MEMBRES DE LA COMMISSION,

Le Président : GRALL,
Médecin Inspecteur des Troupes Coloniales.

CHAPITRE III

NAVIRES-HOPITAUX

I. Navires-hôpitaux en cas de guerre. — Les récentes expéditions coloniales et les dernières guerres navales ont mis diverses nations dans la nécessité d'aménager certains navires de commerce d'une façon spéciale et de les transformer en navires-hôpitaux destinés au traitement immédiat de toutes les affections graves et des blessures de guerre.

Lors de l'expédition internationale de Chine, les Allemands organisèrent trois navires-hôpitaux : la *Gera*, ancien paquebot du Lloyd allemand, le *Wittekind*, de la même compagnie, et le *Savoïa*, cargo-boat allemand, qui reçut ses installations spéciales à Yokohama[1].

La guerre avec la Chine avait démontré aux Japonais qu'il était de toute nécessité pour eux de posséder des navires-hôpitaux[2]. Aussitôt que fut signé le traité de Simonoseki, la Croix-Rouge japonaise s'occupa de cette question et résolut de posséder deux bateaux de ce type spécial. Comme il est difficile et coûteux d'avoir des navires exclusivement réservés à cet usage, elle imagina de faire construire deux navires à vapeur, puis elle les revendit à la compagnie japo-

---

[1] R. Tixier. Les navires-hôpitaux allemands. *Caducée*. 2 septembre 1903.

[2] Tessier, *médecin sanitaire maritime*. Les navires-hôpitaux japonais. *Le Caducée*, 6 février 1904.

naise, Nippon Yusen Kaïsha. En temps ordinaire, cette compagnie utilise ces navires pour son service, mais elle doit les mettre à la disposition de la Croix-Rouge aussitôt que celle-ci le désire. Les deux navires sont le *Hakuaï-Maru* et le *Kosaï-Maru*.

Lors de la guerre entre la Russie et le Japon, la Croix-Rouge française transforma également en navire-hôpital le paquebot russe l'*Orel*[1].

La France a suivi les autres nations dans cette voie, et, lors de la campagne de Chine, la Société de secours aux blessés militaires des armées de terre et de mer installa un hôpital sur un navire de commerce transformé pour la circonstance. Cet hôpital, le *Notre-Dame-du-Salut*, fonctionna pendant cinq mois, soit en rade de Takou, soit en faisant la navette entre cette rade et le Japon, soit enfin en rapatriant en France les blessés et les malades au moment des grands froids[2].

Nous indiquons seulement ce type de navire-hôpital sans insister à son sujet. En effet, il s'agit ici de navires de commerce; dès qu'ils ont subi leur transformation spéciale, ils deviennent en quelque sorte des annexes de la marine de guerre et par ce fait échappent au cadre de notre travail.

II. Navires-hôpitaux et navires de commerce. — Ce sont les OEuvres de mer, sociétés de bienfaisance, qui ont songé à créer des navires-hôpitaux, armés au commerce et destinés à soulager les souffrances de nos marins pêcheurs, en Islande et sur le banc de Terre-Neuve. Ces navires donnent des soins médicaux à nos pêcheurs, reçoivent à leur bord les naufragés qu'ils peuvent recueillir et font parfois le service du courrier à nos marins sur les lieux de pêche.

[1] Le bateau-hôpital « l'Orel ». *Caducée*, 14 octobre 1904.
[2] Tessier, *médecin sanitaire maritime*. Croix-Rouge. Caducée, 4 juin 1904.

Ici nous devons placer une incidente sur le principe même de cette Institution due, comme nous l'avons déjà dit, entièrement à la charité. La loi française impose aux armateurs l'obligation de traiter à leurs frais durant quatre mois tout marin du commerce tombé malade à leur service. Certes, il est difficile à un armateur de pêche de fournir à son équipage des soins médicaux sur les lieux du travail; il était autrefois prescrit d'embarquer sur les goélettes un étudiant en médecine, mais on a dû abolir cette obligation, non pas tant à cause des frais qu'elle entraînait qu'en raison de la difficulté de recruter ainsi un personnel médical compétent. Aujourd'hui la situation s'est modifiée, et sur les lieux de pêche l'initiative privée a placé un hôpital convenablement aménagé et pourvu d'un personnel médical éprouvé. Malheureusement les fonds mis à la disposition des OEuvres de mer par la générosité publique sont assez restreints et leur peu d'élévation limite étroitement l'action bienfaisante de cette Société. Or, l'armateur est légalement obligé de subvenir au traitement médical de ses marins, et d'autre part, sur les lieux de pêche, un navire-hôpital complètement organisé existe; combien est-il donc regrettable que les armateurs ne soient pas astreints à rémunérer la Société des OEuvres de mer comme ils rémunèrent les hôpitaux municipaux auxquels ils confient leurs hommes malades. Une telle tactique, si elle était adoptée, permettrait à cette Société d'étendre son action et de consacrer à des œuvres de bienfaisance — distribution de vêtements, de livres, secours aux naufragés — les fonds qui lui sont confiés par la charité publique.

La Société des OEuvres de mer a armé, successivement, plusieurs navires-hôpitaux : les trois premiers étaient à voiles et le dernier, le seul existant aujourd'hui, est un bateau mixte, le *Saint-François-d'Assise*, construit en 1900, d'une jauge de 600 tonneaux et d'une vitesse de 8 nœuds.

Nous décrirons successivement à bord du *Saint-François-*

d'Assise les parties situées au-dessus ou en dessous du pont.

Au-dessus du pont et sur l'avant, on trouve d'abord le gaillard, puis l'étuve à désinfection et la descente du poste où sont placés les naufragés lorsque le navire-hôpital en recueille. Au milieu de ce pont s'élève un roof qui comprend la chambre de consultations ; étant donnée la malpropreté des pêcheurs, cette salle permet de nettoyer un peu les entrants avant de les admettre dans l'hôpital proprement dit.

Au-dessous du pont et à la partie médiane du navire en avant de la machine, l'hôpital comprend tout d'abord une première salle d'isolement renfermant 14 lits et, dans un local annexe, une baignoire et les water-closets. Dans la grande salle sont disposés : 16 couchettes à roulis, 4 hamacs et 4 couchettes fixes ; on peut donc y recevoir 24 malades. A proximité de ce local sont reléguées : la pharmacie, la lingerie et la chambre de l'infirmier.

Les communications sont organisées de telle sorte qu'on peut circuler dans tout le navire en dessous du pont en cas de gros temps ; enfin, le *Saint-François-d'Assise* est entièrement chauffé à la vapeur.

Voici quelques chiffres donnant une idée des services rendus par le *Saint-François-d'Assise* durant ses campagnes de 1905 et de 1906 :

1° *Campagne d'Islande.*

	1905	1906
Navires ayant demandé le médecin.	44	50
Consultations ou petites interventions	70	89
Malades hospitalisés.	5	8
Journées d'hôpital.	91	60

2° *Campagne de Terre-Neuve.*

	1905	1906
Navires ayant demandé le médecin.	249	»
Consultations ou petites interventions	328	227
Malades hospitalisés	64	63
Journées d'hôpital	985	904

Les OEuvres de mer ont assumé une tâche délicate, elles ont apporté de grands soulagements à nos marins pêcheurs qui leur réservent toute leur gratitude. Sans nous préoccuper du côté confessionnel de cette œuvre, nous ne pouvons qu'en admirer les résultats incontestables. N'est-il pas regrettable que le monde de l'armement n'offre pas d'une manière plus large, à une œuvre aussi intéressante, les subsides pour mener à bien une tâche dont les frais sont très élevés?

CHAPITRE IV

TYPES PARTICULIERS

I. Généralités. — II. Paquebots-yachts. — III. Bateaux-cables. — IV. Navires a pétrole. — V. Navires sauveteurs.

I. Généralités. — Le navire de commerce étant en quelque sorte l'habitation maritime, il s'ensuit que des types nombreux se rencontrent dans la marine marchande et que de nouveaux peuvent surgir chaque jour pour répondre à des nécessités récentes. Mais si ces types sont divers par leurs affectations spéciales, il n'en est pas moins vrai que, dans leurs grandes lignes, ils se ressemblent en général et que seules des questions de détail en font varier l'organisation primitive. Sans vouloir étudier tous ces types particuliers nous en passerons quelques-uns en revue pour signaler les points intéressant l'hygiéniste.

II. Paquebots-yachts. — L'attraction qu'exercent de plus en plus les choses de la mer et les voyages lointains sur les populations du continent ont incité quelques Sociétés à créer des navires destinés à recevoir un certain nombre de touristes accomplissant en commun un voyage de circumnavigation dont l'itinéraire varie. Ces navires conduisent leurs hôtes tantôt sur les côtes de la Norvège jusqu'au Cap Nord, tantôt vers les rives ensoleillées des Açores ; d'autres parcourent la Méditerranée et les pays d'Orient ; il en est enfin qui promènent leurs passagers sur toutes les plages françaises et anglaises de la Manche et de l'Océan.

Notre pays ne possède jusqu'à présent qu'un seul navire du type paquebot-yacht : c'est l'*Ile-de-France* appartenant à la Société Générale de Transports maritimes et exclusivement affectée aux croisières organisées par la *Revue Générale des Sciences*. L'*Ile-de-France* jauge 3 487 tonneaux, elle a une vitesse de 14 nœuds et peut recevoir 214 touristes. Les cabines, suivant leur prix de location, contiennent 1, 2 ou 3 lits. Chaque cabine renferme un mobilier plus complet que celui des paquebots ordinaires, des lampes électriques, un ventilateur et un appareil de chauffage à vapeur. Les installations hygiéniques les plus modernes existent à bord de ce navire qui comprend même un appareil à sulfuration. Enfin, durant ses croisières, l'*Ile-de-France* ne prend aucune marchandise.

Après cette description il est inutile d'ajouter qu'au point de vue de l'hygiène, aucune considération spéciale ne mérite d'être soulignée à bord de ces paquebots-yachts ; celui dont nous venons de parler, comme ceux qui pourraient lui faire une concurrence ultérieure, présentent ou présenteront à cet égard toutes les garanties voulues, exigées d'ailleurs par leur clientèle spéciale. Il en est de même pour les types similaires, qui existent à l'étranger, tels que le *Meteor* de la Hamburg-Amerika-Linie.

Cependant nous devons faire une restriction assez importante : quelques industriels ont songé, non plus à effectuer des croisières de plaisance, mais des croisières de santé. Ils ont pensé qu'il y aurait avantage à conduire pendant l'hiver certains convalescents jusque dans les climats chauds, aux îles Açores, par exemple. Si dans la convalescence de plusieurs affections une semblable traversée offre quelques avantages au malade, il en est d'autres, par contre, où le voyage ne peut apporter qu'une cause d'aggravation.

Un malade ne saurait donc s'engager dans cette voie qu'après un avis motivé de son médecin. Une règle subsiste toutefois : aucun tuberculeux ne doit monter à bord. Nous avons déjà mis en lumière que les voyages en mer, même pour les passagers, sont nuisibles aux tuberculeux ; d'autres médecins peut-être ne partagent point notre manière de voir. Mais ce n'est point cette divergence d'opinion qui nous fait intervenir ici : les conditions toutes particulières de la vie de bord permettent à la contagion d'y exercer une action plus intense que partout ailleurs. Si l'on ajoute que les passagers embarqués sur ces navires sont tous des convalescents, c'est-à-dire des personnes affaiblies par une maladie récente — et non encore peut-être complètement disparue — on concevra que la contamination puisse s'étendre rapidement sur des organismes débilités. Qui voudrait recourir à un semblable mode de cure doit prendre souci des faits que nous signalons ici.

III. BATEAUX-CABLES. — On désigne sous le nom de bateaux-câbles les navires chargés de la pose, de l'entretien et de la réparation des câbles télégraphiques sous-marins. Quelques-uns de ces navires sont d'anciennes unités de la flotte de commerce qui ont été transformées ; d'autres ont été construits spécialement en vue de cette affectation. Ces bateaux ne diffèrent point des cargo-boats que nous avons décrits. Au lieu de marchandises, leurs cales contiennent de vastes cuves dans lesquelles sont enroulés les câbles télégraphiques. On rencontre à leur bord des ateliers destinés à pourvoir aux réparations ; enfin, l'équipage est plus nombreux que sur les navires de commerce, puisqu'il comprend, outre le personnel de la navigation, des ingénieurs et des ouvriers électriciens.

Les bateaux-câbles font souvent d'assez longs séjours à la mer lorsqu'ils éprouvent quelque difficulté soit à relever un

câble rompu, soit à le réparer Mais comme les vivres y sont
en général excellents et abondants, et les logements spacieux,
les équipages n'ont point à souffrir de ces stations prolongées.

Ces navires n'appellent donc point l'attention au sujet de
leur hygiène intrinsèque ; par contre, les travaux exécutés
à bord sont quelquefois dangereux et entraînent des accidents du travail. L'organisation du service médical doit être
surveillée d'une façon spéciale. Les compagnies exploitant
ces navires pour l'entretien et la pose de leurs câbles appro-
visionnent largement leurs bateaux au point de vue pharmaceutique ou chirurgical. Mais elles n'apportent pas toujours le même soin au recrutement de leur personnel médical ; nous nous souvenons qu'il y a quelques années un de
ces navires a pu partir ayant à bord, comme médecin, un
étudiant en médecine étranger. Le nombre des personnes
embarquées sur les bateaux-câbles étant inférieur à 100, il
n'existe pas, en ce cas, de contrôle des autorités sur les
titres du médecin choisi par la société. Ce recrutement souvent défectueux est dû à la modicité des appointements
offerts. Le règlement d'administration publique du 21 septembre 1908 n'a pas envisagé ce point spécial.

IV. Navires a pétrole. — Les huiles de pétrole sont transportées par des navires qui reçoivent des aménagements spéciaux. Toute une série de cloisonnements délimitent, dans
l'intérieur du bateau, un certain nombre de compartiments
qui portent le nom de citernes. Cette organisation a pour but
d'assurer la stabilité du navire ; si en effet le liquide dont ils
sont chargés se trouvait en grande masse à l'intérieur des
cales, dans les coups de roulis ou de tangage il se porterait
soit à l'avant ou à l'arrière, soit à tribord ou à bâbord, et ne
permettrait pas au navire de se relever après le passage de
chaque lame. Les compartiments sont complètement remplis

de pétrole afin d'éviter le ballottement du liquide, mais comme une partie de celui-ci se transforme en émanations gazeuses on dispose de place en place des compartiments vides — dits chambres d'expansion — où se collectent ces gaz.

Pendant longtemps ce furent des navires à voiles qui étaient chargés du transport des pétroles ; on jugeait imprudent de placer une machine à vapeur, c'est-à-dire un foyer permanent, à proximité d'une matière aussi inflammable que le pétrole. Mais bientôt une solution nouvelle de la question devint nécessaire, car les transports à voiles étaient trop lents. Les ingénieurs ont eu recours, pour l'utilisation de la vapeur, à un dispositif spécial. La machine, et par conséquent les foyers, ne sont plus ici placés au milieu du navire ; ils sont relégués à l'arrière, de sorte que nous rencontrons sur les navires à pétrole deux sections absolument séparées : la première reçoit le chargement, la seconde les appareils moteurs.

Cependant à bord de types très récents — construits en 1908 — on a abandonné cette division. La machine, comme sur les autres navires, est située au milieu de la coque, elle est isolée du chargement par quatre cloisons étanches, dont deux à l'avant et deux à l'arrière ; ces dernières sont séparées l'une de l'autre par un espace libre d'environ 1 m. 50 de large pouvant être instantanément noyé d'eau.

Il ne paraît pas que la présence d'une grande masse de pétrole à bord de ces navires ait eu, jusqu'ici, une influence nocive sur les équipages ; seule, une odeur désagréable règne ; elle constitue un inconvénient et non pas un danger pour la santé. L'odeur est même peu sensible à bord des navires qui sont largement lavés tous les matins. Un dispositif spécial permet aussi de l'atténuer : un tuyau, partant des chambres d'expansion, monte le long de chacun des mâts jusqu'à une hauteur d'environ 5 mètres ; il est recourbé à

son extrémité derrière laquelle s'étale un écran métallique
d'environ 1 mètre de diamètre. Les gaz malodorants s'échappent par ce tuyau et l'écran a pour effet, pendant la marche
du navire, de les repousser à droite et à gauche sans qu'on
puisse percevoir leur odeur à bord.

Au moment du déchargement et surtout lors du nettoyage des citernes, des précautions particulières doivent
être prises afin d'éviter des accidents quelquefois assez
graves [1]. Avant de commencer le déchargement on doit ventiler les cales avec soin; quand un réservoir est vide jamais
un matelot ne doit y descendre avant qu'on y ait pratiqué
une active ventilation; enfin, au moment de cette opération des hommes doivent se tenir prêts à porter secours, en
cas de besoin, à celui qui est chargé du nettoyage.

Pour réparer les navires à pétrole ou les utiliser au transport d'une autre marchandise, il est nécessaire de faire disparaître l'odeur qui s'attache à eux; on envoie dans les
cales une injection de vapeur d'eau, puis on lave largement
et enfin on passe une couche de lait de chaux sur les parois.
Cette méthode réussit bien lorsqu'il s'agit de transport de
pétrole raffiné; elle est moins parfaite avec le pétrole brut.
Pour ce dernier, une ventilation énergique — qui doit se
prolonger quelquefois pendant huit jours — est indispensable.

V. Navires sauveteurs. — Certaines sociétés — en général
danoises — entretiennent dans les ports les plus fréquentés
du globe des bateaux spéciaux destinés à opérer le sauvetage
des navires de commerce échoués ou victimes d'une avarie
grave.

Ces navires sauveteurs sont en général du type d'un fort
remorqueur, garnis de grosses doublures en bois, munis de

---

[1] Mabille, Dunay-Soler et Tronchet. Note sur l'ivresse pétrolique. *Revue
d'hygiène*, mars 1896.

machines très puissantes et sont construits sur un modèle
très marin. A bord de ces navires on trouve tout l'outillage
nécessaire pour opérer des sauvetages : pompes d'épuisement à gros débit, jeux de scaphandres, ancres, cordages,
en un mot tous les apparaux utilisés pour le mouillage,
le déhalage et le remorquage des navires.

Étant donné que les hommes sont peu nombreux à bord,
qu'on les choisit robustes et que leur service est discontinu,
l'état hygiénique de ces équipages est toujours excellent. Mais
dans les cas où leur intervention devient nécessaire leur
travail est très rude et les accidents ne sont pas rares.

CHAPITRE V

TRANSPORTS D'ANIMAUX

I. Animaux vivants. — II. Animaux morts

I. Animaux vivants. — Dans les chapitres précédents, il a été question, à plusieurs reprises, des animaux embarqués ; à propos de l'alimentation, nous avons insisté sur les précautions à prendre au moment de leur embarquement, sur les soins nécessaires en cours de voyage, sur l'indispensable propreté des locaux qui leur sont affectés. Ceux-ci sont généralement situés vers l'avant du navire, proches du poste d'équipage des hommes du pont ; quelquefois ils se trouvent à l'extrémité opposée sous le gaillard d'arrière. Aucune promiscuité ne doit exister entre eux et les habitations humaines, à cause des déchets, des odeurs qui se dégagent, surtout dans les climats chauds, des volières, des basses-cours, et enfin en raison des contagions de maladies infectieuses communes aux hommes et aux animaux.

Lorsqu'il ne s'agit que d'animaux destinés à l'usage alimentaire du bord, leurs installations sont fixes et permanentes ; les commissions de recette des navires peuvent donc juger de leurs conditions hygiéniques et ordonner les modifications que comporte la sécurité des équipages et des passagers. Aucun règlement n'interdit le transport simultané des animaux et des passagers ; il peut donc arriver, et il arrive souvent, que des animaux sont embarqués sur le pont et dans les entreponts des navires où logent d'assez nombreux passagers ; nous avons parlé de cette pratique au chapitre des « Conditions générales de sécurité pendant les voyages en mer » ; elle n'est guère défendable. — Parfois on peut invoquer en faveur de son maintien des raisons de force majeure, à propos des expéditions coloniales, par exemple, comme dans le cas du *Turenne*, dont nous avons parlé plus haut. Il ne faut attribuer à ces prétextes que leur simple valeur : rien n'empêche de catégoriser les transports, et de ne laisser embarquer sur les navires destinés aux animaux que le nombre d'hommes nécessaire pour les soigner, sans oublier de fixer les conditions de logement de ces hommes. C'est au fréteur, qui dans l'espèce est l'État, d'exiger toutes les références désirables de la part de l'armement. Pour les frets libres, consentis entre armateurs et chargeurs particuliers, les transports d'animaux ne doivent être autorisés que sur des cargo-boats sans passagers, et dont les locaux d'équipage sont mis à l'abri des inconvénients spéciaux à ce genre de transports.

Les marines marchandes étrangères possèdent quelques grands navires spécialement destinés aux transports des animaux : leurs installations ont été prévues dans ce but déterminé ; elles sont disposées dans les entreponts, sur le pont, et comportent des superstructures appropriées ; seules leurs cales, recouvertes de parois étanches, sont destinées à la marchandise lourde servant de lest. — On ne peut ranger dans cette catégorie les nombreux navires français qui transportent pendant la belle saison un si grand nombre de moutons des divers ports de l'Algérie à Marseille ou à Cette ; ils n'ont en effet que des installations provisoires, ils prennent des passagers de toutes classes, autant qu'ils en trouvent ; la tolérance dont ils profitent ne peut s'excuser que par le peu de durée de la traversée, qui diminue les inconvénients du voyage et leurs conséquences. Les passagers supportent ainsi de déplorables conditions d'hygiène, qu'ils acceptent en considération de l'exiguïté des prix de passage. Ces navires prennent des surcharges d'animaux toutes les fois que les chargeurs ne s'y opposent point; et ils sont bien obligés de s'accommoder de ce qu'on leur offre quand leurs animaux sont rendus sur les quais et prêts pour l'embarquement.

Pour les navires étrangers spécialement emménagés pour ce trafic, les abus sont enrayés par les contrats d'affrètement passés entre chargeurs et armateurs, dont certaines clauses sont sévères à cause de la valeur marchande des animaux. Entre la France et l'Algérie on tient moins compte de cette considération, la valeur des animaux étant moindre, surtout quand il s'agit de moutons, comme c'est généralement le cas, et aussi parce que l'on a l'habitude de faire fond sur les circonstances favorables des traversées. Comment s'étonner dès lors que certains voyages soient désastreux, malgré toutes les mesures prises par les capitaines, lesquels sont intéressés aux résultats par des primes offertes à la fois par l'armement et par les chargeurs? Aussi arrive-t-il que, pour sauvegarder les animaux, on fait rester les passagers en mer quelquefois pendant vingt-quatre heures de plus qu'il ne faudrait.

Un autre inconvénient, et non des moindres, pour ces tranports mixtes résulte des difficultés qu'ils ont à vaincre pour rétablir sur le bateau une propreté suffisante dans le court laps de temps qui sépare le débarquement des animaux du moment où le navire doit reprendre la mer. Ainsi, à Marseille, ces navires ne séjournent souvent qu'une douzaine d'heures : arrivés le matin, ils repartent dans la soirée du même jour après avoir accompli la tâche de désinfecter et d'approprier leurs locaux, de faire leur charbon, de reprendre charge, de remettre en état les emménagements affectés aux passagers. Les dispositions du règlement de la police sanitaire des animaux leur sont applicables ; mais comme ils les exécutent sommairement, il arrive que les vétérinaires de service leur refusent parfois les certificats de désinfection, sans lesquels ils ne peuvent entreprendre à nouveau aucune opération commerciale : nous donnons ci-après le texte de cette réglementation.

Elle s'inspire surtout des principes de la défense sanitaire du pays contre les épizooties ; elle peut être renforcée par des décrets, temporairement mis en vigueur, et défendant l'accès de nos ports à tous animaux provenant d'une région où sévit notoirement une épizootie : la fièvre aphteuse plus que les autres maladies infectieuses des animaux est d'ordinaire l'occasion de ces mesures prohibitives.

Pour les transports à longues distances, les mesures prophylactiques les plus efficaces consistent à assurer à bord une hygiène rigoureuse et rationnelle des animaux embarqués. Comme celle de tous les êtres vivants, cette hygiène édicte un certain nombre de préceptes :

1° Attribution à chaque animal d'un espace suffisant, variable suivant les espèces ; le gouvernement français exige 6 mètres cubes par gros animal (mulets). Voir : Charte-partie d'affrètement du *Turenne* ;

2° Aération, ventilation et propreté convenables des locaux ; — protection contre les intempéries et le soleil ;

3° Alimentation rationnelle et suffisante. — Distribution abondante d'eau douce pour l'alimentation et la propreté corporelle des animaux ;

4° Assurance de soins vétérinaires par un homme de l'art compétent, accompagnant le convoi et disposant d'un personnel, d'un matériel et de locaux d'isolement et d'infirmerie ;

5° Visite rigoureuse à l'embarquement permettant d'éliminer tous les sujets suspects.

Ces règles sont officiellement codifiées et strictement appliquées dans tous les ports d'embarquement des pays de grand élevage. A leur observance les expéditeurs trouvent un intérêt majeur, d'abord parce qu'elles leur offrent une garantie plus grande de l'arrivée à bon port de leurs convois, ensuite parce que les animaux se présentant en meilleur état sur les marchés de destination, leur vente est plus avantageuse et la réputation de la race se maintient à une cote plus élevée. Cette réglementation n'interdit pas aux chargeurs d'attribuer au personnel du navire des primes, proportionnelles au nombre d'animaux arrivant en bon état; mais ces encouragements ne sont à côté des dispositions légales que d'une efficacité secondaire.

POLICE SANITAIRE DES ANIMAUX

MINISTÈRE DE L'AGRICULTURE

ARRÊTÉ CONCERNANT LA DÉSINFECTION DU MATÉRIEL EMPLOYÉ AU TRANSPORT DES ANIMAUX PAR TERRE ET PAR EAU.

Le ministre de l'Agriculture,

Vu la loi du 21 juillet 1881, sur la police sanitaire des animaux, aux termes de laquelle les entrepreneurs de transports par terre et par eau doivent, en tout temps, désinfecter le matériel ayant servi à transporter des animaux ;

Vu le décret du 28 juin 1882, portant règlement d'administration publique pour l'exécution de la dite loi ;

Vu le décret du 28 juillet 1888 et l'arrêté ministériel en date du même jour, rendu pour son exécution ;

Vu l'arrêté du 12 mai 1883 concernant la désinfection du matériel employé au transport des animaux par terre et par eau ;

Vu l'avis du comité consultatif des épizooties ;

Sur le rapport du Directeur de l'Agriculture,

Arrête :

CHAPITRE PREMIER. — *Transports par terre.*

ARTICLE PREMIER. — Tout entrepreneur de transports par terre est tenu de désinfecter immédiatement après le déchargement les véhicules ayant servi à transporter des bêtes bovines et autres espèces de ruminants (moutons, chèvres, etc.), des chevaux, ânes, mulets et porcs.

ART. 2. — La désinfection est faite, au choix de l'entrepreneur, au moyen de l'un des désinfectants suivants :

Le bichlorure de mercure en solution à un pour mille additionné d'acide chlorhydrique à cinq pour mille ;

L'hypochlorite de soude commercial au dixième, c'est-à-dire un litre d'hypochlorite avec neuf litres d'eau ;

Le lait de chaux préparé au moment de l'emploi avec de la chaux vive dans la proportion de 10 p. 100 ;

L'eau bouillante projetée à l'aide de la vapeur sous pression.

La désinfection comprend les opérations ci-après :

1° Retirer des véhicules la litière et les déjections abondamment arrosées au préalable avec l'une des trois solutions désinfectantes désignées ci-dessus ;

2° Détacher du plancher et des parois à l'aide d'un racloir et d'un crochet appropriés les matières adhérentes à la surface ou qui remplissent les joints des planchers et balayer ces immondices ;

3° Après ces opérations, procéder au lavage à grande eau du plancher et des parois de manière à ne laisser subsister aucune trace de déjection. Le lavage doit s'étendre à l'intérieur et à l'extérieur du véhicule ;

4° Lorsque le véhicule sera suffisamment ressuyé, badigeonner le plancher et les parois avec l'une des trois solutions désinfectantes indiquées ci-dessus ou les soumettre à l'action de l'eau bouillante projetée comme il est dit ci-dessus.

ART. 3. — Tout véhicule dans lequel, au moment de la visite à l'entrée en France, est constatée la présence d'un ou de plusieurs animaux atteints de maladie contagieuse, ne peut pénétrer plus avant sur le territoire français qu'après avoir été soumis à une désinfection complète. Cette opération a lieu sous la direction du vétérinaire préposé à la visite.

Quant aux animaux, il leur est fait application des dispositions du décret du 22 juin 1882 et de l'arrêté du 28 juillet 1888.

CHAPITRE II. — *Transports par eau.*

ART. 4. — Tout bateau ou navire ayant servi à transporter des bêtes bovines et autres espèces de ruminants (moutons, chèvres, etc.), des chevaux, ânes, mulets et porcs, est désinfecté immédiatement après le débarquement des animaux.

ART. 5. — La désinfection s'applique aux places occupées ou parcourues par les animaux et aux objets à leur usage. Elle a lieu conformément aux prescriptions de l'article 2.

ART. 6. — Les pontons, passerelles et tous appareils ayant servi au débarquement sont désinfectés d'après les mêmes procédés.

ART. 7. — Après chaque arrivée et chaque départ, les quais et les emplacements destinés à recevoir les animaux sont désinfectés par l'enlèvement des déjections, le lavage à grande eau suivi d'un balayage à fond, puis par l'arrosage avec l'une des trois solutions désinfectantes indiquées à l'article 2.

ART. 8. — Dans les ports de mer, les opérations de désinfection ont lieu sous la direction des vétérinaires chargés de la visite des animaux.

ART. 9. — L'arrêté du 12 mai 1883, ci-dessus visé, est et demeure rapporté.

ART. 10. — Les Préfets des départements sont chargés, chacun en ce qui le concerne, de l'exécution du présent arrêté qui sera publié et affiché.

Fait à Paris, le 1er avril 1898.

J. MÉLINE.

Le texte ci-dessus a été rapporté par un arrêté ultérieur en date du 11 juin 1903[1], en ce qui concerne le transport des animaux par terre. Son article 5 précise le *modus operandi* de la désinfection, et se substitue aux termes de l'article 2 de l'arrêté du 1er avril 1898. Les dispositions de cet article sont applicables à la désinfection des bateaux ; en voici la teneur :

ART. 5. — La désinfection est faite au choix des Compagnies :

1° Soit avec du lait de chaux préparé au moment de l'emploi avec de la chaux vive dans la proportion de 10 p. 100 ;

2° Soit avec des hypochlorites de soude ou de potasse commerciaux étendus au dixième, c'est-à-dire un litre d'hypochlorite titrant au moins 5 degrés chlorométriques additionné de 9 litres d'eau ;

3° Soit avec de l'eau bouillante projetée à l'aide de la vapeur sous pression.

Lorsqu'il sera fait usage de la solution désinfectante, cette solution devra toujours être appliquée au moyen d'un fort brossage, ou projetée sous pression à l'aide d'un pulvérisateur ou de tout autre appareil

Le nettoyage et la désinfection comprennent les opérations ci-après :

A) Retirer des wagons ou fourgons la litière et les déjections abondamment arrosées au préalable avec le désinfectant ;

B) Détacher du plancher et des parois, à l'aide d'un racloir ou d'un crochet appropriés, les matières adhérant à leur surface ou remplissant les joints, et balayer ces immondices ;

C) Enlever toutes les longes, cordes, etc., ayant servi à attacher les animaux ;

D) Après ces nettoyages, procéder avec de l'eau en pression au lavage et au brossage des volets et de leur entourage, des barreaux de claire-

---

[1] Voir *Journal officiel* de cette date.

voie, des boucles et anneaux qui servent à attacher les animaux, des parois et du plancher du wagon, en un mot de toutes les parties qui peuvent avoir été souillées par les déjections ou la bave des animaux transportés, de manière à ne laisser subsister aucune trace de déjection ou de litière. — Le lavage doit s'étendre à l'intérieur et à l'extérieur des wagons ;

E) Lorsque le wagon ou le fourgon est suffisamment ressuyé, soumettre à l'action de l'eau bouillante ou du désinfectant appliqué comme il est dit ci-dessus, ou bien badigeonner au lait de chaux : planchers, parois, portes, volets et leur entourage, barreaux de claires-voies, boucles en fer, etc., en somme toutes les parties de l'intérieur qui peuvent avoir été contaminées par la bave ou les déjections des animaux ;

F) Pour les wagons-écuries, le lavage doit porter non seulement sur les parois de ces wagons mais aussi sur les râteliers, matelas des stalles et tous accessoires tels que : portails, licols, longes, sangles, etc.

La désinfection sera limitée aux parties qui peuvent être atteintes par la bouche des animaux, râteliers et tous accessoires, portails, licols, longes, etc.

Quant à la police sanitaire maritime proprement dite, applicable à la réception des animaux, ses règles sont déterminées par les trois premiers paragraphes de l'article 76 du règlement du 4 janvier 1896.

Art. 76. — Les animaux vivants autres que les bestiaux ou ceux visés par la loi du 21 juin 1881 sur la police sanitaire des animaux domestiques peuvent être l'objet de mesures de désinfection.

Des certificats d'origine peuvent être exigés pour les animaux embarqués sur un navire provenant d'un port au voisinage duquel règne une épizootie.

Des certificats analogues peuvent être délivrés pour des animaux embarqués en France ou en Algérie.

Enfin, un décret de date plus récente (1906) a interdit l'introduction sur le territoire français de toute espèce de rongeurs.

Animaux morts. — Des animaux abattus il est retiré deux sortes de produits : les viandes destinées à la consommation alimentaire, et les débris impropres à la consommation, mais utilisables par les diverses industries. Ces produits forment donc deux catégories de marchandises transportables et offrent un intérêt pour l'hygiène du navire et celle des ports de destination.

Le règlement du 4 janvier 1896 détermine les règles applicables aux débris d'animaux :

ART. 71. — Les peaux brutes, fraîches ou sèches, les crins bruts et en général tous les débris d'animaux peuvent, même en cas de patente nette, être l'objet de mesures de désinfection que détermine l'autorité sanitaire.

Lorsqu'il y a à bord des matières organiques susceptibles de transmettre des maladies contagieuses, s'il y a impossibilité de les désinfecter et danger de leur donner la libre pratique, l'autorité sanitaire en ordonne la destruction, après avoir constaté par procès-verbal, conformément à l'article 5 de la loi du 3 mars 1822, la nécessité de la mesure et avoir consigné sur ledit procès-verbal les observations du propriétaire ou de son représentant.

ART. 76. . . . .

Lorsque des cuirs verts, des peaux ou des débris frais d'animaux sont expédiés de France ou d'Algérie à l'étranger, ils peuvent, à la demande de l'expéditeur, être l'objet de certificats d'origine délivrés d'après la déclaration d'un vétérinaire assermenté.

Après déchargement de marchandises ainsi traitées, l'autorité sanitaire doit ordonner la désinfection complète du navire. Celle-ci se fera par les mêmes procédés que ceux ordonnés pour la désinfection des navires ayant transporté des animaux vivants.

Les produits d'animaux morts, réservés à la consommation alimentaire, prêtent à des considérations différentes, suivant qu'ils sont contenus dans des enveloppes imperméables et closes ou embarqués sans un revêtement de protection suffisante.

Les premiers, barils de salaisons, terrines de saumures, boîtes de conserves, etc., ne sont pas, en tant que marchandises, particulièrement dangereux ; ils ne présentent des inconvénients que si l'étanchéité des récipients est douteuse ou supprimée par quelques manipulations ou par un vice d'arrimage. Subtances de consommation pendant les traversées, elles prêtent à des examens de contrôle lors de l'ouverture des boîtes et de la distribution aux passagers ou aux équipages.

Nous ne reviendrons pas sur la conservation en glacière des viandes abattues pour l'usage du bord et ne dirons qu'un mot des bateaux frigorifiques, qui représentent un nombre assez respectable d'unités dans les diverses flottes marchandes du monde. Certaines compagnies françaises ont fait disposer des installations de ce genre dans des compartiments de quelques-uns de leurs navires (Chargeurs-Réunis).

On aura idée de l'importance de ces sortes de transports, destinés, pour la majeure partie, à la Grande-Bretagne, par le tableau ci-dessous, que nous empruntons à un article de M. R. Balfour, ingénieur-inspecteur du Lloyd Register, et publié dans la *Revue de la Marine Marchande* du 6 octobre 1904 :

NOMBRE DE CARCASSES IMPORTÉES EN ANGLETERRE

Années	Nouvelle-Zélande	Plata	Australie	Totaux
1880. . . .	»	»	400	400
1885. . . .	492.259	190.571	95.051	777.891
1890. . . .	1.533.393	1.196.531	207.984	2.937.908
1902. . . .	3.668.061	2.827.496	724.297	7.219 854

Il n'est question dans ce tableau que de carcasses de mouton congelées : il se fait en même temps un commerce étendu de bœufs, de lapins, de produits laitiers, de fruits, etc. Son importance s'est beaucoup accrue depuis 1904, pour La Plata, notamment, où se sont créés plusieurs établissements d'abatage et de congélation, en vue d'exportation : ce négoce prend une incroyable extension.

En 1902 la *Revue de Wedel* publiait une liste des steamers

ayant des cales spécialement emménagées en chambres frigorifiques : leur nombre était de 147, leur capacité de 8 377 400
carcasses; 10 autres navires étaient en construction avec une
capacité de 852 000 carcasses : l'un d'entre eux pouvait en
prendre jusqu'à 130 000 par voyage.

Le principe de ces installations est la réfrigération de l'air
à la partie supérieure des compartiments: augmentant de
densité, l'air tend à déplacer les couches sous-jacentes,
qui elles-mêmes viennent au contact du réfrigérant pour
déplacer à leur tour les couches inférieures; il s'établit de
la sorte un courant d'air perpétuel de haut en bas et de bas
en haut des compartiments, et la température se répartit,
égale, dans toute la capacité du local. — Le froid est
produit par une machine centrale, dont les systèmes sont
variables: machines à air, machines à ammoniaque, machines
à acide carbonique; il y a aussi quelques machines à chlorure
de méthyle et à acide sulfureux. La machine centrale envoie
le milieu réfrigérant dans un tuyautage aboutissant à toute
une batterie de tuyaux disposés au plafond des compartiments;
à l'issue de cette batterie le milieu réfrigérant reprend par un
tuyau de rappel le chemin de la machine centrale, où il est
soumis de nouveau à l'action du froid avant d'être remis en
circulation. Ce milieu réfrigérant diffère de nature suivant
le système de la machine centrale : avec les machines à air
c'est de l'air froid; avec les machines à ammoniaque et à
acide carbonique c'est une solution de chlorure de calcium : sa circulation est activée par des ventilateurs quand
le milieu qui propage le froid est à l'état de gaz, par des
pompes quand c'est un liquide.

Un minimum de déperdition du froid dans les compartiments
est assuré par les revêtements spéciaux de leurs cloisons,
revêtements qui consistent le plus souvent en un double
plancher de bois chevillé sur les membrures et séparé des
tôles du bordé par un espace vide. Cet espace est bourré d'une

substance homogène et isolante : le charbon en paillettes (flake charcoal) et le « silicate cotton » sont les plus employés dans les grandes industries; pour les petites installations d'autres substances telles que le feutre, le crin de vache, le liège granulé, la pierre ponce, ont été utilisées.

Pendant la durée des voyages les compartiments doivent rester hermétiquement clos, ou en tous cas être ouverts le moins souvent possible. — Au débarquement tout échantillon avarié ou douteux doit être rejeté. Nous avons dit ailleurs ce qu'il fallait penser de la viande congelée au point de vue de sa valeur nutritive; mais de toutes façons la destination même des locaux dont nous venons de parler indique assez combien doit être rigoureuse leur propreté avant et après déchargement.

Il est un autre mode de conservation et de transport de la viande abattue que nous devons signaler ici et qui est surtout usité dans l'Amérique du Sud pour l'envoi des viandes de La Plata (République Argentine et Uruguay) dans les provinces Nord du Brésil. — Après abatage les animaux sont dépecés, désossés, et les masses musculaires, taillées en tranches dans le sens de la longueur des fibres, sont salées et mises à sécher sur des cordes tendues dans des endroits. exposés au soleil ; quand la dessiccation est suffisante, elles sont réunies en ballots d'un demi-mètre cube environ, enveloppées de toile d'emballage. Ces préparations s'effectuent dans des établissements spéciaux dénommés « saladeros »; les viandes ainsi obtenues sont appelées « tassajo » ou « carne secca ». — Certains navires, et, parmi les français, ceux des Chargeurs-Réunis, des Transports Maritimes, des Messageries Maritimes plus particulièrement, en prennent parfois d'importantes cargaisons. Cette viande se conserve assez bien, mais elle rancit vive surtout dans les pays chauds et dégage une odeur *sui generis* fort désagréable, susceptible d'incommoder les hommes da l'équipage dans leurs postes et les passagers dans leurs locaux.

Les hygiénistes de la marine de commerce ne peuvent se désintéresser du problème du salage et du transport des morues à bord des voiliers de la Grande Pêche de Terre-Neuve et d'Islande ni de la question des appâts ou boëtte.

CHAPITRE VI

LA NAVIGATION A VOILES

I. Généralités. — Après l'essor qu'a pris la marine à vapeur à la fin du siècle dernier, on peut s'étonner qu'il existe encore une marine à voiles au long cours et que celle-ci tende toujours vers l'accroissement. C'est qu'il se trouve parmi les itinéraires maritimes certains parcours très longs, et que des marchandises de minime valeur payent un fret peu élevé, de sorte qu'il est parfois plus avantageux, au point de vue commercial, d'utiliser la voile de préférence à la vapeur. D'autres raisons moins durables[1] ont aussi incité les armateurs français à la construction de voiliers : le système des primes consacrées à ce genre de navigation, système d'ailleurs aboli.

Mais dans un avenir plus ou moins rapproché la marine à voiles — tout au moins au long cours — est destinée à disparaître. Les seuls voyages qu'elle puisse encore faire d'une manière rémunératrice pour les sociétés qui exploitent ce

---

[1] Ambroise Collin. La navigation commerciale au xix⁰ siècle.

genre de trafic, s'effectuent vers les côtes pacifiques des deux Amériques et les traversées de la Nouvelle-Calédonie, de l'Australie. Les voiliers suivent alors la route du Cap Horn ou celle du Cap de Bonne-Espérance. Si l'importance de la seconde de ces routes a considérablement diminué depuis l'ouverture du Canal de Suez, le percement de l'Isthme de Panama portera la dernière atteinte au choix de ces deux itinéraires. Par conséquent, lorsque les travaux de construction de ce canal seront terminés, la navigation à voiles au long cours cessera d'exister au moins dans la majeure partie de son importance.

Les chapitres que nous allons consacrer maintenant à la marine à voiles seront des plus brefs : ils doivent être non une répétition des précédents, mais un complément.

II. Les grands voiliers. — 1. *Les navires.* — Jadis les voiliers, comme les vapeurs, étaient en bois ; depuis un certain nombre d'années ils ont été construits en fer et en acier. Leurs dimensions restreintes se sont amplifiées et notre flotte à voiles comprend des types comme le *Quevilly*, la *Madeleine* et l'*Adolphe*, qui mesurent 105 mètres de long sur 14 mètres de large avec une surface de voilure de 4550 mètres carrés.

2. *Compartimentage des voiliers.* — Dans le sens de la longueur s'étendent de vastes compartiments, destinés à recevoir la marchandise ; sur le fond et sur les côtés de ceux-ci se voient les payols et les vaigrages, dont il a été question.

Les fonds du voilier diffèrent quelque peu de ceux du vapeur, surtout ceux du voilier en bois. Là existe encore le marais nautique, tel qu'il est décrit dans les anciens traités d'hygiène navale. L'épuisement des eaux qui s'accumulent au fond de la cale est tâche difficile sur le voilier car les pompes sont malaisées à mettre en jeu surtout quand le bord est privé de petite chaudière à vapeur, ou que celle-ci est éteinte, comme il arrive souvent à la mer. Les voiliers sont donc astreints à se munir de pompes à bras installées dans certaines conditions (art. 71 du règlement du 21 septembre 1908).

Les frets chargés d'ordinaire par les voiliers sont des charbons, des phosphates, des minerais, toutes marchandises emmagasinées en vrac et qui exigent un arrimage un peu spécial afin que leur déplacement, en cours de route, ne puisse pas nuire à la stabilité du navire.

3. *Les machines à bord des voiliers.* — Sur les grands voiliers, où la manœuvre exige un déploiement de force considérable, on a placé parfois de petites machines à vapeur qui actionnent les treuils, les guindeaux et les pompes.

4. *L'eau à bord des voiliers.* — L'approvisionnement d'eau est fait comme sur les vapeurs. Quelquefois les capitaines profitent encore des grandes pluies de la région intertropicale pour renouveler une provision insuffisante. Sur les grands types se trouvent des appareils de distillation. La présence de ces engins est devenue obligatoire (article 32 du règlement du 21 septembre 1908) quand il y a plus de 30 personnes à bord et qu'il existe une chaudière.

5. *Locaux d'habitation.* — Sur les anciens voiliers, les postes d'équipage se trouvaient relégués sous le gaillard d'avant. Sur les unités plus modernes, l'équipage est logé dans des roofs placés sur le pont. Le cubage d'air est en général suffisant, la lumière y pénètre puisque ces roofs ont toutes leurs faces libres et que leurs hublots peuvent être maintenus ouverts la plupart du temps. Un premier roof — roof misaine — est destiné aux hommes, un second — roof grand mât — est réservé aux maîtres. A l'arrière et sous la dunette, se trouvent les logements du capitaine, du

second et quelquefois des jeunes pilotins embarqués comme apprentis sur ces grands voiliers. Ce logement se compose d'une salle à manger centrale éclairée et aérée par une claire-voie donnant sur le pont ; elle est entourée de cabines prenant air et jour par des hublots extérieurs. En avant, on trouve les offices et les armoires contenant les vivres réservés a l'état-major.

6. *Couchage sur les voiliers.* — Le plus souvent les hommes fournissent eux-mêmes leur matériel de couchage. Si cette coutume est condamnable en principe, on doit au moins chercher à en pallier les mauvais effets par une surveillance stricte du matériel embarqué par les hommes et exiger d'eux qu'ils se munissent de tout ce qui leur est nécessaire.

7. *Les passagers à bord des voiliers.* — Lorsque les voyages sur mer s'effectuaient au moyen des voiliers, on réservait aux passagers des installations spéciales. A notre époque rares sont les voyageurs qui s'aventurent dans ce genre de navigation. Sur les voiliers anglais on rencontre encore parfois des amateurs curieux de spectacles nouveaux ou de sensations inédites. A bord des voiliers français le passager est presque inconnu ; le forçat libéré, revenant de la Nouvelle-Calédonie et dont la bourse est peu garnie, adopte quelquefois ce mode de retour vers la métropole ; ailleurs, l'administration coloniale confie à des voiliers le rapatriement de certains fonctionnaires, gardiens du bagne en général, qui sont atteints de lèpre à une période assez avancée pour que leur admission à bord d'un paquebot paraisse impossible. Inutile d'ajouter que les instructions nécessaires doivent être données au capitaine, pour qu'à l'arrivée le service sanitaire maritime soit prévenu et que la désinfection des locaux occupés par le malade soit pratiquée, comme celle de tout son matériel de couchage.

III. La vie a bord des voiliers. — 1. *Visite à l'embarquement.* — La visite des hommes au moment de leur embarquement doit être faite avec plus de soin encore que sur les vapeurs. En effet les travaux de force sont plus fréquents sur les voiliers que sur ces derniers navires, les conditions d'existence au point de vue de la nourriture sont souvent médiocres et la longueur des traversées use quelquefois les constitutions les plus robustes. Il importe donc à l'armateur que ses hommes soient tous vigoureux et en parfait état de santé[1].

2. *Emploi du temps.* — Lorsque le temps est propice à la navigation à voiles, les hommes ne sont pas surmenés ; ils s'occupent à bord aux travaux divers de matelotage, et ne font guère qu'une besogne d'entretien. Mais lorsque les vents sont contraires les manœuvres de voilure deviennent répétées et quelquefois dangereuses : les chutes du haut de la mâture ou des vergues jusque sur le pont ne se produisent que trop fréquemment et occasionnent des traumatismes d'autant plus graves que les patients sont dépourvus de soins éclairés et qu'ils restent quelquefois de longs jours avant de recevoir l'assistance médicale. A d'autres moments ce sont, au voisinage des terres, des manœuvres renouvelées de mouillage et d'appareillage, sources de difficultés, moindres il est vrai à bord des voiliers qui se trouvent munis d'une petite chaudière à vapeur.

3. *Vêtements.* — Dans le cours de leurs voyages, les grands voiliers traversent les climats les plus divers, ce qui implique pour leurs hommes la nécessité de posséder tous les effets utiles, en particulier ceux de défense contre le froid rigoureux. Un capitaine soucieux de sa charge doit, avant le

---

[1] Dupuy. Un voyage de voilier. *Hygiène générale et appliquée,* août 1906.

départ, passer une inspection du trousseau personnel de chaque matelot et exiger de tous la possession des vêtements indispensables. En adoptant cette ligne de conduite, le capitaine se montrera aussi prévoyant, que les marins à la voile le sont peu ; il servira les intérêts de son armateur, car l'homme qui souffre du froid travaille mal et s'expose à tomber rapidement malade, c'est-à-dire à devenir une non-valeur et une cause de surmenage pour ses camarades obligés d'accomplir, en sus de leur tâche, sa part de besogne.

La question du blanchissage ne peut se séparer de celle du vêtement : à bord des voiliers l'eau est précieuse et n'est que parcimonieusement distribuée. Si l'on songe que ces bateaux effectuent des traversées de cent vingt jours sans aucune escale, on se fait une idée du manque de propreté des vêtements et du linge en général. Là gît la raison pour laquelle les matelots se contentent d'effets exclusivement en laine.

Quant à la désinfection, elle n'est jamais pratiquée. Les capitaines des voiliers doivent donc apprendre et connaître que le soleil et la lumière sont des agents naturels de désinfection : peut-être les meilleurs qui existent. Chaque fois que les circonstances de leur navigation le permettront et que l'état de l'atmosphère sera favorable, ils n'hésiteront pas à faire tout sortir des locaux d'habitation, matelas et vêtements, et à les exposer pendant tout une journée à l'action de la lumière solaire.

7. *Nourriture.* — Le problème de la nourriture se résoud d'une manière différente sur les voiliers et à bord des vapeurs. A bord du voilier pas de vivres frais, si ce n'est durant les quelques jours qui suivent le départ du port d'attache et du port de destination; pas d'animaux vivants destinés au sacrifice en cours de route: un certain nombre de

volailles sont embarquées pour figurer sur la table du capitaine ; à ces volatiles, est quelquefois ajouté un porc qu'on nourrit avec les résidus. Avant de mourir, ce quadrupède est, à plusieurs reprises, saigné au pied pour fournir une certaine quantité de boudin réservé à l'état-major.

L'équipage est donc réduit exclusivement à une alimentation de conserve. Ce sont les lentilles et les fayols qui représentent l'élément végétal ; quelques pommes de terre s'y joignent tant qu'on peut les conserver. A bord de certains voiliers, les anglais notamment, existe toujours une provision de pommes de terre étuvées, séchées et réduites en poudre qui fournissent un mets assez apprécié.

Les aliments d'origine animale sont représentés par le lard, la morue, l'endaubage et le fromage de Hollande.

On voit, par cette brève énumération, que la table n'est pas variée sur les voiliers ; aussi importe-t-il que ces aliments soient conservés d'une façon irréprochable, achetés de bonne qualité et disposés avec soin dans une cambuse bien aménagée. En effet, durant le voyage, on ne jette rien, et tout, bon ou mauvais, doit être consommé. De là, à bord des voiliers, ces accidents fréquents de botulisme, de scorbut ou de béribéri nautique, qui, surgissant en véritables épidémies, atteignent quelquefois la moitié, voire même la totalité de l'équipage. Fournir des vivres de bonne qualité, assurer leur parfaite conservation devient pour l'armateur la règle d'une sage prévoyance.

La plupart des propriétaires de nos voiliers se sont ralliés depuis longtemps aux principes que nous venons d'indiquer, d'autres, malheureusement moins conscients de leurs propres intérêts, cherchent à réaliser la plus grande somme possible d'économies sur la nourriture de leurs hommes. Ils complètent cette insuffisance de rationnement par des suppléances telles que du café médiocre édulcoré avec peu de sucre, et fortement arrosé de tafia de qualité inférieure. A bord de tels voiliers on rencontre de nombreux malades, et ce régime n'est pas un facteur innocent de désertions et d'indiscipline. La plupart des enquêtes qui ont eu lieu au retour des voiliers, où de pareils événements s'étaient produits et repétés, ont établi l'exactitude de cette assertion [1].

Il ne suffit pas que les vivres soient bons et bien conservés, il faut aussi que la préparation culinaire en soit convenable. Or, ce cas n'est pas fréquent ; les cuisiniers embarqués sur les voiliers sont rarement des professionnels, voire même de simples initiés ; à un vieux matelot incapable de toute autre besogne, parfois à un jeune novice est confié le soin d'accommoder tant bien que mal, et plutôt mal que bien, la maigre pitance du marin à voiles qui, rapidement dégoûté d'une nourriture peu appétissante, n'a que trop de tendance à chercher à satisfaire son estomac avec quelques grands verres de tafia.

Reste une dernière question à envisager dans l'alimentation, celle du pain. Autrefois le biscuit suppléait durant tout le voyage au pain que l'on consomme normalement et depuis longtemps à bord des vapeurs. A l'aide des systèmes de fours récents appropriés à la navigation, on a pu améliorer le régime des matelots sur les voiliers et leur donner une ration quotidienne de pain frais. Ce pain peut être bien préparé par le cuisinier, à la condition que cet homme soit apte à exercer convenablement son métier.

IV. CABOTAGE A LA VOILE. — Après les grands voiliers, existe une série de types de moindres dimensions qui effectuent de petites traversées dans une même mer : goélettes, bricks, bricks-goélettes, tartanes, etc., dont les noms diffèrent suivant les régions et suivant la disposition de la voilure ; ce sont les principaux représentants du cabotage à la voile.

A bord de ces petits bateaux, le souci de l'hygiène ne préoc-

[1] DUPUY. Un voyage de voilier. *Hygiène générale et appliquée*. Août 1906.

cupe personne. L'habitation des équipages se rapproche de celle des bateaux de pêche : c'est la plupart du temps un bouge sans air ni lumière, où règne le manque absolu de propreté. Là reposent pêle-mêle et sans se dévêtir les hommes de l'équipage durant les courts instants de répit d'un service de navigation intensive. En effet, ces caboteurs, allant de port en port, passent presque toutes leurs nuits à la mer, relâchant durant le jour pour embarquer ou décharger leurs marchandises ; leurs équipages, toujours restreints, sont soumis à un surmenage continu. A bord de ces bateaux, l'alimentation est défectueuse, car presque toujours les hommes se nourrissent eux-mêmes, achetant, durant leurs escales, quelques vagues provisions, auxquelles ils ne font pas subir de préparation culinaire.

A ce régime, les matelots les plus solides ne peuvent résister longtemps ; c'est dire que les équipages de ces caboteurs sont des plus instables. Les hommes qui s'engagent dans de pareilles conditions n'en arrivent là que contraints et forcés par une misère passagère, et ils cherchent à échapper le plus rapidement possible à ce genre de navigation.

CHAPITRE VII

LA NAVIGATION DE PÊCHE

I. La grande pêche. — 1. *Définition et statistique.* — On comprend sous le nom de grande pêche l'ensemble de la navigation de pêche qui se rend chaque année sur les côtes d'Islande ou sur le banc de Terre-Neuve. La statistique suivante indiquera l'importance du mouvement maritime créé par la pêche en 1906.

I. Islande

PORTS D'ARMEMENT	NOMBRE de bateaux.	NOMBRE d'hommes.
Paimpol	54	1350
Binic	14	374
St-Brieuc	6	146
Dunkerque	57	1057
Gravelines	31	546
Total	162	3473

II. Terre-Neuve

PORTS D'ARMEMENT	NOMBRE de bateaux.	NOMBRE d'hommes.
Fécamp	55	1975
Granville	35	1047
St-Malo, St-Servan et Cancale	121	3502
Dahouët	2	60
St-Pierre	105	2625
Total	318	9179

En résumé, lors de la campagne de pêche de 1906,
12.652 pêcheurs français se sont embarqués sur 480 goélettes
de pêche. La moyenne des équipages de chaque bateau a été
de 21 hommes pour l'Islande et de 29 pour Terre-Neuve.

2. *Considérations sur le recrutement des pêcheurs.* — L'énumération précédente montre que toute la côte de la Manche
et celle de la mer du Nord fournissent des contingents à la
grande pêche. Ce sont presque tous des hommes jeunes : c'est
ainsi que les 1.152 pêcheurs conduits à Terre-Neuve, en 1907,
pour armer les goélettes de Saint-Pierre, se répartissaient de
la manière suivante au point de vue l'âge :

478 avaient de	12 à 20 ans.
313 —	. . . .	20 à 30 —
217 —	. . . .	30 à 40 —
126 —	. . . .	40 à 50 —
18 —	. . . . : . .	50 à 60 —

Un premier défaut se manifeste tout d'abord dans l'organisation de la grande pêche : aucun des hommes embarqués
ne subit la visite médicale avant le départ. On prend tout ce
qui se présente sans se soucier aucunement de l'état de santé
de chacun. Et il en est pourtant parmi eux de gravement
atteints, notamment de tuberculose. Sur 378 malades visités,
en 1905, par le médecin du *Saint-François-d'Assise*, 17 étaient
des tuberculeux avérés. En conduisant les pêcheurs à Terre-
Neuve, en 1907, le Dr Brissot put constater combien ce manque
de visite médicale avant le départ avait d'inconvénients. Il
nous en fait le tableau suivant[1] : « Les pêcheurs, ne passant
pas de visite avant de partir, embarquent avec des plaies, des
abcès, de même qu'ils embarquent avec une tuberculose déjà
déclarée... J'ai eu trois délirants à traiter, fils d'alcooliques
et alcooliques eux-mêmes... Un autre homme mélancolique
dut être enfermé, car il voulait se jeter à la mer... »

[1] Brissot, *médecin sanitaire maritime*. De Saint-Malo à Terre-Neuve avec
les pêcheurs de morue. *Hygiène générale et appliquée.* Juillet 1907.

La visite médicale avant le départ est pourtant réglementaire dans la marine marchande; et même en général les armateurs tiennent la main à ce qu'elle soit effectuée sérieusement afin d'écarter de leurs équipages toutes les non-valeurs. Nous nous demandons pourquoi les armateurs à la pêche n'imposent pas cette mesure à leurs hommes puisqu'ils en retireraient un bénéfice certain. Plus que jamais nous devons réclamer l'organisation de cette visite médicale avant le départ ; en effet la Caisse de prévoyance des marins français se trouve désormais chargée de verser des pensions d'infirmité aux matelots qui ont contracté une affection quelconque pendant la durée d'un embarquement ; cette caisse est devenue en quelque sorte une société d'assurance pour nos matelots, et, comme telle, elle doit acquérir la certitude que ces matelots sont en bonne santé avant leur départ.

II. LE BATEAU DE PÊCHE. — 1. *Le bateau*. — Nous pénétrons ici dans un domaine où, jusqu'à présent, tout est une négation de l'hygiène, où tout est encore à faire malgré les nombreux rapports des médecins de la marine nationale ayant appartenu à la station d'Islande ou à la division de Terre-Neuve, ainsi que des médecins sanitaires maritimes qui depuis quelques années ont pu pénétrer sur ce terrain un peu spécial, et malgré enfin les réels efforts accomplis par les pouvoirs publics. On se heurte à une inertie absolue des armateurs [1] — ce qui se comprend sans être cependant excusable — et aussi des intéressés eux-mêmes, des matelots de la pêche dont la grande majorité, il faut l'avouer, vit sous l'influence de l'alcool et ne se sent aucune aspiration vers un sort meilleur.

[1] Nous devons cependant citer quelques exceptions : il est certains armateurs qui cherchent à améliorer les conditions hygiéniques de leurs hommes et donnent, à cet égard, les instructions les plus formelles à leurs capitaines. C'est ainsi que M. le Dr VANDAELLE, armateur à Fécamp, a le plus grand souci de l'hygiène pour ses équipages et ses bateaux de pêche.

Les navires qui font la grande pêche sont presque tous des goélettes d'une trentaine de mètres de long ; leur sectionnement est à peu près invariable : l'avant est réservé au logement de l'équipage, le centre reçoit le produit de la pêche, et l'arrière comprend tout à la fois les cambuses et le logement réservé à l'état-major.

2. *Le contenu du navire.* — Ce contenu varie suivant que le navire effectue son voyage d'aller ou de retour. A l'aller, nous ne trouvons, à bord des bateaux de pêche, que la boëtte ou appât et le sel destiné à conserver le poisson qui sera pêché. Au retour, nous avons à bord tout le poisson préparé et salé.

3. *Habitation.* — Les postes d'équipage des bateaux de pêche sont situés, comme nous l'avons dit, à l'extrême avant du bateau ; les couchettes y sont formées de simples planches et elles sont, pour une grande partie, placées en abord, c'est-à-dire le long même de la paroi du navire ; comme celle-ci est en bois, qu'elle n'est garnie d'aucun soufflage, c'est le long d'une cloison humide et froide que couchent ces hommes. Jusqu'à présent aucune règle relative au cubage d'air n'était imposée aux constructeurs : désormais les postes devront présenter un cubage de $2^{m3},150$, la hauteur totale du poste ne devant pas être inférieure à $1^{m},83$.

Le matériel de couchage n'est pas fourni par l'armateur, c'est le matelot lui-même qui doit s'en prémunir ; aussi est-il des plus rudimentaires. Il se compose d'une paillasse, d'un traversin et d'une couverture : comme le marin n'entend pas sacrifier une grosse somme à ces acquisitions, chacune des pièces de son couchage vaut, en général, un franc. Le marin ne se déshabille jamais durant sa campagne ; c'est à peine si, pour dormir, il enlève ses lourdes bottes. On se représente facilement dans quel état de saleté sa literie se trouve bientôt.

4. *Vêtements.* — La même imprévoyance guide le pêcheur dans l'acquisition de ses vêtements ; si les hommes mariés sont un peu mieux fournis que les autres à cet égard, une main féminine ayant veillé à l'organisation de leur trousseau, les célibataires, au contraire, partent souvent avec une mise assez déplorable, quelquefois avec les simples habits qu'ils ont sur le dos. L'homme qui est peu vêtu, qui a froid, travaille mal, il est exposé à tomber rapidement malade ; en partant de ces indications, tout capitaine soucieux d'une bonne gestion des intérêts qui lui sont confiés, doit, avant le départ, se rendre compte que ses hommes possèdent exactement tout le nécessaire en fait de garde-robe.

Une mention spéciale doit être faite au sujet des vêtements de gros temps, utiles dans la pêche et dans la marine à voiles plus que partout ailleurs. Tous les pêcheurs en possèdent d'ailleurs ; mais ces vêtements, lorsqu'ils sont utilisés, encombrent et surtout empestent le poste d'équipage ; quand on les retire après usage, ils apportent avec eux dans ce poste une humidité froide que la chaleur du poêle ne tarde pas à transformer en un nuage de vapeur d'eau destiné, pendant la nuit suivante, à se condenser sur les dormeurs. Le nouveau règlement du 21 septembre 1908 a prévu le cas en ces termes :

Art. 20. — Un espace est réservé en dehors du poste pour recevoir les effets cirés ; il est choisi de telle façon qu'on puisse y déposer ces effets avant de pénétrer dans le poste et gagner de suite ce dernier sans cesser d'être à l'abri.

5. *Nourriture.* — La variété dans l'alimentation est loin d'être la règle pour les marins pêcheurs. Au départ les aliments embarqués se composent de lard salé, de légumes secs, de pommes de terre et, depuis quelques années, d'une certaine quantité d'endaubage. On ne fait pas de pain à bord des bateaux de pêche ; les hommes consomment seulement du biscuit. Tous ces aliments doivent être pris de bonne

qualité, on doit surtout veiller à ce que leur emballage soit bien fait et propre à en assurer la conservation.

Sur les lieux de pêche, l'alimentation se modifie, elle est presque entièrement composée des issues de poisson, c'est-à-dire de soupes de têtes de morues que l'on fait bouillir ; les légumes secs viennent s'ajouter à ces soupes. Le *Saint-François-d'Assise*, dans ses tournées sur le banc de Terre-Neuve, avait eu l'heureuse idée de céder quelques quantités de pommes de terre aux goélettes qu'il rencontrait. Cette charitable pensée, bien accueillie des pêcheurs, n'a pas reçu partout le même accueil : les commerçants saint-pierrais ont vu dans ce fait une concurrence déloyale qui lésait leurs intérêts, et leurs réclamations ont eu pour résultat de faire cesser ces distributions.

En un mot, l'alimentation sur les navires de pêche est la plupart du temps défectueuse, d'autant plus que la préparation des aliments est presque toujours confiée à un mousse inhabile dans l'art culinaire. Cette mauvaise alimentation est une des causes principales des maladies de dénutrition si fréquentes chez les marins pêcheurs, maladies que nous avons étudiées dans une autre partie de cet ouvrage.

Un nouvel effort en ce sens vient d'être tenté par le ministère de la Marine : un décret en date du 24 décembre 1908 subordonne l'attribution de certaines primes à l'observance par les armateurs d'un certain nombre de prescriptions relatives à la nourriture des pêcheurs. On trouvera aux annexes le texte de ce décret.

Que dirons-nous maintenant de la consommation des boissons à bord des navires de pêche ?

Ici, il faut distinguer entre la prescription réglementaire et ce qui ne l'est pas : de multiples circulaires ont tenté de limiter la consommation de l'alcool sur les bateaux de pêche, et n'ont eu qu'une portée restreinte ; c'est en interrogeant des marins pêcheurs qu'on peut se former une opinion à peu près exacte sur cette question.

La moyenne de la consommation est de deux quarts de vin par jour et du cidre à discrétion auxquels s'ajoute un minimum de six boujarons d'eau-de-vie[1]. Mais on s'en tient rarement à cette dernière quantité ; tout travail supplémentaire — virer au guindeau, pêcher de l'encornet — ou même simplement une pêche de morue plus fructueuse que d'habitude, entraîne une distribution supplémentaire. Comme de telles occasions se présentent presque chaque jour, on peut évaluer que la consommation d'alcool est, à bord des bateaux de pêche, de dix boujarons — soit 40 centilitres — par jour et par homme.

Un individu bien portant, non surmené, mangeant bien et des vivres frais, souffrirait évidemment de l'absorption d'une telle quantité d'alcool, à plus forte raison nos pêcheurs qui se trouvent dans des conditions d'hygiène et d'alimentation déplorables. Cette dose de 40 centilitres est souvent dépassée par des alcooliques invétérés qui trouvent moyen d'échanger une partie de la ration de quelques camarades, moins avides d'alcool, contre certains menus services.

En plus de cette quantité journalière, il y a encore certains extras. Pour les Terre-Neuvas, lorsqu'ils sont à Saint-Pierre, pour les Islandais quand ils vont en baie, les navires qui viennent chercher la première pêche apportent à chaque matelot la *caisse* expédiée par la famille et attendue anxieusement par le pêcheur, car au milieu de quelques provisions de bouche elle contient toujours une assez grosse quantité d'alcool. Les bouteilles sont rapidement vidées et l'ivresse devient presque générale. Alors ce sont des disputes, des cris, des rixes parfois sanglantes, des scènes de sauvagerie que le capitaine est impuissant à réprimer. Lui-même a reçu

[1] Le boujaron est de 4 centilitres.

sa caisse et trop souvent il est le premier à donner le mauvais exemple. Le seul désir du capitaine est que tout l'alcool arrivé soit consommé rapidement, quitte à ce que l'équipage soit ivre-mort : « Plus ils boivent, plus vite ils ont fini, et plus vite ils sont en état de reprendre la mer », disait l'un de ces capitaines.

Bien des méthodes ont été proposées pour lutter contre l'alcoolisme des pêcheurs, aucune ne paraît avoir donné un résultat certain ; la consommation de l'alcool *officiel*, c'est-à-dire de l'alcool embarqué à bord sous le contrôle des autorités, paraît avoir diminué, mais il est tant de voies pour en introduire d'autre qu'on se demande vraiment si le résultat obtenu n'est pas factice. La quantité de deux boujarons par jour ne devrait jamais être atteinte et encore la dose devrait-elle être versée dans le café ou dans le thé, soir et matin, afin que l'alcool ne soit jamais absorbé pur. Si l'alimentation des hommes était améliorée, si au régime de la morue, de la raie et du flétan on ajoutait du lard et des conserves, les pêcheurs, mieux nourris, sentiraient moins le besoin d'un stimulant.

Le Dr Maës, médecin sanitaire maritime, qui, deux années de suite, fit la campagne de Terre-Neuve, ajoutait, après nous avoir fourni ces renseignements, la réflexion suivante que nous livrons aux méditations des armateurs et des marins pêcheurs : « Ce n'est pas l'alcool qui fait donner la morue et qui rend la pêche abondante. Il suffit de regarder les Américains pour s'en convaincre et j'avoue avoir eu souvent des mouvements d'envie en voyant leurs fines goélettes propres et coquettes, avec leurs doris bien lavés, leurs hommes bien habillés, bien logés et surtout bien nourris. Ils ne buvaient pas d'alcool et cependant leur pêche était aussi bonne et bien souvent supérieure à celle de nos compatriotes. »

Après ce que nous venons de dire de l'alcool sur les bateaux de pêche, il est à peine besoin d'ajouter que l'eau y est rarement considérée comme boisson. Nous renvoyons le lecteur au chapitre que nous avons consacré à l'eau sur les navires.

6. *Travail.* — A bord des navires de pêche, on peut envisager le travail sous deux aspects différents : le travail nécessité par les besoins de la navigation et le travail de la pêche. Le premier est le même qu'à bord de tous les bateaux à voile ; nous n'en parlerons pas ici à nouveau. Quant au second, il varie suivant que la pêche se fait en Islande ou à Terre-Neuve, et, sans nous livrer ici à des considérations sortant du cadre de cette étude, nous donnerons quelques indications générales à son sujet.

La pêche, en Islande, s'opère au moyen de lignes qui sont jetées directement du bord à la mer. Les inconvénients de ce mode de pêche sont : la station immobile prolongée dans le froid et surtout le frottement continu de la corde constituant la ligne contre le poignet du pêcheur. Bien que ce poignet soit garni d'une sorte d'armature en cuir, il n'est pas rare qu'il devienne le siège de crevasses bientôt ulcérées.

Sur les bancs de Terre-Neuve, la recherche du poisson se poursuit suivant un autre mode : chaque bateau de pêche est armé d'une douzaine de *doris*, sorte d'embarcations légères, qui sont montées par deux hommes. On place dans ces doris les lignes garnies de leurs amorces, et les pêcheurs partent jeter ces lignes à la mer. Plus tard, ils vont les relever et rapportent le poisson ainsi pêché. Le travail conduit de la sorte est des plus rudes ; il fait souvent courir aux hommes des dangers d'une nature particulière. A Terre-Neuve, les brumes ou les coups de vent subits ne sont pas rares, si bien que les pêcheurs, partis au loin sur les doris, peuvent se perdre dans le brouillard, ou chavirer dans un coup de mer. C'est ainsi que, chaque année, des doris sont quelquefois heureusement recueillis par des vapeurs passant à proximité du banc, doris montés par des hommes et égarés en mer depuis plusieurs jours ; d'autres sont définitivement perdus.

De retour à bord de leurs bateaux, les hommes se livrent ensuite à une nouvelle besogne : la préparation et la salaison du poisson qu'ils ont pêché.

De tout cet ensemble, il résulte que le pêcheur de Terre-Neuve est, dans l'échelle des travailleurs, un de ceux dont le travail est le plus dur, non seulement en lui-même, mais encore par les conditions défectueuses au milieu desquelles il s'exerce.

7. *Sécurité générale des pêcheurs. Mortalité des pêcheurs.* — Les questions de sécurité générale à bord des navires de pêche ont été souvent discutées, et les conclusions des discours n'ont guère été suivies d'améliorations notables. Sans entrer ici dans de longs détails, nous pouvons affirmer que trop souvent des goélettes ont pu partir sans présenter toutes les conditions exigibles de navigabilité, soit qu'elles fussent trop vieilles, soit qu'elles fussent chargées d'un lest insuffisant. Le fait s'est produit pour les goélettes dites coloniales — c'est-à-dire celles qui arment à Saint-Pierre. Il faut espérer que la récente législation amènera des changements trop longtemps attendus.

Les chiffres de la mortalité des marins de la grande pêche parlent avec une triste éloquence. « ... Sur 14 218 hommes ayant pris part à la pêche, on notait 352 morts pour une campagne ayant duré six mois, soit 25 p. 1000... En 1902, 9 280 marins prenaient part à la pêche de Terre-Neuve, répartis sur 426 navires, dont 220 armés en France et 206 à Saint-Pierre et Miquelon : 205 hommes périrent, dont 17 dans un naufrage, 87 par suite d'accidents de mer et 101 par suite de blessures ou maladies, soit 26,8 p. 1000... [1] »

[1] Renseignements extraits d'une conférence de M. le Dr Du Bois Saint-Sévrin.

M. Duchâteau [1], en rappelant ces faits, ajoute : « Pendant cette même période de six mois, on relève pour les mineurs, dont le chiffre était de 4 700 973 en 1901, une mortalité de 0,5 p. 100. »

La question a été portée tout récemment à la tribune du Parlement ; nous citerons quelques mots qui furent prononcés par M. l'amiral Bienaimé [2] ; ils se rapportent à la pêche d'Islande. Après avoir rappelé les chiffres précédents et d'autres semblables, l'orateur ajoute : « Il faut demander la mise à l'étude des mesures nécessaires pour mettre un terme à cette noyade générale, pour réduire cet effroyable pourcentage de victimes à des proportions normales, ne dépassant pas les risques ordinaires de la navigation. »

8. *Pêcheurs travaillant à terre.* — Dans la pêche de Terre-Neuve, nous trouvons encore une autre espèce de pêcheurs, ne courant pas, ceux-là, les mêmes risques que les précédents : ces hommes habitent à Terre-Neuve, sur divers points du littoral, et c'est de là qu'ils partent en doris pour aller, au large, pêcher la morue ; ils rapportent à terre les produits de leur pêche, qui sont alors travaillés dans des ateliers à proximité.

Les conditions d'hygiène de ces pêcheurs, bien que supérieures à celles de leurs camarades vivant à la mer, sont cependant loin d'être parfaites, mais leur étude sort du cadre de ce travail puisqu'il s'agit ici d'une industrie exercée à terre.

9. *Transport des pêcheurs.* — Nous avons déjà vu que les goélettes faisant la pêche de Terre-Neuve sont de deux sortes : les unes, partant de France, se rendent directement sur les lieux de pêche avec leur équipage complet ; elles sont

---

[1] DUCHATEAU. Art. Marine Marchande in Traité d'Hygiène de BROUARDEL. CHANTEMESSE et MOSNY. Paris, 1906.

[2] *Journal officiel*, 22 février 1908, p. 403.

dites métropolitaines ; les secondes, dénommées goélettes coloniales, arment à Saint-Pierre ; il devient donc nécessaire de conduire jusque-là les équipages destinés à leur armement. Durant les dernières années, ce transport des pêcheurs de France jusqu'à Saint-Pierre était effectué au moyen de navires à vapeur, affrétés, sinon par tous les propriétaires de goélettes coloniales, tout au moins par les principaux d'entre eux, qui cédaient des billets de passage aux armateurs de moindre importance. Ce transport s'opérait dans les conditions les plus déplorables : encombrement, saleté, mauvaise alimentation, tout concourait à rendre aussi peu hygiénique que possible ce voyage des pêcheurs allant à Terre-Neuve. En 1907, le navire effectuant cette traversée fut la *Sylvie ;* il se trouvait à son bord un médecin sanitaire maritime qui n'hésita pas, lors de son retour, à faire un récit exact de ce qu'il avait vu [1]. Nous constaterons un peu plus loin quel fut le résultat de son effort.

Il ne suffit pas de conduire les pêcheurs à Terre-Neuve, il faut encore les en ramener. Mais ici l'armateur n'est plus pressé par l'époque de la pêche, il ne veut donc plus faire les frais d'un affrètement coûteux ; dans ces conditions, on se contente de conserver armées un certain nombre de goélettes, d'y placer le plus d'hommes possible et de les rapatrier ainsi. Ces goélettes ne présentent aucune garantie de sécurité, disparaissent souvent pendant leur voyage de retour, engloutissant avec elles tous les marins qu'elles portent. Un des derniers naufrages de ce genre fut celui de l'*Angler*, qui amena M. le député Guernier à la tribune du Parlement : l'*Angler* s'était perdu, dans son voyage de retour, avec soixante-dix pêcheurs qu'il avait à son bord. M. Guernier ne se contenta pas d'interpeller au sujet de ces traversées de retour, il aborda en entier la question du transport des

---

[1] BRISSOT. De Saint-Malo à Terre-Neuve avec les pêcheurs de morue. *Hygiène générale et appliquée.* Juillet 1907.

pêcheurs. Il prit texte du travail du Dr Brissot pour montrer qu'il fallait apporter là une réforme radicale aussi bien pour l'aller que pour le rapatriement des matelots [1].

En 1908, une nouvelle méthode a donc été adoptée : c'est un grand navire de la Compagnie Générale Transatlantique, navire ordinairement affecté au transport des émigrants, qui a conduit nos pêcheurs à Terre-Neuve et les en a ramenés à la fin de la pêche. Il est presque inutile d'ajouter que, dans ces conditions, le voyage des pêcheurs a été organisé de manière aussi parfaite que possible. Espérons que cet effort ne sera pas seulement momentané et qu'on persévérera dans cette ligne de conduite.

III. Pêche côtière. — 1. *Chalutiers à voiles*. — Les chalutiers sont, essentiellement, des bateaux qui font la pêche à une certaine distance des côtes au moyen d'un filet spécial appelé chalut. A bord de ces bateaux, aucun souci de l'hygiène n'existe jamais : les conditions d'habitation, d'alimentation, de travail sont déplorables à tous points de vue. Les réformes seront des plus difficiles à obtenir et ne pourront s'opérer que par une meilleure éducation des populations parmi lesquelles se recrutent nos pêcheurs. Le mauvais effet de ce genre d'existence s'atténue jusqu'à un certain point par le fait que les pêcheurs ne vivent pas continuellement dans ce milieu et qu'ils rentrent fréquemment à leur foyer.

2. *Chalutiers à vapeur*. — Bien que nous soyons ici dans le domaine de la navigation à voiles, les progrès de l'industrie moderne nous ramènent, pour un instant, vers la marine à vapeur. L'urgence de rapporter rapidement sur les lieux de la vente le poisson pêché en haute mer, la nécessité de chercher des parages de pêche plus fructueux ont conduit les armateurs à créer des types de chalutiers plus

[1] *Journal officiel*, 22 février, p. 398.

rapides, à rayon d'action plus grand et qui sont munis d'un moteur à vapeur. Ce sont, au demeurant, des navires du type d'un gros remorqueur : ils sont encore assez peu nombreux en France ; par contre, les Anglais en possèdent déjà un chiffre assez élevé.

Il ne paraît pas que l'hygiène ait eu une part, même minime, dans les soucis soit du constructeur, soit de l'armateur de ces bateaux, où les conditions d'existence, de travail et d'alimentation demeurent voisines de celles signalées à bord des chalutiers à voiles. L'attention des pouvoirs publics doit être éveillée sur ce sujet, car les chalutiers à vapeur tendent à effectuer des campagnes de plus en plus lointaines, et déjà quelques-uns se rendent jusque sur les côtes du Maroc.

3. *Conservation du poisson à bord des chalutiers.* — Depuis déjà de longues années, on cherche les méthodes propres à conserver le poisson pêché de façon à retarder le moment du retour. C'est au moyen de la glace qu'on tente cette conservation : les pêcheurs boulonnais emportent des caisses de sapin dans lesquelles ils disposent, par couches superposées, de la glace et les maquereaux qu'ils ont pêchés dans la mer du Nord. En 1890, 91 000 kilogrammes de maquereaux ainsi conservés étaient importés à Boulogne ; ce chiffre atteignait déjà 120 000 kilogrammes moins de trois ans après, en 1893. Puis, cette méthode a été appliquée à la conservation des harengs[1].

Nul doute qu'avec le chalutier à vapeur la conservation, à bord, des produits de la pêche prenne une plus grande extension et réclame de nouveaux procédés opératoires.

Ces améliorations, apportées dans l'industrie de la pêche, ne pourront s'effectuer sans que l'hygiéniste soit consulté.

[1] X. Roques. Les industries de la conservation des aliments. Paris, 1906.

IV. PETITE PÊCHE. — La petite pêche s'exerce le long de nos côtes, au moyen d'embarcations plus ou moins légères, dont l'équipage ne compte en général que trois à cinq hommes. Les bateaux qui se livrent à cette pêche font des sorties fréquentes, mais d'une durée très limitée. Cette pêche peut s'exercer toute l'année pour la recherche des poissons les plus divers ; en d'autres cas elle est saisonnière et a pour but la prise d'un poisson d'une espèce unique. Ce sera la sardine en été sur les côtes de Bretagne, le thon en hiver le long de la côte méditerranéenne, ou le hareng, encore pendant l'hiver, sur les côtes de la Manche. Ici nous n'avons à nous préoccuper ni de l'habitation, ni de l'alimentation du pêcheur à bord, car la durée des séjours en mer est très brève. La question du travail est intéressante, mais il faut avouer qu'elle est à peu près impossible à réglementer.

Ce qui contribue à rendre aussi peu hygiénique que possible l'existence des pêcheurs, c'est leur mode de vie à terre. Nous entrons ici dans un domaine un peu spécial qui ne touche qu'indirectement les questions d'hygiène de la marine de commerce ; aussi nous bornerons-nous à une esquisse rapide.

L'habitation des pêcheurs à terre est le plus souvent un bouge, surpeuplé, où — surtout l'hiver — ne pénètrent ni air ni lumière. Des crises périodiques frappent l'industrie de la pêche ; à certains moments, le poisson, surtout la sardine, vient à manquer presque complètement sur nos côtes ; des périodes de chômage en résultent, durant lesquelles la vie de nos pêcheurs et de leurs familles devient horriblement dure. A ces calamités la charité publique tente d'opposer son action, sans y réussir complètement, car elles frappent une population nombreuse, surtout par sa progéniture.

Enfin, il est un autre fléau qui décime nos pêcheurs et qui en abâtardit la race, d'autant que les femmes elles-mêmes en deviennent aujourd'hui les victimes : c'est l'alcoolisme.

Le remède à opposer à ce défaut d'hygiène de l'habitation et surtout à l'alcoolisme, c'est l'éducation de l'enfant. Malheureusement nos populations côtières — et notamment la Bretagne — sont celles où l'on rencontre les plus grandes difficultés à faire pénétrer l'instruction dont les résultats ont été quelquefois remarquables en d'autres régions.

CHAPITRE VIII

LA NAVIGATION FLUVIALE

I. Généralités. — La navigation fluviale présente une
telle connexité avec la navigation maritime que cet ouvrage
serait incomplet si nous ne consacrions quelques aperçus à
l'hygiène des transports par les voies navigables naturelles (fleuves et rivières), ou artificielles (canaux), qui
sillonnent notre territoire.

Nous croyons superflu d'insister longuement sur cette
connexité entre les deux navigations, maritime et fluviale.
On sait en effet que le rôle d'une grande partie de la batellerie fluviale est de transporter dans les centres éloignés du
littoral des marchandises débarquées dans les ports maritimes par les navires de haute mer : souvent même ces
marchandises sont transbordées directement sans faire escale
ni sous les hangars, ni sur les quais ; donc, relations directes
du bateau fluvial avec le cargo d'outre-mer, cargaison de
même provenance, contact des équipages, possibilité de
migration des rats, etc. Ainsi chargé, le chaland, qui
prend la remorque pour remonter les cours d'eau, va créer
plus de soucis à l'hygiéniste et rendre son rôle beaucoup

plus difficile et plus délicat que les diverses unités de la navigation maritime.

Les équipages (familles de mariniers) vivent dans des conditions hygiéniques qui sont encore bien au-dessous de celles que nous avons signalées comme les plus mauvaises à bord des plus vieux navires de commerce : ce point sera d'ailleurs traité en détail dans le cours du chapitre.

Au large des côtes, le milieu d'évolution des navires se trouve être et demeure absolument aseptique. L'atmosphère est pure de tout germe contagieux, et l'eau de mer, également pure, ne saurait, par l'usage qu'on en fait, être une cause de contamination du navire. Bien mieux, la pleine mer constitue un des épurateurs les plus parfaits ; elle est le tout à l'égout idéal qui reçoit, stérilise et détruit les excreta et les déchets qui lui viennent du navire, tout en restant stérile elle-même. Les eaux fluviales, au contraire, ne détruisent que lentement les germes qu'elles reçoivent ; dans certaines circonstances elles sont pour eux un milieu de culture et de conservation. Comme l'apport de ces germes est constant, qu'il se fait toujours en masses continues aux passages des fleuves et des rivières à travers les grandes villes, les parties navigables des cours d'eau sont constamment infectées. Les mariniers, usant de cette eau pour le lavage du matériel, pour la toilette, et souvent même pour l'alimentation, peuvent y puiser l'origine de toutes les maladies transmissibles par l'eau ; et, dès l'apparition d'un cas de ce genre, ils deviennent eux-mêmes une source de pollution de l'eau.

A la mer, le navire, infecté ou non, est en parfait état d'isolement ; lorsqu'il reprend contact avec la terre, les lois et règlements lui imposent un contrôle sanitaire qui a pour but de s'opposer aux dangers de transmission. Les unités de la navigation fluviale, elles, se déplacent en plein territoire habité ; leurs équipages ne perdent, pour ainsi dire, jamais contact avec les populations riveraines ordinairement assez denses ; et, quand les bateaux sont infectés, les périls qu'ils créent sont en proportion directe de leur mobilité. Cette situation s'aggrave encore de la particularité du régime administratif, sous lequel a évolué jusqu'à ce jour la batellerie fluviale : elle se meut en dehors et à côté des lois et règlements ayant trait à la protection de la santé publique[1].

Entre la navigation maritime et la navigation fluviale, se placent des intermédiaires variés et nombreux. Nous ne nous arrêterons pas à chacun d'eux, puisque l'on peut faire rentrer chaque cas dans l'une ou l'autre des catégories, maritime ou fluviale. Cependant, dans la navigation fluviale, une division s'impose par ce fait, et donne lieu à la classification suivante : 1° Navigation à vapeur ; 2° Batellerie proprement dite.

II. NAVIGATION A VAPEUR. — 1. *Bateaux à passagers.* — On peut classer dans cette catégorie tous les bateaux à vapeur qui font un service régulier d'un point à un autre vers les embouchures et les estuaires de tous les grands fleuves. Parmi les principaux de ces services, on peut citer ceux de Rouen au Havre, de Dinan à Dinard, de Nantes à Saint-Nazaire, de Bordeaux à Royan, etc. De ces types se rapprochent toutes les unités côtières effectuant des traversées maritimes entre des points rapprochés sur le littoral, dans les voisinages des ports, dans les rades et les golfes, et du continent aux îles les plus voisines. Les bateaux affectés à ces services portent quelques marchandises, mais surtout des passagers, et l'hygiéniste, s'appliquant à leur étude, doit envisager la situation : *a*) des passagers, *b*) des équipages.

a) *Passagers.* — La durée des traversées variant depuis une vingtaine de minutes jusqu'à quelques heures seulement,

---

[1] CHANTEMESSE et POMÈS. Batellerie fluviale. *C. R. de l'Académie des Sciences*, juillet 1908.

la majeure partie des passagers passent ce temps sur le pont, et le bateau ne devient pas pour eux un lieu d'habitation susceptible de réglementations hygiéniques. Aussi ne nous proposons-nous que d'envisager brièvement les conditions de sécurité offertes au public au point de vue de l'abri qui lui est offert et de la stabilité du bateau. L'exiguité de celui-ci, la courte durée des traversées font trop souvent négliger aux armateurs l'installation de protectifs suffisants contre les intempéries. Comme les locaux fermés sont réduits à une ou deux petites salles, comme les variations atmosphériques sont fréquentes dans les parages maritimes, des tentes-abris fixes devraient protéger les passagers contre les vents froids et la pluie. Ce qui a été fait jusqu'ici, malgré quelques efforts de bonne volonté, n'offre pas au public la satisfaction de ses légitimes désirs.

La stabilité des navires dont nous nous occupons, sans avoir jamais, à notre connaissance, donné lieu à des accidents sérieux, a été, dans bien des cas, l'origine d'incidents regrettables. Dans la saison d'été, à l'époque des grandes fêtes populaires, ces bateaux sont pris d'assaut par l'affluence des touristes et des promeneurs. Dans les régions où s'effectuent ces passages les incidents de navigation ne sont pas rares, difficultés de manœuvres, dangers d'abordage ; ils prennent une gravité considérable pour peu que le temps soit mauvais ou qu'il y ait de la brume. Alors, dans le public pusillanime et peu marin des passagers, se produisent des commencements de panique. Par instinct de sauvegarde, tous se portent rapidement du même bord : le bateau prend de la gîte, et le danger s'aggrave de ce fait ; en tout cas, des bousculades et parfois des violences regrettables surviennent.

Le seul moyen d'éviter ces fâcheuses éventualités est la détermination stricte du nombre maximum de passagers à embarquer sur chaque bateau. Dans l'état actuel des choses, cette détermination réglementaire existe bien : des inscriptions l'indiquent sur des endroits très apparents de chaque bateau. Il ne nous appartient pas de rechercher si les commissions usent de trop de libéralité pour la fixation des chiffres. mais il est évident qu'aucun contrôle n'existe. qu'aucun service d'ordre ne fonctionne, ni à l'embarquement, ni au débarquement des passagers. D'après la loi du 17 avril 1907, c'est aux inspecteurs de la navigation qu'incomberont la surveillance et le contrôle de ces embarquements. Espérons que ces futurs fonctionnaires useront de leur pouvoir.

b) Équipages. — La situation des équipages sur ces mêmes bateaux offre à l'hygiéniste plus d'intérêt que celle des passagers ; elle comporte d'abord les dangers de sécurité signalés pour ceux-ci et constitués surtout par leur nombre excessif; elle est, de plus, anormale au triple point de vue de l'habitation, de l'alimentation et du travail, phénomène qui résulte de la construction même et de la destination des navires.

Leur faible tirant d'eau, leur affectation au transport d'un grand nombre de passagers rendent difficile ou encombrante l'installation d'un poste d'équipage répondant aux plus sommaires règles de l'hygiène. Les armateurs relèguent ce souci au tout dernier plan. escomptant avec quiétude la possibilité, pour leurs équipages, de passer à terre au moins une partie des nuits. Mais dans la pratique il n'en est pas tout à fait ainsi : les célibataires, ceux qui n'ont pas de domicile fixe dans la localité où les bateaux passent la nuit, préfèrent utiliser et utilisent régulièrement le local qu'ils trouvent à bord, quelles que soient ses incommodités, contraints qu'ils sont par l'insuffisance de leurs salaires.

Le local en question n'est pas autre qu'une tranche de la cale ; l'accès en est difficile, il se fait par un panneau toujours très étroit, une trappe, munie d'une échelle la plupart du temps à pic. Son volume est réduit, et, partant, son cube d'air tout à fait insuffisant. Pas d'ouvertures latérales : l'aération et l'éclairage ne peuvent s'effectuer par d'autres voies que celle du panneau de descente. Non seulement celui-ci reste fermé pendant le jour quand il fait mauvais temps, mais il est la plupart du temps obturé par des colis, des bagages, des malles et des marchandises diverses. Ni le payol mal étanche qui le sépare du fond, ni les vaigrages latéraux ne le protègent contre l'humidité et contre les émanations nocives provenant des eaux résiduaires. Au total : humidité, obscurité, petitesse du local, mauvaises odeurs, manque de ventilation, c'est-à-dire air confiné, dans toute l'acception du terme.

C'est là que les hommes de l'équipage passent de courtes nuits de repos après de longues journées de travail. Le même bateau, muni d'un équipage numériquement insuffisant, assure quelquefois des services qui s'étendent quotidiennement, pendant la belle saison, de 4 heures du matin à 9 heures du soir sans aucun répit. Nous pourrions citer quelques-uns de ces bateaux qui font ainsi 30 manœuvres d'accostage et 30 manœuvres de démarrage chaque jour avec, pour le pont, trois hommes, dont le capitaine et un mousse, et sur des rades où le mauvais temps est loin d'être une exception.

A ces deux maux excessifs, à cette double négation de toute hygiène pour l'habitation et la mesure du travail, le règlement d'administration publique, prévu par la loi du 17 avril 1907, apporte un double remède. Les commissions de réception des bateaux devront rappeler les nouvelles dispositions, et les inspecteurs de la navigation veiller sans défaillance à ce qu'elles soient strictement appliquées.

L'alimentation des équipages est laissée, sur tous ces bateaux, aux soins de chaque individu ; l'armement ne s'en préoccupe pas. Le voisinage de la terre et les escales, maintes fois répétées par jour, semblent donner à cet égard de grandes facilités. Dans la réalité il n'en est rien : les obligations du service à bord, le peu de temps disponible entre chaque traversée ne laissent pas aux hommes la possibilité de repas réguliers. Ils sont souvent privés pendant tout une journée d'aliments chauds, et doivent se nourrir à bord dans des conditions défectueuses.

2. *Remorqueurs.* — A côté des navires fluviaux à passagers se placent tout naturellement les remorqueurs, les premiers étant même destinés à faire des remorquages à l'occasion. Mais sur les bateaux à passagers, occupés éventuellement à des remorquages, de même que sur les remorqueurs proprement dits, il n'y a pas de passagers.

Quant aux équipages, tout ce que nous avons dit de l'hygiène des uns s'applique aux autres, surtout en ce qui concerne l'habitation. Le travail est ici beaucoup moins surmenant : une fois les remorques données, les hommes du pont n'ont qu'à assurer les services de la navigation ordinaire ; ils ont ainsi plus de loisirs pour la préparation des aliments, et ne sont pas contraints de les ingérer en hâte.

3. *Bateaux-baliseurs, dragues, porteurs, etc.* — Nous réunissons ces divers types dans le même paragraphe malgré leur dissemblance, parce que généralement ils relèvent, les uns et les autres, de l'administration des Ponts et Chaussées. Certaines dragues et quelques porteurs peuvent bien, à la vérité, appartenir à l'industrie privée : ils sont l'exception.

Les baliseurs, comme leur nom l'indique, servent aux travaux de balisage des côtes. Le travail de leurs équipages est réglementé administrativement par les pouvoirs publics ; nous n'avons donc pas à nous en occuper. L'alimentation est laissée à la charge des hommes, qui sont assez souvent dans les ports et peuvent se munir à temps de tout le nécessaire en cas de sortie. Seuls les postes d'équipage mériteraient de retenir l'attention, lors de l'armement, tant pour veiller au volume d'air nécessaire à chaque individu qu'au soin des installations.

Dragues et porteurs travaillent dans les ports ou dans les passes y aboutissant; ils ne méritent mention qu'à cause de la surveillance qu'exige la propreté des hommes. Au cours des opérations, ces derniers sont constamment éclaboussés par les boues et les immondices retirés des fonds et contenant des germes nocifs. Il appartient à l'autorité intéressée de leur faciliter, à bord même, les plus fréquentes et les plus larges ablutions.

4. *Bateaux pilotes.* — Ici deux catégories à distinguer : 1° les bateaux pilotes à vapeur qui opèrent dans le voisinage immédiat des ports ; 2° les bateaux pilotes à voiles qui vont chercher les navires au large.

Les premiers se rapprochent des types des remorqueurs et des bateaux fluviaux avec quelques différences suivant les parages dans lesquels se trouve leur port d'attache : les seconds se rattachent à la classe des unités de la petite pêche.

Les uns et les autres sont administrés par les compagnies de pilotes, les chambres de commerce et le ministère de la Marine. C'est donc simplement pour mémoire que nous les signalons, encore que certains soient loin d'échapper à la critique des hygiénistes même les moins rigoureux.

III. LA BATELLERIE. — 1. *Voies navigables de la France.* — Quoique moins importante que dans certains autres pays européens, la Belgique, la Hollande, l'Allemagne notamment, la navigation intérieure tient encore en France une place très considérable par le fait des nombreux cours d'eau navigables et de leurs canaux latéraux ou de communication. La carte

ci-contre donne une idée complète des voies multiples qui
lui sont ouvertes.

2. *Hygiène des bateaux.* — Les unités de cette navigation, comprises sous le nom collectif et général de batellerie fluviale, portent, suivant la région de leur armement et
quelques particularités de forme ou de construction, un
nom différent, et sont appelées : péniches, chalands, gabares,
mahonnes, radeaux, etc. Cette différence d'appellation n'indique pas cependant des variations d'architecture ou de dispositifs telles qu'on ne puisse réduire toutes ces unités à
un type à peu près uniforme dont nous ferons une description schématique pour la facilité et la simplicité de cette
étude.

L'un de nous les a caractérisés en bloc dans les termes
suivants : « Ils présentent d'ordinaire un tonnage brut de
300 à 400 tonneaux, et ils portent en moyenne cinq à six
personnes, père, mère, trois ou quatre enfants et un
pilote. Au logement sont réservées trois cabines, deux très
petites à l'avant et à l'arrière, pouvant contenir à peine un
lit, et une cabine centrale qui mesure, dans les grands
bateaux, une longueur de 3^m,50 sur une hauteur de 2 mètres
et une largeur de 5^m,50. Cet espace exigu contient deux lits
où toute la famille prend place, deux chaises, deux armoires,
une table. Il sert à la fois de cuisine, de salle à manger, de
salle de réunion, de dortoir[1]. »

Voici maintenant le résultat moyen de l'examen de plus
de cinquante de ces bateaux, pratiqué méthodiquement à
Saint-Nazaire, d'où ils remontent en Loire pour se disperser
à Nantes dans différentes directions.

Matériaux de construction : bois ou fer, le fer tendant à
prédominer pour les récentes unités ; quelques-unes sont en
bois doublé de fer.

---

[1] Chantemesse et Pomès. *Loc. cit.*

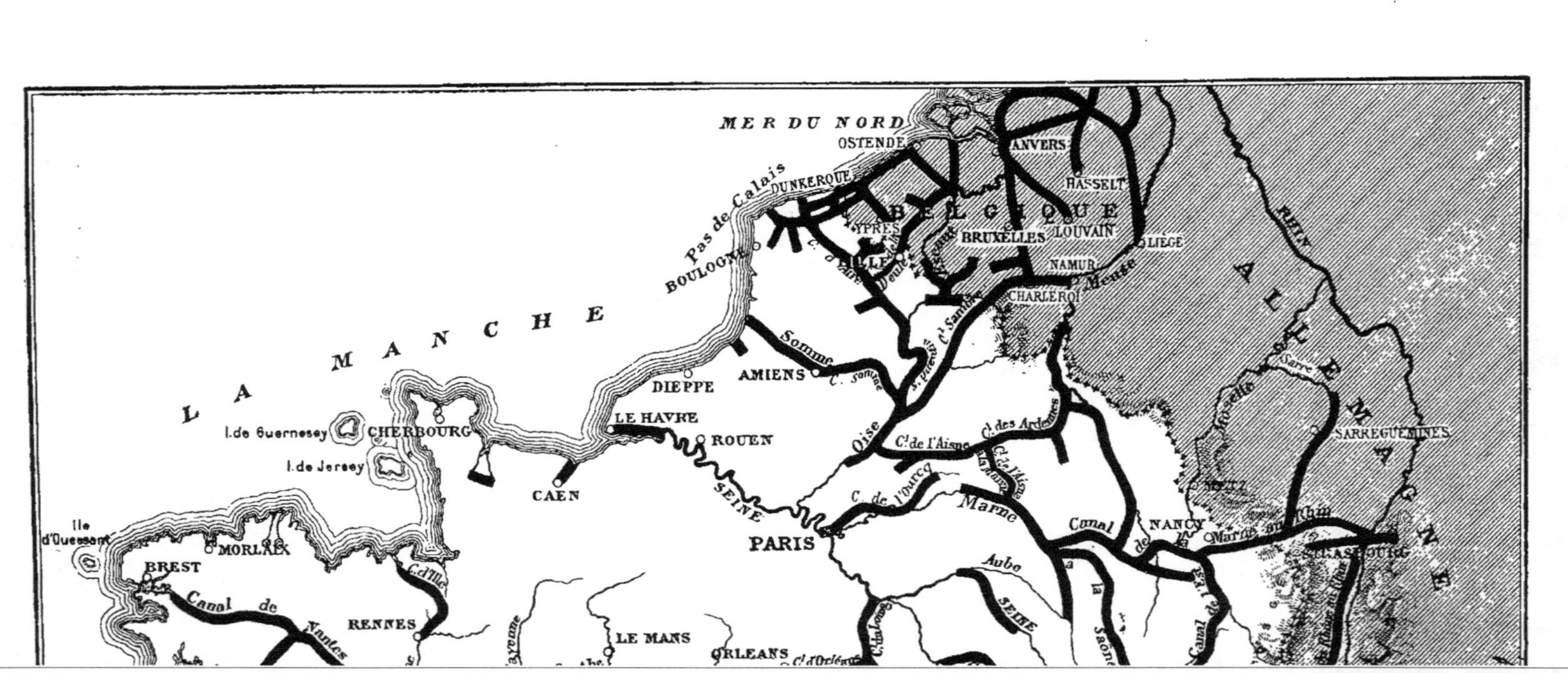

MER DU NORD
OSTENDE
ANVERS
DUNKERQUE
HASSELT
BELGIQUE
YPRES
LILLE
BRUXELLES
LOUVAIN
LIÉGE
NAMUR
CHARLEROI
Meuse
Pas de Calais
BOULOGNE
C.t Sambre
C.t de l'Aisne
Somme
C.t Somme
AMIENS
DIEPPE
Oise
C.t de l'Aisne
C.t des Ardennes
LA MANCHE
LE HAVRE
ROUEN
I. de Guernesey
CHERBOURG
SARREGUEMINES
I. de Jersey
SEINE
C. de l'Ourcq
Marne
Canal
NANCY
Marne au Rhin
Aube
STRASBOURG
Ile
d'Ouessant
MORLAIX
PARIS
SEINE
la Saône
Canal de
ALLEMAGNE
BREST
Canal
de
C. d'Ille
RENNES
Nantes
LE MANS
ORLEANS
C.t d'Orléans

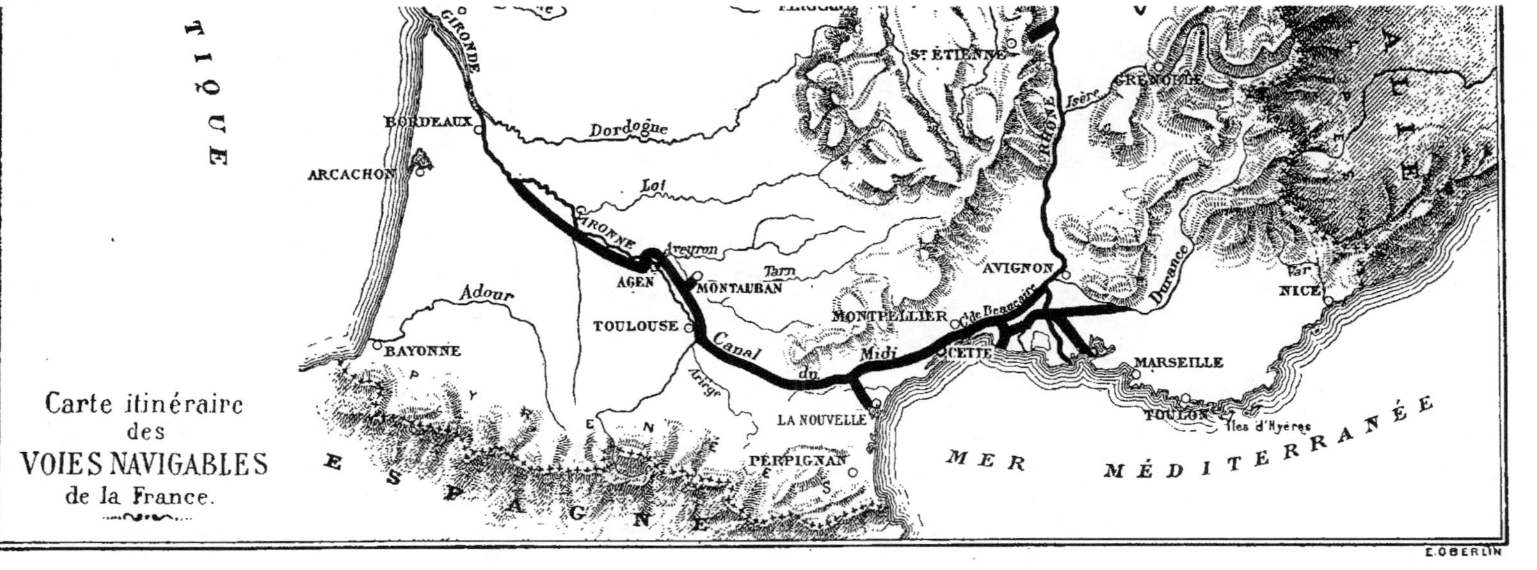

Carte itinéraire
des
VOIES NAVIGABLES
de la France.

Dates de construction : diverses ; nous en avons trouvé plusieurs dont la mise en service avait eu lieu avant 1870 ; une notamment (la plus ancienne) remontait à 1861.

Tonnage : variable de 150 à 400 tonneaux.

Voyages : divers dans les régions de l'Ouest, — d'une durée variable suivant le parcours, — avec des séjours moyens de huit jours dans les villes traversées ou de destination.

Nombre d'habitants pour chacune : variable depuis un seul marinier jusqu'à cinq ou six personnes suivant les familles.

Nombre de mariniers titulaires s'étant succédé sur chacune : variable suivant l'âge de la gabare : sur la plus ancienne (1861), en 1908, c'était le quatorzième occupant. Nous avons trouvé un marinier qui était depuis douze ans sur la même gabare.

Causes de départ des titulaires : presque toujours changement de situation ; nous avons relevé un seul décès survenu à bord par intoxication alcoolique aiguë.

Habitation : continuelle à bord. — Compartiment habitable unique, rarement deux chambres. — situé toujours à l'arrière, son volume variant de 19 mètres cubes, maximum trouvé, à 10 mètres cubes, minimum, sur lesquels il faut défalquer la place de l'ameublement. — Ce dernier se compose d'une ou de plusieurs couchettes suivant les familles, de placards et d'une table, le tout formant un volume variant de 4 à 6 mètres cubes. Le chauffage est assuré par un poêle en fonte, dont le tuyau débouche au-dessus du pont ; ce poêle sert également à faire la cuisine ; pendant la belle saison il est presque toujours transféré sur le pont.

Alimentation : denrées achetées aux marchés des villes traversées. — Eau : tous s'alimentent avec de l'eau de Loire prise un peu au-dessus de Couëron, c'est-à-dire à l'endroit où l'eau du fleuve cesse d'être saumâtre, mais à quelques kilomètres à peine en aval de Nantes. A remarquer que depuis Nantes jusqu'à ce point le cours de la Loire est pollué sans interruption par les déjections des populations riveraines, les eaux résiduaires des établissements industriels qui s'échelonnent nombreux sur les rives de cette partie du fleuve. — Cette eau est emmagasinée et conservée dans des barriques en bois dans lesquelles sont introduits des morceaux de soufre concassé.

Évacuation des matières usées, des déchets : par-dessus bord.

Rats : les résultats de notre enquête ont été très variables ; mais, à bord de toutes les gabares examinées, des captures ont été faites à des dates diverses, soit à l'aide de pièges, soit par des chats ou des chiens ratiers.

Voilà donc des éléments précis permettant de formuler un jugement sur les conditions hygiéniques de notre batellerie fluviale et des mariniers. Ils feront comprendre les considérations que nous avons exposées au commencement de ce chapitre et les termes des appréciations de l'un de nous, qui les qualifie « d'habitations insalubres au premier chef, plus dangereuses que toutes les autres ».

3. *Transport des maladies contagieuses par ces bateaux.* — Nous venons de voir que la présence des rats à bord des unités de la batellerie fluviale n'est pas une exception : ces rats proviennent soit des navires de haute mer auxquels s'accostent les bateaux des fleuves, soit des autres bateaux des fleuves, soit des ports où s'effectuent les opérations de trafic. Tous les ports en fournissent à la batellerie. « Si la peste était importée au Havre par un navire, disent les mêmes auteurs, elle arriverait facilement, grâce aux péniches chargées de rats, à Rouen d'abord et ensuite à Paris ; et peut-être pourrait-elle frapper des hommes dans la capitale, alors que sa présence, cantonnée sur le monde

souterrain des rats à Rouen, passerait encore inaperçue. »
Ces dangers sont les mêmes pour toutes les villes traversées
par des cours d'eau navigables et recevant des transports
par eau.

Deux d'entre nous [1] ont fait connaître le rôle de la batellerie fluviale dans le transport du choléra de la mer Caspienne
jusqu'à Berlin et Hambourg en 1905, par le Volga, le Dnié-
per, le canal de Bug, la Vistule, l'Oder, la Sprée et l'Elbe.
A cette époque le choléra n'a pas gagné l'Occident, parce que
le réseau oriental des canaux allemands ne communique pas
avec le réseau franco-belge. L'envahissement du réseau occi-
dental allemand par le choléra pourrait être, grâce aux
péniches, le signal de l'envahissement de notre territoire.

Si le transport du choléra par les bateaux fluviaux est un
phénomène rare, la transmission d'autres maladies contagieuses, scarlatine, variole, typhus, fièvre typhoïde, etc.,
s'observe beaucoup plus souvent sans qu'aucun obstacle s'oppose à elle.

Comment a été importée la scarlatine qui pendant tant de
mois a ravagé Paris ? On l'ignore. Voici cependant un fait,
où, à travers les méandres des canaux du nord de la France,
la scarlatine a cheminé tranquillement, à l'insu de tous, de
Belgique à Paris. La péniche qui portait les malades s'est
arrêtée successivement sur plusieurs quais de la grande
ville ; elle a reçu à son bord, sans que personne se doute de
la présence de la maladie, des visiteurs, des ouvriers qui
déchargeaient le charbon, des fournisseurs, etc. ; et son équipage fréquentait un débit de boissons où un enfant n'a pas
tardé à être frappé de la scarlatine. Quelle a été la conséquence de ce nouveau foyer urbain ? Nous l'ignorons ; nous
sommes mieux fixés sur le point de départ de l'importation
belge.

1. A. Chantemesse et F. Borel. La récente épidémie de choléra en Allemagne
et ses enseignements. *Hygiène maritime et appliquée*. Février 1906.

Le bateau en question s'appelait *La Vague*. Il était monté par cinq personnes, et, au mois de mars dernier, il apportait du charbon de Rouen à Paris. Pendant son voyage il s'était arrêté à l'Ile Saint-Denis, où séjournent beaucoup de péniches. Ses habitants étaient allés rendre visite à une autre famille de mariniers montant la péniche *Le Nabab*, où la scarlatine sévissait. Ce second bateau venait de Béthune, mais il n'avait pas été infecté à son point de départ. Il avait rencontré dans sa course, à Crèvecœur (Oise), un troisième chaland, *La Ligue*, qui portait la scarlatine depuis Charleroi et qui la lui avait communiquée.

Pendant le séjour de *La Vague* à Paris, au quai des Grands-Augustins, le médecin appelé imposa presque la désinfection. On passa à l'étuve quelques objets de literie ; mais, dès le lendemain matin, pour se soustraire à toute visite importune, le bateau fuyait et allait s'amarrer plus loin. C'est ainsi que les choses se passent régulièrement dans les habitudes des bateliers fluviaux (Chantemesse et Pomès).

Ce fait illustre trop bien les considérations sur les dangers possibles pour que tout autre commentaire soit utile.

4. *Chômage de la batellerie et points de chômage.* — Le danger de ces habitations insalubres s'accroît par le fait des périodes de chômage que subit la batellerie chaque année. La principale de ces périodes se montre en été, et dure de quelques jours à quelques mois. A ce moment, les bateaux s'agglomèrent en divers points et en nombre variable. Aucune règle spéciale ne préside au choix des lieux de chômage et ne permet la préparation des mesures de prophylaxie. Beaucoup s'installent au hasard près des écluses de certains canaux ; d'autres se rendent à des stations plus importantes, par exemple à Douai, Béthune, Lille, Valenciennes, Rouen, Pontoise, Conflans. Là ces bateaux s'assemblent au nombre

de 800 à 1 500. Encore ce chiffre varie-t-il chaque année;
l'écluse de Pontoise a été presque délaissée en 1908. Quelques-unes de ces stations sont assez fréquentées pour que
l'initiative y ait créé des écoles spéciales, où les enfants des
mariniers ne sont pas en contact avec les enfants indigènes.
Telle est l'école de Mlle Fanien, à Pont-Aventin.

On comprend quel terrain fertile les maladies infectieuses
rencontrent dans ces agglomérations. Si certaines municipalités s'occupent de l'hygiène de ces bateliers, la plupart s'en
désintéressent, et ce qui se passe sur ces bateaux est ignoré.
Les mariniers redoutent la venue des médecins qui, au nom
de l'hygiène, pourraient s'immiscer dans leurs affaires. Ils
dissimulent leurs maladies et ils deviennent eux-mêmes victimes du sentiment qu'ils ont ressenti et qu'ils inspirent à
leur tour (Chantemesse et Pomès).

Dans un autre volume, l'indication des moyens de prévention contre ces dangers sera mieux à sa place. Disons cependant que la loi de 1902 sur la protection de la santé publique
aurait pu s'intéresser à la navigation fluviale qu'elle a complètement ignorée, et que dans les ports maritimes la surveillance sanitaire permanente ne doit pas perdre un instant
de vue les bateaux qui y sont présents.

Pour terminer ce qui a trait à la batellerie, nous donnons ci-dessous la liste des points de chômage pour l'année 1908.

1° *Voies navigables du Nord et du Pas-de-Calais*. Canal de
la Colme :

Points de chômage : Ecluses de Wattendam, Lynck, Bierne.
Durée   —   huit jours, du 15 au 23 juin.

Canal de Calais :

Point de chômage : Ecluse d'Hennin.
Durée   —   quinze jours, du 15 au 30 juin.

Canal de Neuffossé :

Point de chômage : Ascenseur des Fontinettes.
Durée   —   vingt jours, du 15 juin au 5 juillet.

Canal d'Aire :

Point de chômage : Écluse de Cuinchy.
Durée   —   trente jours, du 15 juin au 15 juillet.

Canal de la Deule :

Point de chômage : Écluse de la Barre.
Durée   —   vingt jours, du 15 juin au 5 juillet.

Canal de Roubaix :

Points de chômage : Écluses de Narquette, Marck, Trieste, Plomeux,
    du Noir-Bonnet, de Cottigny, de la Masure, de Wasquehae.
Durée de chômage : huit jours, du 15 au 23 juin.

Canal d'Hazebrouck :

Point de chômage : Écluse de la Motte-aux-Bois.
Durée   —   dix jours, du 15 au 25 juin.

Canal de Préaveu :

Point de chômage : Écluse du Grand-Dam.
Durée   —   dix jours, du 15 au 25 juin.

Bourre canalisée :

Point de chômage : Écluse du Pont-de-Pierre.
Durée   —   dix jours, du 15 au 25 juin.

Rivière de la Lave :

Point de chômage : Écluse de Manchecourt.
Durée   —   six mois, du 15 juin au 15 décembre.

Scarpe supérieure :

Points de chômage : Écluses de Corbehem, de Brébières, de Vitry,
    Vannage de décharge de l'écluse de Vitry.
Durée du chômage : six jours, du 10 au 15 juin.

Scarpe moyenne :

Points de chômage : Écluses de Courchelettes, de Lanières, du Fort-
    de-Scarpe.

Durée du chômage : trente jours, du 15 juin au 15 juillet.

Nota. — Écluse des Augustins : huit jours, du 15 au 23 juin.

Nota. — Voies navigables du Nord et du Pas-de-Calais sur lesquelles il n'y a pas de point de chômage :

Canaux de Bourbourg, Furnes, Bruges, Ardres, Guines, Andruick, Mieppe.

Rivières d'Aa, d'Houlle, de la Lys, Scarpe inférieure, dérivation de la Scarpe autour de Douai.

Canaux : de la Sensée, de Lens.

2° *Ligne de Mons à Paris.*
Escaut :

Point de chômage : Écluse de Rodignies.
Durée — trente jours, du 15 juin au 15 juillet.
Point de chômage : Écluse d'Hergnies.
Durée — vingt jours, du 15 juin au 5 juillet.

Canal de Saint-Denis :

Dix jours, du 15 juillet au 25 juillet.

Canal de Saint-Martin :

Dix jours, du 1er au 11 juillet.

Nota. — Voies navigables de la ligne de Mons à Paris sur lesquelles il n'y a point de chômage :

Canal de Saint-Quentin, canal latéral à l'Oise, Oise canalisée, Seine.

3° *Ligne de Charleroi à Paris.*
Sambre canalisée :

Trente jours, du 15 juin au 15 juillet.

Canal de la Sambre à l'Oise :

Point de chômage : de Landrecies à La Fère.
Durée — trente jours, du 15 juin au 15 juillet.

4° *Ligne de Picardie*.

Canal de la Somme :

Dix jours, du 15 au 25 juin.

5° *Ligne des Ardennes*.

Canal des Ardennes :

Point A : de Pont-à-Bar à Semuy.
Durée   : seize jours, du 15 juin au 1er juillet.
Point B : de Vouziers à Vieux-les-Asfeld.
Durée   : seize jours, du 15 juin au 1er juillet.

Canal latéral à l'Aisne :

Bief de Condé-sur-Suippe : trente jours, du 15 juin au 15 juillet.
Bief de Berry-au-Bac   vingt —   du 15 juin au 5 juillet.
Autres biefs   dix   —   du 15 au 25 juin.

Aisne canalisée de Celles à l'Oise :

Biefs de Fontenoy . . . .⎫
  —   Vic-sur-Aisne . . . . . . ⎪ vingt jours, du 15 juin
  —   Couloisy . . . . ⎬   au 5 juillet.
  —   Hérault. . . . . ⎭
Autres biefs : dix jours, du 15 au 25 juin.

Canal de l'Oise à l'Aisne :

Vingt jours, du 15 juin au 5 juillet.

6° *Ligne de Metz et de Strasbourg à Paris*.

Moselle canalisée :

a) Des écluses accolées n°s 1 et 2 ⎱ trente jours, du 15 juin au
     à Frouard, à l'écluse n° 3. . . ⎰   15 juillet.
b) De l'écluse n° 3 à l'écluse n° 8 ⎱ quinze jours, du 15 juin au
     à Pagny-sur-Moselle . . . . . ⎰   1er juillet.
c) De l'écluse n° 9 à la frontière ⎱ vingt et un jours, du 15 juin
     (bief international) . . . . . ⎰   au 6 juillet.

Canal de la Marne au Rhin :

a) De Vitry-le-François à l'écluse ⎱ trente jours, du 15 juin au
     de Xures. . . . . ⎰   15 juillet.

b) De l'écluse de Xures à la frontière ⎱ vingt et un jours, du 15 juin
    (bief international). . . . . . . ⎰   au 6 juillet.

Canal de Saint-Dizier à Paris :

Trente jours, du 15 juin au 15 juillet.

Canal de la Marne à la Somme :

a) De Vitry-le-François à l'écluse ⎱ trente jours, du 15 juin au
    de Sainte-Meuge. . . . . . . ⎰   15 juillet.
b) De l'écluse de Sainte-Meuge à la ⎱ quarante jours, du 15 juin au
    Somme. . . . . ⎰   25 juillet.

Canal latéral à la Marne :

Biefs de : Vitry-l'Ermite, Juvigny, ⎱ trente jours, du 15 juin au
    Vraux, Tours . . . . ⎰   15 juillet.
Autres biefs : vingt jours, du 15 juin au 5 juillet.

Canal de l'Aisne à la Marne :

De Berry-au-Bac à Condé-sur- ⎛ trente jours, du 15 juin au
    Marne . . . . , . . ⎝   15 juillet.

Marne :

D'Epernay à Meaux : vingt jours, du 15 juin au 5 juillet.
De Meaux à Charenton : vingt jours, du 15 juin au 5 juillet.

7° *Ligne de la Meuse à la Saône.*
Canal de l'Est (branche nord) :

De la frontière à Troussey : vingt jours, du 15 juin au 5 juillet.

Canal de la Meuse au Rhin :

De Troussey à Toul : trente jours, du 15 juin au 15 juillet.

Canal de l'Est :

De Toul à Golbey : trente jours, du 15 juin au 15 juillet.
De Golbey à Méloménil : quarante jours, du 15 juin au 25 juillet.
De Méloménil à Coires : trente jours, du 15 juin au 15 juillet.

Embranchement de Nancy :

De Messein à Laneuveville : trente jours, du 15 juin au 15 juillet.

Embranchement d'Épinal :

De Golbey à Epinal : trente jours, du 15 juin au 15 juillet.

8° *Ligne de Paris à Lyon par la Bourgogne.*
Yonne :

De Montereau à Laroche : vingt jours, du 15 juin au 5 juillet.

Canal de la Bourgogne :

Trente jours, du 15 juin au 15 juillet.

Saône :

De Saint-Jean-de-Losne à Verdun-) vingt-cinq jours, du 15 juin au
    sur-le-Doubs . . . .)   5 juillet.

Annexes.
Seine :

De Montereau à Nogent : quinze jours, du 15 au 30 juin.
De Nogent à Marcilly : trente-cinq jours, du 15 juin au 20 juillet.

Canal de la Haute Seine :

Vingt et un jours, du 15 juin au 6 juillet.

9° *Ligne de Paris à Lyon par le Bourbonnais.*
Annexes.
Canal du Berry :

Bief de la Tranchasse : trente et un jours, du 15 juillet au 15 août.

Canal de la Sauldre :

De l'écluse de la Grande-Planche à) trente et un jours, du 15 août
    celle des Buissons . . . .)   au 15 septembre.

10° *Ligne de Paris à Lyon par Auxerre et le canal du Ni-*
vernais.
Yonne :

De Montereau à Laroche : trente jours, du 15 juin au 15 juillet.
De Laroche à Auxerre   : dix jours, du 25 juin au 5 juillet.

Canal du Nivernais :

D'Auxerre à Cravant : vingt jours, du 15 juin au 5 juillet.
De Cravant à Baye   : trente jours, du 15 juin au 15 juillet.
De Baye à Decize   : vingt jours, du 15 juin au 5 juillet.
Embranchement de Vermenton : trente jours, du 15 juin au 15 juillet.

11° *Ligne de Paris à la frontière allemande.*

Yonne :

De Montereau à Laroche : vingt jours, du 15 juin au 5 juillet.

Canal de Bourgogne :

Trente jours, du 15 juin au 15 juillet.

Saône :

De Saint-Jean-de-Losne à Saint-) vingt-cinq jours, du 15 juin au
  Symphorien. . . . .) 10 juillet.

Canal du Rhône au Rhin :

De Dôle à la frontière : vingt-cinq jours, du 15 juin au 10 juillet.

12° *Jonction du réseau du centre avec le réseau du nord et de l'est.*

Saône :

De Verdun à Auxonne : vingt-cinq jours, du 15 juin au 10 juillet.
D'Auxonne à Gray : quinze jours, du 20 juin au 5 juillet.
De Gray à Coire : vingt-cinq jours, du 15 juin au 10 juillet.

Canal de l'Est :

De Coire à Miloménil : trente jours, du 15 juin au 15 juillet.
De Miloménil à Golbey : quarante jours, du 15 juin au 25 juillet.
De Golbey à Flavigny : trente jours, du 15 juin au 15 juillet.
De Golbey à Epindre : trente jours, du 15 juin au 15 juillet.

(Embranchement d'Epindre) :

De Flavigny à Toul : trente jours, du 15 juin au 15 juillet.
De Messein à Laneuveville : trente jours, du 15 juin au 15 juillet.

(Embranchement de Nancy).

Canal de la Marne à la Saône :

De Vitry-le-François à l'écluse de Sainte-Meuge et embranchement de Vassy . . . . trente jours, du 15 juin au 15 juillet.

De l'écluse de Sainte-Meuge à la Saône . . . . quarante jours, du 15 juin au 25 juillet.

Canal de Givors :

Trente jours : du 1er septembre au 1er octobre.

APPENDICE

LOIS, DÉCRETS ET RÈGLEMÈNTS ACTUELLEMENT EN VIGUEUR DANS
LA MARINE MARCHANDE EN CE QUI CONCERNE L'HYGIÈNE, LA
SÉCURITÉ ET LE SERVICE MÉDICAL DES NAVIRES DE COMMERCE

ANNEXES

Circulaire (M) du 6 août 1891. Au sujet d'une maladie hydatique qui règne en Islande.

« Messieurs, à la suite d'une communication de M. le Médecin chef de
l'hôpital de Reykiavik, relative à la fréquence et au mode de propagation
des kystes hydatiques en Islande, le Conseil supérieur de santé à exprimé
l'avis qu'il serait utile de prévenir les officiers et les équipages des navires
de guerre, ainsi que ceux des bâtiments de commerce, du sérieux danger
qu'il y a, dans ces parages, à boire l'eau des rivières ou des ruisseaux, et
à manger des végétaux frais sans les avoir soumis à un lavage minutieux
à l'eau distillée.

« J'appelle tout particulièrement votre attention sur ces recommandations, qui devront être portées à la connaissance des bâtiments de l'État
ou de commerce qui se rendent en Islande. »

Décret du 1ᵉʳ décembre 1893. Arrimage des marchandises à bord des navires de commerce.

Art. 1ᵉʳ. — Les règles suivantes sont applicables à l'arrimage des marchandises à bord des navires de commerce, à moins de conventions
contraires.

TITRE PREMIER. — *Marchandises de toute nature, à l'exception
des grains en vrac et des liquides.*

Art. 2. — Toutes les marchandises craignant l'humidité devront être
protégées par des greniers et garnitures ayant au moins les dimensions :

1° Pour les marchandises en fûts, futailles, boucauts ou caisses, sauf pour les savons, le grenier devra avoir 17 centimètres à partir du vaigrage dans les fonds du navire, 17 centimètres à la couche ou ventrière, et une garniture de 3 centimètres en abord ;

2° Pour les marchandises en sacs, balles ou ballots, le grenier devra avoir au moins 25 centimètres dans les fonds et la couche, et la garniture 5 centimètres en abord ;

3° Pour les savons, il suffira d'un grenier de 4 centimètres dans les fonds et aux ventrières, et d'une garniture de 3 centimètres en abord.

Exception est faite pour les navires à double fond ou à water-ballast, pour lesquels il ne sera exigé dans les fonds qu'un grenier en bois de 10 centimètres.

Le faux tillac non calfaté est réputé grenier, pourvu qu'il ait la hauteur de 16 centimètres dans les fonds.

Dans les navires en bois, la garniture en abord est comptée à partir du vaigrage ; dans les navires en fer elle est comptée à partir de l'arête intérieure de la membrure.

Art. 3. — Dans les entreponts calfatés et sur les planchers des faux-ponts également calfatés, la circulation de l'eau devra être assurée partout par un grenier de 3 centimètres mis en travers ou en long mais avec des coupures en travers, avec des orgues tribord et bâbord pour l'écoulement des eaux.

Art. 4. — Tout logement d'équipage, cambuse ou emménagement intérieur devra être bien calfaté et avoir des orgues tribord et bâbord pour l'écoulement de l'eau et à la cloison une tringle de 8 centimètres de hauteur calfatée, pour empêcher l'eau de se rendre dans l'entrepont ou dans la cale.

Art. 5. — Les bois servant au fardage ou grenier devront être secs ; ceux de ces bois qui seront disposés en abord devront être fixés contre le vaigrage de façon à ne pas glisser dans les mouvements du navire.

Tout corps spongieux ou lest susceptible d'avarier les marchandises n'est pas réputé grenier. Tel est le cas, notamment, des sables, terres, charbons, argiles, chaux, sels, phosphates et autres. Une séparation en bois de 7 centimètres est alors obligatoire. Dans le cas où le lest sera formé de sable ou de terre, le vaigrage devra être calfaté ou les joints garnis de lattes ou lambourdes jusqu'à une hauteur suffisante pour empêcher le sable ou la terre de tomber dans les mailles.

Les bois de campêche ou autres analogues, dents d'éléphants fibres de coco, etc., ne pourront pas servir de fardage ou de garniture : ils devront être préservés comme il est d'usage de le faire pour les marchandises sèches.

Art. 6. — Les cloisons d'emménagement et les épontilles métalliques devront être revêtues de nattes, toiles ou autres garnitures ; les mâts, bittes, archipompes et puits aux chaines devront être recouverts avec du bois de 3 centimètres d'épaisseur.

Art. 7. — Les marchandises qui peuvent se détériorer par contact direct ou indirect ne pourront être arrimées l'une au-dessus de l'autre ou l'une à côté de l'autre.

Toute marchandise sèche arrimée sur des barriques, barils ou fûts contenant du liquide devra en être séparée par un fardage en bois de 3 centimètres d'épaisseur.

Toutes les marchandises dégageant des émanations susceptibles d'avarier les marchandises voisines, telles que certaines essences végétales et minérales, les bois créosotés, etc., ne pourront être chargées que dans un emplacement séparé.

Art. 8. — Les cuirs salés devront être arrimés par couches horizontales, tête, ventre et queue en abord avec un grenier de 25 centimètres. Ils devront être saturés de saumure. Il est fait exception pour les cuirs reçus en paquets qui seront rendus tels qu'ils auront été reçus.

Les cuirs secs devront être arrimés, tête, ventre et queue en abord sur un grenier de 25 centimètres sur le fond et à la couche ; aucun cuir du chargement ne pourra servir comme garniture.

Les cuirs secs ou toute marchandise craignant l'humidité, chargés au-dessus des cuirs salés, devront en être séparés par un fardage en bois de 15 centimètres.

Les os employés comme fardage devront être recouverts de planches de 3 centimètres au moins d'épaisseur.

Art. 9. — Les compartiments dits cales à eau ne devront recevoir de marchandises que s'ils sont garnis intérieurement d'un fardage de 3 centimètres d'épaisseur et après avoir été convenablement nettoyés et asséchés.

Art. 10. — Dans les navires à vapeur, les cloisons séparant les chambres des machines et chaudières des cales à marchandises ou des soutes utilisées comme cales devront être éloignées des marchandises au moyen de cloisons pleines en bois régnant sur toute la hauteur et séparées de la tôle par un espace vide, de manière que la marchandise soit distante de la tôle de 20 centimètres pour les chaudières et de 10 centimètres pour les machines. L'évacuation de l'air chaud de l'espace vide devra être assurée par l'installation de cheminées d'appel convenablement disposées de chaque bord.

Les mêmes dispositions devront être adoptées pour les entreponts au passage des cheminées, sous la réserve que l'espace vide prévu sera réduit à 10 centimètres.

Art. 11. — Les marchandises susceptibles d'être endommagées par les poussières ne devront pas être chargées dans les soutes à charbon.

Art. 12. — Les rails ou fers en barres, plats ou profilés, devront être arrimés en grillage et la muraille du navire devra être protégée par une forte garniture, soit en fer, soit en bois, si les quantités embarquées comportent ces précautions.

Le ripage devra être prévenu en empêchant le glissement fer sur fer par l'interposition d'un certain nombre de lattes en bois réparties sur la hauteur du chargement.

Tous les espaces vides en abord devront être remplis par du bois convenablement serré et l'ensemble du chargement devra être coincé sous les barrots par des épontilles volantes placées de distance en distance sur des madriers en travers.

Dans le cas où les rails ou fers en barres plats ou profilés, seraient chargés sur barrots en fers, lesdits barrots devront être isolés par du bois, de façon à ne pas supporter directement les fers arrimés au-dessus.

Titre ii. — Grains et graines de toute nature en vrac.

Art. 13. — Tout navire d'au moins 400 tonneaux de jauge, chargeant des grains ou graines en vrac, devra avoir une archipompe de dimensions suffisantes pour donner accès à un homme et lui permettre d'y travailler. On devra pouvoir y pénétrer soit par un trou d'homme dans le pont supérieur, soit par un couloir libre dans l'entrepont, à partir de l'écoutille de l'arrière, mais dans aucun cas par le grand panneau.

Art. 14. — Le grenier devra avoir une hauteur de 27 centimètres au-dessus du vaigrage dans les fonds, 27 centimètres aux ventrières, avec garniture de 3 centimètre en abord.

Art. 15. — Les greniers et garnitures devront être entièrement recouverts de toile ou de nattes, de manière à empêcher que le grain ne passe au travers.

Art. 16. — Dans les navires ayant un vaigrage à claire-voie, les intervalles de ce vaigrage devront être exactement remplis et recouverts d'une natte, toile ou autre garniture, pour empêcher le passage du grain et assurer la circulation de l'eau aux pompes.

Dans les navires à vaigrage plein, il sera exigé en abord contre la garniture une natte ou toile jusqu'au pont supérieur.

Art. 17. — Les chambres des machines et chaudières des navires à vapeur chargés de grains ou de graines devront être isolés du chargement, conformément à l'article 10.

Art. 18. — L'aération des cales renfermant des grains ou graines devra être assurée par des manches à vent ou des ventilateurs fixes ou mobiles dans tout navire de 400 tonneaux de jauge et au-dessus.

Titre iii. — Vins, alcools, huiles et généralement
toutes les matières liquides.

Art. 19. — Les fûts contenant des liquides, s'ils sont d'égales dimensions, devront être arrimés par plans horizontaux, la bonde en dessus.

de manière que les douves des fonds se trouvent dans une position verticale.

Les fûts devront avoir la bouge libre, tant sur le fond que dans les abords, et être saisis par quatre bons coins au collet, tous les vides en abord étant remplis. Il est interdit d'arrimer bouge sur bouge ; chaque fût du premier dans la cale ou dans les entreponts reposera sur deux cadastres ou deux traverses munies de coins afin que la bouge ne supporte pas le poids de la cargaison superposée.

Lorsque les fûts seront de dimensions inégales, ou lorsque la finesse des formes du navire s'y opposera d'une manière absolue, l'arrimage horizontal ne sera pas exigé, mais les autres règles ci-dessus détaillées devront être observées.

Art. 20. — Sous le pont, les fûts ne devront pas être arrimés sous plus de :

6 plans			jusqu'à 249 litres.
5 —	pour une contenance	de 250 à 399 —
4 —	s'élevant	de 400 à 699 —
3 —		à 700 litres et au-dessus.

A près trois, quatre, cinq et six plans, suivant la distinction ci-dessus, l'établissement d'entreponts fixes ou mobiles sera obligatoire dans toute la longueur des cales, même sous les panneaux.

Art. 21. — Les chambres des machines et des chaudières des navires à vapeur chargés de liquides devront être séparées du chargement, suivant les prescriptions de l'article 10.

Art. 22. — Dans le cas où des fûts seraient placés sur le pont, soit debout, soit couchés, en vertu du consentement écrit du chargeur prévu par l'article 229 du Code de commerce, ils devront être arrimés sur un plan unique et solidement saisis entre eux sans que rien soit chargé par-dessus. Les fûts couchés seront élevés sur des cales permettant l'écoulement facile des eaux en dessous.

Dans les spardecks ou faux-ponts, les fûts pourront être arrimés debout, à la condition qu'ils ne forment qu'un plan unique et que rien ne soit chargé par-dessus.

Aucun chargement de liquides en fûts ne sera autorisé sur le pont du spardeck.

Art. 23. — Dans les cales, tout fût debout ou en travers sera considéré comme mal arrimé.

Titre IV. — *Mesures générales.*

Art. 24. — Les marchandises pour lesquelles le présent règlement ne contient pas de prescriptions spéciales seront arrimées avec tous les soins et précautions nécessités par leur nature.

Art. 25. — Le capitaine est obligé, suivant les circonstances, de tenir ses panneaux solidement fermés, recouverts de deux prélarts fixés d'une façon rigide contre les hiloires, soit en les clouant, soit en les maintenant par des tringles.

Circulaire (M.) du 9 mars 1895. Mesures à prendre pour prévenir les cas de scorbut à bord des navires du commerce. — Embarquement de produits frais.

De nombreux cas de scorbut se sont déclarés à bord d'un bâtiment du commerce et ont entraîné la mort de plusieurs hommes de l'équipage. Une enquête a établi que les causes de cette maladie étaient, en dehors de la fatigue résultant d'une campagne longue et pénible, le défaut de vivres frais et de produits végétaux. Le Conseil supérieur de santé, consulté sur les mesures à prendre pour prévenir les cas de l'espèce, a émis l'avis qu'il n'y avait pas lieu de rendre réglementaire l'embarquement, à bord des navires du commerce de jus de citron, ainsi que l'avaient demandé certaines commissions médicales. L'emploi de ce produit, qui d'ailleurs n'est plus en usage sur les bâtiments de l'État, n'est pas en effet sans dangers.

« Le jus de citron (lime juice), dit le Conseil supérieur de santé, est un produit de fabrication anglaise : il est très difficile de s'en approvisionner sur les marchés français.

« Pour conserver ce jus, les Anglais y ajoutent une certaine quantité d'acide salicylique : d'ailleurs, ils ne s'en cachent pas. On trouve tout au long, avec adjonction d'acide salicylique, la préparation de ce jus de citron aux Antilles anglaises, qui le produisent en grand, à la page 157 de l'ouvrage suivant : A. *Text book of tropical Agriculture*, by A. Nichols, London, Macmillan, 1892.

« Or, l'acide salicylique, quoique à faible dose, introduit dans l'économie d'une manière continue, n'est pas sans inconvénients.

« Le citron (fruit) qui, au moins, évite l'inconvénient de l'acide salicylique, n'a même pas en lui-même une propriété spéciale contre le scorbut : il est employé surtout parce que c'est un fruit qui se conserve bien.

« Tous les produits végétaux frais (fruits, racines, tubercules, etc.), ont des propriétés antiscorbutiques.

« Dans ces conditions, le Conseil supérieur de santé estime qu'il n'y a pas lieu de préciser et surtout de spécifier le jus de citron comme approvisionnement contre le scorbut.

« D'une manière générale enfin, le Conseil supérieur de santé estime que pour un navire partant des mers d'Europe, le meilleur approvisionnement antiscorbutique serait des pommes de terre, et qu'au retour des régions tropicales, les citrons (fruits) constitueraient, par le bon marché et leur facilité de conservation, la meilleure réserve végétale à embarquer. »

J'ai l'honneur, en conséquence, de vous prier de signaler à l'attention des capitaines l'obligation qui leur incombe d'embarquer, soit au départ de France des bâtiments, soit à leur retour, une provision suffisante de végétaux frais. Vous voudrez bien leur rappeler les graves responsabilités civiles et pénales qu'ils encourraient, dans le cas où une maladie se se déclarerait à bord par leur faute ou simplement par suite de leur négligence.

Je n'hésiterais pas, d'ailleurs, en ce qui concerne les capitaines et en dehors de toute action qui pourrait leur être intentée, à user à leur égard, chaque fois que leur responsabilité serait établie, du pouvoir disciplinaire qui m'est conféré par l'article 87 du décret-loi du 24 mars 1852 et en vertu duquel j'ai infligé une suspension d'un an de commandement au capitaine du navire susvisé.

Circulaire (M.) du 6 février 1896. Embarquement de spiritueux sur les navires armés pour la pêche de la morue à Terre-Neuve.

Depuis longtemps, l'attention du Département a été appelée sur les abus auxquels donne lieu l'embarquement exagéré de spiritueux à bord des bâtiments armés pour la pêche de la morue, à Terre-Neuve.

En vue de remédier à une situation aussi contraire à la santé des équipages que préjudiciable aux opérations de pêche, j'ai décidé de réglementer les rations à allouer quotidiennement aux hommes et, par suite, de fixer le maximum d'eau-de-vie que chaque navire peut être autorisé à embarquer.

Dans ce but, et par analogie avec la réglementation en vigueur pour la pêche en Islande, j'ai arrêté les dispositions suivantes que j'ai l'honneur de porter à votre connaissance :

1º Le maximum de spiritueux à embarquer sur les navires destinés à la pêche de la morue à Terre-Neuve sera de 1 litre 75 centilitres par semaine et par homme, en se basant sur une durée moyenne de neuf mois de campagne pour les navires banquiers et de sept mois pour les navires destinés à la côte de Terre-Neuve ;

2º Les capitaines détiendront les quantités de liquides embarquées et la distribution à l'équipage devra être faite, sous leur responsabilité, quotidiennement et à raison de 25 centilitres par homme et par jour.

Le concours de l'administration des Douanes étant indispensable pour la stricte exécution de ces mesures, j'ai demandé à M. le ministre des Finances de vouloir bien adresser des instructions en conséquence aux services compétents de son Département.

De leur côté, les commissaires de l'Inscription maritime auront à renseigner, en temps opportun, les agents des douanes sur la composition de l'équipage de chaque navire pêcheur, soit en communiquant le rôle de cet équipage, soit en leur remettant un extrait certifié de ce rôle.

En ce qui concerne la distribution journalière des spiritueux, l'autorité maritime locale, en même temps qu'elle remettra aux capitaines un exemplaire de la présente circulaire, devra les aviser qu'ils seront rendus personnellement responsables des cas d'ivresse constatés à leur bord et que l'inexécution des prescriptions qui leur incombent peut les exposer, le cas échéant, à une suspension de commandement proportionnée à la gravité de l'infraction.

A cette occasion, il conviendra de signaler également aux capitaines l'intérêt qui s'attache pour la santé des hommes, à ce que la consommation souvent abusive de l'alcool soit remplacée, à l'exemple de ce qui se fait sur les navires américains, par l'usage des boissons chaudes (thé, vin, etc.).

Dans ce même ordre d'idées les autorités maritimes auront à faire appel à la conscience des armateurs, en leur signalant le devoir qu'ils auront de ne pas fournir à leurs équipages des eaux-de-vie de qualité tout à fait inférieure et d'un degré trop élevé, qui constituent plutôt des substances toxiques que des stimulants.

Afin d'assurer aux dispositions qui précèdent toute l'efficacité nécessaire, je me propose de faire adresser, en temps utile, des instructions à M. le gouverneur des Iles Saint-Pierre et Miquelon, en vue de la surveillance à exercer, pour que tous les spiritueux qui pourraient être pris comme fret au départ de la métropole pour les navires faisant escale dans la colonie, y soient réellement débarqués et ne soient pas conservés à bord pour être ultérieurement livrés, sur les lieux de pêche, aux équipages, en plus des quantités dont la consommation est autorisée.

Les prescriptions contenues dans la présente circulaire devront être appliquées dès la prochaine campagne de pêche.

Circulaire (M) du 28 avril 1896. Réduction de l'approvisionnement de spiritueux à bord des navires armés pour la pêche de la morue en Islande.

Aux termes des circulaires des 10 janvier 1862 et 18 février 1876, le maximum des spiritueux à embarquer sur les navires destinés à la pêche de la morue en Islande doit être de 1 litre 75 centilitres par semaine et par homme, soit 25 centilitres par jour, en se basant sur une moyenne de sept mois de campagne pour les bâtiments qui n'effectuent qu'un seul voyage et de quatre mois pour ceux qui en font deux ».

Dans un rapport adressé à l'issue de la dernière campagne de pêche, M. le capitaine de frégate Houette, commandant l'aviso-transport *La Manche* et la station d'Islande, a proposé de réduire à 20 centilitres cette ration journalière et de calculer sur cette base l'approvisionnement pour une campagne de six mois au lieu de sept.

• Soumise à l'enquête, cette proposition a été favorablement accueillie par la plupart des armateurs, sous la réserve, toutefois, de conserver pour le calcul de l'approvisionnement, la base de la période de sept mois qui est la durée la plus commune des expéditions de pêche en Islande.

Dans ces conditions, j'ai arrêté les dispositions suivantes : désormais, le maximum de s spiritueux à embarquer sur les navires armés pour la pêche de la morue en Islande est fixé à 20 centilitres par homme et par jour, soit 1 litre 40 centilitres par semaine, en se basant sur une campagne de sept ou de quatre mois selon que les bâtiments doivent effectuer un ou deux voyages.

Les autres prescriptions des circulaires des 10 janvier 1862 et 18 février 1876 demeurent maintenues, notamment celles qui établissent la responsabilité des capitaines, en ce qui concerne la garde des provisions de spiritueux et les distributions quotidiennes à faire aux équipages.

Bien que cette dernière disposition soit généralement observée, j'ai eu lieu de constater que son efficacité se trouvait souvent amoindrie par suite de la fâcheuse habitude, invétérée chez un grand nombre de pêcheurs, de conserver pendant plusieurs jours leurs rations quotidiennes, afin de les boire en une seule fois et de se procurer ainsi une ivresse complète.

Il conviendra de signaler tout particulièrement ce fait à l'attention des capitaines et de les encourager à user de toute leur influence pour combattre un abus aussi nuisible à la santé des hommes que préjudiciable aux opérations de pêche.

Vous voudrez bien veiller, chacun en ce qui vous concerne, à l'exécution de la présente circulaire, dont les prescriptions sont immédiatement applicables.

Circulaire (M.) du 16 juillet 1898, relative à la visite des ustensiles en fer ou en cuivre étamés lors de l'armement des navires de commerce.

Plusieurs cas d'intoxication saturnine assez graves, dus à un étamage défectueux, se sont produits récemment à bord d'un navire du commerce.

J'ai lieu de croire, en conséquence, que les prescriptions des circulaires des 17 février et 3 avril 1869 ne sont plus appliquées strictement dans tous les ports.

Aux termes de ces dispositions, les vases et ustensiles destinés aux usages du bord doivent être en fer battu, étamés à l'étain fin. On doit entendre aujourd'hui par étain, d'après le formulaire des hôpitaux militaires de 1890, un étain contenant 0,5 p. 100 de plomb et de métaux étrangers. D'autre part, l'emploi des vases en grès non poreux ou vernissés au sel est recommandé à l'exclusion absolue de poteries vernissées au plomb.

Le pharmacien membre de la Commission de visites des coffres à médicaments, doit vérifier avec soin la matière de l'étamage et signaler au commissaire de l'Inscription maritime les objets qui ne réuniraient pas les conditions nécessaires. Toutefois, il est admis qu'une déclaration formelle des armateurs peut tenir lieu de cette vérification. Pendant la durée des voyages, les capitaines sont tenus de veiller, sous leur propre responsabilité, à ce que les vases étamés soient toujours en parfait état de propreté.

J'ai l'honneur d'appeler toute votre attention sur ces recommandations et je vous prie de tenir la main, chacun en ce qui vous concerne, à leur stricte exécution.

Les dispositions dont il s'agit sont applicables à tous les navires de commerce armés soit au long cours, soit au cabotage.

Circulaire (M.) du 31 mai 1902. Nourriture des équipages à bord des navires du commerce.

Des plaintes nombreuses, et souvent justifiées, me sont parvenues depuis quelque temps au sujet de l'alimentation à bord des navires de commerce et de pêche.

Les denrées embarquées se limitent généralement à une provision de lard salé, distribué cinq ou six fois par semaine, de bœuf en conserve et de morue, puis des légumes secs, haricots et riz. L'approvisionnement en pommes de terre serait, lui-même, ou très restreint ou nul. Quant à la viande et aux légumes frais, ils feraient le plus souvent totalement défaut.

D'autre part, il a été maintes fois reconnu que les hommes embarqués comme cuisiniers ou restaurateurs n'étaient aucunement désignés pour ces fonctions, ou que leur nombre était insuffisant, et que, par suite, la mauvaise préparation d'une nourriture déjà peu en rapport avec les règles de l'hygiène, rarement variée, et de qualité parfois douteuse, rendait l'ordinaire des équipages absolument défectueux.

J'ai donc lieu de craindre que les prescriptions des circulaires des 20 novembre 1865, 2 mai 1884 et 9 mars 1895, relatives à cet objet, ne soient trop souvent perdues de vue.

J'ai l'honneur, en conséquence, d'appeler votre attention sur la nécessité de veiller strictement à leur observation.

Ainsi que l'ont rappelé les diverses instructions précitées, le principe dominant, en ce qui concerne la nourriture des équipages à bord des bâtiments naviguant au commerce ou à la pêche, est celui de la libre convention entre armateurs et équipages, de même que pour tout ce qui se rapporte à l'engagement des gens. Toutefois, il a été stipulé en principe, afin d'établir une base d'appréciation pour le cas où des équipages se plaindraient d'être mal nourris, que la ration des marins du commerce doit être équivalente à celle que reçoivent les marins de la flotte.

Cette équivalence ne doit pas être envisagée seulement au point de vue des quantités, mais aussi au point de vue de la nature et de la qualité des vivres.

Il y a lieu de remarquer que, si les conserves, le porc salé et les légumes secs figurent dans la ration des marins de l'État, ces denrées ne sont point consommées de façon exclusive. A bord des bâtiments de la flotte, quelle que soit la durée des traversées, la viande fraiche ne fait jamais défaut.

En fait, une alimentation qui ne comporte que des salaisons et des conserves, n'est point équivalente à la ration des équipages de la flotte. Il semble d'ailleurs qu'elle pourrait être facilement améliorée sans qu'il en résultât une augmentation appréciable de frais pour les armements.

Je sais que les circonstances de la navigation et d'autres considérations peuvent s'opposer à l'embarquement d'animaux sur pied et de légumes verts en quantité suffisante pour de longues traversées. Il n'en est pas moins certain qu'étant données les ressources qu'offrent aujourd'hui les nouveaux procédés de conservation et les facilités que les capitaines ont le plus souvent pour se réapprovisionner en cours de route de légumes frais et notamment de pommes de terre, on ne saurait soutenir que, dans la plupart des cas, l'ordinaire des équipages du commerce ne puisse être amélioré et varié, de manière a être réellement équivalent à celui des marins de l'État, selon le vœu de la loi.

Il convient de ne pas perdre de vue que l'intérêt de l'hygiène et de la santé des hommes est en jeu et que, faute d'aliments frais, les plus graves inconvénients (des épidémies de scorbut, des fièvres contagieuses, etc.), peuvent se produire à bord de nos bâtiments et décimer nos équipages.

Je vous invite, en conséquence, à ne rien négliger pour arriver au plus tôt à remédier, sous ce rapport, à la situation actuelle.

Vous devrez, à cet effet, appeler particulièrement l'attention des armateurs et des capitaines au moment des armements, sur les responsabilités qu'ils pourraient encourir à ce point de vue, en vertu de l'article 76 du décret-loi du 24 mars 1852, s'ils contrevenaient, soit aux conventions stipulées, soit au principe de l'équivalence des rations ci-dessus rappelé.

Vous les inviterez à renouveler leurs approvisionnements aussi fréquemment que possible, à ne confier le soin de la préparation des repas des équipages qu'à des hommes reconnus capables de s'en acquitter convenablement ; enfin, à exclure absolument de la consommation tous vivres reconnus avariés ou altérés à un degré quelconque.

En cours de voyage et lors des désarmements, chaque fois que des plaintes relatives à l'alimentation vous seront adressées, vous procéderez avec le plus grand soin à l'enquête prescrite par la circulaire du 2 mai 1884, et si les plaintes sont reconnues fondées, vous ne devrez pas hésiter à en saisir immédiatement le tribunal maritime commercial, ou, en cas d'impossibilité, à m'adresser un procès-verbal détaillé de l'enquête pour que l'affaire puisse être ultérieurement jugée.

Il est bien entendu que le remplacement des vivres reconnus impropres à la consommation s'imposerait et que l'autorité maritime ou consulaire pourrait empêcher de partir un bâtiment dont le capitaine s'y refuserait ou même dont l'approvisionnement serait suspect, soit au point de vue de la quantité des vivres embarqués, soit au point de vue de leur qualité.

Je me plais à espérer qu'il suffira de rappeler aux armateurs et aux capitaines leurs obligations à cet égard pour que les améliorations désirables soient réalisées sans délai et que les réclamations qui m'ont amené à vous adresser les présentes instructions ne se renouvellent plus.

Arrêté du 18 juin 1906 relatif au mode de répartition des primes de propreté à allouer aux navires armés à la grande pêche ou à la pêche hauturière.

Article premier. — Des primes dites « primes de propreté » imputées sur les fonds du chapitre « Pêches et navigation commerciale » seront allouées dans les conditions fixées par l'article 6 du présent arrêté, aux capitaines ou patrons des navires armés pour la pêche à la morue à Terre-Neuve ou en Islande, soit pour la pêche de la morue, du hareng ou du maquereau avec procédé de conservation à bord, dans la Manche ou dans la mer du Nord.

Art. 2. — Afin de constater l'état des navires devant concourir à la distribution des primes de propreté, des inspections fréquentes seront faites à bord, soit au mouillage, soit sur les lieux de pêche, par les officiers de vaisseau, ou les officiers du service de santé, ou les officiers mariniers, ou les maîtres de pêche délégués à cet effet par les commandants des croiseurs des autres bâtiments de la marine nationale, chargés de la surveillance de la pêche dans les eaux de Terre-Neuve, dans les mers d'Islande ou dans la Manche et la mer du Nord.

Art. 3. — Ces inspections porteront sur les matières ci-après aux-quelles, en raison de leur importance respective, seront attribués les coefficients ci-dessous :

	COEFFICIENTS
Propreté et tenue des logements	3
Propreté et tenue des hommes, de leurs effets d'habille-ment et de leur couchage	3
Propreté des ponts	1
État de conservation des vivres	2
Tenue générale de l'extérieur et du gréement	1
État et entretien du coffre à médicaments	1

Art. 4. — L'appréciation des officiers inspecteurs, sur ces différents points, sera exprimée au moyen de notes de 0 à 10 et correspondant :

0, à une très mauvaise tenue :
De 1 à 2, à une mauvaise tenue ;
De 3 à 4, à une tenue médiocre ;
De 5 à 6, à une tenue passable :
De 7 à 8, à une bonne tenue ;
De 9 à 10, à une très bonne tenue.

Ces notes seront consignées sur des fiches du modèle annexé au pré-sent arrêté, établies chaque année par bateau visité, et transmises en fin de campagne, avant le 1er mars pour les bateaux de la mer du Nord et avant le 1er novembre pour les bâtiments islandais et terre-neuviers, au ministre de la Marine, qui fera opérer le classement et arrêtera la liste des primes à allouer.

Art. 5. — La somme globale à affecter annuellement au paiement des primes de propreté sera limitée à 5.000 francs sur lesquels seront réservés :

Pour les pêcheurs islandais et terre-neuviers métropolitains.	3.300 fr.
Pour les pêcheurs terre-neuviers appartenant à la colonie de Saint-Pierre et Miquelon	700 —
Pour les bâtiments de la Manche et de la mer du Nord.	1.000 —
Total	5.000 fr.

Les warys et doris employés pour la pêche à la morue sur les côtes de Terre-Neuve ou de Saint-Pierre et Miquelon n'auront droit à aucune prime de propreté.

Art. 6. — Les sommes réservées pour chacune des catégories de navires ci-dessus désignées seront reparties entre ceux de ces navires qui, dans leur catégorie respective, auront obtenu le plus grand nombre de points, ce nombre devant toutefois être supérieur ou au moins égal à 80.

Cependant le taux de ces primes pourra être élevé à 200 francs, en ce qui concerne les navires islandais et terre-neuviers métropolitains et à 150 francs en ce qui concerne les bâtiments pêcheurs de la mer du Nord, pour ceux de ces navires qui, réunissant le minimum de points indiqué ci-dessus, auront obtenu au moins la note 9 à la fois pour la propreté et la tenue des logements et pour la propreté et la tenue de leurs hommes, de leurs vêtements et de leur couchage.

Toutefois, il ne sera jamais alloué plus de sept primes de 200 francs ni plus de deux de 150 francs.

En outre, une prime unique, dite prime d'excellente tenue régulière, dont le taux sera fixé à :

500 francs pour les bâtiments islandais et terre-neuviers métropolitains ;

400 francs pour les bâtiments de la Manche et de la mer du Nord ;

300 francs pour les bâtiments armés à Saint-Pierre pour la pêche à Terre-Neuve,

sera allouée à celui des navires de chacune de ces catégories dont la somme des points des trois dernières années formera la moyenne annuelle la plus élevée.

Art. 7. — Sur chacune des primes allouées aux capitaines ou patrons, il sera prélevé une somme déterminée à répartir entre ceux de leurs hommes qui se seront particulièrement signalés par le zèle apporté à l'entretien du bâtiment ainsi que par leur propreté et la bonne tenue de leurs effets d'habillement.

Ces gratifications seront accordées sur demandes des capitaines ou patrons et propositions des officiers visiteurs approuvées par le commandant de la division ou de la station intéressée.

Le nombre et le taux des gratifications personnelles qui pourront être ainsi allouées à des hommes d'équipage seront fixés de la manière suivante :

Sur une prime de 100 francs, trois gratifications de 10 francs ;

Sur une prime de 150 francs, deux gratifications de 10 francs et deux de 15 francs ;

Sur une prime de 200 francs, trois gratifications de 10 francs, deux de 15 francs et une de 20 francs ;

Sur une prime de 300 francs, trois gratifications de 10 francs, trois de 15 francs et deux de 20 francs ;

Sur une prime de 400 francs, quatre gratifications de 10 francs, quatre de 15 francs, et trois de 20 francs ;

Sur une prime de 500 francs, cinq gratifications de 10 francs, cinq de 15 francs et trois de 20 francs.

Art. 8. — Tout capitaine ou patron ayant obtenu une des primes d'excellente tenue régulière prévues au dernier paragraphe de l'article 6 du présent arrêté sera, l'année suivante, placé hors concours et ne pourra, pendant cette année, prétendre à aucune prime, à moins toutefois qu'il n'ait pris le commandement d'un autre bateau.

Les bâtiments des capitaines ou patrons mis hors concours continueront néanmoins à être visités, et si leurs commandants n'atteignent pas le minimum de 80 points fixé à l'article 16 du présent arrêté, ils seront exclus pour une nouvelle période d'un an au bénéfice de toute prime.

Art. 9. — La liste des primes de propreté accordées, chaque année, sera publiée au *Journal officiel*. Cette liste fera connaître les noms des capitaines et des hommes ayant obtenu des récompenses, avec indication des bateaux montés par eux et des armateurs de ces bateaux.

Elle sera suivie d'une liste des capitaines mis hors concours, indiquant le nombre de points obtenus par eux pour l'année courante.

Art. 10. — Le chef de la division navale de Terre-Neuve, le commandant de la station d'Islande et le commandant de la station de la Manche et de la mer du Nord sont chargés, chacun en ce qui le concerne, de l'exécution du présent arrêté.

Loi sur la caisse de prévoyance des marins français. (29 décembre 1905.)

Titre premier. — *Constitution, ressources, charges de la caisse.*

Article premier. — Il est créé au profit des marins français une caisse nationale de prévoyance contre les risques et accidents de leur profession, annexée à la caisse des invalides de la marine, mais ayant son existence indépendante.

Font obligatoirement et exclusivement partie de cet établissement tous les inscrits maritimes, à partir de l'âge de dix ans, ainsi que le personnel non inscrit embarqué sur tous les bâtiments de mer français autres que les navires de guerre ou ceux exclusivement affectés à un service public.

Art. 2. — La caisse est revêtue de la personnalité civile. Elle est alimentée :

1° Par la taxe que versent les propriétaires ou armateurs de navires ou de bateaux ;

2° Par la cotisation des participants ;

3° Par des dons ou legs de particuliers et par des subsides éventuels des départements, des communes, des établissements publics et des associations ;

4° Par une subvention accordée sur les fonds provenant de la retenue du 6 p. 100 sur les primes de la marine marchande et fixée annuellement par le ministre de la Marine dans la limite des deux tiers du montant de ces fonds ;

5° Par une retenue qui ne pourra pas dépasser dans aucun cas 0 fr. 50 pour 100 francs sur les marchés à passer pour les dépenses de matériel de la marine;

6° Par les intérêts des capitaux de la caisse.

Art. 3. — La cotisation individuelle à verser par les inscrits et non inscrits est fixée comme suit :

1° Pour les inscrits ou non inscrits naviguant au long cours, au cabotage international ou aux grandes pêches :

Personnel officier ou assimilé, 1 franc pour 100 francs des salaires portés sur le rôle d'équipage.

Personnel non officier, 0 fr. 75 pour 100 francs des salaires portés sur le rôle d'équipage.

Exception est faite pour les capitaines commandant les navires de commerce qui payeront en outre la même cotisation sur tous les profits accessoires, tels que, notamment, chapeau, remise sur les primes. La cotisation des chefs mécaniciens s'étendra également aux remises qui leur sont attribuées pour économies de charbon. En cas de dissimulation ou de fausse déclaration, les cotisations seront portées au triple du montant des omissions constatées :

2° Pour les inscrits ou non inscrits pratiquant le cabotage français, la pêche au large, le pilotage, le bornage ou la petite pêche :

Capitaine, maître, officier ou assimilé, 0 fr. 75 par mois.

Patron et pilote ou assimilé, 0 fr. 40 par mois.

Matelot ou assimilé, 0 fr. 30 par mois.

Novice ou assimilé, 0 fr. 20 par mois.

Mousse ou assimilé, 0 fr. 10 par mois.

Art. 4. — Les propriétaires ou armateurs de navires ou bateaux armés pour le long cours, le cabotage, la grande pêche, la pêche au large ou la petite pêche, le pilotage et le bornage, ainsi que les propriétaires de bâtiments de plaisance munis de rôles d'équipage ou de permis de navigation, sont assujettis au versement d'une taxe égale à **3** fr. **50** pour 100 francs des salaires portés sur le rôle d'équipage pour les inscrits ainsi que pour les non inscrits indiqués à l'article premier.

Les propriétaires ou armateurs dont les navires ou bateaux sont armés à la part, sont astreints au versement d'une taxe égale aux sommes fixes mensuelles payables à la caisse des invalides en conformité de l'article 6 de la loi du 11 avril 1881.

Par exception, les patrons propriétaires de bateaux se livrant à la pêche au large, à la petite pêche, au pilotage ou au bornage, qui montent eux-mêmes lesdits bateaux, sont exonérés de la taxe prévue au précédent paragraphe et ne sont assujettis qu'au versement de leur cotisation individuelle prévue à l'article 3.

Les veuves et les orphelins des patrons de cette catégorie jouissent de la même exonération.

Les orphelins en profitent jusqu'à l'âge de seize ans en tant que le plus jeune n'a pas atteint cet âge.

Art. 5. — Les participants qui sont atteints de blessures ou de maladies, ayant leur cause directe dans un accident ou un risque de leur profession survenu pendant la durée d'un embarquement sur un navire français ou s'y rattachant étroitement, ont droit, soit à une pension viagère d'infirmité, soit à une indemnité journalière, fixée, conformément au tarif annexé à la présente loi, dans les conditions ci-après, savoir :

Si l'incapacité de travail qui en résulte est absolue et permanente, ils reçoivent une pension d'infirmité du 1er degré ;

Si l'incapacité de travail, tout en étant permanente, n'est que partielle, ils reçoivent une pension d'infirmité du 2º degré ;

Si l'incapacité de travail n'est que temporaire, les intéressés reçoivent, pendant toute sa durée, une indemnité journalière calculée d'après le taux prévu au susdit tarif pour la pension d'infirmité du 1er degré.

Les mêmes participants peuvent, pendant deux ans à compter de leur débarquement et nonobstant un ou plusieurs embarquements ultérieurs, conserver leurs droits et ceux de leurs ayants cause, en faisant constater, avant chacun de ces nouveaux embarquements, leur état de santé par le médecin que leur désigne l'autorité maritime.

Si l'incapacité permanente partielle dégénère, dans les deux ans, en incapacité permanente et absolue par suite des conséquences de l'accident primitif, elle donne droit à revision et à l'allocation d'une pension d'infirmité du 1er degré.

Aucune pension ni indemnité n'est due au participant qui a intentionnellement provoqué l'accident ou la maladie, la preuve devant être faite par la partie qui allègue la fraude.

Art. 6. — Ont également droit à une pension fixée conformément au tarif susvisé : les veuves des participants qui sont tués ou périssent par suite des causes et dans les conditions prévues à l'article précédent ou qui meurent des conséquences des blessures ou des maladies énoncées audit article, pourvu que le mariage soit antérieur à l'origine desdites blessures ou maladies.

Si la femme titulaire de la pension instituée par le présent article se remarie et redevient veuve, elle ne peut prétendre, du chef de son second mari, à une deuxième pension de même nature que la première, à moins qu'elle ne renonce à celle dont elle jouissait déjà.

Ont droit à la même pension les veuves des participants morts en possession d'une des pensions déterminées par l'article 5, si le mariage est antérieur à l'accident ou à la maladie qui a déterminé l'octroi de cette pension.

La pension n'est jamais acquise à la femme divorcée ou contre laquelle a été prononcée la séparation du corps.

Art. 7. — Après le décès du père et de la mère ou lorsque la mère veuve se trouve, conformément au dernier paragraphe de l'article 6, déchue de ses droits à la pension, les orphelins des participants décédés dans les conditions susdéfinies ou en possession d'une pension d'infirmité reçoivent, quel que soit leur nombre, et jusqu'à ce que le plus jeune ait accompli l'âge de seize ans, un secours annuel unique de taux égal à celui de la pension que leur mère avait ou aurait obtenu.

Est également, et dans les mêmes conditions, dévolue comme secours annuel, aux orphelins du père, la pension de veuve demeurée libre par suite de l'option exercée conformément au paragraphe 2 de l'article précédent. Toutefois, les arrérages du secours annuel sont, dans ce cas, payables à la mère tutrice des orphelins.

Les enfants naturels reconnus avant l'origine de la blessure ou de la maladie d'où procède le droit participent au secours dans la même mesure que les enfants légitimes. A mesure que les aînés atteignent l'âge de seize ans, leur part est reversée sur les plus jeunes.

En cas de coexistence d'orphelins de différents lits venant en concurrence entre eux ou avec la veuve, la division du secours a lieu comme en matière de demi-solde, sous la réserve de la disposition énoncée au deuxième paragraphe du présent article.

Art. 8. — Il est alloué aux participants et aux veuves titulaires de pensions et indemnités accordées en vertu des articles 5 et 6 ci-dessus, pour chacun de leurs enfants âgés de moins de seize ans, un supplément annuel fixe de 50 fr.

Art. 9. — Lorsque les participants ne laissent après eux ni veuves ni orphelins, un secours annuel et viager dont le taux est déterminé par le tarif annexé à la présente loi est accordé à chacun de leurs ascendants au premier degré.

En cas de prédécès de l'un des ascendants ou de décès consécutif des deux ascendants au premier degré, le secours qui aurait été ou a été attribué à chacun des ascendants décédés est reporté sur les descendants de degrés supérieurs de la même branche, s'il en existe; il est partagé également entre ces derniers, avec réversion sur le ou les survivants.

Les secours déterminés par le présent article ne sont payés qu'aux ascendants âgés d'au moins soixante ans et qui auraient eu droit à une pension alimentaire. En outre, le même ascendant ne peut être titulaire de plus d'un des secours accordés en vertu du présent article.

Art. 10. — Les pensions et allocations accordées en vertu des articles précédents sont indépendantes des pensions militaires ou civiles, des pensions dites demi-soldes ou dérivées de la demi-solde, ainsi que des secours d'orphelins accordés sur les fonds de l'État ou sur ceux de la Caisse des invalides de la marine.

Toutefois, les pensions d'infirmité pourront être réduites ou supprimées par le ministre de la Marine, sur avis du conseil d'administration spécial de la Caisse de prévoyance, si des abus ou des fraudes étaient reconnus.

Le titulaire d'une pension d'infirmité du second degré qui, ayant continué à naviguer, professionellement, n'aura pu parvenir à réunir, à l'âge de cinquante-cinq ans accomplis, le temps de navigation exigé par la loi du 11 avril 1881 pour avoir droit à une pension dite demi-solde sur la Caisse des invalides de la marine, aura droit à la transformation de sa pension d'infirmité du 2ᵉ degré en une pension d'infirmité du 1ᵉʳ degré.

Art. 11. — Les dispositions ci-dessus ne font pas obstacle à ce que les participants, leurs ayants cause ou la Caisse nationale de prévoyance subrogée à leurs droits, poursuivent les personnes responsables, aux termes de la loi, de l'accident ou de la maladie.

Par dérogation à l'article 1385 du Code civil et 216 du Code de commerce, l'armateur ou le propriétaire du navire est affranchi de la responsabilité civile des fautes du capitaine ou de l'équipage. Il ne répond que de sa faute personnelle, intentionnelle ou inexcusable, et sous déduction des indemnités et pensions dues par la Caisse de prévoyance.

Cette déduction s'opère également en faveur de tout participant déclaré personnellement responsable envers un autre participant.

Les indemnités dues par les tiers viennent, au contraire, en déduction des sommes à payer par la Caisse de prévoyance.

Les participants, capitaines ou hommes d'équipage, ne sont tenus à réparation que dans la mesure et dans les conditions indiquées ci-dessus pour l'armateur ou le propriétaire.

Art. 12. — Les pensions et autres allocations accordées en vertu de la présente loi sont incessibles et insaisissables. Elles prennent cours :

Pour les participants embarqués sur des bateaux dont les patrons ou leurs veuves sont propriétaires, du jour de leur mise à terre ;

Pour les autres participants, du jour où ils ont cessé de recevoir leurs salaires, conformément à l'article 262 du Code de commerce ;

Pour les veuves, les orphelins et leurs ascendants, du jour du décès qui y ouvre des droits ou, en cas de disparition à la mer, du jour des dernières nouvelles.

Toute condamnation à une peine infamante ou à une peine correctionnelle de plus de six mois d'emprisonnement entraine, pendant sa durée, la suppression du paiement de la pension ou autre allocation. Le paiement est rétabli en cas de réhabilitation ou de grâce ou à l'expiration de la peine.

Pendant la suspension du paiement de la pension ou autre allocation, la femme ou les enfants de l'ayant droit reçoivent, à sa place, le montant des arrérages correspondant à la période de suspension.

Art. 13. — Le paiement des pensions et secours annuels à la charge de prévoyance est garanti au moyen :

1° De cinq premières espèces de recettes prévues à l'article 2 et afférentes à l'année, à l'exclusion toutefois des dons, legs et subsides ayant une affectation spéciale et supplémentaire ;

2° S'il y a lieu, d'un prélèvement sur le fonds de réserve constitué en vertu de l'article 14 de la présente loi ;

3° En cas d'insuffisance de ces ressources, d'avances remboursables de l'État égales au déficit.

Art. 14. — Lorsque le produit des ressources annuelles de la Caisse dépasse le chiffre nécessaire au service des pensions et secours, l'excédent constitue une réserve destinée à couvrir, jusqu'à due concurrence, les déficits qui pourraient se produire ultérieurement et à rembourser les avances de l'État.

Dans le cas où, par suite de l'élévation du fonds de réserve, la situation économique et la prospérité assurée de la Caisse de prévoyance le permettraient, les cotisations des participants pourront être réduites, ainsi que les taxes correspondantes, dans les formes indiquées à l'article 16 ci-après.

Art. 15. — Si le produit des ressources annuelles énumérées aux alinéas numérotés 1er et 2e de l'article 13 ne suffisent pas pour équilibrer les dépenses de l'année et que l'État soit obligé de parfaire le déficit au moyen d'avances, ces avances devront être remboursées à l'État, lorsque les recettes viendront à l'emporter sur les charges.

Art. 16. — Le taux des réductions prévues à l'article 14, de même que le montant des remboursements à l'État, seront fixés par décret rendu sur la proposition des ministres de la Marine et des Finances, sur avis conforme du conseil d'administration institué par l'article 18. Les modifications de taux sont applicables à partir du 1er janvier de l'année qui suit le décret qui les prononce.

TITRE II. — *Administration de la Caisse. — Dispositions diverses.*

Art. 17. — Le ministre de la Marine est chargé de la gestion de la caisse de prévoyance, avec le concours des fonctionnaires et agents ayant l'administration et la gestion de la Caisse des invalides de la marine.

Le contrôle financier de l'institution appartient à la commission supérieure de l'établissement des invalides de la marine.

Art. 18. — Il est créé au ministère de la Marine un conseil d'administration spécial de la Caisse de prévoyance. Ce conseil est composé :

1° De deux sénateurs et de deux députés, dont l'un président, nommés par le ministre de la Marine ;

2° De deux représententants du Conseil supérieur de l'établissement des invalides, désignés par ce Conseil ;

3° D'un conseiller d'État et d'un conseiller à la Cour des comptes nommés par le ministre de la Marine ;

4° Du directeur de la marine marchande et de l'administrateur de l'établissement des invalides ;

5° De cinq représentants de l'armement et de cinq représentants des participants nommés par leurs comités ou syndicats respectifs, à raison d'un capitaine au long cours, un représentant des officiers mécaniciens, un inscrit du pont ou de la machine, un agent du service général et un pêcheur.

Les membres désignés aux paragraphes 1, 2, 3 et 5 sont nommés pour trois ans.

Il est spécialement consulté sur l'emploi et le placement des fonds de la Caisse de prévoyance et donne son avis sur les questions et projets relatifs à l'organisation et à la réglementation de l'institution.

Art. 19. — Le calcul des taxes et cotisations à percevoir en conformité des articles 3 et 4 a pour base les rôles de désarmement des navires et embarcations dressés par l'administration de la marine.

La réglementation relative au recouvrement des droits dus à la Caisse des invalides de la marine est appliquée pour la perception des taxes et cotisations.

Art. 20. — Pour faire valoir ses droits à l'une des allocations prévues à l'article 5, le participant doit, sous peine de déchéance, adresser à l'administrateur de l'Inscription maritime, dans le délai de six mois qui suit son débarquement et son retour en France, s'il est débarqué à l'étranger ou aux colonies, une demande écrite ou verbale dont il lui est donné récépissé.

La même demande, dont il est donné également récépissé, doit, sous peine de déchéance, être adressée dans le délai d'un an à partir du jour de la mort du participant ou dans le délai de deux ans à partir du jour de ses dernières nouvelles, s'il a disparu en mer, par les veuves, orphelins, ascendants ou tuteurs qui invoquent le bénéfice des articles 6 à 10.

Dans le cas de disparition, la demande est instruite dès la décison du ministre de la Marine établissant la disparition du marin ou la perte corps et biens du bâtiment ou de l'embarcation qu'il montait.

Un règlement d'administration publique déterminera les justifications à produire pour l'établissement du droit, ainsi que les délais dans lesquels ces justifications devront être présentées. En ce qui concerne la pension d'infirmité et la revision prévue à l'article 5, l'instruction comportera la visite par la commission spéciale instituée par l'article 1er de la loi du 11 avril 1881 et la constatation par cette commission que l'état de l'impétrant provient des causes et produit les conséquences spécifiées par l'article 5.

Art. 21. — Les pensions d'infirmité, les pensions de veuves et les secours aux orphelins ou ascendants qui en dérivent sont accordés suivant la procédure en vigueur pour la concession de la pension dite demi-solde.

L'indemnité journalière est accordée sans délai par décision de l'administrateur du quartier, sauf recours au ministre de la Marine, après enquête administrative effectuée d'urgence et pour une durée qui ne pourra excéder quatre mois.

Au delà de ce terme, elle peut, sur un avis conforme de la commission de visite instituée par l'article 1er de la loi du 11 avril 1881, être transformée par décision du ministre, en une indemnité renouvelable de six mois en six mois, chaque renouvellement ayant lieu après enquête. Au bout de trois années, à partir de la décision ministérielle spécifiée au précédent paragraphe, cette indemnité renouvelable est supprimée ou convertie, après une nouvelle visite, en pension d'infirmité conformément à l'article précédent.

Le recours au ministre dont il est parlé au paragraphe 2 du présent article devra avoir lieu dans la huitaine de la notification de la décision prise par l'administrateur du quartier.

Art. 22. — Les fonds de la caisse nationale de prévoyance sont employés en rentes sur l'État, en valeurs du Trésor et en obligations garanties par l'État.

Les fonds constituant, au moment de la promulgation de la présente loi, le capital de garantie créé sous le régime de la loi du 21 avril 1898, sont versés tels qu'ils seront alors représentés, c'est-à-dire en rentes sur l'État, valeurs du Trésor ou obligations garanties par l'État, au fonds de réserve institué par l'article 14 ci-dessus indiqué.

Art. 23. — Il est tenu à l'administration centrale de l'établissement des invalides de la marine un grand-livre sur lequel sont enregistrés les pensions et secours annuels au fur et à mesure de leur constitution.

Un certificat d'inscription formant titre est délivré à l'ayant droit.

Art. 24. — Les arrérages des pensions viagères et des secours annuels de la caisse nationale de prévoyance sont payés par trimestre sur la production d'un certificat de vie.

Art. 25. — Les pensions et secours annuels sont rayés du grand-livre après trois ans de non-réclamation des arrérages, sans que leur rétablissement donne lieu à aucun rappel d'arrérages antérieurs à la réclamation.

La même déchéance est applicable aux héritiers ou ayants cause des pensionnaires qui n'auront pas produit les justifications de leurs droits dans les trois ans qui suivront la date du décès de leurs auteurs.

Les arrérages de pensions non payés, mais réclamés dans les trois ans qui ont suivi le décès du pensionnaire, ne sont plus passibles que de la prescription quinquennale.

Art. 26. — Les actes de l'état civil, les certificats de notoriété et autres pièces relatives à l'exécution de la présente loi sont délivrés gratuitement par les maires ou par les syndics de gens de mer et dispensés des droits de timbre et d'enregistrement.

DÉSIGNATION	PENSIONS D'INFIRMITÉ (Art. 5.)		PENSIONS de veuves ou secours annuels aux orphelins (Art. 6 et 7.)	SECOURS annuels aux orphelins. (Art. 9.)	SUPPLÉMENT annuel pour enfant âgé de moins de 16 ans. (Art. 8.)
	1er degré.	2e degré.			
	francs.	francs.	francs.	francs.	francs.
Capitaines au long cours titulaires du brevet supérieur. — Mécaniciens de 1re classe dirigeant pendant leur dernier embarquement une machine de 4.000 chevaux effectifs et au delà.	2.200	1.430	1.100	550	
Capitaines au long cours non titulaires du brevet supérieur. — Mécaniciens de 1re classe dirigeant pendant leur dernier embarquement, une machine d'une force inférieure à 4.000 chevaux effectifs. — Docteurs-médecins.	1.600	1.040	800	400	
Maîtres au cabotage, officiers de la marine marchande. — Mécaniciens de 1re classe. — Mécaniciens de 2e classe dirigeant une machine pendant leur dernier embarquement. — Commissaires. — Officiers de santé	1.320	650	720	360	50
Inscrits maritimes titulaires du brevet de pilote d'une station de mer, de patron breveté pour la pêche d'Islande, de mécaniciens de 2e classe. — Médecins des grandes pêches non pourvus du brevet d'officier de santé. — Économes. — Comptables et sous-commissaires	1.000	520	600	300	
Inscrits maritimes non titulaires de l'un des brevets ci-dessus et embarqués en dernier lieu comme officiers au cabotage, ou à la grande pêche, ou comme patrons d'embarcations pratiquant la pêche au large, ou exerçant en mer, la petite pêche, ou le bornage ou le pilotage. — Agents de service des deux sexes ayant une paye mensuelle supérieure à 75 francs.	800	390	480	240	
Inscrits maritimes ne se trouvant dans aucune des catégories ci-dessus. — Agents de service des deux sexes ayant une paye mensuelle de 75 francs et au-dessous.	600	390	360	180	

Art. 27. — Les règles en vigueur en ce qui concerne la liquidation et le payement des pensions dites de demi-solde sont applicables aux pensions et secours annuels concédés sur la caisse nationale de prévoyance pour tout ce qui n'est pas spécifié par la présente loi.

Art. 28. — La caisse nationale de prévoyance supporte les dépenses spéciales d'administration qu'entraîne son fonctionnement.

Art. 27. — Les pensions et les suppléments y afférents. ainsi que les secours annuels concédés antérieurement à la promulgation de la loi du 21 avril 1898, seront rétablis pour la totalité et unifiés aux taux des nouveaux tarifs.

Art. 30. — La présente loi est applicable à l'Algérie, à la Martinique, à la Guadeloupe, à la Réunion, à la Guyane, aux îles Saint-Pierre et Miquelon et à toutes autres colonies où serait légalement exercée l'inscription maritime.

Elle deviendra exécutoire à partir du 1er janvier qui suivra la date de sa promulgation.

Décret du 14 avril 1906 portant règlement d'administration pour l'exécution de la loi du 29 décembre 1905 sur la Caisse de prévoyance.

Article premier. — Dans les cas prévus par les articles 5 et 6 de la loi du 29 décembre 1905, la blessure, la maladie ou la mort du participant est immédiatement constatée par un rapport détaillé qui spécifie l'époque, le lieu et les circonstances de l'événement.

Art. 2. — Ce rapport est fait par le capitaine, maître ou patron ou ceux qui les remplacent.

Les déclarations des témoins y sont annexées.

Lorsque, pour une cause quelconque, ce rapport ne peut être rédigé à bord, il est dressé au premier atterrissage ; s'il s'y trouve une autorité maritime, coloniale ou consulaire, le rapport est établi devant cette autorité.

Dans tous les cas, le rapport et les déclarations annexées sont établies en deux expéditions ;

L'une est remise à l'autorité maritime, coloniale ou consulaire du lieu de mouillage ou du premier port où aborde le navire, et transmise sans délai, par cette même autorité, soit à l'administrateur du quartier d'inscription du marin, soit, s'il s'agit d'un non inscrit, à l'administration du port d'attache choisi par lui pour être tenu à la disposition de l'intéressé ou de ses ayants droit ;

L'autre demeure annexée au rôle d'équipage ou au permis de navigation.

Lorsque la blessure, la maladie ou la mort est survenue à terre, le rapport peut être dressé par l'autorité maritime, coloniale ou consulaire du lieu. Les deux expéditions du rapport et les déclarations y annexées sont transmises à l'administrateur de l'Inscription maritime désigné au paragraphe 5 du présent article; l'une de ces expéditions reste déposée aux archives du quartier, l'autre est tenue à la disposition de l'intéressé ou de ses ayants droit.

Art. 3. — Lorsqu'il y a un médecin à bord, celui-ci établit un certificat relatant la nature, les symptômes et la cause de la maladie, le mode de traitement et, s'il y a lieu, les circonstances du décès.

Une copie de ce certificat est jointe au rapport prévu au paragraphe 1 de l'article 2 et reçoit la destination prévue au paragraphe 5 dudit article. L'original demeure annexé au rôle d'équipage ou au permis de navigation.

Lorsque le participant malade ou blessé a été laissé à terre, un certificat de même nature est établi par un médecin du lieu, à la requête et sous le visa de l'autorité maritime, coloniale ou consulaire.

Cette autorité conserve une copie du certificat et adresse sans délai l'original à l'administrateur de l'Inscription maritime désigné au paragraphe 5 de l'article 2 pour être tenu à la disposition de l'intéressé ou de ses ayants droit.

Art. 4. — Toute demande tendant à obtenir, soit directement, soit par voie de conversion une des allocations prévues par la loi du 29 décembre 1905, doit être remise, contre un récépissé extrait d'un registre à souche, soit à l'administrateur de l'Inscription maritime du quartier du postulant, soit, s'il s'agit d'un non inscrit, à l'administrateur de son port d'attache.

Toutefois, toute demande d'indemnité journalière peut également être remise à l'administrateur de l'inscription maritime du lieu où se trouve le participant, cet officier statue sur la demande et avise de sa décision le quartier ou le port d'attache du postulant.

Art. 5. — La demande de pension d'infirmité est transmise par l'administrateur de l'inscription maritime, avec les pièces justificatives ci-dessus spécifiées et un relevé des états de service, au chef du service de l'Inscription maritime. Celui-ci doit convoquer l'intéressé, en temps utile, pour le faire visiter, lors de la plus prochaine réunion de la commission spéciale instituée par l'article premier de la loi du 11 avril 1881 sur les pensions dites demi-soldes.

Art. 6. — Lorsqu'il s'agit d'une demande soit de transformation d'indemnité journalière en indemnité renouvelable, soit de conversion de cette dernière indemnité en pension, soit de conversion de pension d'infirmité du deuxième degré en pension d'infirmité du premier degré, pour aggravation survenue dans les deux ans qui suivent la décision ministérielle ayant accordé la pension du deuxième degré, le dossier des enquêtes administratives prévues par l'article 21 de la loi du 29 décembre 1905 est produit dans la forme tracée à l'article précédent.

Art. 7. — La commission spéciale fait comparaître devant elle l'intéressé, examine son état et consigne le résultat de sa visite dans un procès-verbal.

Art. 8. — Lorsque, à raison de son état de santé, un participant est incapable de se présenter devant la commission spéciale, la visite peut, sur une autorisation du préfet maritime donnée au vu d'un certificat médical établissant le fait, être effectuée au domicile de l'intéressé par une délégation de ladite commission.

Le résultat de cette visite est consigné dans un rapport indiquant l'impossibilité pour l'intéressé de se déplacer et concluant sur le fond de la demande.

Ce rapport est remis à la commission spéciale qui décide si l'intéressé doit se présenter devant elle ; dans le cas contraire, elle formule son appréciation sur l'état physique du participant et conclut sur le fond de la demande.

Art. 9. — Le procès-verbal établi par la commission spéciale et les justifications soumises à son examen doivent être, quelles que soient les conclusions de la commission, transmis sans délai au ministre de la Marine.

Art. 10. — Dans les cas prévus par les articles 6, 7 et 9 de la loi du 29 décembre 1905, les veuves, orphelins ou ascendants doivent justifier de leur droit aux pensions ou secours annuels institués par ladite loi, par la production de l'original ou d'une copie certifiée conforme par l'administrateur du quartier d'inscription du marin, ou s'il s'agit d'un non-inscrit, par celui de son port d'attache, du rapport détaillé des dépositions des témoins et du certificat mentionné aux articles 1 et 3 du présent décret.

Si le participant a disparu en mer ou s'il était embarqué sur un navire qui a disparu corps et biens, la seule justification à produire consiste, soit dans la copie certifiée du procès-verbal de disparition, soit dans les pièces exigées pour la preuve administrative du décès en vue de l'obtention des pensions prévues par la loi du 11 avril 1881.

Les demandes de pensions ou secours annuels sont remises contre récépissé extrait d'un registre à souche, à l'administrateur de l'Inscription maritime, désigné au paragraphe premier, qui est chargé de les instruire et d'établir les mémoires de propositions.

Art. 11. — Toutes les justifications à fournir par l'intéressé doivent, sous peine de déchéance, être produites dans un délai qui, ajouté au délai imparti par l'article 20 de la loi du 29 décembre 1905, ne peut, en aucun cas, dépasser cinq ans.

Dans le cas prévu par le paragraphe 6 de l'article 5 de la loi du 29 dé-

cembre 1905, le délai de production des pièces est de six mois à dater de
l'expiration de la période de deux ans prévue audit paragraphe.

Art. 12. — Dans le cas où l'intéressé se trouve dans l'impossibilité de
produire les justifications prévues au présent décret, il doit, à peine de
déchéance, en aviser dans le même délai l'administrateur de son quartier d'inscription ou, s'il est non-inscrit, de son port d'attache : il est alors
procédé à une enquête par les soins de l'autorité maritime.

Art. 13. — Le Conseil supérieur de santé de la marine donne son avis
sur toutes les demandes d'allocations ou de conversions-allocations formées en vertu de la loi du 29 décembre 1905, à l'exception des demandes
d'indemnité journalière.

Art. 14. — Les demi-soldes d'infirmité sont converties d'office, à
compter du 1er janvier 1906, en pensions du deuxième degré.

Seront toutefois, sur la demande des intéressés, élevées au tarif du
premier degré :

1° Les demi-soldes des inscrits qui justifieront qu'au moment de la
concession de leur pension ils étaient atteints d'incapacité absolue et permanente de travail :

2° Les demi-soldes des inscrits qui, ayant obtenu une demi-solde d'infirmité dans le courant des deux années qui ont précédé la date d'application de la loi du 29 décembre 1905, se trouveraient dans les conditions
prévues par le paragraphe 6 de l'article 5 de ladite loi.

Les inscrits mentionnés au n° 1 du présent article et ceux des inscrits
mentionnés au n° 2 dont l'état se serait aggravé antérieurement à la date
de publication du présent décret, devront introduire leur demande dans
les six mois qui suivront cette date.

La demande sera instruite dans les formes déterminées par les articles
qui précèdent.

Art. 15. — Est abrogé le décret du 20 décembre 1898.

Art. 16. — Le ministre de la Marine est chargé de l'exécution du présent décret qui sera publié au *Journal officiel* et inséré au *Bulletin des
Lois*.

Instruction sur la Caisse de prévoyance des marins
français (du 20 avril 1906).

1. Le régime de la Caisse de prévoyance des marins français, organisé
d'abord par la loi du 21 avril 1898 et le décret du 20 décembre suivant,
a été modifié sur un certain nombre de points importants par la loi du
29 décembre 1905 (complétée elle-même par l'article 47 de la loi de
finances du 17 avril 1906) et le règlement d'administration publique du
14 avril 1906, qui, au surplus, se substituent entièrement aux textes précédents.

2. La coexistence de l'ancienne réglementation, là où elle peut rester en vigueur, avec celle que nécessite la nouvelle loi, pouvant rendre difficile l'application de cette dernière, toutes les indications que suggèrent la pratique de l'acte de 1898 et une première étude de celui de 1905 sont ci-après résumées.

I. *Bénéficiaires de la Caisse et droits qu'ils peuvent invoquer.*

3. *Bénéficiaires directs.* (Loi, art. 1er). — Les bénéficiaires directs de la Caisse, appelés par la loi *participants*, sont tous les inscrits maritimes à partir de l'âge de dix ans, et certains agents non inscrits.

4. En ce qui concerne ces derniers, qu'ils soient du sexe masculin ou féminin, il faut, pour qu'ils fassent partie de la Caisse, qu'ils soient embarqués, c'est-à-dire, d'après la terminologie constamment adoptée dans la marine, inscrits sur la partie du rôle d'un navire réservée à l'équipage.

5. La difficulté pour les administrateurs de l'Inscription maritime sera donc, dans certains cas, de savoir s'ils doivent inscrire au rôle un agent comme homme de l'équipage ou le considérer comme simple passager.

6. Le principe en la matière est le suivant : doivent être uniquement compris dans la première catégorie les individus recevant un salaire normal et exerçant à bord une fonction nécessaire à l'exploitation du navire. Les personnes qui ne réunissent pas ces conditions ne sauraient être considérées comme rentrant dans les prévisions du législateur qui a eu en vue seulement les navigateurs non inscrits dont « l'assimilation avec les inscrits est complète au point de vue de l'application de l'article 262 du Code du commerce, du privilège du rapatriement, de l'insaisissabilité des salaires ». (Rapport de M. le député Le Bail du 5 juillet 1905. Document parlementaire n° 2564.)

7. Rentrent dans cette définition les officiers de marine commandant des paquebots, les médecins, commissaires, comptables, économes, caissiers, maîtres d'hôtel, cuisiniers, domestiques des deux sexes, subrécargues, ingénieurs et ouvriers électriciens des navires employés aux câbles, télégraphistes, etc.

8. Par contre, ne peuvent pas faire partie du personnel embarqué : les pourvoyeurs, coiffeurs, musiciens exerçant leur industrie sur des paquebots ; ce sont, en effet, des entrepreneurs travaillant à leur compte, alors même d'ailleurs qu'une minime rémunération fixe leur est assurée. Le législateur a, en effet, stipulé que les participants à la Caisse devaient payer une cotisation sur leurs salaires, d'après les indications du rôle d'équipage ; or, les personnes énumérées ci-dessus ne perçoivent pas un salaire proprement dit, mais sont admises seulement à pratiquer leur métier à leurs risques et périls. Les agents des pourvoyeurs ou d'une

compagnie de télégraphie sans fil peuvent, au contraire, être assimilés aux autres domestiques ou employés civils du bord, s'ils sont présentés par l'armement qui paye ou est censé payer leurs salaires. Un coiffeur pourrait également être porté au rôle si, au lieu de travailler pour son compte, il était rémunéré par la Compagnie et si celle-ci percevait pour elle-même la rémunération des services qu'il rend aux passagers.

9. De même, des ouvriers accidentellement placés sur un navire pour accomplir un ouvrage déterminé ne doivent pas être considérés comme faisant partie de l'équipage.

10. Le personnel non inscrit qui, d'après les règles précédentes, devrait figurer à la partie du rôle réservée à l'équipage d'un navire, doit, si ce navire est un yacht de plaisance muni d'un simple permis de navigation sans rôle spécial, être porté nominativement sur ledit permis (voir n° 93) ; cette condition est nécessaire pour qu'il soit admis à bénéficier de la protection de la Caisse de prévoyance, la mention sur le permis devant, à ce point de vue particulier, être considérée comme l'équivalent de l'inscription à un rôle d'équipage.

11. Par exception, l'article premier de la loi exclut de la Caisse de prévoyance le personnel non inscrit embarqué sur les navires de guerre ou sur ceux exclusivement affectés à un service public.

12. Les bâtiments affectés à un service public sont ceux qui appartiennent aux diverses administrations de l'État, aux Chambres de commerce et aux municipalités et qui sont utilisés en vue du fonctionnement de ces établissements. Les inscrits maritimes qui figurent au rôle d'équipage de ces bâtiments font partie de la Caisse de prévoyance ; mais les non inscrits, en quelque qualité qu'ils soient portés au rôle, en sont exclus.

12. Afin de donner compétence à l'administrateur de l'Inscription maritime d'un quartier, en ce qui concerne le fonctionnement de la Caisse de prévoyance à l'égard des non inscrits participants, chacun de ceux-ci est tenu, la première fois qu'il embarque, de faire choix d'un port d'attache ; si ce lieu est différent de celui d'embarquement, un avis indiquant les nom, prénoms, lieu et date de naissance, domicile et fonctions de l'intéressé, est transmis à l'administrateur du quartier désigné qui note ces renseignements sur un registre spécial (imprimé n° 3.759, 27 et 27 *bis*).

14. Le port d'attache doit être mentionné, au moyen d'une modification faite à la main à la place réservée pour l'indication du quartier des inscrits, sur tout document administratif concernant les participants non inscrits, notamment sur les rôles d'équipage, permis de navigation, imprimés divers de la Caisse de prévoyance, etc.

15. Les étrangers ne peuvent en aucun cas faire partie de la Caisse de prévoyance. De même, cet établissement ne protège pas les inscrits maritimes embarqués sur des navires étrangers, à moins qu'il ne s'agisse pour

eux d'un rapatriement qui est alors considéré comme la suite de leur précédent embarquement sur un navire français (voir n° 23).

16. *Droits de participants* (Loi, art. 5). — Un droit a pension ou à indemnité journalière est ouvert aux participants lorsqu'ils sont atteints de blessures ou de maladie qui réunissent certaines conditions de cause, d'époque et de gravité.

17. — *a*. Il faut que la blessure ou la maladie ait sa cause directe dans un accident ou un risque de la profession de marin. Cette condition essentielle est textuellement reproduite de la loi de 1898, ce qui permet de maintenir les solutions suivantes :

18. Ne peut être considérée comme un accident de la profession de marin la blessure reçue par un participant, à l'occasion de l'explosion d'un pierrier qu'il était occupé à charger, mais en l'absence de tout ordre donné (Avis du Conseil d'État, 3 juillet 1900) ; ou, alors que par suite de son état d'ivresse, il avait été remplacé à son poste de manœuvre pour le service à l'occasion duquel il a été blessé (Avis du Conseil d'État, 6 novembre 1900) ;

Ou qui s'est noyé en quittant un bâtiment sur lequel il s'était rendu en dehors de toute obligation de service (Avis du Conseil d'État, 2 novembre 1904) ;

Ou s'il y a eu imprudence de l'intéressé et désobéissance aux ordres du capitaine (Décision du Conseil d'État, 16 décembre 1904, Doreau) ;

Ou qui s'est suicidé.

19. Le cas du participant blessé, alors qu'il était en permission, est plus délicat. La Section des Finances du Conseil d'État (Avis, 25 juillet 1900) a admis que le simple fait d'être permissionnaire à terre ne saurait à lui seul être considéré comme suffisant pour interrompre l'embarquement d'un marin. D'autre part, le Conseil d'État, statuant au contentieux, a annulé un refus de pension dans un cas où le marin s'était noyé accidentellement en rentrant de permission, et alors qu'il regagnait son bord à l'aide de l'échelle, mais sans qu'il fût établi qu'une faute lui pût être imputée (Décision du 25 mars 1904, Sergent). Par contre, une autre décision du même jour (Zion) a repoussé le droit à pension de la veuve d'un marin qui était tombé dans un bassin du port, par conséquent avant d'avoir rejoint son navire. De même, le Conseil d'État a rejeté (7 juillet 1905, Perrot) un pourvoi dans un cas analogue, parce qu'un marin s'était noyé accidentellement avant d'avoir regagné son bord, et que la veuve n'établissait pas que l'accident eût eu sa cause dans un risque de la profession de marin. La doctrine suivante semble se dégager de ces divers arrêts : lorsque le décès survient à bord, il y a probabilité du risque professionnel ; à terre, l'intéressé doit prouver plus étroitement la relation de cause à effet ; lorsque cette dernière est établie, soit par présomption, soit expressément, c'est l'Administration qui doit justifier de la faute de la victime.

20. L'infirmité qui préexistait à l'embarquement (telle qu'une hernie ancienne) et qui a été seulement aggravée, n'ouvre pas droit à indemnité.

21. Aucune pension ni indemnité n'est due au participant qui a intentionnellement provoqué l'accident ou la maladie, la preuve devant être faite par la partie qui allègue la fraude (Loi, art. 5, § 7). A raison de la large extension donnée par le nouveau régime au champ d'application de la Caisse de prévoyance, il importe d'autant plus de déjouer les manœuvres répréhensibles qui tendraient à grever indûment son budget. Les administrateurs de l'Inscription maritime doivent s'efforcer, par des enquêtes sérieuses, de prévenir les fraudes et signaler soigneusement à l'autorité supérieure les doutes qu'ils pourraient en certains cas avoir à cet égard.

22. — b. L'accident ou le risque ayant provoqué une blessure ou une maladie doit, en principe, être survenu pendant la durée d'un embarquement, et cette condition est absolue pour les non inscrits. Au contraire, en ce qui concerne les inscrits maritimes, la loi, et c'est une des innovations les plus importantes qu'elle consacre, admet que le risque peut exceptionnellement se produire en dehors de tout embarquement. Toutefois, la rédaction du texte de l'article 5 de la loi ne laisse pas que d'en rendre l'interprétation délicate.

23. Si l'on recherche l'intention probable du législateur, il faut décider que l'expression « ou s'y rattachant étroitement » se réfère à la profession de marin et non pas d'une manière générale à la profession du participant, car il serait inadmissible qu'un cuisinier, par exemple, après son débarquement, pût être couvert par la Caisse de prévoyance contre un accident de son métier exercé à terre. Par suite, pour les non inscrits, la protection de la loi du 29 décembre 1905 cesse lors de leur débarquement administratif. Elle continue, au contraire, pour les inscrits, même après ce moment. Mais pour eux aussi la situation est alors modifiée, car l'accident ne leur ouvrira un droit à pension ou indemnité que s'il se rattache « étroitement » à la profession de marin, ce qui implique une condition plus rigoureuse de cause à effet qu'à l'égard d'un homme embarqué ; ne sont en effet couverts à ce titre que « les risques qui se rattachent intimement à l'exercice de la profession principale, qui en sont l'accessoire obligatoire, le prolongement inévitable, la condition nécessaire. Il est cependant de toute évidence que, pour être traités comme les actes de la navigation régulièrement exercée, les actes accessoires devront s'y rattacher étroitement et avoir été exercés de bonne foi par la victime. Un marin qui embarquerait frauduleusement ou de mauvaise foi ou en violation des ordres donnés par les agents de l'Administration de la Marine, ne serait pas recevable à invoquer le bénéfice de l'article 5 ainsi remanié ». (Rapport de M. le député Le Bail du 5 juillet 1905.) Comme exemples de circonstances ouvrant un droit à

allocation, en dehors d'un embarquement régulier, on peut citer les cas empruntés au même document parlementaire, du matelot resté en qualité de gardien à bord d'un navire désarmé, ou en train de réparer son bateau après la campagne de pêche, ou naviguant sur un bateau en étant inscrit au rôle d'une autre embarcation. Rentrent naturellement dans la même catégorie, et ainsi d'ailleurs qu'il avait été déjà antérieurement décidé, les marins montés sur un bateau de sauvetage (Conseil d'État, 15 novembre 1901, Floury) ou concourant à des régates. Il en sera de même pour les marins en cours de rapatriement, même sur un navire étranger, pour cause de maladie, naufrage, etc., mais non par suite d'un motif de discipline, — ou pour les inscrits atteints d'un risque se rattachant à la profession de marin alors qu'ils montaient un bateau muni d'un permis de circulation.

24. A l'égard des participants embarqués sur un yacht non muni d'un rôle spécial, ils ne peuvent revendiquer la protection de la Caisse de prévoyance qu'à partir du moment où ils ont été inscrits sur le permis de navigation (voir n° 93), et jusqu'au jour où la cessation de leur engagement au point de vue maritime y est constatée. Cette cessation est présumée de plein droit lorsque le permis est restitué à l'Administration, dans un bureau quelconque de l'Inscription maritime, sinon à la fin de la période annale au bout de laquelle le permis n'a plus de valeur.

25. — c. La loi nouvelle n'exige plus que la blessure ou maladie mette le participant dans l'impossibilité de naviguer : il faut qu'il y ait incapacité de travail. Si cette incapacité est absolue et permanente (condition plus stricte que sous l'empire de l'ancienne réglementation), la loi accorde une pension d'infirmité du premier degré ; si, tout en étant permanente, elle n'est que partielle, la pension est dite du second degré.

26. Mais il faut tenir compte qu'à la différence du régime institué par la loi du 9 avril 1898 sur les accidents du travail, le système de la Caisse de prévoyance n'admet qu'un seul taux de pension pour les incapacités partielles de travail, ce qui obligera à n'en accorder que lorsqu'il y aura non pas simple diminution de la faculté de travail, mais réelle incapacité de se livrer, non à toute occupation professionnelle, ce qui ferait rentrer le cas dans la pension du premier degré, du moins à un travail déterminé, c'est-à-dire, pratiquement, au métier antérieurement pratiqué par l'intéressé. C'est ainsi que la perte d'une phalange, qui motive pour un ouvrier une pension, d'ailleurs très faible, devrait être considérée comme sans influence en ce qui concerne la Caisse. Il y aura là d'ailleurs des difficultés d'application que seule la jurisprudence du Conseil d'État pourra ultérieurement permettre de résoudre.

27. La pension du deuxième degré accordée pour incapacité permanente partielle peut être transformée en pension du premier degré dans deux cas : 1° si cette incapacité dégénère, dans les deux ans qui suivent la décision ministérielle ayant accordé la pension du deuxième degré,

en incapacité permanente et absolue par suite des conséquences de l'accident primitif (Loi, art. 5, § 5 ; Décret, art. 14) ; 2° si le titulaire de la pension qui, ayant continué à naviguer professionnellement, ne peut parvenir à réunir à l'âge de cinquante-cinq ans accomplis le temps de navigation exigé par la loi du 11 avril 1881 pour avoir droit à une pension dite de *demi-solde* sur la Caisse des Invalides (Loi, art. 10, § 3). La loi n'a pas indiqué expressément ce qu'il fallait entendre par continuer à naviguer ; mais il est évident qu'une navigation de quelques jours sur un espace de plusieurs années ne pourrait être admise comme répondant aux vœux du législateur. Il convient en ce cas, et par application du principe posé dans l'article 7 § 2 de la loi du 20 juillet 1897, de décider que le titulaire de la pension n'est considéré comme ayant, à ce point de vue, continué la navigation que s'il a été embarqué, en moyenne, au moins quatre mois par an.

28. Dans tous les cas de transformation de pension du second degré en pension du premier degré, on a égard seulement à la situation que l'intéressé avait lors de la concession primitive, et l'on ne tient pas compte des nouveaux brevets qu'il aurait acquis par la suite.

29. Enfin, si l'incapacité de travail n'est que temporaire, les intéressés reçoivent une indemnité égale, pour chaque jour, à la 365° partie de la pension du premier degré. Bien que la loi ne le dise pas expressément, cette incapacité de travail doit être absolue, c'est-à-dire résulter d'une véritable maladie mettant l'intéressé dans l'impossibilité de se livrer à aucune occupation rémunérée : c'est pour ce motif que l'indemnité est calculée sur le taux des pensions du premier degré.

30. Cette allocation prend le nom d'indemnité journalière pendant les quatre premiers mois de sa durée, et ensuite d'indemnité renouvelable. L'indemnité, qu'elle soit journalière ou renouvelable, ne peut, à l'occasion d'un même fait, être prolongée en tout pendant plus de trois ans : au bout de ce temps, elle est supprimée définitivement, ou convertie en pension d'infirmité si l'incapacité de travail, absolue ou partielle, est alors constatée. Sur le point de départ de ce délai de trois ans, un doute pourrait s'élever à la lecture du paragraphe 2 de l'article 21 de la loi ; le texte se réfère en effet à la « décision ministérielle spécifiée au précédent paragraphe », alors que le paragraphe 2 ne vise aucune décision ministérielle. Il n'y a là toutefois qu'une simple erreur matérielle de rédaction résultant de ce que le paragraphe 3 de l'article nouveau a été conservé tel qu'il figurait dans la loi de 1898, tandis que le paragraphe 3, modifié par l'acte de 1905, transportait à l'administrateur de l'Inscription maritime le droit de concéder les indemnités journalières qui appartenait auparavant au ministre. Le législateur ayant donc manifesté son intention de ne pas changer l'état de choses découlant de l'ancien paragraphe 3, c'est au sens qu'il avait d'après la loi de 1898 qu'il convient de se référer encore actuellement pour l'interpréter sous l'empire du nouvel acte.

31. *Veuves, descendants et ascendants.* — Les droits de ces diverses personnes sont fixés par les articles 6 à 9 de la loi du 29 décembre 1905 qui sont la simple reproduction des articles correspondants de l'acte de 1898. Il convient toutefois de remarquer que les veuves, descendants et ascendants des participants à la Caisse sont traités de même, que leur auteur soit inscrit ou non inscrit.

32. Aux termes d'un avis du Conseil d'État du 26 février 1901, les ascendants n'ont droit à un secours que si le participant, au moment de sa mort, ne laisse ni veuve, ni orphelins, sans qu'il y ait à distinguer selon que ces derniers ont plus ou moins de seize ans. Un autre Avis du Conseil d'État du 24 juillet 1901 a conclu au rejet d'une demande de secours viager formée par un ascendant déjà titulaire d'une pension militaire de 598 francs et qui, par suite, ne pouvait être considéré comme ayant été en droit de réclamer une pension alimentaire au défunt. Par application du même principe, l'autorité·locale devrait proposer au ministre la suspension des secours d'ascendants, si les titulaires se trouvaient, postérieurement à la concession, dans un état de fortune qui ne leur permettrait pas de continuer à réclamer une pension alimentaire au participant supposé vivant ; la règle inverse devrait au surplus être admise, si un ascendant, après avoir fait, dans les délais, une demande qui aurait été repoussée de ce chef, se trouvait ensuite dans une situation nécessiteuse.

33. Par analogie avec les dispositions de l'article 7 de la loi, les ascendants ne peuvent réclamer un secours viager du chef d'un enfant naturel que si celui-ci a été reconnu par l'intéressé avant l'origine de la blessure ou de la maladie.

34. Les enfants naturels reconnus, s'ils viennent en concours avec une veuve, doivent être considérés, quel que soit leur nombre et bien qu'ils n'aient pas la même mère, comme formant un lit ; l'existence de la mère naturelle ne fait pas obstacle à l'allocation du secours.

35. Si le participant est une femme, les enfants légitimes qu'elle laisse n'ont droit au secours qu'après la mort du père, conformément au principe posé par l'article 7, § 1er de la loi ; au contraire, l'existence du père naturel n'empêche pas la dévolution du secours.

36. *Taux des allocations.* — Le taux des pensions du premier ou du deuxième degré, des pensions de veuves ou secours annuels d'orphelins, enfin des secours annuels d'ascendants, est fixé par le tarif joint à la loi du 29 décembre 1905 (modifié en ce qui concerne les mécaniciens par l'article 47 de la loi de finances du 17 avril 1906) et varie selon les brevets ou les fonctions que les participants possédaient ou remplissaient au moment où l'accident ou le risque s'est produit.

37. D'autre part, l'indemnité journalière ou renouvelable est calculée d'après le taux prévu par la pension d'infirmité du premier degré (Loi, art. 5, § 4) ; par suite, pour chaque jour, elle représente 1 365e de ladite

pension, ce qui la fait ressortir aux chiffres ci-après, pour chacune des
six catégories de participants prévues par la loi :

Capitaines au long cours titulaires du brevet supé-
    rieur, etc. 6f027
Capitaines au long cours non titulaires du bre-
    vet, etc. 4f383
Maîtres au cabotage, etc. 3f616
Inscrits titulaires du brevet de pilote, etc. 2f739
Inscrits non titulaires d'un brevet. 2f191
Inscrits maritimes, etc. 1f643

38. Quel que soit leur grade, les participants ou leurs veuves titulaires
d'une pension reçoivent un supplément annuel de 50 francs pour chacun
de leurs enfants légitimes ou naturels reconnus avant le risque ou l'accident, âgés de moins de seize ans et ayant pour père le participant. Ce
supplément vient également majorer les indemnités journalières ou
renouvelables des participants; il est alors de 1/365ᵉ par jour, soit
0 fr. 137.

39. *Point de départ des allocations* (Loi, art. 12). — En principe, les
pensions, indemnités et suppléments d'enfants accordés aux participants,
prennent cours à partir du moment où ceux-ci ont cessé de recevoir
leurs salaires conformément à l'article 262 du Code de commerce, c'est-
à-dire normalement quatre mois après le jour où ils ont été laissés à terre
et par suite portés au rôle comme débarqués, cette dernière opération
administrative devant être toujours concomitante à la cessation effective des services qu'elle a pour but de constater. Il peut cependant arriver
que le payement des salaires cesse avant la fin des quatre mois et qu'une
allocation de la Caisse étant néanmoins due doive en conséquence commencer à être payée à une époque plus rapprochée; tel serait le cas d'un
participant qui a perdu un bras; la blessure étant définitivement cicatri-
sée, par hypothèse, au bout de six semaines, l'armateur arrête à ce
moment le payement des salaires, d'où il suit que la pension court un
mois et demi après le débarquement. Dans les cas de ce genre, l'intéressé
qui demande à recevoir son allocation avant le délai normal de quatre
mois, doit fournir un certificat de l'armateur affirmant la cessation du
payement des salaires à telle date. Par contre, il n'y a jamais à tenir
compte des prolongations de salaires accordées à titre purement bienveil-
lant par les armateurs; seules les indemnités mises à la charge des tiers
peuvent venir en déduction des sommes dues par la Caisse (voir nᵒˢ 55 et
suivants).

40. Exceptionnellement pour les participants embarqués sur des
bateaux dont les patrons ou leurs veuves sont propriétaires, les allocations sont payées aux participants du jour de leur mise à terre, et par

suite de leur débarquement administratif. Bien que la loi ne vise expressément, pour l'obtention de cette faveur accordée à l'armement, que les cas où le bateau appartient au patron ou à sa veuve, on appliquera à cette disposition l'interprétation bienveillante admise dans une espèce voisine ; il ne sera pas nécessaire que le propriétaire soit patron ; il suffira qu'il soit embarqué sur le bateau en qualité d'inscrit maritime. En outre, les orphelins âgés de moins de seize ans sont assimilés à la veuve. Mais les autres conditions indiquées ci-après pour l'exemption de la taxe (n°ˢ 82 à 89 inclus) doivent se trouver remplies. Notam_ ment en ce qui concerne le genre de navigation exigé des bateaux au titre desquels est réclamée l'application de la mesure dont il s'agit, il convient de remarquer que si la loi ne parle pas expressément de cette condition, elle indique bien son intention de limiter la faveur en question aux bateaux armés à la pêche au large, à la petite pêche, au pilotage et au bornage, en employant l'expression de patrons propriétaires qui serait impropre à l'égard de capitaines au long cours ou de maîtres de cabotage.

41. En outre, pour les participants embarqués sur des bateaux se livrant aux mêmes genres de navigation, mais qui ne sont point montés par leurs propriétaires dans les termes du paragraphe précédent, les allocations peuvent également être payées du jour de leur débarquement mais seulement dans les cas où la situation pécuniaire des armateurs ne permettrait réellement pas à ceux-ci de supporter les charges de l'article 262 du Code de commerce. Comme il s'agit là, toutefois, d'une disposition de pure bienveillance, il conviendra, pour chaque espèce, de prendre les ordres du ministre.

42. Quand un participant est blessé ou maladé en dehors de tout embarquement, les allocations sur la Caisse de prévoyance ont pour point de départ le jour de la blessure ou maladie dûment constatée, le principe posé par la loi étant inapplicable, puisqu'il n'y a ni salaires ni débarquement.

43. De même au cas où le participant était embarqué sur un yacht de plaisance muni ou non d'un rôle spécial, l'article 262 du Code de commerce réservé aux seuls armements commerciaux (art. 633, dernier paragraphe du Code de commerce) ne pouvant alors être invoqué, les allocations courent du jour de la cessation de l'engagement maritime (voir n°ˢ 93 et 94).

44. L'indemnité renouvelable ou la pension accordée à la suite d'une indemnité journalière ainsi que le renouvellement d'une indemnité renouvelable sont dus à partir de l'expiration de l'allocation précédente ; la transformation d'une pension du 2ᵉ degré en pension du 1ᵉʳ degré pour aggravation court du jour de cette aggravation constatée ; enfin, la transformation d'une pension du 2ᵉ degré en pension du 1ᵉʳ degré à cinquante-cinq ans a pour point de départ le jour où lesdits cinquante-cinq ans

sont accomplis, le tout sous réserve de l'application de la déchéance triennale pour les arrérages si la demande de l'intéressé a été introduite tardivement (Loi du 16 avril 1895, article 40).

45. Par analogie également avec les règles en vigueur en matière de demi-solde, les suppléments pour enfants ont le même point de départ que la pension ou l'indemnité qu'ils majorent, si l'enfant était né au moment de l'entrée en jouissance de ladite pension ou indemnité ; si la naissance ou la légitimation est postérieure, le supplément court de cette date, pourvu que la demande spéciale qui le concerne soit faite dans les six mois dudit événement ; si la demande est postérieure, le supplément n'est payé qu'à partir de la demande accompagnée des pièces justificatives (Circulaire 4 septembre 1839, A. M., p. 810 ; Avis du Conseil d'État, 17 novembre 1886 et 5 mars 1895 ; Circulaire 20 février 1892, p. 240).

46. Pour les veuves, les orphelins et les ascendants, les allocations prennent cours, sauf la question d'âge des ascendants (Loi, art. 9, § 3), du jour du décès qui y ouvre des droits ou, en cas de disparition à la mer, du jour des dernières nouvelles (Loi, art. 12). Toutefois, lorsque le défunt était lui-même titulaire d'une pension, comme les arrérages de celle-ci sont payés aux ayants droit jusques et y compris le jour du décès, les allocations sur la Caisse de prévoyance ne peuvent courir à leur profit que du lendemain de la mort ou des dernières nouvelles.

47. *Cumul* (Loi, art. 10). — Les allocations et pensions de la Caisse de prévoyance se cumulent, sans réduction, avec toutes pensions militaires ou civiles, avec les pensions dites demi-solde ou dérivées de la demi-solde, et avec les secours d'orphelins accordés sur les fonds de l'État ou sur ceux de la Caisse des Invalides, sauf pour les secours d'ascendants, application, s'il y a lieu, du principe posé au n° 32, qui pourrait avoir pour effet, non de s'opposer, à proprement parler, au cumul, mais de le rendre impossible par suite de la suspension du secours.

48. Elles peuvent également se cumuler avec une solde militaire (Avis du Conseil d'État, 9 mars 1904) et un traitement civil, sous la même réserve qu'au numéro précédent, pour les secours d'ascendants.

49. Mais un participant ne pourrait cumuler une pension sur la Caisse de prévoyance ou une indemnité journalière avec une pension du 1er degré. Il pourrait seulement, en cas de nouvel accident ou risque, obtenir une pension plus avantageuse que celle dont il était titulaire, soit comme degré de la pension, soit par suite d'un grade supérieur, mais en renonçant alors à la pension précédente.

50. De même une femme ne peut cumuler deux pensions de veuve (Loi, art. 6, § 2) ni un ascendant deux secours sur la Caisse (Loi, art. 9, § 3). Mais une femme peut cumuler la pension de veuve et le secours d'ascendant (Avis du Conseil d'État, 1er mai 1901, B. O., 9, 1046); pour la même raison, un marin peut cumuler une pension sur la Caisse de prévoyance ou une indemnité journalière avec un secours d'ascendant,

sauf, dans tous les cas, application du principe posé au nᵒ 32, si l'importance de la pension sur la Caisse, jointe aux autres ressources de l'intéressé, le mettait dans le cas de ne pouvoir réclamer du défunt supposé vivant des aliments. Enfin, un participant femme est admis à toucher à la fois une pension de veuve et un secours personnel, mais non deux pensions de son chef et comme veuve; mais des suppléments d'enfants peuvent se cumuler du chef des mêmes enfants.

51. *Suppressions de pensions* (Loi, art. 10, § 2). — Les pensions d'infirmités peuvent être réduites ou supprimées par le ministre de la Marine, sur avis du conseil d'administration spécial de la Caisse de prévoyance, si des abus ou des fraudes étaient reconnus.

52. Par application de cette disposition, il conviendra de proposer au ministre de réduire à la pension du 2ᵉ degré l'ancien titulaire d'une pension de ce genre qui, après avoir obtenu la conversion de sa pension en une du 1ᵉʳ degré (art. 10, § 3, de la loi), réclamerait ensuite une demi-solde sur la Caisse des invalides.

53. Lorsqu'une pension d'infirmité a été accordée régulièrement, elle ne peut être rayée, alors même que l'intéressé viendrait à être guéri ; la loi de 1905 a notamment spécifié en supprimant l'ancien article 13 que les pensionnaires de la Caisse avaient le droit de rembarquer. Il résulte de cette modification que ceux-ci ne devront plus être rayés à raison de leur qualité de pensionnaires et d'office des contrôles de l'Inscription maritime et qu'il y aura lieu d'y rétablir dans la situation qu'ils avaient au moment de leur radiation, tous ceux qui n'ont pas cessé de naviguer depuis trois ans. En ce qui concerne les indemnités journalières ou renouvelables, le fait de rembarquer constituerait un obstacle à leur maintien, non à raison du rembarquement lui-même, mais parce que cette circonstance démontrerait surabondamment que l'intéressé a cessé d'être incapable de travailler.

54. D'autre part, les paragraphes 3 et 4 de l'article 12 de la loi déterminent les effets de la condamnation à une peine infamante ou à une peine correctionnelle de plus de six mois d'emprisonnement, en ce qui concerne les diverses allocations de la Caisse.

55. *Responsabilité des tiers* (Loi, art. 11). — Les tiers éventuellement responsables d'un accident ou d'une maladie se divisent en trois catégories :

56. — *a*. La première comprend l'armateur ou le propriétaire du navire sur lequel était embarquée la victime, ainsi que tous les participants à la Caisse embarqués sur le même navire. Les uns et les autres ne sont responsables chacun que de sa faute personnelle, et intentionnelle ou inexcusable. En outre, leur responsabilité n'entre en jeu que si l'indemnité due à la victime dépasse l'allocation payée par la Caisse, et seulement pour cet excédent.

57. — *b*. La seconde catégorie comprend les participants non embar-

qués sur le même navire. Ils sont tenus dans les termes du droit commun ; mais, comme pour le cas précédent, leur responsabilité n'entre en jeu que si l'indemnité due à la victime dépasse l'allocation payée par la Caisse et seulement pour cet excédent.

58. *c.* — La troisième catégorie comprend toutes autres personnes. Elles sont tenues dans les termes du droit commun ; mais, à l'inverse de ce qui a lieu pour les deux cas précédents, elles doivent verser l'intégralité des dommages-intérêts auxquels elles sont tenues, la Caisse suspendant alors le payement de ses allocations jusqu'à concurrence desdits dommages-intérêts.

59. Si cette indemnité consiste en un capital une fois versé, et que la Caisse doive une pension, celle-ci est calculée suivant les règles ordinaires, et l'on en déduit le montant de la pension que peut donner l'indemnité versée en l'employant à fonds perdu conformément aux règles spécifiées à l'article 9 de la loi du 20 juillet 1886 (Avis du Conseil d'État, 30 juin 1903).

60. La loi de 1903 conserve le droit d'agir contre les tiers aux participants, à leurs ayants cause et à la Caisse de prévoyance subrogée à leurs droits. Les autorités locales devront tenir le département au courant des instances de ce genre qui pourraient être intentées par les intéressés, de même qu'elles devront adresser au ministre des propositions motivées lorsqu'il leur paraîtra que la Caisse de prévoyance est fondée à exercer une action contre des tiers.

61. *Insaisissabilité* (Loi, art. 12). — Les pensions et autres allocations de la Caisse de prévoyance continuent à être incessibles et insaisissables.

II. — *Cotisations et taxes.*

62. — Le régime des cotisations des participants et des taxes des armateurs a été complètement modifié par la nouvelle loi (art. 3, 4 et 19).

63. *Cotisation des participants.* — Elle est due dans tous les cas par les participants, alors même qu'ils seraient propriétaires du bateau sur lequel ils sont embarqués.

64. Pour déterminer le taux de la cotisation due par chaque participant, il faut distinguer d'abord le genre de navigation auquel il se livre, et ensuite son grade.

65. En ce qui concerne le genre de navigation, la loi range dans une première catégorie : le long cours, le cabotage international et les grandes pêches ; et dans une seconde catégorie : le cabotage français, la pêche au large, le pilotage, le bornage et la petite pêche.

66. Les yachts de plaisance, lorsqu'ils ont un rôle, sont réputés accomplir la navigation prévue à ce rôle. Pour ceux qui sont pourvus seulement d'un permis de navigation, il y a lieu de les considérer à ce point de vue comme armés au long cours puisqu'ils ont le droit d'effectuer ce genre de navigation.

67. La réglementation actuelle ne distingue pas au point de vue de l'établissement du rôle entre le cabotage international et le cabotage français, et une innovation sur ce point créerait une lourde sujétion pour le commerce maritime. Il y a donc lieu, lors du désarmement effectif ou administratif d'un rôle au cabotage, de considérer la totalité de la navigation effectuée comme constituant du cabotage international, lorsque le navire se sera rendu dans un port étranger au cours dudit armement, le cas de relâche forcée excepté. Les armateurs ou capitaines qui, sur le point de se rendre à l'étranger, ne veulent pas perdre le bénéfice d'une série de voyages au cabotage français accomplis pendant la première partie d'un armement, conservent naturellement le droit de faire désarmer leur rôle qui sera alors taxé comme se rapportant à du cabotage français. Les ports de la Tunisie constituent à ce point de vue des ports étrangers.

68. Après avoir envisagé le genre de navigation, il faut, pour le calcul de la cotisation, tenir compte du grade de chaque participant résultant des indications du rôle d'équipage qu'il s'agit de liquider. Dans la pre-première catégorie de navigation (long cours, cabotage international, grandes pêches), la cotisation est proportionnelle aux salaires et fixée pour le personnel officier ou assimilé à 1 p. 100 et pour le personnel non officier à 0 fr. 75 p. 100.

69. La cotisation doit porter sur la totalité des salaires des participants, y compris les avances, puisque la mention au rôle en est obligatoire, et sans qu'il y ait lieu de distinguer entre les engagements à salaires fixes ou à la part.

70. La loi a en outre spécifié que les profits accessoires des capitaines, tels que le chapeau ou les remises sur les primes, et que les remises pour économie de charbon accordées aux chefs mécaniciens supporteraient la cotisation proportionnelle, celle-ci devant être portée au triple des omissions constatées, en cas de dissimulation ou de fausse déclaration.

71. Mais il va de soi que ces profits accessoires et remises ne peuvent figurer au rôle puisque, à l'époque où ce document est établi, la quotité et même l'existence desdites sommes sont encore indéterminées. Il y aura lieu seulement, lors de la liquidation du rôle, de faire une déclaration certifiant ou bien que les gains de cette nature réalisés par eux montent à tel chiffre, ou bien que la quotité n'en est pas encore fixée et ne sera connue qu'à telle époque, ou enfin qu'il ne leur est dû aucun profit accessoire. Dans la seconde de ces trois hypothèses, l'autorité qui aura liquidé le rôle réclamera en temps voulu une déclaration écrite et signée de l'intéressé portant le décompte des profits accessoires ou remises, et poursuivra le versement de la cotisation correspondante, au moyen du mandat imprimé n° 3759-17, auquel elle joindra ladite déclaration.

72. Les profits accessoires doivent être taxés pour tous les capitaines,

quel que soit le brevet dont ils sont titulaires, et à raison seulement de leur fonction de commandement. De même, les remises sur charbon sont passibles de la cotisation pour tout chef mécanicien, les sous-ordres au contraire n'ayant jamais rien à payer sur ce sujet. Bien que ces profits accessoires n'existent en général qu'au commerce, ils peuvent se rencontrer accidentellement dans la navigation de plaisance, notamment en ce qui concerne la remise pour économie de charbon. Le cas échéant, les règles édictées au numéro précédent doivent alors être observées, que le yacht soit muni d'un rôle ou seulement d'un permis de navigation.

73. Une difficulté assez sérieuse peut se présenter pour le calcul des salaires devant servir de base à la cotisation, lorsqu'il s'agit de certains agents salariés principalement au moyen des pourboires qu'ils reçoivent, le chiffre réel de leurs gains n'étant connu d'eux-mêmes qu'après coup et n'étant susceptible d'aucun contrôle. Or, il est indispensable que le quantum des salaires soit connu lors de l'engagement, parce qu'il serait inadmissible qu'après un accident arrivé, le participant pût déclarer un salaire plus élevé pour bénéficier d'un taux supérieur de pension. Le participant devra donc faire porter au rôle le salaire moyen probable qu'il compte obtenir, et cette déclaration ne sera plus susceptible d'être ultérieurement modifiée en plus ou en moins. Il est vraisemblable que la plupart des intéressés auront une tendance à majorer plutôt qu'à restreindre, du moins au-dessous de 75 francs par mois, le montant avoué de leurs gains, afin de s'assurer éventuellement les allocations de la cinquième catégorie au lieu de celles de la sixième. Si cependant des participants prétendaient indiquer un chiffre de salaires manifestement faux, comme 5 francs par mois, il appartiendrait à l'administrateur de l'Inscription maritime de rectifier d'office cette déclaration en évaluant le salaire probable d'après les renseignements qu'il pourrait se procurer ; il mentionnerait alors au rôle cette circonstance d'une manière spéciale. Il y a tout lieu de croire qu'en cas de contestation sur ce point, la juridiction compétente admettrait la régularité d'un tel procédé, l'intention n'ayant pu être de favoriser la fraude.

74. Dans la seconde catégorie de navigation (cabotage français, pêche au large, pilotage, bornage ou petite pêche), la cotisation est fixe et comptée par mois, à raison de 0 fr. 75 pour les capitaines, maîtres, officiers ou assimilés ; 0 fr. 40 pour les patrons et pilotes ou assimilés ; 0 fr. 30 pour les matelots ou assimilés ; 0 fr. 20 pour les novices ou assimilés ; 0 fr. 10 pour les mousses ou assimilés (Loi, art. 3, 2°).

75. En ce qui concerne l'interprétation de ce texte, il convient de remarquer d'une part que l'énumération : capitaine, maître, officier ou assimilé, se rapporte uniquement au cabotage, le terme de patron visant les marins commandant les bateaux qui ont un rôle de bornage, de pêche ou de pilotage ; d'autre part, que les catégories soit d'officiers sur les bateaux pouvant être commandés par de simples patrons, soit de

maîtres d'équipages, d'aides mécaniciens et de premiers chauffeurs n'ayant pas été prévues par la loi, ces personnels doivent être rangés dans la catégorie immédiatement inférieure, celle des matelots. En outre, par l'expression d'assimilés, il faut, en dehors des cas réglés par les textes en vigueur, entendre les participants qui ne rentrent pas exactement par la nature de leurs fonctions à bord dans l'une des désignations d'assimilants. L'assimilation résulte alors de la comparaison du chiffre de leurs salaires avec les loyers du restant de l'équipage.

76. Les profits nécessaires des capitaines et les remises des chefs mécaniciens ne sont point fixés pour les diverses navigations qui rentrent dans la seconde catégorie.

77. Bien que, dans certains cas, les marins puissent être couverts par la Caisse de prévoyance en dehors de tout embarquement, les cotisations doivent cesser à la date du débarquement administratif.

78. *Taxe des armateurs* (Loi, art. 4). — Quel que soit le genre de navigation auquel se livre un navire, fût-ce la navigation de plaisance, le propriétaire ou armateur de navire doit acquitter une taxe qui, toutes les fois que le navire n'est pas armé à la part, est égale à 3 fr. 50 p. 100 des salaires, y compris les avances portées au rôle ou au permis de navigation pour les inscrits ou non inscrits participants : à l'égard des agents salariés au moyen de pourboires, il y a lieu d'appliquer les dispositions du n° 73.

79. Au contraire, si le navire est armé à la part, la taxe est fixe et égale à celle qui est payable à la Caisse des Invalides en conformité de l'article 6 de la loi du 11 avril 1881. Mais comme cette loi n'indique que deux tarifs, l'un pour le cabotage et le pilotage extérieur, l'autre, moins élevé, pour la petite pêche et le pilotage intérieur, il convient d'appliquer le premier de ces deux tarifs aux armements à la part dans le long cours, les grandes pêches et le bornage ; le second tarif restera réservé à la petite pêche et au pilotage intérieur.

80. Toutefois, les marins propriétaires de bateau sont exonérés de toute taxe (tout en continuant à être soumis à leur cotisation personnelle, lorsque les conditions ci-après se trouvent toutes réunies :

81. — *a.* L'équipage doit être embarqué à la part.

82. — *b.* Le bateau ne doit pas, pendant toute la durée du rôle, effectuer d'autres navigations que la pêche au large, la petite pêche, le pilotage et le bornage.

83 — *c.* Le propriétaire ou tous les copropriétaires, s'il y en a plusieurs, doivent être embarqués sur le bateau même au titre duquel l'exemption de taxe est demandée. Par suite, le marin propriétaire de plusieurs barques ne peut obtenir l'exonération que pour celle sur laquelle il monte ; de même le marin qui navigue ailleurs doit payer pour le ou les bateaux qui lui appartiennent. Pourtant, certains cas pourront être intéressants, tel celui d'un patron propriétaire ayant une part

dans un autre bateau appartenant à ses autres frères, qui y seraient tous embarqués. Des hypothèses aussi compliquées ne pouvaient entrer dans les prévisions du règlement, et il appartiendra au ministre d'apprécier dans les espèces de ce genre les dérogations à la règle générale qu'il pourrait y avoir lieu d'admettre par mesure de bienveillance.

84. Bien que la loi ne vise expressément que les patrons propriétaires, il y aura lieu, conformément à la jurisprudence déjà adoptée sur ce point par le département, d'admettre l'exonération pour tout participant embarqué sur son bateau, même s'il n'en est point le patron, mais pourvu qu'il soit inscrit maritime.

85. — *d.* Le ou les propriétaires doivent être embarqués pendant toute la durée du rôle. Cette règle conduira le marin qui achète ou vend un bateau à un non inscrit à faire remplacer le rôle, pour ne pas être déchu de l'exonération, mais elle ne s'oppose pas à ce que les marins propriétaires fassent des séjours momentanés à terre, puisque, pour être considérée comme active, il suffit que leur navigation ait lieu un jour sur trois.

86. Les seuls cas où le débarquement administratif du ou des propriétaires n'interrompt pas le droit à l'exonération pendant la durée du rôle en cours sont ceux où ce débarquement serait motivé, soit par une maladie, soit par un appel pour le service de la flotte.

87. — *e.* Le bateau doit appartenir en propre aux participants qui demandent l'exonération. Par suite, cette faveur n'est point acquise pour les bateaux pilotes qui sont la propriété des Chambres de commerce ou des caisses communes des pilotes.

88. C'est au surplus à celui qui réclame l'application d'un régime de faveur qu'il appartient de prouver qu'il remplit les conditions exigées, notamment que le bateau sur lequel il est embarqué lui appartient ; cette preuve pourra résulter soit de l'acte de francisation, soit, pour les bateaux qui sont dispensés de cette pièce, de tout document établissant la propriété conformément aux prévisions de l'article 26 du Code de commerce, et tels que l'acte de vente prescrit par l'article 195 du même Code, le reçu du constructeur ou du vendeur, un acte de donation, une liquidation de succession, etc.

89. Lorsqu'il y a exemption de taxe au titre d'un bateau, cette exonération continue, après le décès du ou des propriétaires, en faveur de leurs veuves et orphelins et tant que le plus jeune de ces derniers n'a pas atteint l'âge de seize ans ; c'est-à-dire que les uns et les autres sont dispensés de la condition d'embarquement sur le bateau. Si donc la veuve représente seule les droits de son mari, l'exonération lui est acquise pendant toute sa vie, en supposant que toutes les autres conditions soient remplies. S'il y a des orphelins, ceux-ci et la veuve bénéficient de l'exemption jusqu'à ce que le plus jeune ait atteint l'âge de seize ans. Mais ensuite, si la copropriété persiste entre la veuve et les enfants, l'exo-

nération cesse même pour la veuve, à moins que les enfants ne soient tous embarqués sur le bateau, la veuve ne pouvant être mieux traitée que ne le serait son mari, qui perdrait le droit à l'exemption de taxe si un copropriétaire du bateau, fût-ce un de ses fils, ne le montait pas.

90. En cas d'exonération, l'en-tête du rôle : « Rôle....., appartenant à M..... » doit être complété par l'indication exacte des prénoms et de la mention « embarqué » immédiatement après les noms du propriétaire. Si le propriétaire est décédé et que l'exonération profite à la veuve ou aux orphelins comme il est dit au numéro précédent, une attestation spéciale, signée de l'administrateur de l'Inscription maritime et portée en tête du rôle, justifie la non-perception de la taxe.

91. Pour la taxe des armateurs qui, d'après l'article 4 de la loi, porte seulement sur les salaires, il n'y a pas à tenir compte des profits accessoires des capitaines et des remises des chefs mécaniciens, la rédaction de l'article 3 de la loi donnant clairement à entendre que ces sortes de gain sont considérées comme n'étant point des salaires et qu'elles ne sont imposées, en ce qui concerne la cotisation individuelle, que par exception.

92. *Perception des cotisations et taxes* (Loi, art. 19). — Les cotisations et taxes continuent à être perçues d'après les rôles de désarmement et conformément à la réglementation relative au recouvrement des droits dus à la Caisse des Invalides de la Marine.

93. Pour assurer la perception des cotisations et taxes dues au titre des yachts de plaisance non munis d'un rôle spécial, le permis de navigation devra dorénavant être établi en double expédition et comporter la liste de tout le personnel embarqué autrement qu'à titre de passager (ce qui exclut notamment les propriétaires ou locataires du yacht et leurs domestiques particuliers) avec mention des salaires. Ces indications ou l'affirmation qu'aucun agent salarié n'est embarqué sur le yacht sont certifiées, sous sa signature, par la personne qui requiert la délivrance du permis. Si cette personne n'est pas le propriétaire ou le locataire du yacht, elle doit être munie d'une autorisation écrite de ce dernier l'habilitant à signer cette déclaration ; cette pièce est remise à l'administrateur de l'Inscription maritime. Un des exemplaires du permis est délivré au requérant, l'autre conservé au quartier. Pendant l'année de validité du permis, l'embarquement d'un agent salarié ou la cessation, au point de vue maritime, de son engagement, sont déclarés comme il est dit ci-dessus et constatés sur le permis par l'autorité maritime du lieu où se produit le mouvement ; ce dernier est signalé au quartier où a été délivré le permis, dans la même forme que les mutations similaires des inscrits maritimes au moyen de l'imprimé n° 3486 (Circulaires des 15 novembre 1880, *B. O.*, p. 709 ; 10 février 1893, *B. O.*, p. 222, et 29 juin 1899, *B. O.*, p. 222). Ces mouvements sont apostillés sur le permis conservé au quartier.

94. Les cotisations et taxes courent pour chaque agent du jour de son inscription sur le permis jusqu'au moment où la cessation de l'engagement y est constatée, sinon jusqu'à la restitution du permis dans un bureau de l'Incription maritime, et s'il n'y a pas de restitution jusqu'à la fin de la période annale au bout de laquelle cesse la valeur du document.

95. Lorsque le permis est restitué par le détenteur, la liquidation et le recouvrement des droits revenant à la Caisse de prévoyance sont faits dans la même forme que le désarmement des rôles d'équipage. Si l'année de validité du permis est expirée sans que ce document ait été restitué à l'administrateur qui l'a délivré, ou sans que cet officier ait été avisé par l'un de ses collègues que la liquidation et le paiement ont été opérés ailleurs, ces opérations sont effectuées selon la procédure usitée pour le désarmement des rôles d'équipages, le permis non restitué étant remplacé alors par une ampliation de celui que possède le quartier et qui sert de titre de perception. La liquidation est arrêtée pour néant lorsqu'aucun agent salarié n'a été inscrit sur le permis. Dans tous les cas, le propriétaire ou locataire doit payer les taxes qui lui incombent personnellement ainsi que les cotisations dont il a dû opérer la défalcation sur les salaires des participants, conformément aux règles en vigueur pour les droits des Invalides, règles déclarées applicables au recouvrement des redevances dues à la Caisse de prévoyance (Loi, art. 19).

96. Les propriétaires et locataires de yacht continueront à ne payer le coût que d'un seul exemplaire du permis, les autres constituant uniquement des documents d'ordre administratif.

97. Les prescriptions énumérées dans les n⁰ˢ 93 à 96 ne sont applicables que lorsqu'un rôle est annexé au permis; les participants inscrits ou non inscrits sont alors portés sur ce rôle et la perception des taxes et cotisations a lieu d'après les règles ordinaires : on continuera en ce cas à se servir, jusqu'à expiration du stock actuellement en magasin, du modèle de permis n⁰ 3605. Le nouvel imprimé (n⁰ 3665 *bis*) sera provisoirement réservé aux yachts pour lesquels un rôle spécial n'aura pas été demandé ; lorsqu'il sera seul et dans tous les cas en usage, les pages 2 et 3 seront bâtonnées pour les permis accompagnés d'un rôle.

III. — *Constatation des blessures et maladies.*

98. Toutes les fois qu'il se produit, au cours d'un embarquement, une blessure, une maladie ou un décès, concernant un participant, le capitaine, maître ou patron ou celui qui le remplace, doit immédiatement constater dans un rapport détaillé l'époque, le lieu et les circonstances de l'événement (décret, art. 1ᵉʳ, 2) ; ce rapport est, autant que possible, établi sur l'imprimé n⁰ 3759-1.

99. Lorsque, pour une cause quelconque, ce rapport ne peut être rédigé à bord, il est dressé au premier atterrissage ; s'il s'y trouve une

autorité maritime, coloniale ou consulaire, le rapport est établi devant cette autorité.

100. Lorsque la blessure, la maladie ou la mort est survenue à terre, le rapport peut être dressé par l'autorité maritime, coloniale ou consulaire du lieu. Mais si le participant est embarqué régulièrement, le devoir d'établir ce rapport incombe toujours en premier lieu au capitaine, maître ou patron.

101. A bord des yachts munis ou non d'un rôle spécial, le soin de dresser le rapport revient à la personne qui en fait dirige le navire.

102. L'obligation pour le capitaine ou celui qui en remplit les fonctions de rédiger un rapport en cas de risque d'accident susceptible d'ouvrir des droits sur la Caisse de prévoyance est absolue, et une négligence sur ce point serait de nature à entraîner une grave responsabilité civile et disciplinaire à l'égard de celui qui s'en rendrait coupable. Dans le cas où ce devoir ne serait pas rempli, la première autorité administrative qui aurait connaissance du fait, soit sur la plainte de l'intéressé, soit de toute autre manière, devrait effectuer une enquête et en consigner les résultats dans un rapport spécial qui serait adressé au ministre.

103. Dans tous les cas, à la diligence soit du capitaine, soit de l'autorité maritime coloniale ou consulaire, les témoins de l'événement sont invités à fournir une déclaration écrite de tous les détails à leur connaissance qui s'y rapportent. Ces déclarations doivent être rédigées séparément pour chaque témoin.

104. En dehors du rapport ci-dessus indiqué, et qui est destiné principalement à constater des faits extérieurs, un certificat médical doit être établi toutes les fois que cette mesure est possible, c'est-à-dire quand il y a un médecin à bord ou quand le malade ou blessé est à terre, soit parce qu'il y a été laissé, soit parce que l'accident ne s'est pas produit à bord.

105. A la mer, le certificat médical est fait à la diligence du capitaine; lorsque le participant a été laissé à terre, il est établi par un médecin du lieu à la requête de l'autorité maritime, coloniale ou consulaire locale (Décret, art. 3). Si une administration hospitalière faisait quelque difficulté pour la délivrance des certificats médicaux, il conviendrait d'invoquer auprès d'elle la circulaire de M. le ministre de l'Intérieur du 9 novembre 1899, *B. O.*, p. 1047.

106. Les certificats médicaux sont visés par le capitaine ou par l'autorité qui les ont fait établir.

107. Le certificat médical doit indiquer le diagnostic de la maladie ou de la blessure, ses symptômes, sa cause probable, la nature du traitement et s'il y a lieu les circonstances du décès.

108. Quand il s'agit d'un événement survenu à bord d'un navire où il n'y a point de médecin, il est suppléé autant que possible à l'absence du certificat médical par le capitaine qui constate à la suite de son rapport

ou dans un document séparé, notamment les symptômes, la marche extérieure de la maladie et le traitement suivi.

109. Le rapport du capitaine et les dépositions des témoins sont établis en deux originaux dont l'un est remis à l'autorité maritime, coloniale ou consulaire du lieu de mouillage ou du premier port où aborde le navire et transmis sans délai par cette même autorité à l'administrateur soit du quartier d'inscription du marin, soit, s'il s'agit d'un non inscrit, de son port d'attache, pour être tenu à la disposition de l'intéressé ou de ses ayants droit. L'autre original demeure annexé au rôle d'équipage du navire ou au permis de navigation ; dans ce dernier cas, les pièces dont il s'agit doivent être déposées aussitôt que possible par le titulaire du permis entre les mains soit de l'administrateur de l'Inscription maritime de qui émane ledit permis, soit de tout autre administrateur qui les fait parvenir au précédent ; lors de ce dépôt, mention en est faite sur le permis pour la décharge du titulaire.

110. Le rapport de l'autorité locale pour l'accident survenu à terre est également dressé en deux expéditions, qui sont, ainsi que les déclarations en double des témoins, envoyées au quartier d'inscription ou au port d'attache du participant ; l'une des expéditions reste déposée aux archives du quartier et l'autre est tenue à la disposition de l'intéressé ou de ses ayants droit.

111. Les certificats médicaux dressés à bord sont annexés au rôle d'équipage ou au permis de navigation, et une copie certifiée conforme par le capitaine en est remise à l'autorité maritime, coloniale ou consulaire, qui l'envoie comme il est dit au n° 109.

112. Les certificats médicaux dressés à terre reçoivent la même destination, pour être tenus à la disposition des intéressés ou de leurs ayants droit. Mais l'autorité locale, avant de faire cet envoi, établit une copie desdites pièces qu'elle conserve.

IV. — *Introduction des demandes d'allocations.*

113. *Délais.* — Toute demande de pension d'infirmité ou d'indemnité journalière doit être introduite par le participant dans un délai que la loi du 29 décembre 1905 a porté de deux à six mois.

114. Ce délai court du jour du débarquement administratif (Avis du Conseil d'État, 6 novembre 1900, *B. O.*, 1901, I, p. 112) ou du retour en France, pour les hommes embarqués (Loi, art. 20), et du jour de l'accident ou du risque lorsqu'il s'agit soit d'un fait se rattachant à la profession de marin survenu en dehors de tout embarquement régulier, soit d'une blessure ou d'une maladie concernant un participant embarqué sur un yacht de plaisance non muni d'un rôle spécial ; toutefois, en ce qui concerne ce dernier cas, le délai ne courrait que du retour en France, si l'homme embarqué sur un yacht non muni d'un rôle spécial avait été laissé à terre à l'étranger ou dans une colonie.

115. La loi nouvelle a prévu le cas où un participant embarqué serait blessé ou atteint de maladie dans des conditions telles que la gravité de la lésion ne paraîtrait pas immédiatement, mais serait susceptible de se révéler seulement au bout d'un certain temps. L'intéressé, qui se suppose atteint de cette manière, peut conserver ses droits et ceux de ses ayants cause non plus uniquement pendant six mois, mais pendant deux ans à compter de son débarquement ou de son retour en France. Il doit à cet effet commencer par introduire une demande dans le délai habituel de six mois ; cette demande pourra ou bien tendre à obtenir une indemnité journalière (ce qui conservera le droit à pension pouvant découler ultérieurement du même accident ou risque), — ou bien réclamer immédiatement une pension, — ou enfin n'être formée que pour ménager les droits éventuels du postulant.

116. En dehors de cette demande formée dans les six mois, le participant qui veut conserver ses droits pendant deux ans est tenu, s'il veut embarquer à nouveau, de faire constater avant chaque nouvel embarquement son état de santé par le médecin que lui désigne l'autorité maritime : s'il s'agit d'embarquement sur un navire armé avec un rôle annuel, la visite a lieu avant chaque renouvellement de rôle.

117. En vue de permettre les visites médicales dont il vient d'être parlé, chaque administrateur de l'Inscription maritime devra, aussi promptement que possible, formuler des propositions pour régler, selon les ressources locales, l'organisation de ce service. Il devra naturellement être fait appel, en premier lieu aux médecins de la marine, et, à leur défaut, à ceux de l'armée de terre; pour ceux-ci, le département centralisera les demandes et les communiquera au ministre de la Guerre. S'il n'existe point de médecins militaires, on devra s'adresser à un praticien du port et de préférence à l'un de ceux auxquels l'Administration a déjà recours notamment pour la visite des coffres à médicaments, en s'informant des honoraires qu'il aurait l'intention d'exiger, soit par visite, soit par abonnement ; il conviendra de s'efforcer d'obtenir des conditions aussi peu onéreuses que possible pour la Caisse de prévoyance qui aura cette dépense à sa charge; le projet d'accord intervenu sera soumis à l'approbation du ministre.

118. Enfin, le participant qui, ayant introduit une demande dans les six mois et s'étant soumis aux visites obligatoires, estime avoir droit à une pension d'infirmité, doit former à nouveau sa demande avant l'expiration des deux ans qui suivent son débarquement ou son retour en France. La circonstance que sa demande primitive aurait été rejetée ne fait pas obstacle à ce qu'il la renouvelle utilement dans ledit délai.

119. Aucune visite médicale n'est imposée à ceux qui ne rembarqueraient pas ; mais ils sont autorisés à demander volontairement tous les six mois l'accomplissement de cette formalité, afin de pouvoir plus facilement prouver, s'il y a lieu, la corrélation entre l'accident primitif et l'infirmité définitive qui motive l'allocation d'une pension ; l'attention des intéressés sera, le cas échéant, appelée sur l'avantage qu'ils peuvent retirer de cette mesure gratuite pour eux, et en l'absence de laquelle il leur sera en général difficile de justifier de leurs prétentions.

120. Le droit d'introduire une demande après six mois ne semble guère devoir, en pratique, s'appliquer qu'en matière de pensions d'infirmités ; néanmoins, la loi n'ayant pas formulé de distinction, rien ne s'opposerait à ce qu'il fût invoqué pour obtenir une indemnité journalière. Par contre, l'intention du législateur paraît avoir été de restreindre la faculté dont il s'agit aux seuls participants embarqués, puisque le texte vise expressément le débarquement (auquel on peut joindre le retour en France) comme point de départ de ce délai de faveur. Par suite, les marins blessés ou atteints de maladie en dehors de tout embarquement ne peuvent jamais introduire une demande après le délai de six mois.

121. Les demandes de transformation d'indemnité journalière en indemnité renouvelable, de maintien d'indemnité renouvelable après six mois de concession, de conversion d'indemnité renouvelable en pension, de transformation de pension d'infirmité du second degré en pension d'infirmité du premier degré à cinquante-cinq ans, ne sont astreintes à aucun délai par la loi, la première requête formulée en temps voulu couvrant toutes les conséquences normales du fait primitif.

122. Au contraire, les demandes de transformation de pension d'infirmité du second degré en pension du premier degré pour aggravation tendent à la création d'un droit nouveau ; elles doivent donc, comme le décident implicitement les articles 11 § 12 et 14 § 3 du Décret, intervenir dans les six mois qui suivent l'aggravation.

123. Les demandes de pensions ou secours des veuves, orphelins ou ascendants sont obligatoirement introduites dans le délai d'un an à partir du jour de la mort du participant ou dans le délai de deux ans à partir de ses dernières nouvelles s'il a disparu en mer (Loi, art. 20). S'il s'agit de la réversion d'une pension concédée, ou de la dévolution d'un secours d'ascendant à un autre ascendant, le délai d'introduction de la demande est, comme en matière de pension dérivée de la demi-solde, fixé à cinq ans à compter de l'ouverture du droit du requérant.

124. Les suppléments pour enfants peuvent être réclamés à toute époque ; mais une demande tardive entraîne une perte d'arrérages dans l'hypothèse prévue au n° 45.

125. Dans tous les cas un délai est imparti par la loi pour l'introduction utile d'une demande, les autorités maritimes qui auront connaissance du fait ouvrant droit à une allocation doivent appeler l'attention des intéressés sur les conséquences qu'une négligence de leur part présenterait pour eux à cet égard et ont à leur fournir tous les renseignements nécessaires sur les formalités à accomplir.

126. *Autorités compétentes pour recevoir les demandes.* — Les demandes d'indemnités journalières (avec suppléments d'enfant, s'il y a lieu) sont adressées à l'administrateur de l'Inscription maritime soit du quartier ou du port d'attache du participant, soit du lieu où il se trouve (Décret, art. 4).

127. Toutes les autres demandes d'allocations sur la Caisse de prévoyance (y compris les demandes de conversion d'indemnités journalières en indemnités renouvelables) doivent, aux termes du même article du décret, être adressées à l'administrateur de l'Inscription maritime soit du quartier du participant s'il est inscrit maritime, soit de son port d'attache s'il est un non inscrit. Toutefois, par mesure bienveillante, et pour faciliter aux populations maritimes l'accomplissement des formalités prévues par la loi, il est admis que toutes les demandes sont valablement faites à n'importe quel administrateur de l'Inscription maritime qui doivent être à cet effet détenteurs d'un registre à souches. Les demandes annotées de la date à laquelle elles ont été faites et accompagnées des pièces produites sont immédiatement envoyées à l'administrateur du quartier ou du port d'attache du participant, seul effectivement qualifié pour y donner suite.

128. *Forme des demandes.* — Les demandes sont faites par écrit ou verbalement. L'autorité qui en reçoit une remet immédiatement au requérant un récipissé extrait du registre à souches spécial tenu à cet effet dans chaque quartier ; la date de ce document doit y être inscrite en toutes lettres.

129. Toutes les demandes de pensions ou secours doivent être accompagnées des pièces justificatives suivantes : pour les participants, les rapports, certificats et dépositions de témoins visés aux numéros 98 et suivants ; pour les veuves, orphelins et ascendants, les mêmes pièces, soit en originaux, soit en copies certifiées conformes par l'administrateur qui reçoit la demande ; si le participant a disparu en mer ou s'il était embarqué sur un navire qui a péri corps et biens, la seule justification à produire consiste soit dans la copie certifiée du procès-verbal de disparition, soit dans les pièces exigées pour la preuve administrative du décès en vue de l'obtention des pensions prévues par la loi du 11 avril 1881 (Décret, art. 10).

130. En outre, les dossiers de propositions définitives à transmettre au département doivent contenir les extraits de l'état civil fournis par les intéressés et de nature à justifier selon les cas leur âge, leur filiation, leur mariage, l'existence d'enfants âgés de moins de seize ans. (Voir les annexes III et IV.)

131. Si les pièces justificatives ne sont pas jointes à la demande, elles doivent être produites dans un délai qui, ajouté à celui dans lequel doit être introduite la demande de transformation de pension d'infirmité du 2° degré en pension du 1er degré, pour aggravation, le délai de pro-

duction des pièces est de six mois, à dater de l'expiration de la période
de deux ans prévue par l'article 5 § 6 de la loi (Décret, art. 12).

V. — *Instruction des demandes d'allocation.*

133. *Indemnités journalières* (Loi, art. 21, § 2). — Toute demande d'indemnité journalière doit être instruite d'urgence par l'administrateur
qui l'a reçue. Cet officier se procure les renseignements nécessaires pour
apprécier la requête. Notamment, il peut, malgré le certificat du médecin traitant que l'intéressé doit fournir, faire visiter le malade ou blessé
par le médecin de l'Administration (n° 117) s'il le juge utile et aussi souvent que cette formalité lui paraîtra indispensable pour la légitime sauvegarde des intérêts de la Caisse. Cette visite ne doit naturellement pas
être considérée comme nécessaire, toutes les fois que le certificat du
médecin traitant présenté au nom du malade paraît suffisamment pro-
bant à l'administrateur de l'Inscription maritime. Quant aux rapports,
certificats et déclarations de témoins (n°ˢ 98 et suiv.), l'administrateur
doit autant que possible en demander la remise ou se les procurer lui-
même pour apprécier notamment si l'origine de la blessure ou de la
maladie ouvre des droits au requérant. Mais il ne faut pas perdre de vue
que la production de ces documents n'est pas exigée en pareil cas par le
décret et que le législateur a manifesté, en parlant seulement d'enquête
administrative effectuée d'urgence, de son intention de ne pas soumettre
à des formes rigides l'allocation d'une indemnité journalière. L'autorité
qui a pouvoir de la concéder doit naturellement s'entourer de toutes les
garanties qui lui paraissent nécessaires pour ne pas l'accorder indûment
et c'est, conformément au droit commun, à l'intéressé à justifier de ses
prétentions, mais l'administrateur de l'Inscription maritime a toute
latitude pour apprécier la nature et la valeur des preuves qui lui sont
fournies.

134. L'administrateur tient de l'article 21 § 2 de la loi le droit d'accorder définitivement l'indemnité journalière pour une durée n'excédant
pas quatre mois. Il doit, d'ailleurs, ne pas épuiser ses pouvoirs en une
seule fois, mais accorder l'indemnité seulement pour un mois ou même
pour un moindre délai calculé, autant que possible, sur la durée minimum probable de l'indisponibilité du participant : l'indemnité peut
ensuite être renouvelée une ou plusieurs fois dans la limite totale de
quatre mois sur présentation, à chaque demande, des justifications
médicales nécessaires.

135. Bien qu'aucune responsabilité pécuniaire ne puisse incomber de
ce chef aux administrateurs de l'Inscription maritime, ces officiers doivent
apporter le plus grand soin à ne pas attribuer hors de propos des indemnités qui, quoique payables à terme échu, confèrent un droit aux intéressés et leur sont par suite définitivement acquises, hors le cas de
fraude. L'utilité qu'il y a, à ce point de vue, à fractionner les conces-

sions d'indemnités se doublera, en outre. dans bien des cas, de celle que présente pour les intéressés eux-mêmes un système qui les met à l'abri du gaspillage prématuré des fonds placés à leur disposition.

136. Quand le réclamant justifie, dans les formes ordinaires (actes de naissance et certificat de vie). de l'existence d'enfants âgés de moins de seize ans. l'administrateur majore en conséquence le taux de l'indemnité journalière ; cette majoration est comprise dans la décision initiale de l'administrateur ou résulte d'une décision ultérieure. si l'existence des enfants ne lui est justifiée que plus tard.

137. Exceptionnellement, la décision de l'administrateur de l'Inscription maritime ne peut être prise qu'après autorisation du ministre, lorsqu'il y a lieu d'accorder une indemnité journalière avant l'expiration des délais de l'article 262 du Code de commerce, dans les cas prévus au n° 41.

138. Les décisions par lesquelles un administrateur de l'Inscription maritime accorde des indemnités journalières sont libellées sur l'imprimé n° 3759-13 et annotées à l'article matriculaire de l'inscrit maritime, ou, s'il s'agit d'un non-inscrit, sur le registre mentionné au n° 13. Elles doivent ultérieurement être ou bien jointes aux demandes de pension ou de transformation d'indemnité journalière en indemnité renouvelable introduites par les intéressés, ou bien envoyées au ministre, avec les pièces justificatives et certificats médicaux. par l'intermédiaire du chef du Service de l'Inscription maritime qui y joint ses observations. Ces envois se font tous les trois mois par simples bordereaux de transmission ; après examen des dossiers, ceux-ci sont renvoyés aux quartiers d'où ils émanent.

139. Avis immédiat de toute concession d'indemnité journalière doit être envoyé à l'administrateur du quartier ou du port d'attache du participant, lorsque la décision n'émane pas de cet officier (Décret, art. 4). L'administrateur qui reçoit cet avis note la concession à l'article matriculaire de l'inscrit maritime, ou, s'il s'agit d'un non-inscrit, sur le registre mentionné au n° 13.

140. Les indemnités sont calculées comme il est dit aux n° 37 et 38. Les millimes doivent entrer en ligne de compte pour le calcul de l'indemnité globale à attribuer lors de chaque concession, mais ils sont négligés sur le produit final.

141. Quand un administrateur de l'Inscription maritime croit devoir refuser une indemnité journalière, il en donne avis par écrit au participant en l'informant qu'il peut adresser un recours au ministre, mais que ce recours doit être formé dans la huitaine dudit avis (Loi. art. 21. § 4). Ce recours peut être adressé directement au ministre ou remis comme une demande de pension, contre récépissé. à l'administrateur. Pour faire courir le délai de huitaine. la décision de cet officier est notifiée par le

garde maritime qui dresse procès-verbal de ladite notification, si l'intéressé ne peut ou ne veut en donner reçu.

142. Si, après avoir obtenu une indemnité journalière, dans un quartier
ou un port d'attache autre que le sien, un participant non guéri déclare
vouloir regagner ledit quartier ou port, l'administrateur de ce dernier a
qualité pour mandater à terme échu l'indemnité journalière en cours et
pour en accorder, s'il y a lieu, de nouvelles, dans la limite totale des
quatre mois ; le dossier de l'intéressé est à cet effet adressé audit officier
par celui qui a accordé la première indemnité.

143. *Transformations d'indemnités journalières en indemnités renouvelables. — Pensions des participants. — Transformations de pension du
2° degré en pension du 1er degré pour aggravation.* — Les demandes sont
transmises par l'administrateur du quartier ou du port d'attache du participant au chef du Service de l'Inscription maritime avec les pièces justificatives autres que les actes de l'état civil et avec, s'il s'agit d'un inscrit, un relevé de l'état des services du participant sur lequel figure le
détail des quatre derniers embarquements accomplis avant la cessation
de la navigation. Ce fonctionnaire provoque de la part du préfet maritime la convocation, en janvier, avril, juillet et octobre de chaque année,
de la Commission spéciale instituée par l'article premier de la loi du
11 avril 1881 (Décrets 26 août 1881, 28 novembre 1888 et 21 janvier
1899).

144. Avis est donné en temps utile, par le chef de Service, de la date
et du lieu de la réunion de la Commission, à l'administrateur de chaque
quartier : celui-ci convoque les intéressés et leur remet une feuille de
route ainsi que des frais de route et de séjour calculés d'après les tarifs
en vigueur au département de la marine et payés au compte de la Caisse
de prévoyance ; si, en raison de son état de santé, un participant est incapable de se déplacer, l'administrateur adresse le certificat médical établissant le fait au préfet maritime.

145. La Commission spéciale examine l'état de l'intéressé qui se présente devant elle et consigne le résultat de sa visite dans un procès-verbal
(Décret, art. 7).

146. Si le participant n'a pu se déplacer, et sur le vu du certificat
médical qui lui a été transmis, le préfet maritime autorise la Commission à déléguer deux de ses membres pour aller visiter l'intéressé à son
domicile. Le résultat de cette visite est consigné dans un rapport indiquant l'impossibilité pour l'homme de se déplacer et concluant sur le
fond de sa demande. Ce rapport est remis à la Commission spéciale qui
décide si l'intéressé doit se présenter devant elle ; dans le cas contraire,
elle formule son appréciation sur l'état physique du marin et conclut
sur le fond de la demande (Décret. art. 8).

147. Dans la rédaction des procès-verbaux qu'elle établit, la Commission a soin de se prononcer d'une façon précise : 1° sur la nature de la

blessure ou de la maladie ; 2° sur la relation qui peut exister entre ladite blessure ou ladite maladie et la cause invoquée ; 3° sur les conséquences probables de la blessure ou de la maladie au point de vue soit de l'incapacité temporaire, soit de l'incapacité permanente et partielle, soit enfin de l'incapacité permanente et absolue de travail.

148. Après que la Commission spéciale a clos son procès-verbal, et quelles que soient ses conclusions, le dossier est transmis par le chef du Service de l'Inscription maritime au ministre (établissement des Invalides, 2° bureau) qui décide s'il y a lieu d'accorder l'allocation demandée et renvoie ensuite les pièces pour que la proposition soit établie et le dossier complété.

149. *Transformations de pensions du 2° degré en pensions du 1er degré à cinquante-cinq ans. — Pensions de veuves. — Secours d'orphelins ou d'ascendants.* — Les demandes de veuves, d'orphelins et d'ascendants, si le participant n'était pas lors de son décès titulaire d'une pension, sont immédiatement instruites par l'administrateur de l'Inscription maritime du quartier ou du port d'attache du participant.

150. Lorsqu'il s'agit soit de la réversion d'une pension ou d'un secours, soit d'une transformation de pension du 2° degré en pension du 1er degré à cinquante-cinq ans, le mémoire de proposition doit être établi par l'administrateur du quartier comptable de l'allocation précédente ou par l'administration centrale des Invalides (2° bureau) si le pensionnaire recevait ses arrérages par les soins d'un comptable du Trésor.

151. En ce qui concerne les secours d'ascendants ayant des droits par suite de la mort de plusieurs frères survenue dans un même sinistre, le soin d'établir le mémoire de proposition appartient à l'administrateur du quartier du plus élevé en grade du participant ou de celui de l'aîné.

152. Dans les cas de disparition à la mer, sans qu'un procès-verbal ait été dressé, ou de perte corps et biens d'un navire, les demandes sont instruites dès la décision du ministre établissant la disparition ou la présomption de perte (Loi, art. 20, § 3).

153. Bien que les ascendants ne doivent entrer en jouissance du secours annuel qu'à l'âge de soixante ans, et s'ils sont alors dans une situation nécessiteuse, le principe de leur droit doit être examiné immédiatement après le décès ou la disparition en mer du participant (Avis du Conseil d'État, 18 février 1903). Il convient donc que les dossiers soient tout de suite constitués, et les mémoires établis individuellement pour chaque ascendant (père, mère ou à défaut grand-père, grand'mère, etc.), à raison de la réversion prévue par la loi au profit des ascendants de degrés supérieurs de la même branche. Ces mémoires sont transmis au département qui procède à la liquidation des secours à allouer à ceux des ascendants âgés de soixante ans. Dans ce cas, les mémoires doivent être accompagnés d'un état de proposition en double expédition. A l'égard de ceux qui n'ont pas encore atteint cet âge, les mémoires de proposition

les concernant sont conservés à Paris où les administrateurs de l'Inscription maritime doivent les réclamer en temps voulu pour les mettre à jour et les renvoyer au ministre à fins de liquidation ; pour cette catégorie d'ascendants, il n'est pas donné avis anticipé de la concession de secours à laquelle ils ont éventuellement droit, tandis qu'au contraire le rejet de leur demande leur est notifié de manière qu'ils puissent se pourvoir contre cette décision.

154. Les mémoires de proposition de secours pour orphelins venant soit seuls, soit en concours avec une veuve, doivent être accompagnés d'un certificat attestant qu'il n'existe point d'autres enfants susceptibles de participer à ladite allocation.

155. *Suppléments annuels pour enfants âgés de moins de seize ans.* — Lorsqu'un administrateur de l'Inscription maritime accorde une indemnité journalière, il tient compte du fait que le participant a un ou plusieurs enfants âgés de moins de seize ans, c'est-à-dire qu'en même temps que cette indemnité il lui attribue pour chacun desdits enfants un supplément de 0 fr. 137 par jour.

156. Quand il s'agit d'une indemnité renouvelable ou d'une pension, le supplément d'enfants est compris dans le mémoire principal de proposition.

157. S'il n'en a pu être ainsi, la proposition est formulée à l'aide d'états de concession. En ce cas, l'administrateur s'abstient de transmettre à Paris le certificat d'inscription, mais, dès la réception de l'avis de concession du supplément, il inscrit au bas du certificat, et dans les colonnes à ce destinées : les prénoms de l'enfant, la date de naissance, celle de la décision ministérielle et de jouissance du supplément.

158. *Gratuité des pièces.* — L'article 26 de la loi maintient le principe que les actes de l'état civil, les certificats de notoriété et autres pièces relatives à l'exécution de ladite loi sont délivrés gratuitement par les maires ou par les syndics des gens de mer et dispensés de droits de timbre et d'enregistrement.

159. *Concession des allocations autres que les indemnités journalières.* — Toutes les demandes d'allocations sur la Caisse de prévoyance autres que les indemnités journalières font l'objet de décisions ministérielles soit pour être rejetées, soit pour être accordées.

160. En cas de rejet, la décision est notifiée au chef du Service de l'Inscription maritime qui en fait remettre une copie contre récépissé à l'intéressé ; le dossier est alors conservé à Paris pour l'examen rapide des réclamations ultérieures.

161. Les décisions qui accordent des allocations sont également notifiées au chef du Service de l'Inscription maritime par des dépêches accompagnées des dossiers qui doivent être conservés dans les archives du quartier d'où ils émanent. Dès la réception de ces pièces, les administrateurs de l'Inscription maritime notifient aux intéressés la conces-

sion de leurs pensions ou secours annuels et leur remettent les certificats d'inscription.

162. Pour ce qui concerne les indemnités renouvelables, la décision ministérielle ne crée pas immédiatement en faveur de l'intéressé un droit absolu à six mois d'indemnité ; c'est seulement une autorisation donnée à l'administrateur de l'Inscription maritime de payer pendant six mois au plus et de mois en mois ladite indemnité, si l'incapacité de travail du participant persiste. Par suite, au moment où la décision ministérielle parvient au quartier, l'indemnité n'est acquise à l'intéressé. si le premier mois n'est pas encore écoulé, que pour ce mois, et dans le cas contraire pour le ou les mois entiers écoulés. A l'expiration du mois en cours et des mois suivants, le participant doit justifier qu'il est encore dans l'impossibilité de travailler en produisant un certificat du médecin traitant. Sur le vu de cette pièce, si elle lui paraît probante, l'administration de l'Inscription maritime maintient l'indemnité pour un nouveau mois et ainsi de suite, ce qu'il constate chaque fois sur le duplicata de concession qu'il a entre les mains (imprimé n° 3759-5). Au cas où il éprouverait des doutes sur l'état de santé réel du réclamant, il le ferait visiter par le médecin de l'Administration, ainsi qu'il est dit au n° 117. Si le certificat établi par ce praticien conclut à l'allocation, celle-ci est de droit. Dans le cas contraire, l'indemnité est suspendue. Mais si le participant persiste dans sa demande, cette dernière est instruite comme une requête tendant à la transformation d'une indemnité journalière en indemnité renouvelable (n°s 143 à 148). Le maintien de l'indemnité renouvelable après six mois est proposé au ministre, avec certificats médicaux à l'appui et après enquête sommaire. Les concessions ou renouvellements d'indemnités renouvelables sont annotés à l'article matriculaire de l'inscrit maritime, ou, s'il s'agit d'un non-inscrit, sur le registre mentionné au n° 13.

VI. — *Payement des allocations.*

163. Les règles en vigueur en ce qui concerne la liquidation et le payemens des pensions dites de *demi-solde* sont en principe applicables aux pensions et secours concédés sur la Caisse nationale de prévoyance (Loi, art. 27).

164. Les arrérages des pensions viagères et des secours annuels de la Caisse de prévoyance sont payés par trimestre au lieu indiqué par l'intéressé sur la production d'un certificat de vie portant quittance (imprimé n° 3759-12. Loi, art. 24).

165. Les payements d'indemnités renouvelables s'effectuent mensuellement (voir n° 162). à terme échu, sur mandats individuels émis dans tous les cas par l'administrateur du quartier ou du port d'attache du participant. Ces mandats comportent, s'il y a lieu, les suppléments pour

enfants, et, dans ce cas, il convient de joindre à la quittance un certificat de vie desdits enfants.

166. Les payements d'indemnité journalière s'effectuent à terme échu sur mandats individuels (imprimé nᵒ 3759-18) émis par l'administrateur qui a accordé ladite indemnité ou par l'administrateur du quartier ou du port d'attache (voir nᵒ 142). Les suppléments pour enfants sont également compris, s'il y a lieu, dans ces mandats auxquels il est alors joint un certificat de vie des enfants.

167. Toutes les indemnités, journalières ou renouvelables, sont acquises à l'intéressé lorsqu'elles lui ont été payées ; s'il est décédé avant de les avoir touchées, il n'est payé à ses ayants droit que la part proportionnelle de l'indemnité afférente à la période courue jusqu'au jour du décès et sous la réserve des justifications exigées par les règles sur la comptabilité de l'Etablissement des Invalides.

168. Les déchéances d'arrérages de pensions ou secours annuels sont réglées par l'article 25 de la loi.

VII. — *Secours sur la Caisse de prévoyance.*

169. A raison des dispositions nouvelles de la loi de 1905, la majeure partie des secours attribués aux marins victimes de naufrages et autres accidents ou à leurs familles, au moyen des fonds provenant des retenues sur les primes à la marine marchande et versés à la Caisse de prévoyance (Loi du 7 avril 1902, art. 21), n'ont plus à être distribués sous cette forme. Toutefois, continueront à être accordés des secours d'urgence, des secours pour perte d'effets, enfin des secours à certaines personnes qui n'auront pu obtenir les allocations normales de la Caisse de prévoyance.

170. *Secours d'urgence.* — Ils sont accordés aux familles nécessiteuses des participants inscrits ou non qui ont péri dans un naufrage ou par suite d'autres accidents de mer survenus soit sur les côtes françaises, soit en mer, aux colonies ou à l'étranger, ou qui étaient embarqués sur un navire supposé perdu corps et bien. Le payement est en fait au compte accessoires *dépenses à régulariser* directement par les soins de l'administrateur de l'Inscription maritime du quartier d'inscription ou du port d'attache, après que cet officier s'est assuré de la situation de fortune des postulants, et sauf régularisation ultérieure sur la production d'états et de mémoires de proposition adressés au ministre. Toutefois, afin d'éviter comme cela est arrivé fréquemment que les intéressés ne gaspillent inconsidérément la somme assez élevée qui est ainsi mise à leur disposition, il convient, sauf dans certains cas tout à fait spéciaux laissés d'ailleurs à l'appréciation des administrateurs, que ceux-ci ne mandatent immédiatement que le tiers du secours total, les deux autres tiers devant être ensuite payés successivement au bout d'un ou deux mois ; en ce cas, la régularisation ne sera demandée qu'après le dernier payement.

171. Pour chaque décès, le secours est distribué dans l'ordre de préférence suivant :

a. Veuve ;

b. Aîné des orphelins, quel que soit l'âge, ayant la charge effective des autres orphelins au-dessous de seize ans et non embarqués ;

c. Aîné des orphelins, âgés de moins de seize ans et non embarqués (à défaut d'ascendants ayant charge des enfants) ;

d. Père et mère ;

e. Ascendants autres que père et mère, mais seulement lorsqu'ils en ont rempli le rôle à l'égard du disparu ou qu'ils ont la charge des orphelins.

172. Un secours d'urgence peut également être alloué, mais sur autorisation du ministre provoquée d'urgence, lorsque le décès du marin ne provient pas d'un naufrage ou d'un accident à proprement parler, ou lorsque le membre de la famille à secourir ne figure pas dans l'énumération du numéro précédent, ou s'il y a doute sur la situation pécuniaire des intéressés, ou s'il semble qu'il y ait lieu d'attribuer un secours à un ascendant nécessiteux, la veuve et les enfants étant écartés parce qu'ils sont dans l'aisance.

173. Le taux du secours à attribuer pour chaque décès (les ascendants ne pouvant recevoir qu'un seul secours si plusieurs de leurs descendants disparaissent dans le même accident) est fixé ainsi qu'il suit, selon celle des six catégories (tarif annexé à la loi du 29 décembre 1905, modifié par l'article 47 de la loi du 17 avril 1906) à laquelle appartenait le défunt (ou le plus élevé en grade, en cas de plusieurs frères disparus dans le même accident et ne laissant que des ascendants) :

1º Capitaines au long cours titulaires du brevet supérieur, etc. . . . . fr.   600

2º Capitaines au long cours non titulaires du brevet supérieur, etc   550

3º Maîtres au cabotage, etc   500

4º Inscrits maritimes titulaires du brevet de pilote, etc.   450

5º Inscrits maritimes non titulaires de brevets, etc. .   400

6º Inscrits maritimes, etc   300

Le secours est dans tous les cas majoré de 100 francs par enfant au-dessous de seize ans et non embarqué, à l'exception de l'aîné s'il vient en représentation de la veuve et des frères et sœurs du défunt.

174. *Secours pour perte d'effets.* — Ces secours sont alloués aux participants qui, dans un naufrage ou autre accident de mer, ont subi des pertes d'effets ou autres objets personnels. On ne doit donc pas à cet égard tenir compte des pertes d'embarcations ou engins de pêche, de cartes ou instruments.

175. Ils sont donnés pour pertes d'effets laissés à bord alors que le marin a quitté le navire pour rallier son quartier.

176. Mais il y a lieu de les refuser si les marins ont négligé de sauver leurs effets, alors qu'ils en avaient la possibilité.

177. Aucun délai n'est imparti pour réclamer les secours dont il s'agit.

178. L'allocation est basée sur l'importance de la perte, mais ne peut en aucun cas dépasser les chiffres suivants, selon la catégorie (tarif des lois de 1905 et 1906) à laquelle appartient le réclamant :

1° Capitaines au long cours titulaires du brevet supérieur, etc. fr.   400
2° Capitaines au long cours non titulaires du brevet supérieur, etc.   350
3° Maîtres au cabotage, etc   300
4° Inscrits maritimes titulaires du brevet de pilote, etc.   250
5° Inscrits maritimes non titulaires de brevets, etc. .   200
6° Inscrits maritimes, etc   150

179. Lorsqu'il y a perte totale du navire, et qu'il est constant que les naufragés n'ont pu sauver d'autres effets que ceux dont ils sont revêtus, les allocations ci-dessus leur sont payées aussitôt leur débarquement dans un port de France ou des colonies, par l'autorité maritime locale, dans les mêmes conditions que les secours d'urgence alloués aux familles les marins qui ont péri dans un naufrage, et la régularisation en a lieu dans la même forme, les renseignements sur le naufrage, nécessaires à la justification du secours, étant consignés dans la colonne *Observations* sur l'état des premières propositions du secours imprimé modèle n° 3759 : le maximum du secours est alors payé en totalité aux intéressés.

180. Au contraire, dans le cas de perte partielle, ceux-ci doivent fournir un état énumérant et évaluant le détail des objets perdus ou avariés ; c'est d'après ces demandes, mais sans pouvoir dépasser les maximums indiqués au n° 178, et en tenant compte naturellement des résultats de l'enquête qu'elle a effectuée, que l'autorité locale établit ses propositions de secours, pour être soumises à l'approbation du ministre ; ces propositions doivent émaner du port d'immatriculation, quand le navire a fait naufrage soit en mer, soit sur les côtes de l'étranger ou des colonies ou de l'Algérie, et du quartier dans la circonscription duquel le sinistre a eu lieu, quand le bâtiment s'est perdu sur les côtes de France ; lesdites propositions sont envoyées d'urgence.

181. Lorsque, par application de l'article 5 du décret du 22 septembre 1891, des vêtements ont été procurés en nature à des gens de mer, le prix en est déduit des secours pour perte d'effets qu'il y aurait lieu de distribuer ; avis de cette disposition doit être donné aux marins avant la fourniture des objets qu'ils réclament. L'autorité qui a effectué la déli-

vrance signale immédiatement la dépense au port d'immatriculation.
(Circulaire, 3 novembre 1904, *B. O.*, p. 1024), qui en tient compte dans
ses états de proposition.

182. Il n'est jamais payé de secours pour perte d'effets aux héritiers
d'un marin.

183. Le secours, lorsqu'il a été versé, n'est réclamé ni au cas ou les
effets sont retrouvés, ni au cas ou une indemnité est ultérieurement
payée par les auteurs responsables de l'accident.

184. Les secours pour perte d'effets sont payés dans la même forme
que les autres secours concédés sur la Caisse des Invalides. Dès la réception dans un quartier des états-mandats arrêtés par l'administration
centrale des Invalides, il est procédé au payement : les administrateurs
de l'Inscription maritime étant ordonnateurs des dépenses de la caisse,
il n'y a pas lieu de soumettre à l'ordonnancement à Paris les mandats
individuels établis pour les titulaires résidant dans un autre quartier.

185. *Secours à certaines personnes qui n'ont pu obtenir des allocations
normales de la Caisse de prévoyance.* — En principe, ces secours ne doivent être accordés qu'aux personnes visées dans la loi du 29 décembre
1905, mais qui, pour une cause quelconque, ne peuvent utilement invoquer les dispositions de cet acte, et qui, d'autre part, se trouvent dans
une situation précaire de fortune. Ces secours feront l'objet de propositions motivées adressés au ministre (imprimés nᵒˢ 375, 923 et 23 ou 25);
ils pourront être renouvelés après une année écoulée depuis la dernière
concession (imprimés nᵒˢ 3759-23 et 26). Les secours anciennement accordés avant l'institution de la Caisse de prévoyance, sur les fonds de la
retenue de 4 p. 100, continueront également à pouvoir être renouvelés et
rentreront dans cette troisième catégorie. Le payement des uns et des
autres a lieu soit sur états-mandats, soit sur mandats individuels.

VIII. — *Comptabilité de la Caisse de prévoyance dans les ports.*

186. *Enregistrement des allocations.* — Les pensions et secours sur la
Caisse de prévoyance sont inscrits sur un registre établi au moyen des
imprimés nᵒˢ 375.010 et 11, et tenu dans les mêmes conditions que la
matricule des demi-soldiers (Instruction, 27 décembre 1887, *B. O.*, p. 739,
note préliminaire, dernier paragraphe. — Circulaire, 14 avril 1881, *B. O.*,
p. 572).

187. Les mêmes allocations sont inscrites également sur un extrait du
grand-livre tenu par le trésorier des invalides du quartier comptable de
la pension ou du secours (imprimés nᵒˢ 3759-10 et 11).

188. *Gestion de la caisse.* — Les comptes de la Caisse de prévoyance
sont établis par gestion annuelle et ne comportent pas de classification
d'exercice.

189. Les administrateurs de l'Inscription maritime dans les ports et

l'administrateur de l'établissement des Invalides à Paris sont ordonnateurs des recettes et des dépenses de la Caisse de prévoyance.

190. Les opérations de la Caisse de prévoyance sont divisées, savoir :

Pour les recettes, en trois chapitres :

Chapitre 1er. Produit des contributions à la Caisse de prévoyance.

Chapitre 2. Remboursements de trop-payés par la Caisse de prévoyance et recettes accidentelles.

Chapitre 3. Retenues sur les marchés de la Marine.

Les recettes du chapitre 1er sont justifiées par les rôles de perception des droits dus à la Caisse des Invalides et par les duplicata de permis de navigation ; celles du chapitre 2 donnent lieu à l'émission de mandats particuliers (imprimé n° 3759-17).

Pour les dépenses en onze chapitres :

Chapitre 1er. Indemnités journalières et renouvelables : § 1er, indemnités journalières : § 2, indemnités renouvelables.

Chapitre 2. Pensions d'infirmité : § 1, 1er degré ; § 2, 2e degré.

Chapitre 3. Pensions de veuves.

Chapitre 4. Secours annuels aux orphelins.

Chapitre 5. Secours viagers aux ascendants.

Chapitre 6. Remboursements de trop-perçus par la Caisse de prévoyance et dépenses accidentelles (imprimé n° 3759-18).

Chapitre 7. Frais d'administration : reliure des registres et documents de la caisse ; frais de route des participants envoyés à la visite ; honoraires de médecins, etc. (imprimé n° 3759-18).

Chapitre 11. Secours aux victimes des naufrages et autres accidents de mer ou à leurs familles : § 1er, 1re catégorie ; § 2, 2e catégorie : § 3, 3e catégorie.

191. Cette classification doit être observée par les trésoriers des Invalides, pour compter du 1er janvier 1906. Les opérations de la Caisse de prévoyance ne continuent à figurer dans les livres tenus à l'Inscription maritime pour suivre la comptabilité de l'établissement des Invalides, que sous les deux titres suivants :

Recettes de la Caisse de prévoyance ;

Dépenses de la Caisse de prévoyance.

192. Les trésoriers des Invalides établissent au commencement de chaque mois, en double expédition et par chapitres, les bordereaux détaillés (imprimés n° 3759-19 et 20) de leurs opérations de la Caisse de prévoyance pour le mois précédent et les adressent au chef du Service de l'Inscription maritime pour la vérification du bureau central en même temps que leurs autres pièces de comptabilité concernant les trois caisses : Prises, Gens de mer et Invalides. Les dépenses sont classées sur les bordereaux mensuels ainsi que sur les relevés trimestriels (imprimé n° 3759-21) suivant les paragraphes indiqués ci-dessus. Pour faciliter ce classement, il doit être établi autant de mandats ou d'états-mandats

distincts que de paragraphes et il faut mentionner exactement sur les
pièces de dépenses le numéro de ces paragraphes.

193. Les recettes provenant de l'encaissement des cotisations des marins
et des apports des propriétaires ou armateurs sont énoncées en un seul
chiffre sur le bordereau du chapitre premier avec renvoi, quand il y a lieu,
aux pièces justificatives annexées au bordereau du Service *Invalides*,
chapitre *Retenues sur les salaires des marins du commerce*.

194. Les bordereaux dont il s'agit sont récapitulés, en fin de trimestre,
sur un relevé (imprimé n° 3759-21) dressé également en double expédition, et le tout transmis à Paris avec les pièces justificatives à l'appui,
en même temps que les relevés trimestriels et les pièces justificatives
concernant les opérations de la Caisse des Invalides. (Instruction du 27
décembre 1887, § 7, *B. O.*, p. 739, et circulaire du 19 mars 1888, *B. O.*,
p. 287.)

195. Tous les ans, chacun des trésoriers des Invalides forme son compte
de la gestion précédente pour le service de la Caisse de prévoyance. Ce
compte est établi (modèle n° 3759-22) en deux expéditions destinées, la
première au département, la seconde au trésorier général des Invalides.

196. Les payements effectués au compte de la Caisse de prévoyance,
autres que les secours sur le Chapitre IX, sont passibles du timbre de
quittance de 0 fr. 10.

IX. — *Dispositions transitoires.*

197. *Application de la loi de 1905.* — La loi du 29 décembre 1905 ne
s'applique qu'aux blessures ou maladies ayant leur cause directe dans un
accident ou risque survenu postérieurement au 31 décembre 1905. Mais,
en tant que date, cette condition suffit, quel que soit le lieu où l'accident
ou risque s'est produit, pourvu naturellement qu'il s'agisse de participants métropolitains ou algériens ; ceux-ci sont régis par la nouvelle loi
à compter du 1er janvier dernier, qu'ils soient en France, aux colonies,
à l'étranger ou en mer ; la même solution doit être admise pour les inscrits
coloniaux embarqués sur des navires métropolitains. Quant aux participants, inscrits maritimes coloniaux ou non-inscrits, embarqués sur des
navires armés aux colonies, ils ne pourront réclamer le bénéfice du
nouvel acte qu'à compter du jour où ce dernier aura été promulgué dans
chaque colonie.

198. Les concessions d'allocations liquidées postérieurement au
1er janvier 1906 et afférentes à des accidents ou risques survenus avant
cette date sont régis par les dispositions et tarifs de la loi du 21 avril 1898
et des divers actes postérieurs émis pour l'exécution de ladite loi.
Toutes les propositions de l'espèce à adresser au département doivent
être libellées d'après les anciens errements et sans tenir compte des
innovations de la présente instruction.

199. *Désarmement des rôles en suspens.* — Par application du même

principe, les cotisations et taxes prévues par la loi du 21 avril 1898 sont
à percevoir conformément à cet acte jusqu'au 31 décembre 1905 inclus.
Par suite, pour les rôles qui étaient en cours à cette date, il y aura lieu,
lors de leur désarmement, de ne porter dans les deux colonnes réservées
aux versements pour la Caisse de prévoyance que les cotisations et taxes
calculées pour la période antérieure au 1er janvier dernier, conformément
aux tarifs de la nouvelle loi. La liquidation de désarmement comportera
donc pour les versements à la Caisse de prévoyance quatre totaux au lieu
de deux :

Cotisation des participants :

Loi de 1898 . . . .
Loi de 1905 . . . .

Apports des propriétaires :

Loi de 1898 . . . .
Loi de 1905 . . . .

200. *Unification des demi-soldes d'infirmité* (Loi, art. 29. Décret, art. 14).
— A compter du 1er janvier 1906, les demi-soldes d'infirmité concédées
sous l'empire de la loi de 1898 sont converties d'office en pensions d'infirmité du 2e degré, chaque intéressé étant rangé dans celle des six
catégories prévues dans le tarif annexé à la loi du 29 décembre 1905 qui
correspond à la situation personnelle qu'il occupait au moment où s'est
produit l'accident ou le risque ayant motivé la concession de la demi-
solde d'infirmité. Par exemple, le marin qui, étant patron pilote, avait
obtenu une demi-solde d'infirmité de 250 francs, aura droit à une pension
d'infirmité de 520 francs. (Pour les mécaniciens, voir ci-après n° 215.)

201. Toutefois, la pension du 1er degré peut, sur leur demande, être
accordée à deux catégories d'inscrits : 1° à ceux qui justifieraient qu'au
moment de la concession de leur demi-solde d'infirmité ils sont atteints
d'incapacité absolue et permanente de travail, à raison du fait ayant
motivé ladite demi-solde ; 2° à ceux qui, ayant obtenu une demi-solde
d'infirmité dans le courant des années 1904 ou 1905, justifieraient que
par suite de l'accident primitif, ils se sont trouvés dans les deux ans de
ladite concession dans l'incapacité absolue et permanente de travailler.
Les demandes des inscrits de la première des deux catégories dont il
vient d'être parlé doivent être introduites dans les six mois qui suivront
l'application du décret du 14 avril 1906 (publié au *Journal officiel* du
22 avril 1906). Celles des inscrits de la deuxième catégorie doivent être
formées dans les six mois de l'aggravation, sans que ce délai puisse être
considéré comme expiré avant la fin des six mois qui suivront la publication du décret. Toutes ces demandes sont instruites comme il est dit
aux numéros 143 et suivants ; lorsqu'elles sont accueillies, le bénéfice de la
pension du 1er degré court du 1er janvier 1906.

202. A compter également du 1er janvier 1906, les pensions de veuves et les secours d'enfants ou d'ascendants concédés conformément à la loi de 1898, sont unifiés au taux des nouveaux tarifs, les quatre anciennes catégories d'intéressés étant réparties entre les six du tarif de 1905, ainsi qu'il est dit ci-dessus au n° 200. (Pour les ayants droit d'un mécanicien, voir ci-après n° 215.)

203. A partir de la même date, le supplément de 50 francs par an est payé aux inscrits ou aux veuves titulaires d'une pension ou d'un secours annuel accordés conformément à la loi de 1898 qui ont un enfant âgé de moins de seize ans ; ce supplément est dû, même au cas où l'intéressé ne touchait pas ou avait cessé de toucher le supplément similaire de la loi de 1898, parce que l'enfant avait atteint dix ans ou parce qu'il y aurait eu double emploi avec le supplément de la Caisse des Invalides.

204. Au contraire, les indemnités temporaires ou renouvelables concédées par application de l'ancienne loi et prenant cours à une époque antérieure au 1er janvier 1906 continuent à être payées, même après cette date, d'après les anciens tarifs et les anciennes règles. La première proposition qui est adressée au ministre, postérieurement au 1er janvier 1906, pour transformer une de ces indemnités temporaires en indemnité renouvelable, ou pour renouveler une de ces dernières, est établie d'après les tarifs de la loi de 1905 ; ces indemnités renouvelables sont alors maintenues de mois en mois, conformément aux règles indiquées n° 162.

205. A partir de la même date, les anciennes règles sur le cumul cessent d'être appliquées, mais elles sont en vigueur jusqu'au 31 décembre 1905. Il n'y a donc plus lieu de réclamer du département, pour les droits ouverts à compter du 1er janvier 1906, les certificats de pension ou de non-pension. Le quartier qui établit la proposition doit seulement joindre aux mémoires un certificat que des personnes proposées ne sont pas déjà titulaires d'une pension sur la Caisse de prévoyance.

206. Lorsque le payement de la pension ou du secours annuel était en totalité ou en partie suspendu par suite de la jouissance d'une indemnité servie par un tiers, le taux de la pension ou du secours doit, dans tous les cas, être revisé et calculé, pour compter du 1er janvier 1906, d'après les nouveaux tarifs, mais l'indemnité servie par le tiers continue à être défalquée du montant total de la nouvelle allocation.

207. Pour assurer la revision et l'unification des pensions et des secours annuels et viagers concédés sous le régime de la loi du 21 avril 1898, chaque quartier d'inscription devra faire parvenir au département, pour tous les intéressés encore existants au 31 décembre 1905, des états spéciaux du revision, dressés au moyen des imprimés n°s 3759-7 et 8, modifiés à la main conformément aux indications du modèle figurant ci-après comme sixième annexe à l'instruction.

208. Ces états seront établis en double expédition et accompagnés des

dossiers qui ont servi à la concession primitive ainsi que d'un mémoire de liquidation nouvelle comprenant pour les inscrits et leurs veuves tous les enfants au-dessous de seize ans.

209. Lorsqu'un titulaire aura été proposé pour la pension par un quartier autre que celui par les soins duquel il est payé, ce dernier quartier réclamera son dossier avec tous les renseignements indispensables pour établir la revision. Ce dossier sera ensuite renvoyé au quartier d'inscription après approbation de la revision par le ministre.

210. Les propositions de revision des pensions dont les titulaires se font payer par un comptable autre que le trésorier des Invalides seront établies par les soins de l'administration centrale des Invalides.

211. Lors de la remise aux titulaires des nouveaux titres, ceux-ci seront échangés contre les anciens qui seront renvoyés à Paris, après payement des arrérages et sauf déduction des sommes antérieurement payées.

212. Les nombreuses ratures et surcharges apportées par suite de modifications dans le taux des pensions inscrites au grand-livre actuellement en service, ainsi que celles que comportera la revision, nécessitent la suppression de ce grand-livre. Il y aura donc lieu, dès la réception de la présente instruction, de l'arrêter et de le considérer comme caduc.

213. Ultérieurement, toutes les pensions, sans exception, seront inscrites au grand-livre nouveau, avec une nouvelle série de numéros correspondant à ceux des titres à délivrer et des décisions de concession à intervenir.

214. *Nouvelle classification des mécaniciens.* — L'article 47 de la loi de finances du 17 avril 1906 a modifié la classification des mécaniciens telle qu'elle figurait au tarif faisant suite à la loi du 29 décembre 1905. Mais, à raison du silence gardé à cet égard par le texte, la nouvelle disposition n'a point d'effet rétroactif ; elle n'est applicable qu'un jour franc après l'arrivée du *Journal officiel* du 18 avril 1906 au chef-lieu de chaque arrondissement pour les accidents et risques survenus en France, en Algérie ou dans les eaux françaises métropolitaines ou algériennes ; elle est applicable à compter du 20 avril 1906 pour les faits qui se seraient produits hors de ces limites. A l'égard des risques survenus entre le 1er janvier 1906 et la date d'application de l'article 47 susvisé, il y aurait lieu, sans tenir compte de la date soit de la demande, soit de la concession, de se référer à la classification figurant à la loi du 29 décembre 1905, et qui est la suivante :

1re catégorie : mécaniciens de 1re classe dirigeant, pendant leur dernier embarquement, une machine de 4.000 chevaux effectifs et au delà ;

2e catégorie : mécaniciens de 1re classe dirigeant, pendant leur dernier embarquement, une machine d'une force inférieure à 4.000 chevaux effectifs ;

3e catégorie : mécaniciens de 1re classe, mécaniciens de 2e classe dirigeant une machine pendant leur dernier embarquement ;

4° catégorie : inscrits maritimes titulaires du brevet de mécanicien de 2° classe.

215. Les demi-soldes d'infirmité concédées à des mécaniciens et les pensions ou secours accordés à leurs veuves, orphelins ou ascendants par application de la loi de 1898 doivent être unifiés, à compter du 1er janvier 1906, conformément aux grades desdits mécaniciens et d'après la classification, indiquée au numéro précédent, de la loi de 1905, qui seule était en vigueur au 1er janvier 1906 ; les droits des intéressés se sont trouvés définitivement fixés à cette date et la nouvelle classification de la loi du 17 avril 1906 ne saurait leur être appliquée.

216. *Abrogations*. — Sous réserve de la disposition transitoire prévue au n° 198, sont abrogées toutes les instructions, circulaires ou dépêches de principe antérieures relatives à la Caisse de prévoyance.

Loi concernant la sécurité de la navigation maritime et la réglementation du travail à bord des navires de commerce (17 avril 1907).

TITRE PREMIER. — DE LA SÉCURITÉ DE LA NAVIGATION MARITIME

CHAPITRE PREMIER. — *Navires nouvellement construits et navires nouvellement acquis à l'étranger.*

Article premier. — Aucun navire français à voiles, à vapeur ou à propulsion mécanique, de commerce, ou de pêche, ou de plaisance, de plus de 25 tonneaux de jauge brute, ne peut être mis en service sans un permis de navigation délivré par l'administrateur de l'Inscription maritime après constatation, par la commission prévue à l'article 4 ci-après :

1° Que toutes les parties du navire sont dans de bonnes conditions de construction et de conservation, de navigabilité et de fonctionnement, ou que le navire est coté à la première cote d'un des registres de classification désignés par arrêté du ministre de la Marine, après avis du Conseil supérieur de la navigation maritime ;

2° Qu'il a été satisfait au règlement d'administration publique prévu à l'article 53 ci-après, concernant l'aménagement, l'habitabilité et la salubrité des locaux de toute nature ;

3° Que le navire est pourvu des instruments et documents nautiques, ainsi que des objets d'armement et de rechange énumérés dans le même règlement ;

4° Que l'installation à bord et le fonctionnement des embarcations et des appareils ou engins de sauvetage, ainsi que le matériel médical, sont conformes aux dispositions du même règlement ;

5° Que les prescriptions de ce règlement relatives au calcul du tirant d'eau maximum et aux marques indiquant ce maximum sur la coque du navire, ont été observées. Le certificat de franc-bord délivré par une société de classification reconnue par le ministre de la Marine pourra tenir lieu de cette constatation ;

6° S'il s'agit d'un bateau à vapeur, ou qui comporte des appareils à vapeur, que ces appareils satisfont aux conditions qui seront prescrites dans le règlement d'administration publique prévu à l'article 53 de la présente loi ;

7° Que le nombre maximum des passagers de toute catégorie, pouvant être embarqués sur le navire, est conforme aux prescriptions du règlement d'administration publique prévu à l'article 53 de la présente loi.

Art. 2. — Pour les navires construits en France, les constatations prescrites au présent article sont effectuées :

a) Pour celles qui sont relatives à la coque, dans le port de construction où cette visite a toujours lieu à sec. Les navires cotés à la première cote de l'un des registres de classification indiqués ci-dessus seront dispensés de cette constatation ;

b) Pour toutes les autres, dans le port où doit avoir lieu le premier armement du navire.

Pour les navires construits sous le régime de la loi du 19 avril 1906, les constatations ci-dessus dispensent de celles prévues par l'article 4 de la loi du 30 janvier 1893.

Pour les navires construits ou acquis à l'étranger, les mêmes constatations ont lieu dans les mêmes conditions, dans le port de France où le navire est conduit pour être francisé.

Art. 3. — Aucun navire étranger ne pourra embarquer des passagers dans un port français s'il n'a fait constater par la commission prévue à l'article 4 ci-après qu'il satisfait aux conditions imposées aux navires français par l'article premier de la présente loi.

Toutefois, les navires susvisés seront dispensés de ces constatations sur présentation, par les capitaines, de certificats de leur gouvernement reconnus, par le ministre de la Marine, équivalents au permis de navigation français et à condition que les mêmes avantages soient assurés aux navires français dans les ports de leur nationalité.

Art. 4. — Les différentes constatations visées à l'article premier sont effectuées partout où il y aura lieu d'en constituer, par des commissions de visite composées chacune comme suit :

L'administrateur de l'Inscription maritime du quartier, ou, en cas d'empêchement, l'administrateur qui lui est adjoint ou qui peut lui être adjoint à cet effet ;

L'inspecteur de la navigation maritime prévu à l'article 7 de la présente loi ;

Un capitaine au long cours ayant accompli en cette qualité au moins quatre années de commandement :

Un autre navigateur, soit capitaine au long cours s'il s'agit de navigation au long cours, soit maître au cabotage s'il s'agit de petit cabotage ou de pêche, ayant accompli quatre années au moins en l'une de ces qualités, les maîtres au cabotage devant être munis du brevet supérieur, lorsqu'il s'agit de navire à vapeur ou à propulsion mécanique ; à défaut, un officier de marine en activité ou en retraite ;

Un ingénieur des Constructions navales, en activité ou en retraite, ou un ingénieur civil, de nationalité française ;

Un représentant des compagnies françaises d'assurances maritimes ;

Un expert, de nationalité française, appartenant à une société française de classification ;

Un officier mécanicien breveté de la marine marchande ayant au moins quatre ans de navigation maritime en cette qualité ; à défaut, un officier mécanicien de la marine en activité ou en retraite ;

Le directeur de la Santé du port ou un médecin sanitaire le suppléant ; à défaut, un médecin de la marine en activité ou en retraite, ou un médecin civil ;

Un représentant des armateurs et un représentant du personnel, soit du pont, soit des machines, soit du service général, selon la visite dont il s'agit, prennent part aux délibérations de la commission avec voix délibérative, le représentant du personnel devant avoir au moins soixante mois de navigation.

L'administrateur de l'Inscription maritime est président de la commission.

Il devra dresser au commencement de chaque année une liste générale des personnes rentrant dans les catégories ci-dessus énoncées et susceptibles de faire partie des commissions de visite prévues au présent article. Cette liste sera soumise à l'approbation du ministre de la Marine et à celle du ministre du Commerce et de l'Industrie en ce qui concerne la désignation des représentants des armateurs et des assureurs.

L'administrateur de l'Inscription maritime désignera sur cette liste, par roulement à moins d'impossibilité, en tenant compte des absences et autres empêchements, les membres de la commission qui sera chargée pendant une période déterminée, de toutes les visites des bâtiments nouvellement construits ou nouvellement acquis à l'étranger.

Le représentant des armateurs, le capitaine au long cours et le représentant du personnel naviguant seront désignés par l'administrateur de l'Inscription maritime, sur des listes dressées par chacun des groupements professionnels intéressés.

Ils ne devront pas avoir encouru de condamnation pour infraction à la présente loi.

Chapitre II. — *Navires en service.*

Art. 5. — Après leur mise en service, les navires français visés à l'article premier devront être examinés, dans les ports de France ou dans ceux des colonies qui auront été désignés par décret, lorsque douze mois se seront écoulés depuis la dernière visite qu'ils auront subie.

Les navires arrivant dans un de ces ports après le délai de douze mois pourront être dispensés de la visite ci-dessus prescrite dans ce port, s'ils n'y laissent qu'une partie de leur chargement, et s'ils se rendent, dans le délai d'un mois, à un des autres ports désignés par décret, où ils devront la subir.

Ils devront être visités également dans l'intervalle par décision de l'administrateur de l'Inscription maritime toutes les fois qu'ils ont subi de graves avaries, ou de notables changements dans leur construction ou dans leurs aménagements, et chaque fois que l'armateur en fait la demande.

Ces visites porteront sur la coque, l'armement et les appareils à vapeur ou à propulsion mécanique.

Les navires à visiter seront laissés à flot, à moins que la commission chargée, conformément à l'article 6 ci-après, de la visite n'en décide autrement.

La commission pourra exiger, si elle le juge indispensable, que le navire lui soit présenté à l'état lège.

Toutefois, ceux qui sont affectés à une navigation de long cours ou de cabotage international, aux grandes pêches ou à la pêche au large, à voile, à vapeur ou à propulsion mécanique, ne pourront passer plus de trois ans s'ils sont en bois, plus de dix-huit mois s'ils sont en fer ou en acier, sans être visités à sec, soit dans un port de France, soit dans un port des colonies désigné par décret, conformément aux prescriptions du premier paragraphe du présent article.

Pour l'exécution de cette prescription, les armateurs devront faire connaître à l'administrateur de l'Inscription maritime le moment où leurs navires passeront en cale sèche. Les visites à sec prescrites devront coïncider, si les délais indiqués au paragraphe précédent le permettent, avec le passage des navires en cale sèche.

Les navires qui auront conservé la première cote à l'un des registres de classification désignés comme il est dit à l'article premier ci-dessus seront dispensés de l'obligation des visites à sec.

Les navires étrangers prenant des passagers dans les ports français seront soumis dans ces ports aux visites annuelles et aux visites après avaries graves ou notables changements, prescrites par le présent article.

Toutefois, ils seront dispensés de ces visites sur présentation, par les capitaines, de certificats de leur gouvernement, reconnus par le ministre

de la Marine, équivalents aux certificats de visite français et à condition
que les mêmes avantages soient assurés aux navires français dans les
ports de leur nationalité.

Art. 6. — Les visites indiquées à l'article précédent sont effectuées par
une commission composée de l'administrateur maritime président, de
l'inspecteur de la navigation maritime et d'au moins deux experts techniques pris par roulement, à moins d'impossibilité, par l'administrateur
de l'Inscription maritime sur la liste générale prévue au paragraphe 13
de l'article 4 de la présente loi, parmi les officiers de marine, capitaines
au long cours, officiers mécaniciens de la marine marchande ou parmi
les ingénieurs, suivant le cas.

Art. 7. — Il sera créé dans chacun des ports désignés par décret, sous
l'autorité de l'administrateur de l'Inscription maritime, un inspecteur de
la navigation maritime qui visitera tout navire français ou étranger en
partance pour un voyage au long cours, au cabotage national ou international, ou pour une campagne aux grandes pêches, et s'assurera que ce
navire est dans de bonnes conditions de conservation et de navigabilité ;
que les générateurs de vapeur, l'appareil moteur et tous les appareils à
vapeur ou autres appareils mécaniques accessoires sont en bon état ; que
les instruments nautiques, les cartes marines ou tous documents nécessaires peuvent être utilisés pour le voyage projeté ; que l'effectif est suffisant pour assurer normalement l'exécution des articles 21 à 30 ci-après,
eu égard à la navigation entreprise, et, d'une manière générale, que le
navire satisfait aux prescriptions des divers paragraphes de l'article
premier de la présente loi.

Il examinera les vivres, les boissons, l'eau potable et s'assurera que les
prescriptions de l'article 31 ci-après sont observées ; il pourra, à cet effet,
ordonner tout prélèvement de vivres, de boissons ou d'eau potable, ainsi
que toute analyse ou autre moyen de vérification.

Les visites de partance ne seront jamais obligatoires qu'une fois par
mois, dans le même port, pour les navires y revenant à intervalles plus
fréquents.

Toutefois, l'inspecteur de la navigation maritime pourra, quand il le
jugera utile, visiter tout navire présent dans le port.

Il visitera tout navire qu'une plainte précise et circonstanciée envoyée
en temps utile, pour que le départ du navire ne soit pas retardé, et signée
au moins de trois hommes de l'équipage, lui aura signalé comme se trouvant dans de mauvaises conditions de navigabilité, d'hygiène ou d'approvisionnement en vivres et boissons.

Il interdira ou ajournera jusqu'à exécution de ses prescriptions le départ
de tout navire, de quelque catégorie et de quelque nationalité qu'il soit,
qui, par son état de vétusté, son défaut de stabilité, les conditions de son
chargement ou pour toute autre cause prévue à l'article premier de la

présente loi, lui semblera ne pouvoir prendre la mer sans péril pour l'équipage ou les passagers.

Les motifs de l'interdiction seront notifiés immédiatement par écrit au capitaine du navire.

Art. 8. — Le capitaine du navire à qui l'autorisation de départ aura été refusée, ou qui jugera excessives les prescriptions de l'inspecteur de la navigation maritime, pourra faire appel de cette décision auprès de l'administrateur de l'Inscription maritime. Celui-ci, dans le délai de vingt-quatre heures, devra faire procéder à une contre-visite par une commission composée de trois experts pris par roulement, à moins d'impossibilité, sur la liste générale prévue au paragraphe 13 de l'article 4 de la présente loi, parmi les officiers de marine, capitaines au long cours, officiers mécaniciens de la marine marchande, ou parmi les ingénieurs, suivant le cas.

Cette commission statuera après avoir entendu l'inspecteur de la navigation maritime et l'appelant, et hors leur présence.

Art. 9. — Les inspecteurs de la navigation maritime seront nommés par le ministre de la Marine qui les choisira, autant que possible, parmi les capitaines au long cours et les maîtres au cabotage ayant exercé pendant au moins quatre ans un commandement à la mer, ou, au besoin, parmi les officiers de marine en retraite.

Les capitaines visiteurs actuels sont aptes à être nommés inspecteurs de la navigation maritime. Ils peuvent également être adjoints à l'inspecteur titulaire.

Un décret rendu sur la proposition du ministre de la Marine et du ministre du Commerce et de l'Industrie, après avis du Conseil supérieur de la navigation maritime, déterminera l'organisation, le recrutement et la hiérarchie de ces agents, dont le nombre et le traitement seront fixés par le même décret.

Leur traitement sera cumulable avec les pensions ou demi-soldes dont ils seraient titulaires.

Du permis de navigation.

Art. 10. — Toute demande de permis de navigation est adressée par le propriétaire du navire à l'administrateur de l'Inscription maritime du port d'armement de ce navire.

Dans sa demande, le propriétaire fait connaître :

1° Le nom du navire, son port d'attache ;

2° Ses principales dimensions, son tirant d'eau, lège et au maximum de charge, et le déplacement qui ne doit pas être dépassé, exprimé en tonneaux de 1.000 kilogrammes ;

3° Les hauteurs de la ligne de flottaison correspondant au déplacement établi au-dessus de cette flottaison à l'avant, à l'arrière et au milieu du navire ;

4° Le service auquel le navire est destiné (transport des passagers ou marchandises, remorquage, etc.), et le genre de navigation qu'il est appelé à faire (long cours, cabotage, bornage, etc.);

5° Le nombre maximum de passagers qui pourront être reçus dans le navire.

S'il s'agit d'un navire à vapeur ou comportant des appareils à vapeur, le propriétaire devra fournir, en outre, les renseignement spéciaux qui seront indiqués dans le règlement d'administration publique, prévu à l'article 53.

Art. 11. — Toute visite qui sera faite, soit à un navire neuf ou nouvellement francisé, soit à un navire en service, devra être l'objet d'un procès-verbal où seront enregistrées toutes les constatations qui auront été faites.

Ce procès-verbal, signé par tous ceux, agents administratifs, officiers ou experts, qui auront pris part à la visite, sera transmis sans retard par l'administrateur de l'Inscription maritime au ministre de la Marine.

Toutefois, les procès-verbaux des visites faites aux navires en partance, ne seront transmis au ministre de la Marine que lorsque les constatations faites par l'inspecteur de la navigation maritime auront eu pour effet le refus ou l'ajournement de l'autorisation de départ.

Les constatations mentionnées dans chaque procès-verbal seront inscrites sur un registre spécial qui sera tenu à bord et devra être présenté à toute réquisition des officiers ou agents chargés de la police de la navigation maritime.

Art. 12 — Sur le vu des procès-verbaux indiqués à l'article précédent, lorsqu'un navire neuf ou nouvellement francisé ou en service n'aura été l'objet d'aucune observation ou réserve de la part d'aucune des commissions qui l'auront visité, il sera délivré le plus rapidement possible et au plus tard dans les vingt-quatre heures, par l'administrateur de l'Inscription maritime, un permis de navigation qui sera valable jusqu'à la visite suivante.

S'il s'agit d'un navire en partance et que la visite de l'inspecteur de la navigation maritime n'ait donné lieu à aucune opposition, l'autorisation de départ résultera simplement du certificat de visite.

Art. 13. — Si au cours de la visite d'un navire nouvellement construit ou nouvellement francisé, la commission instituée à l'article 4 estime que les conditions de sécurité ou de salubrité indiquées à l'article 1er ne sont pas toutes remplies ou ne le sont qu'insuffisamment, il en est fait mention détaillée au procès-verbal indiqué à l'article 11, et le permis de navigation ne peut être délivré sans que la commission, après une nouvelle expertise, ait spécifié dans un nouveau procès-verbal qu'il a été satisfait à toutes ses observations ou réserves.

Pour ces visites complémentaires, la commission sera en droit de déléguer un ou plusieurs de ses membres.

Dès qu'il a été satisfait aux prescriptions de la commission, il est délivré aussitôt que possible, et au plus tard dans les vingt-quatre heures, un permis de navigation qui est valable jusqu'à une visite suivante.

Art. 14. — Si, au cours d'une des visites périodiques ou éventuelles indiquées à l'article 5, il est reconnu que les conditions de sécurité ou de salubrité prescrites par l'article 1er ne sont pas remplies ou ne le sont qu'insuffisamment, l'administrateur de l'Inscription maritime suspend le permis de navigation jusqu'à ce qu'il ait été donné entière satisfaction à ses observations ou réserves.

S'il juge qu'il y a lieu d'en prononcer le retrait définitif, il en réfère immédiatement au ministre de la Marine, qui statue dans les formes indiquées aux articles 18 et suivants ci-après :

Art. 15. — Aux colonies, la visite des navires neufs ou nouvellement francisés sera faite par une commission dont fera partie l'officier chargé de la police de la navigation maritime et dont les membres seront nommés par le gouverneur.

Cette commission se composera, autant que possible, des mêmes éléments que celle prévue à l'article 4 de la présente loi.

Dans le cas où la constitution des commissions ou la nomination des experts présenteraient des difficultés, il en serait référé au ministre de la Marine qui, après avoir pris l'avis de la commission instituée à l'article 19, fixera dans quelles conditions elles pourront être constituées et les experts désignés.

La visite des navires en cours de service sera faite par une commission composée de l'officier ou fonctionnaire chargé de la police de la navigation maritime et de deux experts nommés par le gouverneur.

Le gouverneur désignera le président de cette commission.

La visite des navires en partance sera faite par l'officier ou le fonctionnaire chargé de la police de la navigation maritime, lequel possèdera tous les pouvoirs conférés par l'article 7 de la présente loi à l'inspecteur de la navigation.

Le capitaine qui n'acceptera pas la décision prise par cet officier ou fonctionnaire pourra en appeler au gouverneur qui devra statuer dans les vingt-quatre heures. Il pourra être appelé de la décision du gouverneur au ministre de la Marine.

Art. 16. — A l'étranger, les visites des navires neufs ou nouvellement francisés sont effectuées sous l'autorité des consuls généraux, consuls ou vice-consuls de France qui constitueront, dans les limites du possible, des commissions semblables à celles prévues à l'article 4 et à l'article 6 de la présente loi.

Ces visites auront lieu dans les mêmes formes et il en est de même pour la délivrance du permis de navigation.

Dans le cas où la constitution des commissions ou la nomination des experts présenteraient des difficultés, il en serait référé au ministre de la

Marine qui, après avoir pris l'avis de la commission instituée à l'article 19, fixera dans quelles conditions ces commissions pourront être constituées ou les experts désignés.

Art. 17. — Lorsqu'un navire, visé à l'article 1er, et construit en France, doit quitter le lieu où il a été construit pour se rendre dans le port de France ou d'Algérie où il doit effectuer son premier armement, il doit préalablement subir les formalités prescrites par les paragraphes 1er, 4 et 8 de l'article 1er et par l'article 4; il reçoit, dans les conditions indiquées aux articles 12, 13 et 14, un permis provisoire de navigation.

Lorsqu'un navire visé à l'article 1er, construit en France et destiné à une marine étrangère, doit quitter le lieu où il a été construit pour son port de destination, il doit préalablement, si le voyage doit durer plus de quarante-huit heures, subir les formalités prescrites par les paragraphes 1, 4 et 8 de l'article 1er, et par l'article 4 de la présente loi, et reçoit, dans les conditions des articles 12, 13 et 14, un permis provisoire de navigation ; si le voyage dure moins de quarante-huit heures, les prescriptions du paragraphe 1er du présent article lui sont applicables.

CHAPITRE IV. — Commission supérieure.

Art. 18. — Les décisions prises par les commissions visées aux articles 1, 4, 6 et 8 de la présente loi, pourront faire l'objet de pourvois devant le ministre de la Marine qui devra d'urgence transmettre, pour avis, les pourvois et réclamations du propriétaire ou du capitaine du navire à la commission supérieure instituée à l'article 19 ci-après.

Cette commission donne également au ministre de la Marine son avis sur les dispositions spéciales que celui-ci peut être appelé à prendre pour l'application de la présente loi, et notamment pour la constitution des commissions prévues aux articles 4, 15 et 16 ou la nomination des experts prévue aux articles 15 et 16 dans les colonies ou dans les ports étrangers.

Art. 19. — La commission supérieure prévue à l'article précédent est composée ainsi qu'il suit :

Deux sénateurs ;
Trois députés ;
Un membre du Conseil d'État ;
Le directeur de la navigation et des pêches maritimes au ministère de la Marine ;
Le directeur de la marine marchande et des transports au ministère du Commerce ;
Un officier général de la marine ;
Un officier général ou supérieur du génie maritime ;
Un officier général ou supérieur mécanicien de la marine ;
L'inspecteur général des services sanitaires de France ;
Un membre du Conseil supérieur de santé de la marine ;

Deux armateurs ou représentants des sociétés d'armement ;

Un négociant, représentant des chargeurs ;

Un représentant des assureurs maritimes de nationalité française ;

Un représentant d'une société française de classification, de nationalité française ;

Un capitaine au long cours, ayant au moins quatre ans de commandement à la mer en cette qualité ;

Un officier mécanicien breveté de 1re classe de la marine marchande, ayant au moins quatre ans de navigation maritime en cette qualité ;

Deux inscrits maritimes appartenant, l'un au personnel du pont, l'autre au personnel de la machine, ayant au moins soixante mois de navigation.

Tous les membres de cette commission sont nommés par le ministre de la Marine pour trois années, à l'exception des armateurs, du négociant et des assureurs, qui seront nommés, pour le même temps, par le ministre du Commerce et de l'Industrie.

Le capitaine au long cours, l'officier mécanicien de la marine marchande et les inscrits maritimes sont nommés par le ministre de la Marine sur les listes présentées par les groupements intéressés.

Les deux armateurs ou représentants des sociétés d'armement sont nommés par le ministre du Commerce et de l'Industrie sur les listes présentées par les groupements intéressés.

Dans les cas prévus aux paragraphes 3 des articles 15 et 16, le directeur compétent au département des colonies ou le directeur des consulats au département des affaires étrangères selon le cas, sont appelés à faire partie de la commission supérieure et ont voix délibérative pour les affaires qui les concernent.

Art. 20. — Les intéressés sont avisés de la réunion de la commission et admis, s'ils le demandent, à présenter leurs observations, qui doivent être consignées au procès-verbal.

La commission doit donner son avis dans le délai de dix jours au plus, sauf le cas d'enquête ou d'expertises spéciales.

TITRE II. — RÉGLEMENTATION DU TRAVAIL A BORD DES NAVIRES

CHAPITRE PREMIER. — *Des Officiers.*

Art. 21. — Les navires visés à l'article premier, qui ont une jauge brute d'au moins 700 tonneaux et qui naviguent au long cours, doivent avoir à bord avec le capitaine, pour le service du pont, au moins un officier en second et un lieutenant diplômés.

Les navires d'une jauge brute supérieure à 1.000 tonneaux, naviguant au cabotage international ou au grand cabotage national et accomplissant des voyages les éloignant de plus de 400 milles de tout port français

34

de la métropole, devront avoir à bord, avec le capitaine, pour le service du pont, au moins un officier en second et un lieutenant.

Les navires naviguant au long cours qui ont moins de 700 tonneaux, mais plus de 200 tonneaux de jauge brute, doivent avoir à bord, avec le capitaine, pour le service du pont, au moins un officier en second diplômé.

Les navires d'une jauge brute inférieure à 1.000 tonneaux, mais supérieure à 200 tonneaux, naviguant au cabotage international ou au grand cabotage national et accomplissant des voyages les éloignant de plus de 400 milles de tout port français de la métropole, doivent avoir à bord, avec le capitaine, pour le service du pont, au moins un officier en second.

Art. 22. — A la mer et dans les rades foraines, le personnel officier du pont et celui des machines marchent par quarts : il y a deux quarts au moins pour le personnel officier du pont ; il y en a trois pour celui des machines, dans tous les cas où le personnel des machines comprend lui-même trois quarts.

Tout mécanicien chef de quart doit être breveté.

Aucun officier du bord ne peut refuser son concours, quelle que soit la durée des heures de service qui lui sont commandées. Mais l'organisation des quarts doit être réglée de façon qu'aucun officier du pont n'ait à faire plus de douze heures de service par jour et qu'aucun officier des machines n'ait à faire plus de huit heures, dans tous les cas où le personnel des machines comprend lui-même trois quarts.

Hors les circonstances de force majeure et celles où le salut du navire, des personnes embarquées ou de la cargaison est en jeu, circonstances dont le capitaine est seul juge, toute heure de service commandée au delà des limites fixées par le paragraphe précédent donne lieu à une allocation supplémentaire proportionnelle, qui ne peut être moindre de 1 franc par heure de service accompli en plus du service normal.

Art 23. — Dans le port ou sur une rade abritée, le personnel officier ne doit, en dehors des circonstances de force majeure, qu'un service de dix heures par jour.

Cependant, le jour de l'arrivée, ainsi que le jour du départ, les périodes cumulées de service en rade ou dans le port et de service à la mer pourront atteindre douze heures pour tout le personnel officier, sans donner lieu obligatoirement à aucune rémunération supplémentaire, à la condition toutefois que ces jours d'arrivée et de départ ne se reproduisent pas plus de deux fois par semaine ; dans le cas contraire, les dispositions des paragraphes 2 et 3 de l'article précédent sont applicables.

Chapitre II. — *De l'Equipage.*

Art. 24. — A la mer et sur les rades foraines, l'équipage du pont et celui des machines marchent par quarts.

Le personnel du pont comprend deux quarts au moins. L'effectif de cette catégorie de personnel doit être calculé de manière à n'exiger de chaque homme en faisant partie que douze heures de travail par jour.

Art. 25. — Le personnel des machines comprend trois quarts dans la navigation au long cours, ainsi que dans la navigation au cabotage international ou au grand cabotage national, lorsque le navire accomplit des voyages l'éloignant de 400 milles de tout port français de la métropole et si sa jauge brute est supérieure à 1.000 tonneaux. Le règlement d'administration publique, prévu à l'article 54 ci-après, déterminera les autres cas dans lesquels l'équipage des machines devra être réparti en trois quarts.

Chaque quart du personnel des machines doit comprendre au moins un homme par trois fourneaux.

Le chauffeur, pendant son quart, ne doit pas être distrait du service de la chauffe, si ce n'est pour les besoins urgents de la machine.

L'armateur ou le capitaine est tenu de faire connaître aux hommes qui vont s'engager et de déclarer lors de la confection du rôle d'équipage, à la suite des conditions d'engagement, la composition de l'équipage et le nombre des fourneaux existant dans la chaufferie.

A bord des navires à vapeur où le service de la machine comprend trois quarts, la tenue en état des machines est assurée par le personnel des machines, en dehors des heures de quart et sans qu'il puisse réclamer d'allocation supplémentaire, pourvu qu'aucun homme n'y soit employé plus d'une heure sur vingt-quatre.

A bord des navires où le personnel de la machine ne comprend que deux quarts, le travail de tenue en état des machines effectué en dehors des heures de quart donne lieu à l'allocation supplémentaire prévue ci-après.

Dans tous les cas, à chaque quart, le personnel des machines, de concert avec celui du pont, assure l'enlèvement des escarbilles.

Art. 26. — Aucun homme de l'équipage du pont ou des machines ne peut refuser ses services, quelle que soit la durée des heures de travail qui lui sont commandées.

Mais, hors les cas de force majeure et ceux où le salut du navire, des personnes embarquées ou de la cargaison est en jeu, cas dont le capitaine est seul juge, toute heure de travail commandée au delà des limites fixées par les articles 24 et 25 donne lieu à une allocation supplémentaire dont le montant sera réglé par les contrats et usages.

Le capitaine du navire doit faire mention dans son rapport de mer, ainsi que sur le journal du bord, des circonstances exceptionnelles visées aux paragraphes 3 de l'article 22 et 2 du présent article. Cette mention sera visée sur le journal du bord par un représentant, soit du pont, soit des machines.

Art. 27. — Si le navire est dans le port ou sur une rade abritée, l'homme d'équipage n'est tenu que dans les circonstances de force majeure à travailler plus de dix heures par jour, service de veille compris, pour le personnel du pont, et plus de huit heures pour le personnel des machines.

Cependant, le jour de l'arrivée ainsi que le jour du départ, les périodes cumulées de service en rade ou dans le port et de service à la mer pourront atteindre douze heures pour le personnel du pont, sans donner lieu obligatoirement à aucune rémunération supplémentaire, à la condition toutefois que ces jours d'arrivée et de départ ne se reproduisent pas plus de deux fois par semaine ; dans le cas contraire, les dispositions du paragraphe 2 de l'article précédent sont applicables.

Art. 28. — Le dimanche sera, autant que possible, le jour affecté au repos hebdomadaire. Toutefois, le capitaine pourra choisir un autre jour pour tout ou partie de l'équipage.

Dans les ports et rades abritées de France et des colonies, l'équipage du navire ne doit être employé le jour du repos hebdomadaire à un travail quelconque, que si ce travail ne peut être différé.

En mer, sauf les circonstances de force majeure et celles où le salut du navire, des personnes embarquées et de la cargaison est en jeu, circonstances dont le capitaine est seul juge, l'équipage ne doit être tenu d'exécuter, le jour du repos hebdomadaire, que les travaux indispensables pour la sécurité et la conduite du navire, le service des machines, les soins de propreté quotidiens, l'approvisionnement et le service des personnes embarquées. Les soins de propreté ne pourront occuper la bordée de quart plus de deux heures le matin.

Hors les circonstances de force majeure et celles où le salut du navire, des personnes embarquées ou de la cargaison est en jeu, et sauf la nécessité de pourvoir à l'approvisionnement et au service des personnes embarquées, toute heure de travail commandée le jour du repos hebdomadaire dans le port ou sur rade, donne lieu à l'allocation supplémentaire prévue à l'article 26 de la présente loi.

CHAPITRE III. — *Des novices et des mousses.*

Art. 29. — L'inscription provisoire sur les registres de l'Inscription maritime et l'embarquement, à titre professionnel, sont interdits pour les enfants âgés de moins de treize ans révolus. Ceux-ci peuvent toutefois être inscrits provisoirement et embarqués si, étant âgés de douze ans au moins, ils sont titulaires du certificat d'études primaires.

L'inscription provisoire est subordonnée à la présentation d'un certificat d'aptitude physique délivré à titre gratuit par un médecin désigné par l'autorité maritime ; si ce certificat constate l'aptitude de l'enfant que pour un genre de navigation, celui-là seul est permis.

Art. 30. — Le service des novices et des mousses à bord des navires visés à l'article 1er est réglé par les articles 24, 25, 26 et 27 précédents et relatifs au travail des équipages du pont et des machines ; mais ce service est subordonné. indépendamment des dispositions de l'article précédent, aux dispositions spéciales qui suivent :

a) L'embarquement des mousses n'ayant pas quinze ans révolus au moment du départ des navires est désormais interdit sur tout navire armé pour les grandes pêches de Terre-Neuve et d'Islande.

b) Sur tout navire visé à l'article 1er, il est interdit de faire faire le service des quarts de nuit, de huit heures du soir à quatre heures du matin, aux novices et aux mousses, et la durée totale de leur travail ne pourra dépasser la durée réglementaire du travail du personnel. Leur travail supplémentaira sera rétribué.

Les mousses et les novices ne pourront être employés au travail des chaufferies ni des soutes.

c) Le nombre de novices et de mousses à embarquer sur lesdits navires est déterminé à raison d'un mousse ou d'un novice par quinze hommes ou fractions de quinze hommes d'équipage.

CHAPITRE IV. — *De la nourriture du personnel embarqué sur les navires.*

Art. 31. — Il est interdit à tout propriétaire de navire de charger à forfait le capitaine ou un membre quelconque de l'état-major de ce navire, de la nourriture du personnel embarqué.

Les aliments destinés à l'équipage doivent être sains, de bonne qualité, en quantité suffisante et d'une nature appropriée au voyage entrepris.

La composition de la ration distribuée devra être équivalente à celle prévue pour les marins de la flotte. Pour l'accomplissement et le contrôle de cette prescription, un tableau d'équivalence sera établi par un arrêté ministériel; ce tableau fixera la ration maximum de boissons alcooliques qui pourra être embarquée et distribuée.

Le tableau d'équivalence ci-dessus prévu et la composition des rations distribuées seront affichés d'une manière permanente dans les postes du personnel. A chaque distribution, le personnel du pont et celui des machines pourront faire choix à tour de rôle d'un de leurs membres pour vérifier les quantités distribuées.

Les retranchements opérés par le capitaine sur les distributions donneront lieu, sauf le cas de force majeure et celui de retranchement de boisson fermentée prononcé à titre de peine dans les conditions prévues par le décret du 24 mars 1852, à une indemnité représentative du retranchement opéré.

Les circonstances de force majeure sont constatées sur procès-verbaux signés du capitaine, du médecin du bord s'il y en a un, et de deux représentants du personnel du navire ci-dessus indiqué.

CHAPITRE V. — *Dispositions spéciales.*

Art. 32. — Les dispositions des articles 21, 22, 23, 24, 25, 26, 27 et 28. et le paragraphe *b* de l'article 30 ne sont pas applicables aux navires armés à la pêche, quel que soit le tonnage de ces navires et quel que soit le genre de pêche qu'ils pratiquent.

Il en est de même pour les bâtiments de commerce de moins de 200 tonneaux de jauge brute et pratiquant des navigations autant que le long cours et le cabotage international.

Le règlement d'administration publique prévu à l'article 54 ci-après, déterminera les conditions dans lesquelles le travail sera organisé à bord des catégories de bâtiments visés aux deux paragraphes qui précèdent.

TITRE III. — PÉNALITÉS.

Chapitre premier. — *Propriétaires et Armateurs.*

Art. 33. — Est puni d'une amende de 100 à 1.000 francs, tout armateur ou propriétaire d'un navire visé à l'article premier, qui a fait naviguer son navire sans qu'il soit muni du permis de navigation exigé par cet article.

Est également puni d'une amende de 100 à 1.000 francs, pour chaque infraction constatée, tout armateur ou propriétaire qui ne se conforme pas aux prescriptions des articles 21 à 31 de la présente loi et à celle des règlements d'administration publique prévus aux articles 53 et 54 ci-après.

Art. 34. — Est puni d'une amende de 200 à 2.000 francs, et d'un emprisonnement de huit jours à six mois, ou de l'une de ces deux peines seulement, tout armateur ou propriétaire qui a continué à faire naviguer un navire visé à l'article 1er dont le permis de navigation a été suspendu en vertu de l'article 14 de la présente loi.

Est puni, pour chaque infraction constatée, d'une amende de 400 à 4.000 francs et d'un emprisonnement de un mois à un an, ou de l'une de ces deux peines seulement, tout armateur ou propriétaire qui a fait naviguer un navire visé à l'article 1er pour lequel le permis de navigation a été refusé ou retiré par application des articles 13 et 14 de la présente loi.

Art. 35. — Est puni d'une amende de 100 à 1.000 francs, tout armateur ou propriétaire qui a fait naviguer un navire visé à l'article 1er avec un permis de navigation périmé, à moins que la déchéance du permis ne soit survenue en cours de route.

Art. 36. — Dans les cas prévus au trois articles précédents, l'armateur ou propriétaire qui commande lui-même son navire peut, indépendamment des peines dont il est passible en vertu desdits articles, être puni par le ministre de la Marine du retrait temporaire ou définitif de la faculté de commander.

Chapitre II. — *Capitaines et Équipages.*

Art. 37. — Le capitaine qui a commis personnellement, ou d'accord avec l'armateur ou propriétaire du navire, les infractions prévues et réprimées par les articles 33, 34 et 35, est passible des pénalités prévues auxdits articles.

Art. 38. — Les peines prononcées contre le capitaine pourront être réduites au quart de celles prononcées contre l'armateur ou propriétaire, s'il est prouvé que le capitaine a reçu un ordre écrit ou verbal de cet armateur ou propriétaire.

Art. 39. — Tout membre de l'équipage qui aura provoqué une visite à bord en s'appuyant sciemment sur des allégations inexactes, sera puni de six jours à trois mois de prison ; s'il n'y a pas eu mauvaise foi de sa part, la peine de l'emprisonnement pourra descendre au-dessous de six jours.

CHAPITRE III. — *Récidive. Compétence. Prescription.*

Art. 40. — Les peines d'amende et d'emprisonnement prévues aux articles 33 à 35 inclus et aux articles 37, 38 et 39, peuvent être portées au double en cas de récidive.

Il y a récidive lorsque le contrevenant a subi, dans les douze mois qui précèdent, une condamnation pour des faits réprimés par la présente loi.

Art. 41. — Les infractions prévues par la présente loi sont de la compétence des tribunaux correctionnels.

Art. 42. — Les dispositions de l'article 463 du Code pénal et de la loi du 26 mars 1891 sur le sursis à l'exécution de la peine sont applicables aux infractions prévues par la présente loi.

Art. 43. — Dans les cas prévus par la présente loi, l'action publique et l'action civile se prescrivent dans les conditions fixées par les articles 636 et 638 du Code d'instruction criminelle.

Art. 44. — En cas de négligence ou de manquement d'une nature quelconque dans l'exercice de leurs fonctions, commis par des membres de la commission prévue à l'article 4 ou des experts dont la nomination est prévue aux articles 6 et 8 et qui ne sont ni officiers, ni fonctionnaires en activité de service, le ministre de la Marine ou le ministre du Commerce et de l'Industrie suivant les cas, pourra prononcer la radiation momentanée ou définitive de ces membres de la liste générale, prévue au paragraphe 13 de l'article 4.

La radiation est prononcée sur l'avis de la commission supérieure instituée par l'article 19.

Les dispositions des paragraphes 1 et 2 de l'article 177 du Code pénal sont applicables aux membres de la commission et aux experts visés au paragraphe 1er du présent article. Celles des articles 179 et 180 du même code sont applicables aux armateurs et propriétaires de navires, ainsi qu'à leurs capitaines ou autres représentants.

Art. 45. — Le montant des sommes provenant des amendes prononcées en vertu de la présente loi est versé pour moitié à la Caisse des invalides de la marine, pour moitié à la Caisse de prévoyance des marins français.

TITRE IV. — DISPOSITIONS GÉNÉRALES

Art. 46. — Toute clause de contrat d'engagement contraire aux articles 21 et 30 précédents et aux règlements d'administration publique qui les concernent est nulle de plein droit.

Art. 47. — Dans tous les articles de la présente loi, l'expression de capitaine qui y figure doit être comprise comme concernant le capitaine, maître ou patron, ou celui qui en remplit effectivement les fonctions.

Art. 48. — A partir de la promulgation de la présente loi, le permis de navigation, institué pour la navigation d'agrément par l'article 1ᵉʳ de la loi du 20 juillet 1897, prend le nom de permis de plaisance.

Art. 49. — La présente loi est applicable à la navigation de plaisance, sauf en ce qui concerne les articles 21 à 31 (titre II, chap. I, II, III IV).

Un règlement d'administration publique spécial, rendu après avis du Conseil supérieur de la navigation maritime, déterminera pour les navires de plaisance de plus de 25 tonneaux les conditions d'application desdits articles 21 à 31 et celles auxquelles devront satisfaire les propriétaires de ces navires pour avoir le droit d'en exercer le commandement.

Art. 50. — Indépendamment des dispositions de la présente loi, les navires affectés au transport des émigrants ou à un service postal restent soumis au régime spécial auquel ils sont assujettis, soit par les lois et décrets relatifs à l'émigration, soit par les cahiers des charges concernant l'exploitation des services maritimes postaux.

Art. 51. — Les membres des commissions prévues aux articles 4, 6, 8 et 19, qui ne sont ni officiers, ni fonctionnaires en activité de service, recevront des rétributions sur les fonds du budget du département de la Marine. Ils ne seront pas assujettis, en raison de ces fonctions, à la contribution des patentes.

Art. 52. — La visite avant la mise en service et les visites périodiques donneront lieu à la perception d'un droit qui sera de 5 centimes par tonneau de jauge brute pour les navires armés au long cours, et de 3 centimes pour les navires armés au cabotage ou à la pêche. Ce droit sera dû par le propriétaire du navire visité, qui sera exempt de tous autres frais.

Les visites de partance donneront lieu, quelle que soit la nationalité du navire, à la perception d'un droit de vingt francs (20 fr.) pour les navires armés au long cours ou au cabotage international, et de dix francs (10 fr.) pour les navires armés au cabotage national. Les visites de partance faites aux navires armés à la grande pêche seront gratuites de même que celles facultativement faites aux navires armés au bornage ou à la petite pêche.

Il ne pourra pas être perçu plus d'un droit de visite par mois pour le même navire. La présentation du dernier certificat de visite, mentionnant

que le droit a été acquitté, justifiera de son payement dans tout port
français.

Les visites exceptionnelles donneront lieu : à la perception d'un droit
de vingt francs (20 fr.) pour les navires armés au long cours ou au cabotage international ; à la perception d'un droit de dix francs (10 fr.) pour
les navires se livrant aux autres navigations. Ce droit sera à la charge
des armateurs, sauf dans le cas de réclamation de l'équipage reconnu
non fondée ; dans ce cas, l'administrateur de l'Inscription maritime
retiendra le montant de ce droit sur les salaires des plaignants dont la
mauvaise foi aura été reconnue.

Art. 53. — Un règlement d'administration publique, rendu sur la proposition du ministre de la Marine et du ministre du Commerce et de
l'Industrie, après avis du Conseil supérieur de la navigation maritime,
fixera :

1° Les renseignements, dessins et plans que devra contenir toute
demande adressée à l'administrateur de l'Inscription maritime par le
propriétaire d'un navire de plus de 25 tonneaux de jauge brute, en vue
d'obtenir un permis de navigation ;

2° Le cube d'air des locaux affectés à l'habitation de l'équipage et des
personnes embarquées et les dispositions générales propres à en assurer
la salubrité, l'installation des couchettes, lavabos et autres détails afférents à ces locaux, les mesures de propreté et d'entretien qui y seront
observées et les aménagements nécessaires à la bonne conservation des
vivres et des boissons ;

3° Les conditions que devront remplir les appareils à vapeur, qu'il
s'agisse d'un navire à vapeur ou à propulsion mécanique ou d'un navire
comportant des appareils à vapeur ;

4° L'énumération des instruments nautiques et de tous les objets d'armement et de rechange qui devront être obligatoirement à bord de tout
navire, ainsi que les conditions auxquelles doivent satisfaire ces différents instruments ou objets pour remplir leur destination :

5° L'énumération des installations, embarcations, appareils ou engins
de sauvetage que devra posséder le navire en vue d'assurer le sauvetage
collectif ou individuel, ainsi que les communications, en cas de sinistre,
du navire avec la terre ;

6° Le détail du matériel médical et pharmaceutique établi d'après la
durée de la navigation et le chiffre du personnel embarqué ;

7° Les règles générales d'après lesquelles sera calculé le tirant d'eau
maximum et seront apposées les marques qui devront indiquer ce maximum sur la coque des navires, règles pour la détermination desquelles il
sera fait appel au concours de sociétés de classification reconnues par le
ministre de la Marine ;

8° Les règles générales d'après lesquelles sera calculé, pour les navires
à passagers, le nombre maximum de ceux-ci ;

9° Les règles d'après lesquelles il pourra être exigé un médecin à bord des navires de commerce ;

10° Les détails relatifs au fonctionnement de la commission supérieure et à la procédure à suivre pour les appels, avis, enquêtes et expertises ;

11° Les conditions dans lesquelles la présente loi et les règlements d'administration publique rendus pour assurer son exécution seront portés à la connaissance des intéressés.

Les prescriptions de ce règlement d'administration publique qui entraîneraient des modifications notables d'aménagement, d'installation ou de construction ne seront pas applicables aux navires en service au moment de la mise en vigueur de la loi.

Art. 54. — Un règlement d'administration publique rendu sur la proposition du ministre de la Marine et du ministre du Commerce et de l'Industrie, après avis du Conseil supérieur de la navigation maritime, déterminera :

1° Celles des prescriptions qui ne seront applicables ou qui ne seront applicables que sous certaines réserves aux navires en service au moment de la mise en vigueur de la présente loi ;

2° Les circonstances dans lesquelles l'autorité maritime pourra exiger que le service du pont, pour les officiers, soit organisé en plus de deux quarts ;

3° Les cas autres que ceux indiqués au paragraphe 1er de l'article 25, dans lesquels le personnel des machines devra comprendre trois quarts ;

4° Les conditions dans lesquelles le travail sera organisé sur les navires visés à l'article 32 de la présente loi ;

5° Les exceptions que, d'une manière générale, devra comporter la réglementation du travail édictée par les articles 21 à 30 inclus, que ces exceptions soient motivées par la brièveté des traversées, la fréquence et la durée des séjours dans les ports, la nature du service auquel le navire est destiné, ou pour toute autre cause.

Art. 55. — Les bâtiments de commerce ou de pêche de moins de 25 tonneaux de jauge brute seront soumis à une visite annuelle. Un règlement d'administration publique déterminera les formes dans lesquelles sera assurée la surveillance permanente des appareils à vapeur ou à propulsion mécanique.

Art. 56. — Les navires de plus de 25 tonneaux ne seront plus soumis à d'autres visites que celles prescrites par les articles 1, 5 et 7 de la présente loi.

La présente loi sera mise en vigueur six mois après la promulgation des règlements d'administration publique prévus aux articles 53 et 54.

Toutefois, pour les navires actuellement en service, le ministre de la Marine pourra accorder des délais en raison de l'état actuel de leurs aménagements et de l'importance du matériel de la compagnie ou de la maison d'armement à laquelle ils appartiennent, de manière à faciliter l'application progressive des dispositions de la présente loi.

Art. 57. — Sont abrogés, à partir de la mise en vigueur des règlements d'administration publique prévus par la présente loi, tous textes de lois, décrets, règlements, circulaires ayant pour objet la visite des bâtiments, et notamment les dispositions y relatives du règlement du roi du 13 février 1785, des décrets du 4 juillet 1852, du décret du 19 novembre 1859 et du décret du 2 juillet 1894.

Est abrogé le deuxième paragraphe de l'article 76 du décret-loi disciplinaire et pénal pour la marine marchande du 24 mars 1852.

Sont abrogées, d'une manière générale, toutes dispositions des lois, décrets et règlements antérieurs en ce qu'elles ont de contraire à la présente loi.

La présente loi, délibérée et adoptée par le Sénat et par la Chambre des députés, sera exécutée comme loi de l'Etat.

Deuxième instruction sur la Caisse de prévoyance des marins français (20 octobre 1907).

L'Instruction du 20 avril 1906 à fixé les règles d'interprétation de la loi du 29 décembre 1905 sur la Caisse de prévoyance des marins français. Mais depuis lors, quelques demandes d'explications complémentaires m'ont été adressées.

Les solutions en sont données ci-après par référence aux divers numéros de ladite Instruction, qui devront être annotés en conséquence. Plusieurs de ces questions ont fait, au surplus, l'objet de réponses directes qui ont été communiquées en copies aux quartiers et qui sont résumées dans la présente Instruction.

3. *Ainsi remplacé :* Bénéficiaires directs (loi, art. 1er). — Les bénéficiaires directs de la Caisse, appelés par la loi les participants, sont tous les inscrits maritimes à partir de dix ans, d'une part, et, d'autre part, certains agents non inscrits embarqués sur un navire français armé soit en France ou en Algérie, soit dans une colonie où fonctionne la Caisse de prévoyance, sauf l'exception indiquée au n° 11.

10. *Et tous autres numéros où se trouve employé le terme de yacht :* Cette expression désigne tout bateau muni d'un permis de plaisance.

20. *Ainsi remplacé :* L'infirmité qui préexistait à l'embarquement (telle une hernie ancienne ou la tuberculose) ne peut du fait de son aggravation, ouvrir de droit. Si l'infirmité provient d'un embarquement antérieur, il est fait application des règles posées aux numéros 115 et suivants.

21. *Ajouter le paragraphe suivant :* Ils peuvent, notamment, s'ils

soupçonnent qu'un individu déjà malade se fait embarquer afin de réclamer éventuellement une allocation de la Caisse de prévoyance, le faire visiter par le médecin de l'Administration, afin d'être en mesure ensuite d'établir l'ancienneté de l'affection invoquée.

23. *Modifier ainsi la fin :* ... Ou pour les inscrits atteints d'un risque se rattachant à la profession de marin alors qu'ils montaient un bateau muni d'un permis de circulation, pourvu que cette navigation puisse être considérée comme une suite d'un précédent embarquement : ceux qui, normalement, se livrent à l'exploitation de parcs, de propriétés aquicoles, etc. ; ne peuvent revendiquer la protection de la Caisse, puisqu'ils n'en supportent pas les charges; et que leur profession n'est point tenue pour maritime, au point de vue soit de la loi militaire, soit des droits à la demi-solde.

Il importe, d'ailleurs, d'appeler l'attention des intéressés sur le caractère absolument exceptionnel de l'intervention de la Caisse de prévoyance en dehors des cas d'embarquement régulier. C'est ainsi, notamment, que le département a dû refuser toute pension à la veuve d'un marin disparu à la mer alors qu'il servait sur un navire sans être inscrit au rôle : par contre, la veuve a obtenu des tribunaux, à titre de dommages-intérêts, que le capital correspondant lui fût versé par l'armateur considéré comme responsable de la faute résultant de la non-inscription au rôle et génératrice de la perte du droit à pension. (Cour de Douai, 7 janvier 1907.)

24. *Ajouter in fine :* L'inscription sur le permis est, au surplus, obligatoire en ce sens que si un propriétaire néglige cette formalité et prive ainsi son personnel salarié des avantages de la loi, il s'expose à se voir condamner à payer aux victimes d'accidents ou de maladies professionnels l'équivalent de ce qu'elles eussent touché de la Caisse. (Voir au numéro précédent l'arrêt de la Cour de Douai.)

26. *Supprimer la dernière phrase et ajouter in fine :* Il n'est évidemment pas possible d'établir une liste complète de toutes les infirmités et de poser des règles absolues qui permettraient de décider si telle ou telle infirmité résultant d'un risque de la navigation ouvre ou non des droits ou si elle comporte une pension du 1er ou du 2e degré : une infirmité peut revêtir un caractère complexe échappant à toute classification ; elle peut également emprunter à des circonstances particulières une gravité spéciale ou une bénignité relative.

Néanmoins, le Conseil supérieur de santé, s'inspirant des premiers éléments de la jurisprudence du Conseil d'État, a préparé un tableau, donné ci-après en annexe et qui pourra servir soit à fixer les propositions dans les cas simples , soit, en tout cas, à guider les autorités par voie d'analogie.

29. *Ajouter in fine :* Mais la durée de l'incapacité absolue de travail n'est pas nécessairement limitée à la période aiguë de la maladie et

peut s'étendre au temps de convalescence indispensable pour que l'homme soit en état de reprendre son travail sans courir le risque de retomber malade.

30. *Ajouter in fine* : Il va de soi qu'avant l'expiration des trois ans, l'indemnité, de même qu'elle doit être supprimée si le malade est rétabli, peut également être convertie en pension si l'incapacité de travail est définitive et devient certainement permanente.

36. *Ajouter in fine* : A cet égard, il convient de remarquer que les pilotes des stations balnéaires, ainsi que les patrons d'embarcations pratiquant la pêche dans les eaux abritées, rentrent dans la sixième catégorie. D'autre part, les élèves de la marine marchande remplissant les fonctions d'officier au long cours doivent être classés dans la 5° catégorie, bien qu'ils n'y soient pas expressément mentionnés, le législateur n'ayant pu avoir l'intention de leur accorder une situation inférieure à celle qu'ils ont, lorsqu'ils occupent au cabotage un emploi similaire.

40. *Modifier ainsi la première phrase* : ... Des allocations sont payées aux participants à compter du lendemain du jour de leur mise à terre...

Ajouter in fine : Il n'y a d'ailleurs aucune différence à faire, à ce sujet, entre le patron propriétaire et les autres hommes de l'équipage ; le point de départ des allocations est, pour l'un comme pour les autres, le lendemain du jour de la mise à terre.

41. *Modifier ainsi la première phrase* : ... Les allocations peuvent également être payées à partir du lendemain du jour de leur débarquement...

Ajouter in fine : ... En lui fournissant des renseignements assez détaillés pour que la proposition puisse faire l'objet d'un examen sérieux et que le ministre statue en pleine connaissance de cause. La situation pécuniaire des armateurs, telle qu'il y a lieu de l'envisager à ce point de vue, est non la fortune générale des intéressés, mais leur fortune de mer, c'est-à-dire le résultat même de l'entreprise effectuée par le bateau au titre duquel un accident s'est produit. Mais cette situation doit être examinée au regard de chaque cas particulier et non d'une manière générale ; par exemple, un armement à la pêche qui ne pourrait raisonnablement faire face à une série de sinistres sera peut-être en état de supporter un unique accident qui représentera une somme très minime de salaires ou de frais de traitement. Les armateurs non embarqués doivent donc être fortement invités à s'assurer contre les risques de l'article 252 du Code de commerce, notamment au moyen d'une société d'assurance mutuelle spéciale, comme l'ont fait les armateurs des Sables-d'Olonne. A l'égard de groupements de ce genre, le département pourrait intervenir au moyen de subventions spéciales dans le cas où une série extraordinaire de sinistres viendrait à compromettre l'équilibre du budget d'une société.

46. *Modifier ainsi la seconde phrase* : Toutefois, lorsque le défunt était

lui-même titulaire d'une pension ou d'une indemnité, comme les arrérages de celles-ci...

67. *Ajouter in fine :* La règle qui vient d'être donnée en ce qui concerne une navigation de cabotage français dont le caractère est modifié par les escales à l'étranger se réfère au cas normal où l'équipage a suivi le navire dans tous ses déplacements. Si certaines personnes n'étaient plus ou n'étaient point encore embarquées au moment de l'escale à l'étranger, elles ne seraient redevables que de la cotisation inférieure, puisqu'elles n'auraient accompli que de la navigation au cabotage français.

Aux colonies, le grand cabotage colonial est assimilé au cabotage international et le petit cabotage colonial au cabotage français.

68. *Après la première phrase, ajouter :* Les diplômes personnels dont ils peuvent être titulaires sont à cet égard sans importance; ainsi un maître au cabotage, employé comme matelot sur un navire armé au long cours, paye seulement 0 fr. 75 p. 100 de ses salaires.

69. *Ajouter in fine :* A l'égard de ce dernier genre d'engagement, lorsqu'il s'agit de cabotage international, les gains sont évalués, comme en matière de grandes pêches, d'après les déclarations des intéressés. En ce qui concerne les gratifications de fin d'année que certaines entreprises donnent à leur personnel, elles sont soumises à la taxe du pesonnel ou elles constituent une des clauses de l'engagement. Si, au contraire, elles sont purement volontaires de la part de l'armement, de telle sorte que les intéressés ne puissent être admis à les réclamer en justice au cas où elles cesseraient brusquement d'être payées, elles constituent alors une véritable libéralité sur laquelle la Caisse de prévoyance ne peut exercer ses droits.

71. *Modifier ainsi la deuxième phrase :* Il y aura lieu seulement, lors de la liquidation du rôle, ou du débarquement si celui-ci a lieu en cours d'armement, de demander...

79. *Ajouter in fine :* Si, au cours d'un armement, l'équipage passe d'un engagement à la part à un engagement à salaires fixes, la taxe fixe est appliquée à la première de ces périodes et la taxe de 3 fr. 50 p. 100 à la seconde.

En ce qui concerne la classification des intéressés, le premier tarif de la loi de 1881 ne prévoyant comme catégorie intermédiaire entre les capitaines et les matelots que les sous-mariniers, il y a lieu de faire rentrer sous cette dénomination, au point de vue de la taxe, les officiers aussi bien que les maîtres d'équipage engagés à la part dans les armements au long cours, aux grandes pêches, au cabotage et au bornage.

85. *Nouveau : d.* Le ou les propriétaires doivent être embarqués pendant toute la durée de la période pour laquelle l'exemption est demandée pour eux. Par suite, lors du désarmement du rôle, la taxe est réduite proportionnellement au temps pendant lequel le propriétaire a été embarqué. S'il y a plusieurs copropriétaires, tous doivent être embarqués

en même temps pour avoir droit à la remise ; il suffit qu'un seul soit
débarqué pour qu'à partir de ce jour l'obligation de supporter la taxe
courre à nouveau à l'égard de tous. Les dispositions ci-dessus ne doivent
être appliquées que pour l'avenir, c'est-à-dire pour les rôles qui seront
désarmés effectivement et administrativement à compter de la présente
circulaire.

86. *Nouveau : c.* Le bateau doit appartenir en propre aux participants
qui demandent l'exonération. Par suite, cette faveur n'est point acquise
pour les bateaux pilotes qui sont la propriété des chambres de commerce
ou des caisses communes des pilotes.

87. *Nouveau : d.* Si les conditions de l'embarquement des pilotes sur ces
bateaux sont telles que l'armateur, étant désintéressé dans la question.
ne puisse légitimement être mis en cause, les intéressés seront invités à
acquitter eux-mêmes la taxe, en même temps que leur cotisation.

89. *A la dernière ligne, ajouter :* ... fût-ce un de ses fils ou une de ses
filles...

Ajouter les trois paragraphes suivants : Si la veuve ou les orphelins
possèdent plusieurs bateaux, l'exonération dont bénéficiait le mari ou le
père continue au titre du même bateau pour le rôle en cours. Mais après
que celui-ci a été désarmé, l'intéressé peut demander que l'exonération
s'applique à un autre de ses bateaux pourvu qu'il en soit le seul propriétaire, ou que tous les copropriétaires s'y trouvent embarqués, et que
d'ailleurs ce navire remplisse les autres conditions ci-dessus exigées.
L'intéressé doit alors demander par écrit l'exonération au titre de tel
bateau, en déclarant qu'il n'a sollicité la même faveur dans aucun autre
port ; la sincérité de cette affirmation est contrôlée aussi soigneusement
que possible par les soins de l'autorité locale qui peut se renseigner
auprès des administrateurs des ports où l'intéressé serait connu ou soupçonné avoir effectué d'autres armements.

Lorsque le patron propriétaire a dû être débarqué pour raison de santé
peu de temps avant sa mort, il cesse d'avoir droit à l'exonération, et par
suite les siens, après son décès, se trouvent également privés de cette
faveur. Néanmoins, les circonstances de fait peuvent être telles, eu égard
à la situation nécessiteuse des intéressés et au peu de temps écoulé entre
le débarquement et le décès, que cette solution serait parfois en désaccord avec les intentions certaines du législateur. Les autorités légales
pourront alors adresser des propositions motivées au ministre en vue de
provoquer l'exonération de taxe.

Il convient d'admettre à l'exonération de toute taxe toutes les veuves
ou orphelins dont l'auteur, quelle que soit l'époque de sa mort, aurait
joui dudit avantage en supposant que la législation actuelle eût pu lui
être appliquée.

93. *Ajouter in fine :* Quand le bateau muni d'un permis de plaisance
est monté uniquement par son propriétaire, sans qu'aucun agent salarié

y soit employé, le permis ne peut être établi qu'en une seule expédition remise à l'intéressé. Le duplicata, rédigé en ce cas par l'autorité chargée de constater ledit engagement maritime, devrait être transmis au quartier d'où émane le permis primitif.

95. *Modifier ainsi la dernière phrase :* Dans tous les cas où il emploie un ou plusieurs agents salariés, le propriétaire...

98. *Ajouter in fine :* ... dont un certain nombre d'exemplaires sera délivré gratuitement à tous navires, en même temps que le rôle ou le permis de plaisance.

117. *Ajouter les paragraphes suivants :* Par lettre du 16 avril 1907, M. le ministre de la Guerre a fait connaître au département de la Marine qu'il adhérait à la demande faite à son administration d'autoriser le concours des médecins de l'armée pour le service spécial des visites des participants à la Caisse de prévoyance, telles qu'elles sont prévues dans les numéros 115, 117, 133 de la présente instruction. Des ordres ont été donnés en conséquence à MM. les généraux commandant les corps d'armée.

Les localités où il pourra être usé de cette facilité sont les suivantes : Boulogne, Calais, Dieppe, Le Tréport-Eu, Le Havre, Rouen, Granville, Saint-Malo, Dinan, Saint-Brieuc, Morlaix, Quimper, Auray, Vannes, Belle-Ile, Saint-Nazaire, Nantes, La Rochelle, Ile de Ré, Saintes, Royan, Libourne, Bayonne, Narbonne, Agde, Cette, Arles, Marseille, Porquerolles, Port-Cros, Antibes, Nice et Bastia.

Dans chacune de ces localités, l'administrateur de l'Inscription maritime devra s'entendre avec le commandant d'armes pour les conditions d'exécution du service.

Il demeure entendu que les frais de déplacement des médecins militaires occasionnés par ces visites, lorsqu'elles devront être faites à domicile, leur seront remboursés sur les fonds de la Caisse de prévoyance et par les soins des administrateurs de l'Inscription maritime, soit conformément aux tarifs du département de la Guerre, soit, lorsque ceux-ci ne seront pas applicables, d'après les états que chacun de ces officiers produira.

123. *Ajouter in fine :* Le droit des veuves, orphelins et ascendants leur étant propre, peut être utilement introduit dans le délai susdit de un ou deux ans, alors même que le défunt au moment de son décès était lui-même forclos pour avoir laissé passer le délai de six mois qui lui est imparti. Mais il n'en est naturellement ainsi qu'autant que le défunt n'a pas formulé une demande de pension rejetée d'une manière définitive et au fond ; l'absence totale de droit à son égard étant alors constante, ses ayants cause ne peuvent plus utilement en invoquer un de leur chef puisque leurs titres ne dérivent que de ceux du participant.

129. *Ajouter in fine :* ... sans préjudice de l'approbation ministérielle prévue par la circulaire du 31 mai 1883.

136. *Modifier ainsi la première phrase* : Quand le réclamant justifie par des certificats de vie de l'existence d'enfants...

Ajouter les 2 paragraphes suivants : La production de l'acte de naissance peut être remplacée par la simple présentation d'un acte de naissance déjà en la possession des intéressés ou du livret de famille ; l'administrateur établit lui-même un extrait de ces documents qu'il certifie conforme à tel acte à lui présenté et rendu. Un semblable extrait peut être pris d'après le certificat de vie, lorsque cette pièce a été établie par le maire de la commune où l'enfant est né et que ce magistrat municipal a relaté le fait sur ledit certificat. Enfin, les administrateurs peuvent également établir des duplicata desdits extraits lorsqu'ils en possèdent dans un dossier antérieurement constitué.

Les dispositions du paragraphe précédent sont communes aux concessions d'indemnités renouvelables. Mais en ce qui concerne les allocations viagères, les actes réguliers sont indispensables.

137. *Ajouter in fine* : Il y a lieu également de soumettre au ministre des propositions motivées tendant à l'allocation d'une indemnité journalière après la fin du quatrième mois de maladie lorsque l'incapacité de travail a persisté mais s'est terminée avant la plus prochaine réunion de la commission spéciale, soit par la guérison, soit par le décès de l'intéressé ; dans ces deux cas, en effet, l'avis de la commission ne peut plus intervenir utilement pour la concession d'une indemnité renouvelable. L'attribution d'une indemnité journalière après quatre mois semble, il est vrai, en désaccord avec l'article 21 de la loi, mais elle est conforme et à l'article 5, § 4, et à l'esprit de l'institution qui veulent que l'indemnité soit payée pendant toute la durée de l'incapacité de travail.

141. *Ajouter in fine* : L'avis informe également le participant que le dossier de celui-ci est à sa disposition au bureau de l'Inscription maritime, et qu'il peut sur place en prendre connaissance ou en faire prendre connaissance par une personne munie de son autorisation écrite : l'avis fixe un délai raisonnable eu égard aux circonstances, aux distances à parcourir, etc., passé lequel le dossier sera, en cas de recours de l'intéressé, transmis à l'autorité supérieure. La communication doit porter sur toutes les pièces du dossier. La notification du refus d'indemnité est faite au moyen de l'imprimé n° 3759 dont une copie est laissée au réclamant : le reçu ou le procès-verbal de remise est signé sur l'original.

143. *Modifier ainsi la dernière phrase* : Les demandes sont transmises par l'administrateur du quartier ou du port d'attache du participant au chef du service de l'Inscription maritime du lieu de résidence de l'intéressé, avec les pièces justificatives...

Dans la parenthèse finale, ajouter le visa du décret du 13 février 1900 pour les commissions réunies aux colonies.

Ajouter in fine : Les médecins civils, membres de ces commissions.

reçoivent sur leur demande une indemnité de 15 francs par séance au compte du budget de la Caisse de prévoyance.

147. *Ajouter le paragraphe suivant :* L'attention des commissions doit être particulièrement appelée sur la nécessité de se conformer exactement aux indications du paragraphe précédent, de manière que le Conseil supérieur de santé et le ministre puissent apprécier en connaissance de cause la suite dont l'affaire est susceptible. A cet égard, les constatations des procès-verbaux sont trop souvent incomplètes : c'est ainsi qu'il ne suffit pas de parler d'atrophie d'un membre ; il faut, en outre, spécifier le degré de cette atrophie et son influence sur les mouvements du membre, etc. Pour la classification des blessures ou maladies, les commissions se guident d'après les principes indiqués ci-dessus au n° 26 et en tenant compte du tableau constituant l'annexe VII.

148. *Ajouter in fine :* Toutefois, si les conclusions de la commission spéciale sont négatives, le dossier tout entier, ainsi que le procès-verbal de la commission spéciale, sont communiqués sur place, à la fin de la séance, à l'intéressé qui peut demander à être assisté de la personne qu'il aura désignée. Les observations de l'intéressé devront être présentées dans les vingt-quatre heures ; elles seront jointes au dossier avant que celui-ci soit transmis au ministre.

149. *Ajouter in fine :* ... à moins qu'un secours d'urgence ne soit demandé pour eux au ministre ; le dossier de pension pour la Caisse de prévoyance n'est en ce cas réuni et transmis qu'après réception de l'avis de la concession du secours.

162. *Ajouter in fine :* Ainsi qu'il est expliqué au n° 30, l'indemnité renouvelable doit être supprimée dès le moment où se trouve consolidée l'infirmité qui entraîne l'incapacité de travail ; la procédure de concession d'une pension du 1er ou du 2° degré est alors immédiatement entamée.

170. *Modifier ainsi la dernière phrase :* Toutefois, afin d'éviter, comme cela est arrivé fréquemment, que les intéressés ne gaspillent inconsidérément la somme assez élevée qui est ainsi mise à leur disposition, l'administrateur ne doit mandater immédiatement que le tiers du secours total, les deux autres tiers devant être ensuite payés successivement au bout d'un ou deux mois ; la régularisation n'est demandée qu'après le dernier payement. Dans les cas exceptionnels où l'administrateur croira devoir se départir de cette règle et payer les secours en une seule fois, il devra en rendre un compte spécial au ministre.

Ajouter le paragraphe suivant : Les secours d'urgence n'étant destinés qu'à venir en aide à des personnes vraiment nécessiteuses, et pour leur permettre en général d'attendre la liquidation d'une pension, ne doivent pas être accordés lorsque l'intéressé est titulaire d'une pension, d'une demi-solde ou d'une allocation sur la Caisse de prévoyance. Un certificat de l'administrateur de l'Inscription maritime établissant que cette condition est remplie est obligatoirement joint au mémoire de proposition.

172. *Ajouter in fine :* Lorsqu'une demande tendant à l'allocation d'un secours est soumise au ministre, le dossier de pension n'est établi qu'après la réception de l'avis de concession du secours (voir nº 149).

173. *Modifier ainsi la dernière phrase :* Le secours est dans tous les cas majoré de cent francs par enfant à la fois âgé de moins de seize ans et non embarqué au jour du décès. Cette majoration n'est point acquise à l'aîné si c'est à lui qu'est attribué le secours par application du nº 171 c.

179. *Modifier ainsi la première phrase :* Lorsqu'il y a perte totale d'un navire armé au long cours, aux grandes pêches ou au cabotage, et qu'il est constant...

180. *Modifier ainsi la première phrase :* Au contraire, dans le cas de perte partielle des effets ou de perte totale d'un bateau armé à la pêche au large, à la petite pêche, au pilotage ou au bornage, les intéréssés doivent fournir un état...

181. *Nouveau.* Les secours pour perte de vêtements de la Caisse de prévoyance ne peuvent jamais se cumuler avec la délivrance d'effets en nature effectuée en conformité de l'article 5 du décret du 22 septembre 1891, et lorsque cette délivrance a lieu, les marins doivent être dûment prévenus que lesdits secours seront diminués d'une somme égale à la valeur des effets qui leur sont ainsi fournis. Pour assurer l'accomplissement de cette mesure, l'autorité qui a pourvu à l'habillement des marins signale immédiatement la dépense au port d'immatriculation (Circulaire 3 novembre 1904, *B. O.*, p. 1024), en spécifiant non pas seulement la somme totale des délivrances consenties à l'équipage, mais le montant de ce qui a été remis à chaque homme nominativement désigné. Les propositions de secours établies par le port sont réduites jusqu'à concurrence dudit montant, dont la valeur continue à être remboursée par l'armateur. Dans les cas où ce dernier n'est pas tenu de supporter cette dépense, elle incombe à la Caisse de prévoyance.

197. *Ajouter le paragraphe suivant :* Les principes contenus dans le décret du 14 avril 1906 ont été rendus applicables aux colonies par un règlement d'administration publique du 17 janvier 1907 (*B. O.*, p. 37) qui a spécifié que les fonctions dévolues par le décret du 14 avril 1906 aux administrateurs de l'Inscription maritime et aux préfets maritimes seraient exercées par les gouverneurs. Cette règle est applicable pour toutes les attributions prévues par la présente instruction ou celle du 20 avril 1906. La loi du 29 décembre 1905 a été promulguée dans les diverses colonies aux dates ci-après : Martinique, 30 décembre 1906 ; Guadeloupe, 9 juin 1906 ; Réunion, 31 décembre 1906 ; Guyane, 25 septembre 1906 ; Saint-Pierre-Miquelon, 6 avril 1906.

ANNEXE III. A B ... justifier l'allocation d'une pension alimentaire (*ajouter*) : et en outre qu'il est ou non titulaire d'une demi-solde ou d'une pension civile ou militaire, en en indiquant, s'il y a lieu, le montant.

Annexe IV. 1° Transformation d'indemnité journalière en indemnité renouvelable (imprimé n° 3759-5).

Pièces : G, H, plus le dossier de concession de l'indemnité journalière (lequel doit alors comporter les pièces B, D, E, G, AD et s'il y a lieu C, F, bien que tout ou partie de ces pièces n'aient point été jugées indispensables pour la concession de l'indemnité journalière).

3°, 4°, 5°, 6°, dans la parenthèse, *remplacer :* imprimés n°ˢ 3759-4 et 5, par : imprimés n°ˢ 3759-4 et 7.

3°, 4°, 8. *Supprimer* M.

7° Pensions de veuves ou secours annuels aux orphelins âgés de moins de seize ans (imprimés n°ˢ 3759-6 et 8).

a. Si le mari ou le père ou la mère est mort titulaire d'une pension d'infirmité.

Pour les veuves :

Pièces Q (R ou S), T, U, V, plus le titre de pension du mari.

Pour les orphelins :

Pièces I, J, N, Q, X, Y, plus le titre de pension du père.

b. Si la mère est morte titulaire d'une pension d'infirmité.

Pour les orphelins :

Pièces I, J, N, R, X, Y, plus le titre de pension de la mère.

c. Si le mari ou le père est mort victime des risques ou accidents de sa profession...

(*Le reste sans changement, sauf suppression de M*).

9° Supplément annuel pour enfant âgé de moins de seize ans, proposé soit avec, soit après une allocation autre qu'une indemnité journalière ou renouvelable (imprimé n° 3759-P).

Pièces I, J.

10° Supplément annuel pour enfant âgé soit après une indemnité journalière ou renouvelable.

Pièce I (ou extrait établi par l'autorité maritime).

Annexe V. *Ajouter :* 3759-LF. Refus d'indemnité journalière.

ANNEXE VII. — CLASSIFICATION DES BLESSURES ET DES MALADIES

PENSIONS DU DEUXIÈME DEGRÉ

(Incapacité de travail permanente et partielle.)

1. Mutilations étendues de la face comprenant par exemple, à la fois : *a.* l'œil, l'orbite et le maxillaire supérieur d'un côté; *b.* les deux maxillaires supérieurs et le nez ; *c.* la mâchoire inférieure et la langue.

2. Ablation du pénis.

3. Hémiplégie incomplète. Paraplégie incomplète : permettant plusieurs mouvements utiles.

4. Épilepsie, accès épileptiformes, chorée, spasmes fonctionnels, para-

lysie agitante, spasmodique, ou autres névroses de la motricité et de la sensibilité.

5. Paralysie d'un organe important (muscles du pharynx, de la vessie, du rectum).

6. Atrophie musculaire progressive, ayant envahi tout un membre ou incomplètement deux membres, ou s'étendant aux muscles du tronc.

7. Ulcères profonds, étendus ou multiples des pays chauds ; ulcère ou cicatrice ulcérée résultant de plaie ou de grande perte de substance.

8. Cicatrice étendue et profonde du crâne avec perte de substance du péri-crâne et des os dans toute leur épaisseur.

9. Surdité complète des deux côtés.

10. Déviation persistante de la tête et du tronc, produisant une gêne considérable des mouvements (lésions du rachis ou des muscles).

11. Perte de la vue d'un côté et diminution de l'acuité visuelle de l'autre côté réduite à 3/5.

12. Destruction de la voûte palatine, du voile du palais ou ankylose de l'articulation temporo-maxillaire.

13. Fistule persistante ou rétrécissement du pharynx et de l'œsophage.

14. Fistule persistante ou rétraction considérable du thorax occasionnant une gêne fonctionnelle importante.

15. Hernie irréductible du poumon.

16. Affection chronique du cœur et des gros vaisseaux.

17. Tuberculose des organes respiratoires.

18. Affection chronique de l'estomac ayant amené la détérioration de la constitution.

19. Dysenterie, diarrhée chronique ayant amené le détérioration de la constitution.

20. Engorgement chronique ou abcès du foie.

21. Cachexie palustre avec détérioration de la constitution et engorgement des viscères, ou néphrite et hydropisie.

22. Hernie ventrale volumineuse ou éventration.

23. Rétrécissement ou prolapsus du rectum ; fistule incurable à l'anus à la suite de blessure, de diarrhée ou de dysenterie des pays chauds.

24. Fistule stomacale, intestinale ; anus contre nature ; fistule biliaire.

25. Néphrite ou cytiste chronique.

26. Fistule vésicale et uréthrale ; rétrécissement incurable ou perte de substance irrémédiable de l'urèthre, causant l'incontinence ou la rétention d'urine.

27. Abcès par congestion symptomatique d'une lésion incurable du rachis.

28. Impotence absolue d'un membre, résultat par exemple de :
Paralysie d'origine traumatique, rhumatismale ou autre ;
Atrophie musculaire ou trophique d'origine rhumatismale ou autre ;

Arthrite suppurée ou non, chronique d'une grande articulation, d'origine rhumatismale ou autre ;

Déformation et ankylose des articulations, consécutives à un rhumatisme chronique ;

Rétraction musculaire et tendineuse, ou par brides et adhérences cicatricielles étendues ;

Déviation et raccourcissement considérable par suite de fracture vicieusement consolidée ou d'opération de résection ;

Pseudarthrose consécutive à une fracture ou à une résection ;

Ostéo-myélite généralisée chronique, de cause traumatique ;

Luxation non réduite d'une grande articulation, anévrisme diffus, anévrisme artérioso-veineux étendu provenant d'une blessure.

29. Ankylose complète :

De l'épaule, du coude dans l'extension, de la hanche dans la flexion (avec déviation du membre) ; du genou dans la flexion ; du pied luxé, par suite de traumatisme, de résection ou d'affection rhumatismale ou autre.

30. Ankylose incomplète mais simultanée de plusieurs articulations des membres.

31. Cicatrices étendues, douloureuses, rétractées, ulcéreuses, adhérentes aux organes profonds ou accompagnés de hernie musculaire occasionnant une gêne fonctionnelle importante.

32. Tumeurs de nature diverse, occasionnant un trouble fonctionnel grave.

33. Hernie inguinale ou crurale simple ou double, irréductible, ou présentant des difficultés exceptionnelles de contention.

34. Varices développées ou oblitérations veineuses compliquées d'œdème permanent, de troubles chroniques prononcés, ou d'ulcères étendus.

35. Cal irrégulier, difforme avec chevauchement ou direction vicieuse, ostéite ou cicatrice adhérente résultant d'une fracture des os des membres, et occasionnant une gêne très considérable des fonctions.

36. Amputation d'un membre.

37. Perte complète du pouce.

38. Perte complète de l'index et d'un des autres doigts de la main.

39. Perte d'une phalange du pouce et du médium, avec raideur des doigts conservés.

40. Perte complète de trois doigts de la main.

41. Perte totale de deux phalanges de l'index et des trois derniers doigts.

42. Flexion ou extension permanente de trois doigts de la main avec gêne des mouvements des autres doigts, ou atrophie de la main et de l'avant-bras.

43. Luxation non réduite du pouce, accompagnée de cicatrices adhérentes et de raideur des autres doigts.

44. Luxation réduite du poignet, ou des os du tarse, lorsqu'elle détermine une gêne fonctionnelle importante.

45. Amputation tarso-métatarsienne, médio-tarsienne, sous-astragalienne.

46. Perte du gros orteil et du métatarsien correspondant, ou des trois orteils et des métatarsiens correspondants.

47. Perte totale de tous les orteils d'un pied.

Pensions du premier degré. — (Incapacité permanente et absolue.)

(Incapacité de travail permanente et absolue).

1. Perte totale de la vue.

2. Perte ou impotence absolue de deux membres.

3. Hémiplégie, paraplégie complètes.

4. Altération grave des fonctions cérébrales.

Nota. — Les affections mentionnées dans la classe du 2° degré peuvent donner lieu à l'attribution d'une pension du 1er degré si elles sont reconnues entraîner en fait une incapacité réellement permanente et absolue de travail.

Sont abrogées les circulaires des 26 novembre 1906 (*B. O.*, p. 985), 17 septembre 1906 (manuscrite, pour ce qui concerne les certificats de vie) et 22 février 1907 (manuscrite).

Décret sur les commissions de visite pour l'application de la loi sur la Caisse de prévoyance (16 août 1908).

Art. premier. — La Commission spéciale chargée au chef-lieu de chaque sous-arrondissement maritime, de la constatation des infirmités permettant aux inscrits maritimes de faire valoir leurs droits à une pension sur la caisse des invalides avant l'âge de cinquante ans, ou à une pension proportionnelle sur ladite caisse, est composée de la manière suivante :

Le chef de service de l'Inscription maritime, président ;

L'administrateur de l'Inscription maritime du quartier du chef-lieu du sous-arrondissement ;

Un lieutenant de vaisseau désigné par le préfet maritime ;

Deux médecins en chef ou principaux du corps de santé de la marine, également désignés par le préfet maritime ;

Un agent ou un commis de l'Inscription maritime remplit près de la Commission les fonctions de secrétaire.

Art. 2. — Dans les ports secondaires, lorsqu'il ne se trouve pas sur les lieux deux médecins de la marine, l'un de ces officiers est remplacé par le médecin civil chargé du service ordinaire de santé au chef-lieu du sous-arrondissement. Toutefois, la présence dans la commission d'un médecin de la marine, du grade d'officier supérieur, est obligatoire.

Art. 3. — Toute demande de pension d'infirmité ou de pension proportionnelle devra être adressée à l'administrateur maritime du quartier du domicile du requérant.

L'administrateur de l'inscription maritime en donnera reçu et la transmettra au chef de service du sous-arrondissement, qui fera établir l'état des services de l'intéressé.

Art. 4. — La Commission spéciale se réunira dans le courant du mois de janvier de chaque année, au jour fixé par le préfet maritime, pour apprécier les demandes présentées pendant l'année précédente.

Après avoir fait comparaître devant elle les signataires des demandes préalablement convoqués et avoir examiné leur état, la commission dresse un procès-verbal distinct pour chaque intéressé, constate le résultat de la visite médicale effectuée par ses membres médecins et déclare à la majorité des voix si les infirmités constatées sont évidentes et mettent le sujet dans l'impossibilité absolue et définitive de continuer la navigation.

Toutefois, si les conclusions de la commission spéciale sont négatives, le dossier tout entier, ainsi que le procès-verbal de la commission spéciale sont communiqués sur place, à la fin de la séance, à l'intéressé qui pourra demander à être assisté de la personne qu'il aura désignée. Les observations de l'intéressé devront être présentées dans les vingt-quatre heures ; elles seront jointes au dossier avant que celui-ci soit transmis au ministre.

Art. 5. — Au cas où l'impétrant serait, en raison de son état physique, incapable de se rendre au chef-lieu du sous-arrondissement, la visite pourrait, d'après l'autorisation du préfet maritime donnée sur le vu d'un certificat du médecin établissant le fait, s'effectuer au lieu de la demeure de l'intéressé. Dans ce cas, l'un des médecins, membre de la commission et l'administrateur du quartier dont dépend le domicile du malade, seront chargés de ladite visite et consigneront le résultat des deux examens dans un rapport concluant, en premier lieu, sur le fait de l'incapacité du sujet de se rendre devant la commission spéciale, en second lieu, sur le fond de la demande.

Ce rapport sera remis à la commission qui, d'après les conclusions des délégués, décidera si le pétitionnaire doit se présenter devant elle sous peine de déchéance et dans le cas de la négative, s'il se trouve dans les conditions prévues par la loi du 14 juillet 1908.

Art. 6. — Les procès-verbaux de la commission sont transmis immédiatement au ministre de la Marine, qui après avoir pris l'avis du Conseil supérieur de santé, fait connaître aux ports si les intéressés peuvent

ou non être proposés pour une pension, ou pour la pension proportionnelle, selon le cas.

Art. 7. — Lorsqu'une demande de pension prématurée ou de pension
proportionnelle sera présentée par un inscrit maritime domicilié en
dehors d'une circonscription maritime, le ministre saisi de ladite
demande, soit directement, soit par l'intermédiaire d'une autorité maritime ou civile, désignera la commission du sous-arrondissement qui
devra visiter l'impétrant.

Art. 8. — Dans les colonies françaises la Commission spéciale est composée comme suit :

Le chef du service de l'Inscription maritime ou le fonctionnaire chargé
du service administratif de la marine, président ;

Un sous-chef de bureau des secrétariats généraux ou un fonctionnaire ayant une assimilation équivalente ;

Deux médecins des troupes coloniales ou, à défaut, deux médecins
civils à la désignation du gouverneur ;

Un officier de port ou maître de port ;

Un commis du secrétariat général ou un agent ayant la même assimilation, secrétaire.

Art. 9. — La commission spéciale instituée par le présent décret
remplaçant la commission spéciale prévue par l'article 1er de la loi du
11 avril 1881, est chargée également, en exécution des articles 20 et 21
de la loi du 29 décembre 1905, de procéder à la visite des participants à
la caisse de prévoyance des marins français qui demandent l'allocation
d'une pension d'infirmité ou d'une indemnité renouvelable sur ladite
caisse.

Pour l'examen desdits participants, la commission spéciale peut, en
outre de la réunion ordinaire de janvier, être convoquée chaque année
dans le courant des mois d'avril, de juillet et d'octobre.

Décret du 20 septembre 1908 sur la réglementation du travail à bord des navires de commerce.

CHAPITRE PREMIER

Organisation des quarts pour l'état-major du pont et le personnel des machines.

Article premier. — Sur les navires ayant à bord, avec le capitaine, au
moins deux officiers, le service du pont est organisé en plus de deux
quarts pour les officiers dans les cas ci-après, savoir :

Sur les navires à voiles, lorsqu'ils sont armés pour une destination de
long cours au delà des caps Horn ou de Bonne-Espérance.

Sur les navires à vapeur :

a) Lorsqu'ils ont une jauge brute d'au moins 3.000 tonneaux ;

b) Lorsqu'ils doivent effectuer une traversée d'une durée normale de plus de dix jours ;

c) Lorsque le voyage qu'ils doivent accomplir comporte, soit à la mer, soit dans les ports, un service continu entraînant, pour l'un des officiers, plus de douze heures rétribuées de travail supplémentaire par période de sept jours consécutifs.

Art. 2. — Sur les navires de commerce autres que ceux désignés à l'article 25 de la loi du 17 avril 1907, ayant 200 tonneaux et au-dessus de jauge brute, le service des machines doit être organisé en trois quarts, quand l'organisation à deux quarts aurait pour effet d'imposer au personnel de la machine plus de dix heures de travail par jour pendant plus de deux jours consécutifs.

CHAPITRE II

Réglementation du travail à bord des bâtiments de pêche de plus de 25 tonneaux et sur les bâtiments de commerce de plus de 25 et de moins de 200 tonneaux, pratiquant des navigations autres que le long cours et le cabotage international.

SECTION I. — *Bâtiments de pêche de plus de 25 tonneaux.*

Art. 3. — A bord de tout navire armé aux grandes pêches, il doit y avoir, avec le capitaine, un second possédant soit le brevet de capitaine au long cours, de lieutenant au long cours ou de maître au cabotage, soit le diplôme d'élève ou d'officier de la marine marchande et, au moins, un autre officier.

A titre transitoire, pourront exercer les fonctions de second ou d'officier, les marins qui, au moment de la mise en vigueur du présent règlement, auront, en fait, exercé durant deux campagnes de pêche les fonctions de second sur des navires de grande pêche.

Art. 4. — Tout mécanicien chargé de la conduite de la machine sur un bâtiment de pêche à propulsion mécanique doit être breveté.

Tout mécanicien chef de quart sur un bâtiment de pêche à vapeur d'au moins 500 chevaux doit être breveté.

A titre transitoire, sont dispensés de toute autre justification les hommes qui, au moment de la mise en vigueur du présent règlement, auront exercé durant deux campagnes de pêche les fonctions de chef mécanicien ou de mécanicien chef de quart, suivant les cas.

Art. 5. — Les bâtiments de pêche de plus de 25 tonneaux s'éloignant habituellement du port pendant une durée de plus de soixante-douze heures sont soumis aux dispositions suivantes :

En route, le personnel du pont comprend deux quarts au moins ; le personnel de la machine comprend deux ou trois quarts, suivant que la durée normale du voyage pour se rendre sur les lieux de pêche est inférieure ou non à quarante-huit heures.

Sur les lieux de pêche, il est accordé chaque jour aux hommes un repos minimum de huit heures, qui peut être réduit à six heures pendant cinq jours au plus.

Dans le port ou sur une rade abritée, le travail du personnel du pont ne peut être prolongé pendant plus de dix heures, si ce n'est pour le déchargement du poisson ; le travail du personnel de la machine ne doit pas excéder neuf heures.

Art. 6. — L'organisation du service à bord incombe au capitaine du navire ; il lui appartient, notamment, de fixer l'heure à laquelle commence la journée de travail pour le roulement des quarts, ainsi que la durée de chaque quart.

Le tableau réglant l'organisation du travail à la mer établi par le capitaine du navire, visé par l'inspecteur de la navigation et consigné sur le journal de bord, est affiché dans les postes d'équipage. Les modifications apportées à ce tableau en cours de route sont également consignées sur le journal de bord et affichées dans les postes d'équipages.

Art. 7. — Aucun homme de l'équipage d'un navire de pêche ne peut refuser ses services, quelle que soit la durée des heures de travail qui lui sont commandées.

Mais hors les cas de force majeure et ceux où soit le salut du navire ou de l'équipage, soit la conservation des engins et des produits de pêche est en jeu, cas dont le capitaine est juge, toute heure de travail commandée au delà des limites fixées par l'article 5 donne lieu à une allocation supplémentaire.

Le capitaine du navire doit faire mention, sur le journal du bord, des circonstances exceptionnelles visées au paragraphe précédent.

Art. 8. — Il est tenu sur chaque navire un registre coté et paraphé par l'administrateur de l'Inscription maritime.

Le capitaine y relate les circonstances exceptionnelles mentionnées au livre de bord et qui l'ont amené à ordonner des heures de travail supplémentaires.

Lorsque ces heures de travail donnent droit à des allocations supplémentaires, le décompte des allocations, avec la désignation des bénéficiaires, est inscrit sur le registre.

Ces mentions sont visées par un représentant du personnel du pont ou du personnel de la machine, suivant les cas.

Le registre est mis à la disposition des membres de l'équipage, qui peuvent y consigner leurs observations.

Art. 9. — Le taux de la rémunération des heures supplémentaires, réglé selon les contrats et usages, est porté au rôle d'équipage ainsi qu'au registre prévu à l'article précédent.

Art. 10. — Les représentants du personnel du pont et du personnel des machines sont pris, chaque semaine, dans chacune des deux catégories par roulement suivant l'ordre du rôle d'équipage, le premier étant tiré au sort.

Ce tirage au sort est effectué par le capitaine en présence d'un délégué du personnel du pont et d'un délégué du personnel des machines le jour du départ du navire.

Les novices et les mousses ne peuvent jamais être appelés à représenter le personnel.

Art. 11. — De huit heures du soir à quatre heures du matin, les mousses et les novices ne peuvent être employés à aucun travail autre que celui de la pêche, sans que ce travail puisse, d'ailleurs, se prolonger pendant plus de trois jours consécutifs suivis de quatre jours d'interruption.

Ils doivent, en tous cas, être assurés d'un repos minimum et non interrompu de huit heures sur vingt-quatre et d'autres repos qui complètent le total à douze heures.

Les mousses et les novices âgés de moins de dix-huit ans ne peuvent être embarqués sur les doris de pêche.

Art. 12. — Lorsque le personnel des machines n'a pu, en route, bénéficier du repos hebdomadaire à raison des exigences du service, le capitaine doit, autant que possible, accorder ce repos soit collectivement, soit par roulement et dans la mesure où les hommes en ont été privés. Ce repos est accordé dès que le navire fait escale dans un port ou sur une rade abritée de France, des colonies françaises ou de l'étranger, si la durée de cette escale permet de donner ledit repos à la moitié au moins du personnel visé ci-dessus.

SECTION II. — *Bâtiments de commerce de 25 à 200 tonneaux de jauge brute et pratiquant des navigations autres que le long cours et le cabotage international.*

Art. 13. — Tout mécanicien chargé de la conduite de la machine à vapeur sur un bâtiment de commerce de 25 à 200 tonneaux de jauge brute pratiquant des navigations autres que le long cours et le cabotage international, doit être breveté.

Art. 14. — Sur ces navires, hors les cas de force majeure et ceux où le salut du navire, des personnes embarquées ou de la cargaison est en jeu, cas dont le capitaine est juge et qu'il doit mentionner au livre de bord, aucun homme de l'équipage du pont ne peut être astreint à faire, sans une rémunération supplémentaire, calculée conformément aux contrats et usages, pour les six jours de travail de la semaine plus de soixante-douze heures de travail s'il appartient au personnel du pont et plus de cinquante-quatre heures lorsqu'il fait partie du personnel de la machine et que le service de la machine est réglé à deux quarts.

Art. 15. — Les dispositions des articles 6, 8, 9, 10 et 12 sont applicables aux navires visés à la présente section.

CHAPITRE III

Exceptions et dispositions spéciales.

Art. 16. — Sur les navires de commerce de 200 tonneaux et au-dessus de jauge brute, il peut n'y avoir soit pour le pont, soit pour la machine, qu'une seule bordée lorsque, à raison de la brièveté des traversées, le service du bord peut être organisé de manière à satisfaire, pour un intervalle de vingt-quatre heures, aux conditions suivantes :

1° La durée totale du travail ne dépasse pas douze heures pour le personnel du pont et neuf heures pour le personnel de la machine ;

2° Le service ne comporte pas plus de sept heures de travail consécutif sur le pont, et plus de cinq heures de travail consécutif dans la machine ;

3° Le personnel bénéficie d'un repos ininterrompu de six heures au moins.

En ce qui concerne les heures de travail supplémentaires, ces navires sont soumis, quel que soit leur tonnage, aux règles fixées par l'article 14 ci-dessus.

Art. 17. — Les prescriptions des articles 21 à 28 de la loi du 17 avril 1907 ne s'appliquent pas aux navires employés à des opérations de pilotage, de renflouage, d'assistance ou de sauvetage.

Il en est de même pour les navires employés à des opérations de remorquage, pourvu que la durée du travail ne dépasse pas soixante-douze heures sur le pont et cinquante-quatre heures dans la machine pendant les six jours de travail de chaque semaine.

Art. 18. — Les dispositions du deuxième paragraphe de l'article 25 de la loi du 17 avril 1907 ne sont pas applicables lorsqu'un corps ou groupe de chaudières comporte, dans une même chaufferie, 4 fourneaux ou 4 portes, mais que la surface totale de grille n'excède pas :

1° $7^{m2},30$ s'il s'agit de chaudières ordinaires à retour de flamme fonctionnant au tirage naturel ;

2° 7 mètres carrés, s'il s'agit de chaudières à tubes d'eau fonctionnant au tirage naturel ;

3° 6 mètres carrés, s'il s'agit de chaudières fonctionnant au tirage forcé par soufflage ;

4° 5 mètres carrés, s'il s'agit de chaudières fonctionnant au tirage forcé accéléré.

La surface de grille ci-dessus envisagée se mesure, pour les chaudières à tubes de flamme, depuis l'origine du foyer jusqu'au plan de la plaque à tubes arrière. Pour les chaudières à tubes d'eau, cette surface se mesure jusqu'à l'autel.

Les dispositions du deuxième paragraphe du même article 25 ne sont pas applicables lorsque le navire est pourvu d'installations automatiques ou possède des moyens de chauffage réduisant le travail du personnel.

Art. 19. — Quand, par suite d'un cas de force majeure, le navire se trouve privé, au cours d'un voyage, d'un des officiers, soit du pont, soit de la machine, prévus par la loi du 17 avril 1907 et par le présent règlement, le capitaine doit pourvoir à son remplacement à la première escale dans un port de France ou d'Algérie.

Toutefois, le capitaine peut être déchargé de cette obligation par l'administrateur de l'Inscription maritime du port d'escale si, eu égard à la durée de cette escale et aux ressources du port, ce fonctionnaire déclare que le remplacement ne peut être effectué ; cette déclaration est mentionnée au rôle d'équipage.

Art. 20. — Le ministre de la Marine et le ministre du Commerce et de l'Industrie sont chargés, chacun en ce qui le concerne, de l'exécution du présent décret, qui sera publié au *Journal officiel* et inséré au *Bulletin des lois*.

Décret du 21 septembre 1908 sur la sécurité et l'hygiène à bord des navires de commerce.

CHAPITRE PREMIER

Renseignements, dessins et plans que doit contenir toute demande de permis de navigation.

Art. 1ᵉʳ. — La demande formée par le propriétaire d'un navire de plus de 25 tonneaux de jauge brute, en vue d'obtenir le permis de navigation visé par l'article 1ᵉʳ de la loi du 17 avril 1907 indique, indépendamment des mentions prescrites à l'article 10 de ladite loi :

1° Le nom du constructeur du navire, lieu de construction et la date de la mise à l'eau ;

2° Le nombre maximum d'hommes d'équipage (pont, machine, service général) auxquels peuvent être affectés les locaux du bord ;

3° La cote que possède le navire sur le registre d'une société de classification reconnue, si le propriétaire désire bénéficier des dispositions prévues en faveur des navires cotés.

Elle doit mentionner, en outre, s'il s'agit d'un navire à propulsion mécanique, à vapeur ou autre, ou d'un navire comportant des appareils à vapeur ou des moteurs mécaniques ;

1° Le système des machines motrices et leur puissance en chevaux de 75 kilogrammètres par seconde indiquée sur les pistons ;

2° Les dispositions générales de l'appareil moteur, à savoir : nombre et types des machines alternatives (nombre de cylindres et nombre des hélices), nombre et types des turbines (nombre des turbines de marche avant et arrière), haute et basse pression ;

3° Les moteurs auxiliaires de toute nature ;

4° Le nombre des chaudières et leur type avec l'indication d'un numéro d'ordre distinctif pour chacune d'elles ;

5° Le système de tirage (forcé ou naturel) ; le nombre des foyers de chaque chaudière principale ou auxiliaire, le nombre total de foyers de chaudières principales ainsi que la surface totale de grille de ces foyers et la surface de grille de chacun d'eux ; enfin, la répartition des foyers dans les diverses chaufferies. La surface de grille ci-dessus envisagée se mesure, pour les chaudières à tubes de flamme, depuis l'origine du foyer jusqu'au plan de la plaque à tubes arrière. Pour les chaudières à tubes d'eau, cette surface se mesure jusqu'à l'autel ;

6° La surface de chauffe et la capacité intérieure de chacune des chaudières ;

7° Le numéro du timbre exprimant en kilogrammes, par centimètre carré, la pression effective maximum sous laquelle ces appareils doivent fonctionner ;

8° Le nombre et la description des soupapes de sûreté ;

9° S'il y a lieu, le nombre, la capacité et le timbre des récipients de vapeur placés à bord ;

10° Le nom des constructeurs de ces divers appareils, le lieu de la construction et la date de mise en service, comptée à dater du lancement ou, si ces appareils avaient déjà servi avant, leur embarquement, soit sur un autre navire, soit à terre, la date à laquelle remonte leur première mise en fonctionnement.

S'il s'agit d'un navire nouvellement acquis à l'étranger, mais de construction ancienne, ayant reçu, postérieurement à son lancement, des appareils à vapeur neufs ou usagés, la demande doit faire connaître la date de la mise en service, telle qu'elle ressort des pièces officielles ou authentiquées par l'autorité consulaire.

Art. 2. — A la demande sont jointes les pièces suivantes :

1° Un plan d'ensemble du navire, figurant les cales, les soutes, les aménagements affectés à l'équipage et aux passagers, un plan ou croquis donnant l'emplacement et la disposition des cloisons étanches et indiquant, en particulier, le système d'épuisement des divers compartiments et les portes étanches. Pour les navires construits à l'étranger, il peut être suppléé à l'absence de plan par une description détaillée des aménagements du navire ;

2° Des documents établissant que le tirant d'eau maximum a été déterminé conformément aux indications de l'article 113 du présent décret.

Lorsque le propriétaire désire bénéficier des dispositions prévues par la loi en faveur des navires cotés au registre d'une société de classification reconnue par le ministre de la Marine conformément à l'article 1er de la loi du 17 avril 1907, il produit un certificat de classification délivré par ladite société et constatant :

a) Que le navire possède la première cote définie dans l'arrêté ministériel admettant la société au bénéfice des dispositions de la loi du 17 avril 1907 ;

b) S'il y a lieu, que le registre de ladite société mentionne que le navire possède la marque spéciale de cloisonnement indiquant qu'il est subdivisé en un nombre de compartiments lui permettant de flotter avec l'un quelconque de ces compartiments envahi par l'eau :

c) S'il s'agit d'un navire acquis à l'étranger, qu'il satisfait aux conditions exigées pour l'attribution de la première cote.

Pour les navires munis d'appareils à propulsion mécanique, à vapeur ou autres, il est fourni en outre :

1° Un plan détaillé et coté des machines et des chaudières et un dessin détaillé et coté des soupapes de sûreté.

Pour les navires acquis à l'étranger, il peut être suppléé à l'absence de plan par une description détaillée des aménagements du navire.

2° Des documents officiels, ou authentiqués par l'autorité consulaire s'ils proviennent de l'étranger, établissant la date de la mise en service des appareils moteurs existant à bord.

Pour les navires cotés au registre d'une société de classification reconnue, il est produit un certificat de classification des machines et chaudières délivré par ladite société et constatant que ces appareils ont satisfait aux conditions exigées pour l'attribution de la première cote.

Art. 3. — A l'appui des demandes de permis de navigation formulées dans les cas prévus à l'article 5 de la loi du 17 avril 1907, le propriétaire du navire fait connaître :

1° Les points sur lesquels se trouvent modifiées les indications qu'il a fournies à l'appui des demandes précédentes de permis de navigation ;

2° La date à laquelle il désire soumettre son navire à la visite ;

3° La date de la dernière visite annuelle ;

4° La date de la dernière visite en cale sèche ;

5° La date de la mise en service des chaudières principales et auxiliaires, ainsi que celle de la dernière épreuve hydraulique.

Si le délai réglementaire pour la visite en cale sèche n'expire pas en même temps que le délai réglementaire pour la visite annuelle, le propriétaire fait connaître, en outre, s'il désire soumettre la carène à l'examen de la commission de visite instituée par l'article 6 de la loi.

Lorsque le navire est coté au registre d'une société de classification reconnue, le propriétaire joint à la demande un document extrait dudit registre et établissant que le navire possède toujours la première cote.

Le propriétaire qui réclame une visite extraordinaire à la suite d'avaries graves ou de notables changements dans la construction ou les aménagements du navire précise, dans sa demande, les circonstances de l'accident et donne le détail des réparations ou transformations exécutées.

Il indique la date à laquelle il désire soumettre son navire à la commission pour constatation de la bonne exécution des travaux de réparation ou de transformation.

Si le navire est coté au registre d'une société de classification reconnue, le propriétaire produit un certificat émanant de ladite société et constatant que les travaux ont été exécutés sous le contrôle de la société, de de façon à justifier le maintien de la première cote.

Art. 4. — La demande de permis de navigation formée par le propriétaire d'un navire étranger embarquant des passagers dans un port français doit, lorsque le navire ne bénéficie pas de la dispense prévue aux articles 3 et 5 de la loi du 17 avril 1907, contenir les renseignements et documents énumérés aux articles 1 à 3 ci-dessus.

CHAPITRE II

Prescriptions relatives à l'hygiène et à la salubrité.

Section I. — *Locaux affectés au personnel du bord et aux passagers.*

Art. 5. — Les locaux affectés au personnel doivent représenter au minimum, en dehors des bouteilles et poulaines, un cube d'air de $3^{m3},500$ et une surface horizontale de $1^{m2},50$ par personne. Pour le calcul du volume d'air ne sont pas déduits les lits, les objets de couchage, les tables et les sièges.

Les locaux affectés spécialement au couchage doivent représenter, au minimum, un volume de $2^{m3},150$ et une surface horizontale de $1^{m2},15$ par personne.

L'indication du nombre maximum d'hommes qui peuvent être logés dans chaque compartiment réservé au couchage est marquée en creux sur la porte ou sur l'écoutille dudit compartiment.

Art. 6. — La hauteur des locaux affectés à l'équipage, mesurée de la face supérieure des barrots du pont formant plafond, ne peut pas être inférieure à $1^{m},83$.

Art. 7. — Dans les locaux affectés au personnel, les ponts formant plancher et plafond, ainsi que les parois, doivent être étanches.

Si le pont formant plancher des locaux réservés au couchage est en bois ou recouvert de bois, ses coutures doivent être calfatées ; s'il est en tôle, il doit être recouvert d'un enduit ou d'une substance mauvaise conductrice de la chaleur et d'un entretien facile.

Lorsque le plafond des locaux réservés au couchage est formé par un pont découvert en tôle, la surface extérieure de ce pont doit être recouverte d'un bordé en bois. La face inférieure des ponts en tôle, découverts ou non, ne doit être recouverte d'aucun soufflage, à moins qu'il ne soit appliqué directement sur la tôle.

Les parois de tous les locaux affectés au personnel du bord sont recouvertes d'une peinture de couleur claire ou d'un enduit lavable.

Sur les navires à coque métallique, les parois latérales des locaux réservés au couchage ne doivent pas être vaigrées ; mais un garnissage en bois de 40 centimètres de hauteur doit être placé, par le travers de chaque couchette, contre le bordé extérieur et contre toute cloison métallique.

Les écubiers des chaînes d'ancre ne peuvent déboucher dans les compartiments réservés au couchage du personnel qui ne doivent contenir ni guindeau, ni cabestan, ni aucun appareil analogue.

Art. 8. — Les écoutilles des compartiments situés au-dessous des locaux affectés au personnel du bord sont munies de fermetures hermétiques.

Les locaux affectés au logement de l'équipage sont séparés par des cloisons ou par des ponts étanches ou dûment calfatés, des locaux destinés à recevoir les marchandises, les approvisionnements et le matériel du bord, ainsi que des cuisines, lampisteries, magasins à peinture, water-closets et parcs à bestiaux.

Aucun tuyautage de vapeur, à l'exception de celui des appareils de chauffage et de celui du guindeau, ne peut passer dans les locaux affectés à l'équipage. Lorsque le tuyautage du guindeau passe dans ces locaux, il doit être spécialement protégé.

Art. 9. — Des penderies spéciales, situées en dehors du poste de couchage, sont destinées à recevoir séparément les vêtements de travail des hommes de pont et ceux du personnel des machines.

Art. 10. — Les postes d'équipage sont garnis d'armoires ou de caissons en nombre égal au nombre maximum d'hommes d'équipage pouvant être logés dans le poste.

Ils sont munis de sièges et de tables pouvant donner place aux deux tiers de l'effectif pour lequel il a été prévu des postes de couchage.

Chaque homme d'équipage doit avoir à son usage exclusif, soit un hamac, soit une couchette.

Des locaux séparés, ayant leurs accès distincts, sont réservés au groupe d'hommes de l'équipage d'origine africaine ou asiatique. Ils contiennent les moyens de couchage en usage dans les pays d'origine de cette partie de l'équipage et représentent un volume d'air minimum de $2^{m2},150$ par homme.

Les hamacs, lorsque ce mode de couchage est employé, doivent être accrochés à une distance de 1 mètre au moins, soit des cloisons, soit les uns des autres.

Les couchettes ont au minimum $1^m,83$ de longueur sur 60 centimètres de largeur.

Il ne peut y avoir, en aucun cas, plus de deux couchettes superposées. Les couchettes sans accès indépendant sont interdites.

Lorsqu'il est fait usage de couchettes superposées, le fond de la couchette doit être au moins à 30 centimètres au-dessus du sol et le fond de

la couchette supérieure à mi-distance entre le fond de la couchette inférieure et le pont.

Aucune couchette ne peut être placée au-dessous des manches à air, ni
au-dessous des bittes, lorsque celles-ci sont fixées directement sur un pont
en tôle.

Art. 11. — Les locaux réservés à l'équipage sont pourvus, si l'époque
de l'année ou les zones maritimes traversées le comportent, d'appareils
de chauffage, qui ne peuvent, en aucun cas, être à combustion lente.

Lorsque les poêles sont placés sur un pont en bois, celui-ci doit être
protégé par une plaque métallique.

Les poêles et cheminées sont entourés d'un grillage métallique démontable.

S'ils ont une clef d'obturation, celle-ci est pourvue d'un cran d'arrêt
empêchant la fermeture complète.

Art. 12. — Les différents locaux sont éclairés de jour par des hublots
latéraux ou des verres prismatiques dans le pont, par des sabords ou
des claires-voies. L'éclairage de nuit est assuré au moyen d'un nombre
suffisant d'appareils d'éclairage fixes.

Lorsqu'il est possible de le faire sans danger, il est établi sur chaque
bord un nombre de hublots en rapport avec les dimensions des compartiments qu'ils éclairent.

Art. 13. — Tous les locaux distincts affectés à l'habitation de l'équipage
sont pourvus de deux manches à air au moins, placées aux deux extrémités du compartiment et destinées, l'une à aspirer l'air frais, l'autre à
évacuer l'air vicié.

Les manches à air comportent une partie fixe et une partie mobile et
amovible terminée par un pavillon.

La partie fixe des manches à air doit s'élever au-dessus du pont supérieur à une hauteur minimum de 60 centimètres ; le pavillon doit s'élever au-dessus des pavois et au-dessus des superstructures placées dans le
voisinage et susceptibles de gêner le fonctionnement des manches.

Les claires-voies des locaux affectés à l'équipage sont, à moins d'impossibilité, disposées de manière à s'ouvrir.

Dans ce cas, et à condition que la hauteur de leur hiloire au-dessus du
pont soit au moins égale à 60 centimètres, elles peuvent remplacer la
manche à air d'évacuation ci-dessus prévue.

La manche à air d'évacuation peut également être remplacée par un
ou plusieurs champignons ; mais en cas d'adoption de ce dispositif pour
les postes situés sous le pont supérieur, la hauteur de l'orifice des champignons doit être au moins égale à celle des pavois ; elle doit être de
60 centimètres, s'il n'existe pas de pavois. Sur les dunettes, gaillards et
roufs, cette hauteur et celle des entourages des claires-voies peuvent être
réduites de 30 centimètres.

Les cabines et locaux divers affectés aux officiers ou au personnel du bord sont munis, toutes les fois que la chose est possible, d'un dispositif d'évacuation de l'air vicié.

Il en est de même des bouteilles, poulaines et lavabos.

Art. 14. — Il est disposé, dans deux des angles du poste d'équipage, deux dalots ou conduits servant à l'écoulement des eaux sur le pont ou dans la cale.

Ces ouvertures doivent être munies d'un système de fermeture hermétique.

Art. 15. — Les cuisines et le four de la boulangerie sont placés sur le pont supérieur, dans les superstructures ou, en cas d'impossibilité, dans un entrepont supérieur.

La ventilation des cuisines est assurée par des manches à air ou par tout autre dispositif convenable.

Lorsque le plancher des cuisines est en bois, il doit être protégé par une plaque métallique. Les cloisons en bois dans le voisinage des fourneaux sont protégées de la même façon.

Art. 16. — Les bouteilles et poulaines sont placées dans les parties supérieures du navire ; elles sont construites et disposées de façon à éviter les mauvaises odeurs.

Sur le navire à coque métallique, le sol des poulaines est formé d'un revêtement imperméable ou d'un revêtement jointif se prêtant facilement au lavage ; des dispositions sont prises pour que les poulaines puissent être nettoyées à grande eau ; leurs cloisons en tôle ne peuvent pas être recouvertes de bois ; elles sont munies d'appuis convenablement disposés.

Les bouteilles sont pourvues de chasses d'eau abondantes.

Sur tout navire, il est exigé au moins une bouteille ou une poulaine.

Lorsque le personnel du bord comprend 10 personnes ou davantage, mais est inférieur à 25 personnes, il doit y avoir au moins une bouteille et une poulaine.

Lorsque le personnel du bord comprend de 25 à 40 personnes, il doit y avoir 3 places dans la poulaine. Au-dessus de ce chiffre, il est prévu une place en plus par 40 ou fraction de 40 personnes.

Art. 17. — Lorsque le personnel de la machine comprend plus de 10 hommes, indépendamment des officiers, un local spécial, pourvu d'un robinet distributeur d'eau douce, est affecté aux soins de propreté de ce personnel.

Ce local, qui est placé autant que possible au-dessus de la ligne de flottaison et au voisinage des chaufferies, doit être de dimensions telles que toute une bordée de quart puisse en faire usage simultanément.

Des locaux analogues sont affectés sur les navires à vapeur aux soins de propreté du personnel du pont et des agents de service lorsque l'effectif de chacune de ces deux catégories dépasse 15.

Lorsqu'il existe des robinets d'eau chaude à l'usage de tous les passagers, il en est également installé dans les locaux prévus aux précédents paragraphes.

Des dispositions sont prises pour qu'il puisse être distribué une fois par semaine pour le lavage du linge 10 litres d'eau douce par homme.

Il est délivré à chaque homme du personnel des machines, après les changements de quart, 10 litres d'eau douce.

Art. 18. — Les couchettes et hamacs sont garnis par l'armement ou le personnel, suivant les usages et les contrats d'engagement, d'objets de couchage qui comportent, dans tous les cas, un matelas et deux couvertures.

Les objets de couchage fournis par l'armement sont désinfectés une fois par an, au moins. Le varech des matelas est renouvelé chaque année ou lorsqu'une maladie s'est déclarée à bord.

Les objets de couchage individuel apportés par le personnel ne sont introduits à bord qu'après avoir été passés à l'étuve.

Art. 19. — Les locaux affectés au logement de l'équipage sont nettoyés à fond après chaque voyage au long cours ou tous les mois pour les autres navigations. Ils sont désinfectés ou repeints lorsqu'il s'est produit à bord une maladie suspecte ou une affection contagieuse.

Art. 20. — Les dispositions précédentes sont applicables aux navires de pêche sous réserve des atténuations ci-dessous indiquées.

Les locaux affectés au couchage doivent représenter un volume d'air d'au moins $2^{m3},150$.

La hauteur de planche à planche ne doit pas être inférieure à $1^m,83$.

Si le pont formant plafond est en tôle, il doit être recouvert d'un bordé en bois. Le pont formant plancher est en bois ou recouvert d'une substance isolante. Les parois et meubles sont recouverts d'une peinture ou enduit lavable.

L'éclairage de jour est assuré par des hublots de côté ou des verres prismatiques dans le pont ou par des claires-voies. Lorsqu'il est possible de le faire sans danger, il est établi sur chaque bord un nombre de hublots en rapport avec les dimensions des compartiments qu'ils éclairent. L'éclairage de nuit est assuré au moyen d'appareils fixes.

L'échelle de descente et le capot doivent être d'un accès facile ; le capot doit pouvoir être fermé hermétiquement pour empêcher l'eau de tomber dans le poste.

Un espace est réservé en dehors du poste pour recevoir les effets cirés. Il est choisi de telle façon qu'on puisse y déposer ces effets avant de pénétrer dans le poste et gagner ensuite ce dernier sans cesser d'être à l'abri.

Un moyen de chauffage est fourni pour chaque logement. Quand il y est installé un fourneau de cuisine, une ouverture spéciale est pratiquée pour dégager le produit de la combustion. Le cube d'air doit en ce cas être augmenté de $0^{m3},100$ par chaque homme.

Une manche à air avec pavillon est placée en un endroit convenable pour introduire l'air frais. L'évacuation de l'air vicié est assuré par une autre manche, des champignons, cols de cygne ou tout autre moyen efficace.

Art. 21. — Sur tous les navires de pêche il est exigé au moins une poulaine qui doit être installée de telle façon qu'elle puisse être boulonnée tantôt à l'avant, tantôt à l'arrière, selon les nécessités de la pêche. Elle doit contenir deux places lorsque le personnel comprend de 30 à 40 hommes, et trois places lorsqu'il comprend plus de 40 hommes. Les poulaines sont couvertes et munies d'appuis solides.

Il n'est jamais exigé de bouteille.

Art. 22. — Les prescriptions des articles 5 à 15 s'appliquent aux navires de plaisance ayant plus de 350 tonneaux ; elles sont remplacées, pour les navires qui ont moins de 350 tonneaux, par les dispositions suivantes :

Les locaux affectés au couchage de l'équipage doivent avoir un volume d'air d'au moins $2^{m3},150$ par homme.

Si le pont formant plafond est en tôle, il doit être recouvert d'un bordé en bois. Le pont formant plancher doit être en bois ou recouvert d'une substance isolante. Les parois et meubles sont recouverts d'une peinture ou enduit lavable.

L'éclairage est assuré par des hublots de côté ou des verres prismatiques dans le pont, ou par des claires-voies.

L'échelle de descente et le capot doivent être d'un accès facile : le capot doit pouvoir être fermé hermétiquement pour empêcher l'eau de tomber dans le poste.

Une manche à air avec pavillon est placée en un endroit convenable pour introduire l'air frais. L'évacuation de l'air vicié est assurée par une autre manche, ou par des champignons, cols de cygnes ou tout autre moyen efficace.

Art. 23. — Sur tous les navires, de quelque nature qu'ils soient, les cabines doivent représenter un volume d'air au moins égal à $3^{m3},500$ par personne. Pour le calcul de ce volume d'air, les lits, les objets de literie, les tables et les sièges ne sont pas déduits.

Art. 24. — Sur aucun navire, les passagers d'entrepont ne doivent être logés dans un entrepont inférieur à celui qui est situé immédiatement au-dessous de la ligne de flottaison ou charge.

Les locaux affectés habituellement ou temporairement au couchage des passagers d'entrepont sont séparés des compartiments voisins par des cloisons.

Dans tout local destiné au couchage des passagers d'entrepont, le nombre maximum de personnes pouvant y être admises est affiché d'une façon apparente.

Art. 25. — Les couchettes ont au minimum 1^m,83 de longueur sur 56 centimètres de largeur.

Le fond des couchettes inférieures doit être au moins de 15 centimètres au-dessus du sol et le fond des couchettes supérieures à 70 centimètres au moins du fond des couchettes de la rangée inférieure.

Sur les navires de pêche transportant des passagers, les couchettes peuvent être remplacées par des hamacs.

Les entreponts affectés au logement des passagers sont pourvus d'échelles ayant une largeur minimum de 80 centimètres.

Le nombre des panneaux et celui des échelles sont déterminés comme suit, en raison du nombre de passagers auquel est affecté l'entrepont :

Au-dessous de 50 passagers : Un panneau. — Une échelle.

De 50 à 149 passagers : Un panneau. — Deux échelles.

De 150 à 199 passagers : Un panneau. — Trois échelles.

A partir de 200 passagers : Deux panneaux. — Quatre échelles.

Ou un grand panneau muni de quatre échelles.

Les compartiments affectés aux passagers d'entrepont ainsi que leurs accès et dépendances doivent être convenablement éclairés pendant le jour. L'éclairage de nuit doit être assuré par des appareils fixes.

Les dispositions prévues pour l'aération doivent être telles que celle-ci soit assurée dans toutes les circonstances.

Art. 26. — Les lieux d'aisances destinés aux passagers sont placés dans les parties supérieures du navire ; ils sont abrités contre les intempéries et contre la mer et munis d'appuis convenablement disposés.

Des cabinets distincts sont réservés aux femmes. Ceux qui sont affectés aux hommes sont pourvus d'urinoirs.

Les cabinets des hommes comme ceux des femmes peuvent comporter un collecteur commun et plusieurs places. Dans ce dernier cas, les places sont séparées les unes des autres par des cloisons en tôle ayant une hauteur au moins égale à un mètre.

Un écran, autant que possible en tôle, est placé devant chaque compartiment.

Le nombre minimum de places est de deux, si le navire ne transporte pas plus de 100 passagers. Au-dessus de 100 passagers, il est exigé une place supplémentaire par 75 passagers en plus.

Une chasse d'eau en état continu de fonctionnement est établie dans tous les lieux d'aisances.

Art. 27. — Sur tout navire destiné à transporter des passagers de pont pour des voyages comportant des traversées dont la durée normale de port à port dépasse quarante-huit heures, un local spécial est affecté aux soins de propreté de ces passagers.

Art. 28. — Il est tenu sur chaque navire un registre destiné à recevoir les réclamations des passagers qui auraient des plaintes et observations à formuler. Le capitaine peut également y consigner les observations qu'il jugerait utile ainsi que les faits qu'il lui paraîtrait important de faire attester par les passagers.

Ce registre, coté et paraphé par l'administrateur de l'Inscription maritime, doit être communiqué à toute réquisition aux autorités et commissions chargées de la surveillance du navire.

Art. 29. — Sur tout navire destiné à effectuer des traversées de plus de quarante-huit heures et devant embarquer plus de 100 personnes, y compris le personnel du bord, il doit être installé un hôpital.

Cet hôpital est placé dans un endroit convenablement éclairé et aéré, soit sur le pont, soit dans le premier entrepont ; il est isolé le plus complètement possible des locaux occupés par l'équipage et par les passagers.

L'hôpital est divisé en deux compartiments affectés, l'un aux hommes, l'autre aux femmes. Il est exigé un lit par 40 personnes embarquées, jusqu'à concurrence de 200 personnes. A partir de ce chiffre, il est prévu un lit par 60 personnes en plus.

A l'hôpital sont annexés : 1° une pharmacie, pouvant servir de salle d'opérations et ayant des dimensions suffisantes pour recevoir un lit articulé du modèle ordinaire et pour permettre la circulation autour de ce lit ; 2° une salle de bains ; 3° des lieux d'aisances ; 4° une chambre d'isolement comprenant le quart des lits d'hôpital imposés par le paragraphe 3 du présent article.

Le cube d'air des hôpitaux doit représenter au minimum 4 mètres cubes pour chaque personne pouvant y prendre place. La hauteur sous plafond ne peut pas être inférieure à $1^m,83$.

Les couchettes doivent être en métal peint, verni ou galvanisé ; elles doivent avoir, au minimum, $1^m,83$ de longueur et 60 centimètres de largeur intérieure et être disposées de telle sorte que leur plus grande dimension soit placée en bordure d'un passage ayant une largeur au moins égale à 1 mètre.

Tant dans l'hôpital que dans les entreponts, quelques lits ayant une largeur de 80 centimètres sont réservés aux femmes enceintes ou en couches.

Il peut n'être dressé que la moitié des couchettes de l'hôpital. En aucun cas, elles ne peuvent être superposées.

SECTION II. — *Aménagements nécessaires à la conservation des vivres et des boissons.*

Art. 30. — Les cambuses affectées à la garde et à la conservation des approvisionnements sont exclusivement réservés à cet usage. Elles sont isolées des locaux habités et fermées à clef. Toutefois, sur les navires de pêche, les armoires servant de cambuses peuvent ouvrir sur les locaux habités par le capitaine. Aucun tuyau de vapeur ne doit passer par les cambuses.

Lorsqu'il est percé des ouvertures dans les parois verticales de ces compartiments, elles sont garnies de châssis en toile métallique.

Les cambuses sont pourvues d'armoires et d'étagères en quantité suffisante, surélevées au-dessus du parquet, de façon à permettre le nettoyage de celui-ci.

Les soutes où le vin est conservé sont aérées et d'une température aussi peu élevée que possible.

Art. 31. — Les navires doivent être approvisionnés d'eau potable.

Les récipients à eau douce, généralement connus sous le nom de caisses à eau et de charniers, ne peuvent pas être en bois. Cette disposition ne s'applique pas, toutefois, aux barils de galère des embarcations. Elle ne s'applique pas non plus aux navires de pêche opérant avec salaison à bord qui sont autorisés à embarquer l'eau potable dans des barriques neuves ayant subi le traitement nécessaire pour assurer une bonne conservation de l'eau.

Les récipients à eau douce sont revêtus à l'intérieur d'un enduit, ciment ou autre, d'épaisseur convenable.

Ils sont munis d'un tuyau d'air, disposés de façon à ne pas permettre l'introduction de corps étrangers, d'un bouchon de vidange et d'une ouverture assez large pour qu'un homme puisse s'y introduire en vue de leur nettoyage et de leur visite. Cette ouverture est disposée de façon à pouvoir être hermétiquement fermée dans l'intervalle des visites.

Les caisses à eau douce sont placées, autant que possible, dans la cale et surélevées au-dessus du vaigrage.

Elles sont munies d'un tuyau de sonde. Une sonde spéciale est placée au voisinage dudit tuyau.

Une pompe reliée à un tuyautage spécial est exclusivement affectée à la manutention de l'eau des caisses à eau d'alimentation.

Les joints des tuyaux et des caisses ne sont jamais faits avec des composés du plomb.

L'équipage doit disposer, pour son usage exclusif, de récipients de dimensions convenables. Sur les navires à vapeur, un charnier est réservé au personnel du pont et un autre au personnel de la machine ; ils sont placés au voisinage des postes.

Les récipients sont nettoyés à fond au moins tous les trois mois ou à la suite de l'apparition d'une épidémie attribuable à l'eau du bord.

Art. 32. — Les navires à vapeur et les navires à voiles pourvus d'une chaudière, qui sont armés au long cours, et dont l'effectif, équipages et passagers, dépasse trente personnes, doivent être munis d'un appareil à distiller l'eau de mer.

CHAPITRE III
Appareils moteurs.

SECTION I. — *Appareils à vapeur.*

Art. 33. — La chambre des machines motrices et la chambre de chauffe doivent être de dimensions suffisantes pour que toutes les opérations, tant de la conduite et de l'entretien courant des machines que de la chauffe et de l'entretien courant des chaudières, puissent s'effectuer sans danger.

Des dispositions sont prises pour que le charbon et les escarbilles ne puissent pénétrer sous le parquet des chaufferies. A cet effet, des gardes et des écrans en tôle sont adaptés sur les chaudières et partout où il est besoin. Des précautions sont prises également pour éviter l'engagement des pompes de cales des chaufferies.

La chambre de chauffe doit offrir aux chauffeurs des moyens de retraite facile dans deux directions au moins.

Une bonne ventilation de la chambre des machines et de la chauffe doit être assurée au moyen de manches à air ou de tout autre système de ventilation artificielle.

Toutes les ouvertures pratiquées au-dessus du local des chaudières sont munies d'un grillage métallique pourvu de volets, permettant de les recouvrir par mauvais temps, à moins qu'elles ne soient surmontées par des claires-voies.

Aucune forge à feu ouvert ne doit être installée dans les chambres des machines et chaudières à moins que ces compartiments ne soient aérés d'une façon spéciale ou qu'il n'existe un tuyau d'évacuation des produits de la combustion. Lorsque cette installation a lieu, le plancher et les parois de la forge sont en tôle ou recouverts de feuilles de tôle de 1 millimètre au moins d'épaisseur.

Sur les navires de plus de 200 tonneaux, lorsque le compartiment des machines n'est pas placé à l'arrière, un tunnel ou galerie de visite étanche s'étend de la cloison du presse-étoupes à la cloison arrière du compartiment des machines. L'entrée du tunnel doit être pourvue d'une porte étanche pouvant se manœuvrer d'un point situé au-dessus de la flottaison en charge.

La hauteur et la largeur du tunnel doivent être suffisantes pour permettre de procéder aisément aux travaux de réparation et d'entretien de la ligne d'arbre.

Autant que possible, il est prévu, au-dessus des cylindres et dans le tunnel, des dispositifs facilitant le démontage des cylindres et de la ligne d'arbre.

La chambre des machines est reliée avec le poste de commandement du navire au moyen d'un télégraphe transmetteur d'ordre à répétition et d'un téléphone ou d'un porte-voix.

Sur les navires de moins de 200 tonneaux, le télégraphe n'est pas exigé; mais il doit exister un timbre d'appel en même temps qu'un porte-voix.

Lorsque les appareils auxiliaires ne sont pas placés dans le compartiment des machines et chaudières principales, les locaux qui leur sont affectés sont isolés des compartiments voisins par des cloisons métalliques auxquelles, sur les navires en bois, peuvent être substituées des cloisons en bois recouvertes de feuilles de tôle d'un millimètre au moins d'épaisseur. Ces locaux sont largement éclairés et aérés.

Les ponts au-dessous des chaudières auxiliaires sont en tôle ou recouverts, soit d'une couche de ciment, soit d'un enduit approprié.

Art. 34. — Les machines et les chaudières principales ou auxiliaires sont solidement construites et soigneusement assujetties en place, de façon qu'aucun déplacement ne puisse se produire par suite des mouvements du navire.

Des appareils de préservation, tringles, masques ou manchons, sont établis de manière à mettre les personnes à l'abri des accidents auxquels pourrait les exposer l'approche des parties mobiles.

Des mains courantes sont placées le long des parois du tunnel et de la chambre des machines.

Art. 35. — Au-dessus de 500 chevaux indiqués, les machines à mouvement alternatif sont munies d'un appareil à vapeur de mise en train et de renversement de marche.

Pour les machines d'une puissance moindre, le dispositif de mise en train et de renversement de marche doit, s'il est à bras, être construit de telle sorte que le personnel de quart puisse le manœuvrer aisément et rapidement.

Toutes les machines motrices alternatives développant une puissance indiquée supérieure à 800 chevaux sont pourvues d'un vireur à vapeur. Un vireur à bras est exigé au-dessus de 300 chevaux.

Art. 36. — Les tuyaux de vapeur sont disposés de façon à pouvoir se dilater et se contracter sans fatigue anormale et être facilement purgés. — Les robinets de purge sont munis de tuyaux de décharge de manière à éviter tout accident au personnel.

Les tuyaux placés sous le pont sont recouverts d'un encaissement et pourvus d'un garnissage convenable ; ils doivent être munis de purges.

Les tuyaux de vapeur, ainsi que le tuyautage général du navire, sont peints avec les couleurs et selon les dispositions conventionnelles adoptées pour les bâtiments de la flotte de guerre.

Art. 37. — Le condenseur est muni de portes et de regards permettant de le visiter et de le nettoyer aisément.

Art. 38. — Toutes les machines à mouvement alternatif développant une puissance indiquée supérieure à 500 chevaux sont pourvues des dispositifs nécessaires pour le relevé des diagrammes de pression.

Art. 39. — Les navires à vapeur de plus de 600 tonneaux sont pourvus d'un guindeau à vapeur ou à moteur mécanique à commande directe. d'une puissance proportionnée au poids des ancres et des chaînes.

Le tuyautage de vapenr du guindeau et les tuyaux de vapeur des treuils sont, autant que possible, placés sur le pont. Toutes les parties en mouvement sont munies de masques mettant les personnes à l'abri des accidents.

Art. 40. — Les chaudières sont construites et disposées de façon que toute paroi en contact, par une de ses faces, avec la flamme ou les gaz, soit baignée par l'eau sur sa face opposée.

Le niveau de l'eau est maintenu, dans chaque chaudière, à une hauteur de marche telle qu'il soit en moyenne à 15 centimètres au moins au-dessus du plan pour lequel la condition précédente cesserait d'être remplie, dans la position normale du navire. Cette hauteur peut, toutefois, être réduite jusqu'à 10 centimètres pour les chaudières de petites dimensions.

La position limite est indiquée d'une manière très apparente au voisinage du tube de niveau mentionné ci-après.

Les prescriptions énoncées au présent article ne s'appliquent point :

1º Aux sécheurs et surchauffeurs de vapeur à petits éléments distincts de la chaudière ;

2º A des surfaces relativement peu étendues et placées de manière à ne jamais rougir. même lorsque le feu est poussé à son maximum d'activité, telles que les tubes ou les parties de cheminées qui traversent le réservoir de vapeur en envoyant directement à la cheminée principale les produits de la combustion, ou telles que les faisceaux de tubes isolés de façon à former surchauffeur ;

3º Aux générateurs dits « à petits éléments » et aux générateurs dits « à production de vapeur instantanée », lorsque la circulation y est assez intense pour que les parties de la surface de chauffe voisine de la surface libre ne soient pas susceptibles d'être portées au rouge, quelle que soit l'activité de la chauffe.

Art. 41. — Chaque chaudière est munie de deux appareils indicateurs de niveau indépendants l'un de l'autre suffisamment espacés et placés de façon à rester constamment visibles pour l'agent chargé de l'alimentation.

L'un au moins de ces indicateurs est un tube en verre ou est muni d'une lame de verre, la lame ou le tube étant disposé de manière à pouvoir être nettoyé et remplacé au besoin.

Des précautions sont prises contre le danger provenant des éclats de verre en cas de bris des tubes, au moyens de dispositions qui ne fassent pas obstacle à la visibilité du niveau.

L'indicateur est convenablement éclairé en tout temps.

L'autre appareil indicateur de niveau peut être un système de trois robinets étagés, ou de deux seulement pour les petites chaudières. Sur les chaudières fonctionnant sous une pression supérieure à 8 kilogrammes les robinets de jauge sont munis d'un dispositif permettant de les fermer à distance.

Les chaudières qui ont des foyers sur plusieurs façades sont pourvues, sur chacune de celles-ci, des appareils indicateurs du niveau de l'eau.

Les indicateurs de niveau sont munis de robinets de fermeture permettant de remplacer le verre sans danger pour l'opérateur.

Les robinets de fermeture peuvent être manœuvrés au moyen d'un dispositif permettant de les fermer simultanément à distance ; toutefois, le dispositif de manœuvre à distance des robinets de fermeture n'est pas exigé si l'appareil indicateur de niveau porte des soupapes automatiques fonctionnant en cas de rupture du verre.

Art. 42. — Chaque chaudière est munie d'au moins deux soupapes de sûreté à ressorts, convenablement installées, calculées et chargées de manière :

1° Que chacune d'elles puisse suffire pour évacuer à elle seule toute la vapeur produite, quelle que soit l'activité du feu, sans que la pression effective dépasse de plus d'un dixième la pression indiquée par le timbre ;

2° Qu'elle se soulève avant que la pression excède d'un vingtième celle qui est indiquée par le timbre.

Les mesures nécessaires sont prises pour que l'échappement de la vapeur ou de l'eau chaude ne puisse pas occasionner d'accident.

Les réchauffeurs d'eau d'alimentation sont munis d'appareils de fermeture permettant d'intercepter leur communication avec les chaudières ; ils portent une soupape de sûreté réglée eu égard à leur timbre, et suffisante pour limiter, d'elle-même et en toute circonstance, la pression au taux fixé ci-dessus.

Il en est de même pour les surchauffeurs de vapeur, à moins que les dispositions prises n'excluent l'éventualité d'une élévation de la pression au-dessus du timbre.

Sont soumis aux mêmes dispositions les récipients de formes diverses d'une capacité de plus de 100 litres, qui reçoivent de la vapeur empruntée à un générateur distinct, en exceptant, toutefois :

1° Ceux dans lesquels des dispositions matérielles efficaces empêchent la pression effective de la vapeur de dépasser 300 grammes par centimètre carré ;

2° Les cylindres de machines avec ou sans enveloppes, les enveloppes de turbines, les tuyauteries.

Les soupapes de sûreté de ces récipients et appareils peuvent être placées directement sur eux ou sur le tuyau de vapeur entre le robinet et le récipient ou l'appareil.

Il n'est exigé qu'une seule soupape pour les chaudières dont la surface de grille est inférieure à 45 décimètres carrés.

Art. 43. — Aucune soupape de sûreté placée sur les chaudières n'a un diamètre inférieur à 32 millimètres. La levée ne doit pas être limitée à moins du quart de leur diamètre pour les soupapes à simple siège.

Les soupapes de sûreté sont posées directement sur la chaudière, ou bien, s'il existe une tubulure de raccordement, celle-ci est aussi courte que possible.

Aucune partie de cette tubulure ou du tuyautage placé en aval des soupapes n'a une section inférieure à leur section totale.

Les soupapes sont munies de purges ou de dispositif permettant l'écoulement de l'eau condensée. L'une des soupapes au moins est munie d'un appareil permettant de la soulever, et manœuvrable de la chambre de chauffe. Cet appareil est disposé de telle sorte qu'il n'augmente pas la charge de la soupape.

Les ressorts sont protégés et disposés de telle sorte qu'ils ne puissent subir de fatigues anormales. Des dispositions sont prises pour empêcher une projection des clapets en cas de rupture des ressorts.

Art. 44. — Toute chaudière est en communication avec deux appareils d'alimentation indépendants, convenablement installés, chacun de ces appareils devant pouvoir suffire aux besoins de la chaudière dans toutes les circonstances. L'un d'eux au moins fonctionne par des moyens indépendants de la machine motrice du navire.

Les chaudières placées à bord des navires à voiles, des pontons, dragues, porteurs, et les chaudières auxiliaires des navires à vapeur peuvent n'avoir qu'un seul appareil d'alimentation lorsque leur pression est inférieure à 7 kilogrammes et leur surface de chauffe à 30 mètres carrés.

Chaque appareil d'alimentation est muni d'un régulateur, soupape ou clapet, fonctionnant automatiquement et placé au point d'insertion du tuyau d'alimentation qui lui est propre. Ces régulateurs ont un robinet intermédiaire permettant de les visiter.

Lorsque plusieurs corps de chaudières sont en communication, le régulateur d'alimentation est obligatoire pour chacun d'eux.

Art. 45. — Chaque prise de vapeur pour machines principales ou auxiliaires est munie d'une soupape ou d'un robinet d'arrêt de vapeur placé à l'origine du tuyau de conduite de vapeur sur la chaudière même.

La prise de vapeur pour machines principales doit, autant que possible, pouvoir se commander du pont supérieur.

Art. 46. — Chaque corps de chaudière cylindrique est muni d'un appareil (robinet ou soupape) d'extraction de fond et d'un appareil d'extraction de surface, placés directement sur la chaudière.

Sur les chaudières à tube d'eau, un seul appareil d'extraction est exigé.

Des dispositions sont prises pour permettre le contrôle facile de l'ouverture ou la fermeture des robinets d'extraction. Les tuyaux d'extraction conduisant à l'extérieur sont munis de robinets à leurs aboutissements sur le bordé et sur la chaudière.

Lorsqu'un même tuyau d'extraction dessert plusieurs corps de chaudière, il est muni de robinets ou soupapes empêchant l'eau d'extraction de passer d'une chaudière dans l'autre.

L'appareil d'extraction de fond doit pouvoir se manœuvrer du parquet des chaufferies.

Art. 47. — Chaque chaudière est munie d'un manomètre en bon état, placé de manière à être constamment visible pour le chauffeur et gradué de manière à indiquer en kilogrammes par centimètre carré la pression effective de la vapeur dans la chaudière. Ce manomètre est convenablement éclairé en tout temps.

Une marque très apparente indique sur l'échelle du manomètre la limite que la pression ne doit pas dépasser.

Tout manomètre est muni d'un robinet permettant de l'isoler de la chaudière.

Les chaudières qui ont des foyers sur plusieurs façades sont munies d'un manomètre sur chacune d'elles.

Des manomètres, reliés à chaque corps de chaudière, sont placés dans la chambre des machines lorsque celle-ci n'est pas contiguë à la chaufferie et en libre communication avec elle.

Tout récipient ou appareil à vapeur, pour lequel une soupape de sûreté est exigée, doit être pourvu d'un manomètre.

Art. 48. — Les chaudières sont munies d'un ajutage. terminé par une bride de 4 centimètres de diamètre et de 5 millimètres d'épaisseur disposée pour recevoir un manomètre vérificateur.

Une tubulure analogue est prévue pour l'essai de pression hydraulique dans la partie haute de la chaudière, à moins que l'appareil d'obturation du trou d'homme ne puisse être utilisé pour cet essai.

Art. 49. — Chaque chaudière est pourvue de trous d'homme, trous de sel et regards nécessaires pour son inspection, son nettoyage et son entretien. Aucun trou d'homme n'est muni de portes en fonte de fer.

Les chaudières dont les dimensions sont trop faibles pour qu'on puisse y pénétrer pour les visiter sont munies de trous de piquage en nombre suffisant pour permettre de les examiner entièrement par l'extérieur.

Art. 50. — Les monte-escarbilles sont disposés de façon à fonctionner sans danger pour le personnel.

Sur les navires à vapeur de plus de 800 chevaux indiqués, ces appareils doivent être actionnés par des moteurs mécaniques, à vapeur ou autres.

Art. 51. — Les soutes à charbon sont isolées des chaudières.

Les tuyaux traversant les soutes sont protégés contre les chocs par des encaissements solides.

Les soutes à pétrole et les compartiments du double-fond employés, sur les navires à coque métallique, à l'emmagasinage du combustible liquide, sont soigneusement isolés des chaudières.

L'échantillonnage de leurs parois est renforcé et le rivetage des joints entièrement étanche

Si les soutes ne sont pas isolées des cales ou compartiments contigus par des cofferdams, une tôle verticale de faible hauteur est établie parallèlement à la cloison et sur toute sont étendue, de façon à former au pied de celle-ci une cuvette où se réunissent les égouts et suintements de la cloison.

Les compartiments des doubles-fonds employés à l'emmagasinage du pétrole sont isolés des compartiments voisins par des cofferdams formés par deux varangues étanches. L'épuisement de ces cuvettes et cofferdams a lieu au moyen d'une pompe spéciale.

Les pompes employées à la manutention du pétrole sont exclusivement réservées à cet usage.

Des robinets, en nombre suffisant pour réduire autant que possible les fuites en cas de rupture de tuyautage, sont disposés sur le tuyautage du pétrole.

Les soutes à pétrole sont munies d'un tuyautage de vapeur ou de tout autre dispositif permettant de les débarraser, après vidange, des gaz combustibles.

Art. 52. — Avant leur mise à bord, les chaudières neuves doivent subir chez le constructeur une première épreuve réglementaire.

La chaudière est présentée pour cette épreuve avant d'être revêtue d'aucun garnissage calorifuge.

L'épreuve consiste à soumettre la chaudière à une pression hydraulique supérieure à la pression effective qui ne doit pas être dépassée dans le service.

Le temps pendant lequel est maintenue la pression d'épreuve doit être suffisant pour permettre l'examen de toutes les parties de la chaudière.

En principe, il doit varier entre cinq et dix minutes.

La charge d'épreuve est égale au double de la pression effective qui ne doit pas être dépassée dans le service, sans que la surcharge puisse excéder 10 kilogrammes.

L'épreuve n'est pas exigée pour l'ensemble d'une chaudière dont les diverses parties, éprouvées séparément, sont réunies par des tuyaux placés sur tout leur parcours en dehors du foyer et des conduits de flamme et dont les joints peuvent être facilement démontés.

Les réchauffeurs d'eau sous pression, les sécheurs et les surchauffeurs de vapeur sont considérés comme chaudières ou parties de chaudière pour tout ce qui est dit au paragraphe précédent.

Les tuyaux de vapeur, ainsi que les collecteurs d'alimentation, sont essayés à l'atelier, au double de la pression qu'ils supportent en service.

Le chef de l'établissement où se fait l'épreuve fournit la main-d'œuvre et les appareils nécessaires à l'opération.

Toute chaudière neuve provenant de l'étranger est éprouvée, avant sa mise à bord, dans le port désigné par le propriétaire du navire, à moins que celui-ci n'ait joint à sa demande un certificat émanant d'une autorité reconnue et authentiquée par le consul de France dans le lieu où a été construite la chaudière, certificat constatant que l'épreuve réglementaire a été effectuée chez le constructeur.

Art. 53. — Toute chaudière neuve présentée après sa mise à bord porte une plaque d'identité indiquant :

1° Le nom du constructeur ;

2° Le lieu, l'année et le numéro d'ordre de la fabrication ;

3° Un numéro d'ordre par corps de chaudière, si le navire en possède plusieurs.

Elle est disposée pour subir à froid l'épreuve réglementaire ci-après définie.

L'épreuve a lieu à une pression comportant une surcharge égale à la moitié de la pression effective que doit indiquer le timbre sans jamais être inférieure à un demi-kilogramme, ni supérieure à 6 kilogrammes.

Le temps pendant lequel est maintenue la pression d'épreuve doit être suffisant pour permettre l'examen de toutes les parties de la chaudière.

En principe, il doit varier entre cinq et dix minutes.

Après que la chaudière ou partie de la chaudière a été éprouvée avec succès, il y est apposé un ou plusieurs timbres indiquant en kilogrammes, par centimètre carré, la pression effective que la vapeur ne doit pas dépasser. Les timbres sont poinçonnés et reçoivent trois nombres indiquant le jour, le mois et l'année de la mise en service. Un de ces timbres est placé de manière à être toujours apparent.

L'épreuve n'est pas exigée pour l'ensemble d'une chaudière dont les diverses parties, éprouvées séparément, sont réunies par des tuyaux placés sur tout leur parcours en dehors des foyers et des conduits de flamme, et dont les joints peuvent être facilement démontés.

Pour les chaudières qui ne doivent pas être soumises au chauffage à feu nu, les conditions des épreuves sont les mêmes que pour les récipients de vapeur.

Pour cette épreuve, le bord fournit la main-d'œuvre et les appareils nécessaires.

Ensuite, la chaudière est mise en pression pour permettre de vérifier si les soupapes de sûreté sont en bon état de fonctionnement et si elles ont un débouché suffisant.

Art. 54. — Sont soumis aux épreuves ci-dessus, suivies du timbrage, les récipients de formes diverses d'une capacité de plus de 100 litres qui reçoivent de la vapeur empruntée à un générateur distinct, lorsque leur communication avec l'atmosphère n'est point établie par des moyens excluant toute pression effective notable. Cette disposition ne vise pas les cylindres à vapeur ni les enveloppes des turbines.

Toutefois, les récipients dont il s'agit ne sont soumis, pour l'épreuve prévue à l'article 52, comme pour l'épreuve prévue à l'article 53, qu'à une surcharge d'épreuve égale à la moitié de la pression maximum à laquelle ils peuvent fonctionner sans que cette surcharge puisse excéder 4 kilogrammes par centimètre carré.

Sont assimilés aux récipients les chaudières dans lesquelles la vaporisation est obtenue non par le chauffage à feu nu, mais au moyen de réactions chimiques ou autres sources de chaleur ne produisant jamais que des températures modérées, ainsi que les réservoirs dans lesquels de l'eau à haute température est emmagasinée à l'effet de fournir un dégagement de vapeur ou de chaleur, quel qu'en soit l'usage.

Art. 55. — La visite annuelle des appareils à vapeur comporte un examen extérieur et intérieur des machines et des chaudières principales et auxiliaires.

Art. 56. — Les machines motrices et auxiliaires des navires sont soumises tous les quatre ans à des constatations plus complètes.

Les chaudières principales et auxiliaires de ces navires sont soumises également, au moment des visites périodiques, à des constatations plus complètes tous les quatre ans, jusqu'à leur douzième année, et tous les deux ans à partir de leur douzième année.

Art. 57. — Pour la visite des machines principales, prévue à l'article précédent, les coussinets de palier sont démontés, les cylindres ouverts et les pistons soulevés : les tiroirs, ainsi que toutes les pompes de la machine, sont démontés. Le tuyautage, les boîtes d'aspiration, crépines et boîtes égyptiennes sont dégagés et nettoyés. Toutes les parties de la machine et de la ligne d'arbres subissent ensuite une visite complète.

Les machines auxiliaires sont soumises à une visite analogue comportant les démontages qui sont jugés utiles.

Art. 58. — Pour les chaudières principales et auxiliaires, la visite prévue à l'article 56 est précédée d'une épreuve sous pression hydraulique.

Avant cette épreuve, les foyers et boîtes à feu sont piqués et nettoyés, afin de pouvoir relever leurs dimensions dans les parties susceptibles de se déformer lorsque la chaudière est en pression.

L'épreuve a lieu à une pression comportant une surcharge égale à la moitié de la pression effective qu'indique le timbre sans être inférieure à un demi-kilogramme, ni supérieure à 6 kilogrammes.

Le temps pendant lequel est maintenue la pression d'essai doit être suffisant pour permettre l'examen de toutes les parties de la chaudière.

En principe, il doit varier entre cinq et dix minutes.

Après l'épreuve hydraulique, la chaudière est ouverte et vidée de manière qu'elle puisse être examinée dans toutes ses parties.

Art. 59. — Lorsqu'une chaudière neuve est mise à bord d'un navire dans les six mois qui suivent une visite périodique. la chaudière est, au point de vue des visites et épreuves ultérieures, considérée comme ayant été mise en service au moment de cette visite.

Si la mise à bord se fait après les six mois qui suivent la visite périodique, c'est à partir de la visite périodique suivante que se compte la durée du service de la chaudière.

Art. 60. — Lorsqu'une chaudière ayant déjà servi est placée à bord d'un navire en service, cette chaudière est, au point de vue des visites et épreuves ultérieures, considérée comme ayant, au moment de la visite périodique suivante, un âge exprimé par un nombre entier d'années, qui s'obtient en augmentant ou en diminuant l'âge réel de la chaudière suivant que la fraction d'année écoulée au moment de la visite périodique est supérieure ou inférieure à six mois.

Art. 61. — En dehors des époques indiquées à l'article 56, la visite de chaudières comportant des constatations plus complètes est exigée :

1° Lorsqu'une chaudière ayant déjà servi est placée à bord d'un navire en service ;

2° Lorsque la chaudière a subi une réparation notable.

3° Lorsqu'elle est remise en service plus d'un an après l'expiration du dernier permis périodique de navigation.

Cette visite peut être exigée également lorsqu'à raison des conditions dans lesquelles la chaudière fonctionne, il y a lieu pour la Commission d'en suspecter la solidité.

La chaudière est ensuite remise en ordre de marche, afin de permettre un essai sous vapeur des chaudières et du tuyautage de vapeur. Pour cet essai, le tuyautage de vapeur est, s'il le faut, dégarni soit entièrement, soit dans le voisinage des brides.

Au moment de la visite annuelle ou d'une visite de quatrième année, le propriétaire du navire peut demander que le timbre de ses chaudières soit abaissé. Dans ce cas, l'épreuve hydraulique décrite à l'article 52 est effectuée sur la base du nouveau timbre et celui-ci est poinçonné comme il a été dit plus haut aux lieu et place de l'ancien timbre.

Art. 62. — Sont dispensés des visites, constatations et essais prévus aux articles qui précèdent, les navires dont les propriétaires ont joint à la demande de permis de navigation un certificat délivré par une société de classification reconnue par le ministre de la Marine et établissant que le navire possède la première cote.

Art. 63. — L'inspecteur de la navigation a qualité pour prendre connaissance du journal du bord et du journal de la machine.

Le journal de la machine, coté et paraphé par l'administrateur de l'Inscription maritime et visé chaque jour par le capitaine, est tenu par les soins du chef mécanicien qui y consigne tous les faits concernant le fonctionnement et l'entretien des appareils à vapeur.

SECTION II. — *Appareils moteurs autres que les appareils à vapeur.*

Art. 64. — Les moteurs à pétrole sont solidement assujettis en place sur un carlingage renforcé. Il en est de même des appareils de changement et de renversement de marche.

Si l'on emploie une hélice reversible, le dispositif de commande est simple et robuste. Autant que possible, il se manœuvre du pont supérieur.

Au-dessous du moteur est placé soit une cuvette étanche, soit un carter, disposé de telle sorte que toutes les huiles du combustible liquide s'y rassemblent.

Si l'allumage du moteur se fait au moyen de brûleurs, ou par contact avec une partie de la culasse non chemisée et portée au rouge, les précautions nécessaires sont prises pour que le pétrole ou les vapeurs de pétrole ne puissent venir en contact avec le brûleur ou le dispositif qui en tient lieu.

Si l'allumage se fait au moyen de l'électricité, les canalisations doivent être, autant que possible, placées sous tubes de plomb. En tout cas, toutes les précautions doivent être prises pour éviter les courts-circuits, aussi bien dans la canalisation que dans les appareils générateurs.

S'il existe des accumulateurs électriques, ils doivent être placés dans un local spécial largement aéré.

Sauf autorisation de la commission de visite prévue, suivant les cas, à l'article 4 ou à l'article 6 de la loi, qui fixe, alors, les précautions à prendre pour l'emmagasinage du combustible liquide et pour l'installation du tuyautage, il est interdit d'employer, sur les navires de plus de 25 tonneaux de jauge, des moteurs utilisant des hydrocarbures ayant une température d'ignition spontanée inférieure à 60° centigrades.

Si la mise en marche se fait à l'aide d'un hydrocarbure plus inflammable, les récipients qui le contiennent doivent être placés dans un local spécialement ventilé, en dehors de la chambre du moteur et au-dessus de la flottaison en charge. Au-dessous du réservoir, il est disposé une cuvette métallique pourvue d'un tuyau destiné à évacuer les fuites à l'extérieur.

Les soutes à pétrole doivent être disposées sur les navires à coque métallique, comme il est dit plus haut. Sur les navires en bois, le pétrole est emmagasiné dans des caisses spéciales, en forte tôle, rivées et soudées ; il peut aussi être emmagasiné de la même manière sur les navires à coque métallique.

Ces caisses sont placées dans un compartiment spécial, largement ventilé et dont les parois sont en tôle, ou garnies de feuilles de tôle ou de plomb.

Ce compartiment est isolé du compartiment du moteur. Il est muni d'un dispositif permettant d'évacuer ou d'épuiser le pétrole provenant des fuites qui pourraient se produire.

Des dispositions sont prises pour permettre la visite des caisses, leur remplissage et leur vidange.

Un réservoir de service, d'une contenance maximum correspondant à dix heures de marche, peut être placé dans le compartiment du moteur.

Pour la pêche côtière, la provision du combustible nécessaire à une sortie peut être emmagasinée dans le compartiment du moteur.

Le tuyautage d'amenée du pétrole doit être en cuivre rouge avec joints à cônes rodés et brasés ou à bagues.

Art. 65. — La disposition des moteurs à gaz pauvre, moteurs électriques et de leurs accessoires fait l'objet d'un examen spécial de la Commission qui procède à la première visite. Cette commission fixe, dans chaque cas, les conditions auxquelles doit satisfaire l'installation.

CHAPITRE IV

Instruments et documents nautiques. — Objets d'armement et de rechange.

Art. 66. — Les navires de plus de 25 tonneaux affectés à une navigation de long cours, de cabotage international ou de grand cabotage national sont pourvus au moins des instruments et documents nautiques, ainsi que des objets d'armement et de rechange, dont les nomenclatures figurent à l'article suivant.

S'il se livrent à une navigation autre que celles qui sont prévues ci-dessus, ils doivent, en principe, être pourvus des mêmes instruments et du même matériel, sauf les réductions et exceptions expressément indiquées aux tableaux susvisés. Toutefois, la commission de visite peut dispenser d'avoir à bord de ces navires ceux des instruments et objets qui sont marqués d'un astérisque, lorsqu'il est reconnu que ces dispenses ne peuvent avoir d'inconvénients.

Art. 67. — *Nomenclature des instruments et documents nautiques dont les navires doivent être pourvus, et conditions auxquelles doivent satisfaire ces instruments.*

(Abréviations : A. Long cours. — B. Cabotage international et grand cabotage national.)

OBJETS	A	B	OBSERVATIONS
Chronomètre*	2	1	Les chronomètres doivent être suspendus à la cardan dans des boîtes fixées dans un local où ils soient le plus possible à l'abri des trépidations, secousses, variations de température, etc.
Montre d'habitacle	1	1	Les vapeurs doivent, en outre, avoir une montre d'habitacle dans la machine.
Baromètre	2	1	Un des baromètres doit être enregistreur sur les navires au long cours qui doivent en avoir deux.
Thermomètre	1	1	Un de plus sur les vapeurs pour la machine.
Sextant*	2	1	Les sextants doivent être munis de tous leurs accessoires.
Longue-vue*	1	1	
Jumelle marine	2	1	
Compas complets	Le nombre nécessaire suivant les installations.		Un par poste de barre et un autre pour les relèvements, si ceux-ci ne peuvent être pris avec un compas de barre. En tous cas, jamais moins de deux compas, dont un au moins compensé, ajusté avant le départ et muni d'alidades et de sa table de déviation. De plus, un compas de rechange avec alidade et un compas sur chaque embarcation de sauvetage.
Rose des vents	2	1	En plus de celle appartenant au compas.
Loch marin et accessoires	2	1	
Loch à hélice*	1	1	N'est exigé que sur les navires à passagers.
Cartes et instructions nautiques[1].	Suivant le voyage à entreprendre.		
Ouvrages nautiques (Connaissance des temps ou éphémérides. — Annuaire des marées. — Livre des phares et fanaux pour le voyage à entreprendre)[1].	1 de chaque sorte.	1	Le livre des phares et fanaux devra être tenu à jour au moyen de fiches du service hydrographique.

[1] Les cartes, instructions et ouvrages nautiques doivent être à la disposition de l'officier de quart quand la terre ou des feux sont en vue.

OBJETS	A	B	OBSERVATIONS
Rapporteur	2	1	
Compas à pointes sèches.	2	2	
Fanaux de route ou verrines. Matériel de signaux de jour et de nuit, de brume et de détresse.	En quantité suffisante pour permettre de se conformer aux règlements en vigueur.		
Sonde avec plombs . .	3	2	Dont une d'au moins 200 mètres.
Sondeur du système Thompson ou autre équivalent*	1	1	A exiger seulement sur les navires à vapeur transportant des passagers.
Code international des signaux et série complète de pavillons*. .	1	1	
Table d'azimut	1	1	Sur les navires en fer ou en acier.

Nomenclature des objets d'armement et de rechange dont les navires doivent être pourvus, et conditions auxquelles doivent satisfaire ces objets.

A. — ARMEMENT

OBJETS	OBSERVATIONS
Ancres, chaînes, grelins, aussières.	Le nombre, les dimensions ou le poids des ancres, chaînes, grelins, aussières, doivent être conformes aux indications des tableaux réglementaires du bureau Véritas pour les dimensions, le type et l'affectation du navire envisagé. Les navires possédant, à l'un des registres de classification reconnus, la première cote, sont considérés comme pourvus des ancres, chaînes, grelins et aussières réglementaires.
Gréement et voilure . .	Complet en bon état.
Outillage de charpentier.	Hache, herminette, pince, repoussoir à chaîne et emmanché, marteau, tranche, égoïne, scie, masse, clous, vis. etc. Sus les navires en bois, chevilles et gournables, bordage de chêne, ayant environ 6 mètres de longueur sur 25 centimètres de largeur et 5 centimètres d'épaisseur.
Outillage de calfat . . .	Un maillet et cinq fers.
Étoupe, brai ou mastic.	En quantité suffisante pour calfater environ 5 p. 100 de la superficie du pont supérieur, superstructures comprises, et des œuvres mortes.
Ciment à prise rapide.	150 kilogr. environ (n'est exigé que pour le long cours et le cabotage international).
Goudron	50 litres environ.

OBJETS	OBSERVATIONS
Forge et outillage de forgeron	Ne sont exigés que si le navire est en fer ou en acier, ou s'il est à propulsion mécanique, vapeur ou autre. L'outillage comporte notamment un cliquet avec mèche.
Tôle de fer ou d'acier et rivets.	Tôle de fer ou d'acier, de 2 mètres carrés de surface environ et de l'épaisseur de la tôle la plus faible du bordé, sans dépasser 12 millimètres. 20 kilogrammes de rivets assortis.

B. — Objets de rechange pour tous les navires

OBJETS	OBSERVATIONS
Palans de fortune pour la manœuvre du gouvernail.	Gréés et frappés sur des boucles convenablement disposées.
Manilles d'assemblage des drosses.	Un jeu.
Manilles d'assemblage des chaînes d'ancre. . .	Deux par chaîne.
Manilles de jonction sur l'ancre	Une par ancre.
Prélarts de rechange . .	Deux pour les navires destinés au long cours, au cabotage international ou au grand cabotage national ; un pour les navires affectés à d'autres navigations.
Accessoires de pompes à bras..	Un jeu de rechange par pompe.
Filin assorti pour manœuvres courantes et amarrages	Environ 1 kilogramme par 3 tonneaux de jauge nette. Les navires ayant des rides en filin ont en plus une pièce de rides.
Ridoirs.	Deux par mât carré.

C. — OBJETS DE RECHANGE SPÉCIAUX AUX NAVIRES A VOILES

VOILES. ESPARS		LONG COURS		CABOTAGE international et grand cabotage national.	OBSERVATIONS
		au delà des caps.	en deçà des caps.		
Voiles de rechange pour navires ayant 2 phares carrés.	Petit foc.	1	1	1	Plus, pour les navires de long cours, une quantité de toile à voile suffisante pour compléter le jeu des voiles en vergue avec les rechanges ci-contre. Pour les navires ayant plus de 2 mâts carrés, en plus : un hunier complet et une basse voile, et, pour la navigation au delà des caps Horn ou de Bonne-Espérance, un perroquet complet.
	Grand foc.	1	1	»	
	Grande voile.	1	»	»	
	Misaine.	1	1	1	
	Hunier complet.	2	2	1	
	Perroquet complet.	1	1	»	
Voiles de rechange pour navires à voiles goélettes.	Petit foc.	1	1	1	
	Grand foc.	1	1	»	
	Voile goélette.	2	1	1	
Espars de rechange pour navires ayant des mâts en plusieurs parties.	a) Espars pouvant faire vergue de hune, ou mât de hune et de perroquet.	2	1	2 (espars suivant gréement).	
	b) Espars pouvant faire vergue de perroquet.	1	1	2 (espars suivant gréement).	
Espars de rechange pour des navires ayant des mâts à pible.	a) Espars pouvant faire mât de perroquet ou vergue de hunier volant.	1	1	2 (espars suivant gréement).	
	b) Espars pouvant faire vergue de perroquet.	1	1	2 (espars suivant gréement).	

D. — Objets de rechange spéciaux aux navires à vapeur

OBJETS	LONG COURS cabotage international, grand cabotage national.	AUTRES NAVIGATIONS	OBSERVATIONS
Coussinets de bielle	1 paire.	»	On doit avoir, en outre, les principales clefs de démontage et un nombre suffisant de tampons pour tubes, si les chaudières sont à tubes de flamme. Sur les navires affectés au transport de charbon ou d'autres marchandises dangereuses, il doit y avoir à bord quatre lampes de sûreté. Sur les navires pourvus d'une installation électrique, les rechanges indispensables sont exigés, suivant le type des appareils employés.
Boulons avec écrous — pour tiges de piston ou tête de bielle	2	1	
Boulons avec écrous — pour pied de bielle	2	1	
Boulons avec écrous — pour paliers d'arbres à manivelles	2	1	
Boulons avec écrous — pour accouplement d'arbres	1 jeu.	1 jeu.	
Clapets de pompes — de cale — s'ils sont métalliques	1 jeu.	1 jeu.	
Clapets de pompes — de cale — s'ils sont en caoutchouc	3 jeux.	2 jeux.	
Clapets de pompes — alimentaires	1/2 jeu.	1/2 jeu.	
Sièges de clapets (s'ils sont amovibles)	1 jeu.	1/2 jeu.	
Segments de piston	1 jeu.	1/2 jeu.	
Ressorts de soupape de sûreté	1 jeu.	»	
Tubes de niveau d'eau (verre)	2 jeux plus 12.	1 jeu plus 6.	
Manomètre	1 (pour 2 corps de chaudière).	1	
Tubes de chaudière	5 p. 100 du nombre total.	»	
Tubes de condenseurs	4 p. 100 du nombre total.	»	
Barreaux de grille	1/2 jeu.	»	
Manche à incendie en toile	1	1	
Lampe pour feux électriques	1 jeu.	1 jeu.	
Lampe de sûreté	2	1	
Outils de chauffe	1 jeu.	1 jeu.	

E. — Plans dont doit être muni tout navire

VOILIERS	VAPEURS
Plan du gouvernail et étambot.	Plan du gouvernail, étambot et propulseur.
Echelle de charge.	Echelle de charge.
Coupe au maître.	Coupe au maître.
Plan de voilure.	Plan général d'aménagement.
Plan général d'aménagement.	Plan des chaudières et des soupapes.
Plan des chaudières auxiliaires et des soupapes.	Plan du ballast et du tuyautage de remplissage, épuisement et tuyaux de vapeur (deux expéditions).
Plan du ballast et du tuyautage, s'il y a lieu.	Plan des cales et faux-ponts donnant le cubage de chaque compartiment.
	Plan de la machine.
	Plan de l'installation électrique et du service d'incendie.

Art. 68. — Sur tout navire ayant un appareil à gouverner éloigné de l'arrière, il doit y avoir, au-dessus du gouvernail, un appareil à gouverner de secours. A cet effet, la tête du gouvernail porte deux dispositifs de manœuvre indépendants, barre franche, secteur ou manchon à bras, disposés de telle façon que l'un puisse suppléer l'autre et que les palans de fortune puissent s'y fixer.

Sur les navires de plus de 800 tonneaux développant plus de 500 chevaux indiqués, il est exigé un servo-moteur ayant sur la chaudière une prise de vapeur distincte des prises de vapeur principales. La roue de commande du servo-moteur est reliée à un indicateur de l'angle de barre, qui doit être disposé de telle sorte que, lorsque l'index se dirige vers la direction marquée bâbord ou gauche, le safran du gouvernail soit porté sur bâbord ou sur la gauche, et que, lorsque l'index se dirige vers la direction marquée tribord ou droite, le safran du gouvernail soit porté sur tribord ou sur la droite.

Art. 69. — Les navires affectés à une navigation de long cours, de cabotage international ou de grand cabotage national doivent être munis de fanaux et autres signaux prescrits par les règlements en vigueur. Tous ces fanaux et signaux doivent avoir la puissance requise et être en bon état de service.

Les porte-fanaux et écrans doivent être solides ; les fanaux sont abrités autant que possible contre la mer.

S'il est fait usage de lampes électriques, des fanaux de secours en bon état de service, utilisant un autre genre d'éclairage et ayant la puissance requise, sont disposés à proximité et prêts à être mis en place en cas de besoin.

Pour chaque chronomètre réglementaire l'état absolu et la marche sont déterminés.

Si le navire est pourvu d'une installation électrique, la régulation des compas doit être faite, les dynamos étant successivement en marche et au repos.

Art. 70. — Les navires de plaisance doivent être pourvus des instruments et documents nautiques ainsi que des objets d'armement et de rechange énumérés ci-dessous :

a) Sur les yachts pour le commandement desquels il n'est exigé qu'un patron :

Cartes et instructions nautiques ;

Livre des phares ;

1 compas de route et 1 compas de relèvement, à moins que le compas de route ne comporte une alidade ;

1 rapporteur ;

1 compas à pointes sèches ;

1 baromètre anéroïde ;

1 sonde avec plombs, de 100 mètres ;

1 jumelle marine.

b) Sur les yachts pour le commandement desquels il n'est exigé qu'un capitaine de yacht :

En plus des objets indiqués au paragraphe *a* ci-dessus :

1 sextant ou octant ;

1 chronomètre ou une montre de torpilleur ou une montre à secondes ;

Connaissance des temps ou éphémérides.

c) Sur les yachts pratiquant le grand cabotage ou le long cours :

Les objets indiqués aux paragraphes *a* et *b* ci-dessus, le chronomètre et une montre de torpilleur pouvant servir de compteur.

Le tableau A de l'article 67 s'applique en ce qui concerne les ancres et les chaînes, le gréement et la voilure.

Le tableau B s'applique en ce qui concerne les manilles d'assemblage des drosses et chaînes d'ancres.

Le tableau C ne s'applique pas ; mais il doit y avoir à bord des voiles de rechange en bon état, et en nombre suffisant suivant le gréement du yacht.

Le tableau D s'applique en faisant usage dans tous les cas, de la colonne intitulée « autres navigations ».

Le tableau E ne s'applique pas.

CHAPITRE V

Installations, embarcations, appareils ou engins de sauvetage.

SECTION I. — *Installations.*

Art. 71. — Tout navire à voiles doit avoir au moins deux pompes à bras de puissance convenable, munies chacune d'un tuyautage fixe d'aspiration à la cale.

Si le navire comporte, à l'arrière de la cloison d'abordage, deux ou plusieurs compartiments étanches, il doit avoir, dans chacun de ces compartiments, un tuyau d'aspiration provenant de chacune des deux pompes à bras.

Le coqueron avant des navires en fer et en acier est épuisé par une pompe à bras spéciale.

Les navires en fer ou en acier pourvus de water-ballast ou de cales à eau ayant une capacité supérieure à 100 tonnes doivent être munis, pour le remplissage et la vidange de ces compartiments, d'un système de pompage à vapeur alimenté par une chaudière auxiliaire.

Ces compartiments sont, en outre, desservis par des pompes à bras spéciales.

Les aspirations sont, autant que possible, placées à l'arrière des compartiments. Elles sont munies de crépines.

Il doit y avoir, dans chaque compartiment, non compris les coquerons, une archipompe s'étendant depuis les fonds jusqu'à un pont situé au-dessus de la flottaison en charge, et dans laquelle sont disposés les tuyaux d'aspiration des pompes de cale.

Cette archipompe doit avoir les dimensions suffisantes pour que l'on puisse y travailler avec facilité et être accessible par le pont supérieur et par l'entrepont.

Les entreponts sont pourvus de tuyaux d'orgue pour l'écoulement des eaux dans la cale.

Tous les compartiments doivent être pourvus de tuyaux de sonde disposés de façon à être toujours accessibles.

Toutes les vannes et tous les robinets placés sur le tuyautage des pompes en dehors des archipompes doivent être manœuvrables d'un pont situé au-dessus de la flottaison en charge, et d'un endroit du pont toujours accessible.

Les six premiers alinéas seulement du présent article s'appliquent aux navires de pêche et aux navires de plaisance.

Sur les navires de plaisance, lorsque le lest est placé dans l'intérieur du navire, les dispositions doivent être prises pour ne pas gêner l'acheminement des eaux vers les aspirations des pompes.

Art. 72. — Les navires à voiles de plus de 200 tonneaux ont une pompe à lavage, placée à l'avant ou à l'arrière, ayant sa prise d'eau installée de telle façon que le tuyautage ne passe pas dans les cales. Cette pompe est munie de raccords et de manches à incendie permettant de refouler l'eau dans toutes les parties du navire.

Les navires de plus de 800 tonneaux ont, en plus de la pompe visée par le paragraphe précédent, une pompe à incendie portative à bras, aspirante et refoulante, munie de manches et autres accessoires permettant de l'utiliser pour envoyer de l'eau dans toutes les parties du navire.

Art. 73. — Les navires à vapeur ont deux pompes à vapeur ou au moins une pompe de cale mue par la machine et un petit cheval), permettant d'assécher tous les compartiments, à l'exception des coquerons, puits aux chaines et autres compartiments de faible capacité.

Ces pompes sont pourvues d'une boîte égyptienne placée au-dessus du parquet, d'un accès et d'un démontage faciles.

Chaque cale est desservie, en outre, par une pompe à bras se manœuvrant d'un pont situé au-dessus de la flottation en charge ; il en est de même du coqueron avant, lorsqu'il ne sert pas de water-ballast.

Au lieu des pompes à bras requises dans chaque cale, il peut être fait emploi d'une pompe unique à volant placée au-dessus de la flottaison en charge et reliée au tuyautage d'aspiration des pompes de cale à vapeur.

Dans les navires ayant un double fond sans puisard, les aspirations des pompes de cale sont doublées et placées aux bouchains, de part et d'autre du double fond.

Les aspirations sont, autant que possible, placées au point le plus bas des compartiments. Elles sont munies de crépines disposées de façon à pouvoir être facilement visitées et nettoyées.

Les entreponts sont munis de tuyaux d'évacuation ou tuyaux d'orgue, permettant l'écoulement des eaux dans la cale.

Toutefois, les entreponts situés à une grande hauteur au-dessus de la flottaison en charge peuvent être munis de dalots évacuant à travers la muraille.

Tous les compartiments sont pourvus de tuyaux de sonde disposés de façon à être toujours accessibles. Le tuyautage des water-ballast doit être étanche jusqu'au pont supérieur et disposé de manière que l'eau ne puisse se répandre dans les cales ou dans les puisards des cales.

Les tuyaux de pompe sont solidement fixés à leur passage à travers les cloisons ; ils doivent être protégés sur toute la longueur des cales à marchandises et des soutes.

Toutes les vannes et tous les robinets placés sur le tuyautage des pompes, en dehors du compartiment des machines et chaudières, doivent être manœuvrables d'un pont situé au-dessus de la flottaison en charge et d'un endroit du pont toujours accessible.

Les tuyaux d'aspiration des pompes de cale, et leur robinetterie, sont disposés de telle sorte qu'ils ne permettent pas à l'eau de passer d'un compartiment à l'autre.

Le tuyautage d'épuisement des cales est entièrement indépendant du tuyautage de remplissage et d'épuisement des water-ballast. Ces deux catégories de tuyaux doivent aboutir à des boîtes de distribution distinctes et être installées de manière à rendre impossible l'introduction accidentelle de l'eau dans le navire.

Sur les navires de moins de 200 tonneaux, un éjecteur peut remplacer le petit cheval prévu ci-dessus comme moyen d'épuisement.

Un plan détaillé de tout l'arrangement du tuyautage d'épuisement des cales et du tuyautage de remplissage et d'épuisement des water-ballast, coquerons, cale à eau, est placé en vue dans un endroit où les officiers du pont et de la machine puissent le consulter facilement.

Les six premiers alinéas et le dernier sont seuls applicables aux navires de pêche. Sur ces navires, plusieurs compartiments d'une même cale peuvent être desservis par une même aspiration.

Art. 74. — Sur tous les navires à vapeur de plus de 200 tonneaux, une pompe à vapeur reliée à un tuyautage fixe spécial est affecté particulièrement au service d'incendie.

Cette pompe doit pouvoir être alimentée indistinctement par les chaudières principales ou par la chaudière auxiliaire.

Le tuyautage fixe placé sur le pont supérieur est muni de bouches pour la fixation de manches flexibles à incendie. La disposition de ces bouches et la longueur des manches doivent être telles qu'elles permettent d'atteindre toutes les parties du navire.

Ces mêmes navires sont munis, en outre, d'une pompe à incendie portative se manœuvrant à bras, et pourvue d'une manche flexible spéciale.

Un dispositif pour l'extinction des incendies est installé dans les soutes, ainsi que dans les cales et entreponts, à moins que le navire ne soit exclusivement affecté au transport de marchandises incombustibles ou non spontanément inflammables.

Les soutes à poudre sont pourvues de robinets permettant de les noyer et de tous autres dispositifs nécessaires.

Les ouvertures pour prises d'eau ou évacuations percées dans la muraille sont munies, à toucher le bordé, ou aussi près que possible de celui-ci, de robinets ou soupapes disposés de façon à pouvoir être manœuvrés facilement et avec rapidité du dessus du parquet des machines ou d'un endroit situé au-dessus de la flottaison en charge, et à rester en tout temps accessibles.

Cette prescription ne s'applique pas à l'évacuation des dalots du point supérieur, des lavabos et des water-closets, non plus qu'à l'évacuation des conduits à escarbilles, dont l'orifice inférieur est placé au-dessus de la flottaison. Ces ouvertures peuvent être munies de simples clapets.

Lorsqu'il existe une boîte de prise d'eau générale en acier coulé ou en tôle, elle doit être très fortement échantillonnée et solidement assujettie sur le bordé ; elle est munie d'une crépine.

Toutes les dispositions ci-dessus s'appliquent aux navires de pêche, sauf celle qui est relative à la pompe à incendie portative.

Art. 75. — Les prescriptions des articles 73 et 74 s'appliquent aux navires à propulsion mécanique autres que les navires à vapeur, sous réserve toutefois des modifications nécessitées par le système des appareils moteurs.

Il doit y avoir, sur tous les navires de plus de 800 tonneaux, à voiles, à vapeur ou à propulsion mécanique, dix seaux et deux haches à incendie au moins ; au-dessous de 800 tonneaux, cinq seaux et une hache à incendie seulement sont exigés.

Des appareils extincteurs d'un modèle éprouvé, grenades ou autres, sont placés dans tous les couloirs et locaux affectés au logement collectif des passagers et de l'équipage, dans les cambuses et dans les compartiments contenant des marchandises dangereuses.

SECTION II. — *Embarcations et engins de sauvetage.*

Art. 76. — Le nombre des embarcations, appareils et engins de sauvetage dont un navire doit être pourvu, varie suivant que ce navire est affecté ou non au transport des passagers.

Tout navire ayant à bord plus de dix personnes, non compris le capitaine, maître ou patron, les officiers et les hommes d'équipage, est réputé affecté au transport des passagers, alors même qu'il ne serait pas habituellement employé à ce service.

Art. 77. — Les navires sont répartis, en outre, suivant la nature de leurs voyages, telle qu'elle ressort de la déclaration prévue à l'article 1er du présent règlement, en deux catégories, savoir :

1re *catégorie.* — Navires accomplissant des voyages au long cours ou des voyages au cabotage en dehors des parages visés dans la catégorie suivante.

2e *catégorie.* — Navires ou bateaux accomplissant des voyages :

Dans les estuaires ou embouchures des fleuves ;

Dans les baies et rades, qu'elles reçoivent directement la mer du large ou qu'elles soient fermées ;

Entre les côtes de France, de Corse ou d'Algérie, d'une part, et les îles qui bordent ces côtes à moins de 30 milles, d'autre part ;

Pour les courtes excursions en mer ;

Dans les lacs, bassins et étangs d'eau salée.

Art. 78. — Les embarcations de sauvetage appartiennent à l'un des types suivants :

Type n° 1. — Embarcation de construction appropriée, en bois ou en métal, d'une capacité d'au moins 3 mètres cubes, et dont la flottabilité est assurée par l'un des dispositifs suivants :

a) Caissons à air étanches ayant une capacité au moins égale à 10 p. 100 de la capacité de l'embarcation, mesurée comme il est dit à l'article 84 ;

b) Caissons à air ou garnitures insubmersibles ayant une flottabilité égale à celle de l'embarcation visée au paragraphe *a.*

Cette flottabilité est assurée, pour moitié au moins, au moyen de caissons à air ou de garnitures insubmersibles placés à l'intérieur de l'embarcation et, pour le reste, par une ceinture garnie de substances insubmersibles placée à l'extérieur.

Le volume des garnitures insubmersibles doit être supérieur de 25 p. 100 à celui des caissons à air qu'elles remplacent.

Type n° 2. — Embarcation de construction appropriée, en bois ou en métal, d'une capacité d'au moins 3 mètres cubes, dont la flottabilité, inférieure de moitié au plus à celle d'une embarcation de type n° 1, est assurée par les mêmes dispositifs, les garnitures insubmersibles étant placées, en totalité ou en partie, à l'intérieur ou à l'extérieur.

Type n° 3. — Embarcation en bois, de construction appropriée et d'une capacité d'au moins 3 mètres cubes.

Les caissons à air ou les garnitures insubmersibles des embarcations en métal, appartenant aux types n° 1 ou n° 2, doivent donner un excédent de flottabilité assurant à ces embarcations une flottabilité totale égale à celle des embarcations en bois.

Art. 79. — Sous réserve des dispositions prévues à l'article 87, tout navire à passagers de la première catégorie doit avoir à bord des embarcations de sauvetage dont le nombre et la capacité totale sont fixés par le tableau ci-après.

JAUGE BRUTE	NOMBRE minimum d'embarcations sous porte-manteaux.	CAPACITÉ minimum de l'ensemble des embarcations.
		mètres cubes.
200 tonneaux à 400	2	8
400 tonneaux à 600	2	12
600 tonneaux à 800	3	20
800 tonneaux à 1.000	4	25
1.000 tonneaux à 1.500	4	34
1.500 tonneaux à 2.000	6	48
2.000 tonneaux à 2.500	6	56
2.500 tonneaux à 3.000	6	58
3.000 tonneaux à 3.500	8	68
3.500 tonneaux à 4.000	8	73
4.000 tonneaux à 4.500	8	79
4.500 tonneaux à 5.000	8	82
5.000 tonneaux à 5.500	10	96
5.500 tonneaux à 6.000	10	101
6.000 tonneaux à 6.500	12	113
6.500 tonneaux à 7.000	12	119
7.000 tonneaux à 7.500	12	125
7.500 tonneaux à 8.000	12	129
8.000 tonneaux à 9.000	14	142
9.000 tonneaux à 10.000	14	149
10.000 tonneaux à 11.500	14	155
11.500 tonneaux à 13.000	14	165
13.000 tonneaux à 15.000	14	180
15.000 tonneaux et au-dessus	16	200

La moitié au moins des embarcations de sauvetage prescrites par ledit tableau doit appartenir au type nᵒ 1, et offrir, dans son ensemble, une capacité au moins égale à la moitié de celle qui est inscrite dans la troisième colonne dudit tableau.

Les autres embarcations de sauvetage peuvent appartenir indistinctement à l'un quelconque des types sans toutefois qu'il puisse y en avoir plus de deux du type nᵒ 3.

Art. 80. — Sous réserve des dispositions prévues à l'article 87, tout navire à passagers de la 2ᵉ catégorie doit avoir à bord :

Au moins deux embarcations de sauvetage des types nᵒ 1 ou nᵒ 2, à raison d'une de chaque bord, s'il a 100 tonneaux de jauge brute ou davantage.

Au moins une embarcation de l'un de ces types, s'il a une jauge brute inférieure à 100 tonneaux.

Art. 81. — Sous réserve des dispositions prévues à l'article 87, tout navire de la 1ʳᵉ ou de la 2ᵉ catégorie, non destiné au transport des passagers, doit avoir à bord autant d'embarcations de sauvetage des types définis à l'article 78, qu'il est nécessaire pour contenir le personnel du bord ; la moitié au moins de ces embarcations doit appartenir aux types nᵒ 1 ou nᵒ 2.

Art. 82. — L'une au moins des embarcations du bord doit avoir les dimensions suffisantes et être pourvue des installations utiles pour lui permettre de porter sans danger la plus grosse des ancres à jet et de la relever. Toutefois, lorsque le poids de cette ancre excède 500 kilogrammes, il suffit qu'il y ait à bord des embarcations pouvant la porter en étant accouplées.

Art. 83. — Les caissons à air des embarcations de sauvetage doivent être solides et parfaitement étanches. Ils ont, au maximum, 1 m. 20 de longueur.

Les caissons des embarcations en bois sont en cuivre, laiton ou autre substance solide et durable. Ceux des embarcations métalliques peuvent être confectionnés avec le même métal que la coque et faire corps avec celle-ci.

La garniture insubmersible des embarcations de sauvetage est confectionnée en liège plein, kapok ou autre substance reconnue de flottabilité au moins égale, recouvert de toile peinte.

Pour évaluer la puissance de flottabilité de cette garniture, par rapport à celle des caissons à air, il est admis qu'un volume donné de caissons à air équivaut au même volume de liège augmenté d'un quart.

Art. 84. — La capacité d'une embarcation s'obtient en prenant les six dixièmes du produit, en mètres cubes, de la longueur hors bordé par la largeur hors bordé et par le creux.

Le creux des embarcations dont la fargue est munie d'ouvertures pour les avirons se mesure seulement à partir du fond de ces ouvertures.

Il est déduit de la capacité, calculée comme ci-dessus, des embarcations à moteur mécanique, à vapeur ou autre, répondant aux conditions fixées par l'article 78, l'espace qu'occupent le moteur et ses accessoires, espace qui est réputé égal au produit en mètres cubes de la longueur totale des appareils évaporatoires et moteur par la largeur extrême et par le creux de l'embarcation.

Dans le cas où le moteur est à pétrole, à essence ou à alcool, il n'y a lieu à aucune déduction de la capacité, mais il est tenu compte du poids du moteur, comme il est indiqué à l'article suivant.

Art. 85. — Le nombre de personnes que peut contenir une embarcation s'obtient en divisant la capacité intérieure de cette embarcation par $0^{m3},250$, s'il s'agit d'une embarcation du type n° 1, et par $0^{m3},200$, s'il s'agit d'une autre embarcation.

Toutefois, si l'embarcation est pourvue d'un moteur à pétrole, à essence ou à alcool, le nombre des personnes pouvant y prendre place est réduit du nombre obtenu en divisant par 90 le poids total exprimé en kilogrammes des moteurs, ligne d'arbres, hélice, accessoires, approvisionnements et réservoirs nécessaires à la propulsion mécanique.

Art. 86. — Les embarcations sont installées de manière à pouvoir être promptement mises à la mer.

Toute embarcation doit pouvoir être dégagée de ses chantiers et de ses saisines facilement et sans l'aide d'aucun instrument.

La moitié au moins des embarcations prévues par les articles précédents sont placées sous porte-manteaux et installées de manière à pouvoir être mises à l'eau en moins de cinq minutes si elles sont placées à l'intérieur, en moins de deux minutes si elles se trouvent déjà à l'ex térieur, ces durées étant comptées à partir du moment où le personnel de manœuvre est réuni à son poste.

Lorsqu'une seule embarcation suffit, elle est disposée de manière à pouvoir être mise à l'eau indifféremment d'un bord ou de l'autre.

Sur les navires à voiles, les embarcations de sauvetage sont placées de telle façon qu'elles ne gênent pas les manœuvres.

Chaque embarcation de sauvetage est munie de :

Un jeu complet d'avirons avec leurs sauvegardes, plus un armement de rechange pour un banc ;

Deux tampons pour chaque nable, attachés à l'embarcation avec des aiguillettes ou des chaînettes ;

Un jeu et demi de dames ou tolets en fer galvanisé attachés à l'embarcation par de solides aiguillettes ;

Un grappin ;

Un gouvernail et sa barre attachés par des sauvegardes montés et prêts à servir, ou un aviron de queue ;

Une bosse de 35 mètres de longueur au moins ;

Une gaffe ;

Un seau et une écope ;

Une boîte de signaux pyrotechniques et ce qui est nécessaire pour leur inflammation ;

Un coffre pour serrer les menus objets de matériel.

Les embarcations du type n° 1 doivent, au nombre de 4 au moins et dans la limite du tiers du nombre total des embarcations du navire, être munies d'un armement supplémentaire comprenant :

Deux hachettes ;

Au moins un mât et une voile avec le gréement correspondant ;

Une corde fixée en guirlande tout autour de l'embarcation à l'extérieur ;

Un compas ;

Quatre litres au moins d'huile grasse, avec un disposif convenable pour le filage de l'huile ;

Un fanal garni, pouvant brûler an moins pendant huit heures.

Le matériel d'armement ci-dessus est maintenu dans les embarcations par des jarretières ou des rabans faciles à larguer.

Pour les embarcations placées sous porte-manteaux, les garants des palans doivent avoir une longueur suffisante ; le croc de la poulie inférieure ne doit pas s'engager sous les bancs ; les étuis et capots sont tenus en place par un procédé permettant de les larguer sans perte de temps ; des échelles de corde à marches et des tire-veilles sont disposées pour permettre de descendre dans les embarcations, le navire étant lège.

Art. 87. — Lorsque, sur les navires à passagers de la 1ʳᵉ catégorie, les embarcations de sauvetage prescrites par le tableau annexé à l'article 79 n'offrent pas une place suffisante pour toutes les personnes présentes à bord, il y est adjoint assez d'embarcations d'espèces et de dimensions quelconques ou de radeaux de sauvetage pour que la capacité totale des différentes embarcations et des radeaux dépasse la capacité minimum inscrite dans la troisième colonne du tableau, des trois quarts au moins sur les navires de 5.000 tonneaux de jauge et au-dessus, de moitié au moins sur les autres.

Il ne peut être exigé toutefois plus d'embarcations supplémentaires ou de radeaux de sauvetage qu'il est nécessaire pour contenir ou porter, avec les embarcations réglementaires, toutes les personnes qui, au cours du voyage, seront présentes à bord.

De même, lorsque, sur les navires à passagers de la 1ʳᵉ catégorie, le nombre des personnes présentes à bord est inférieur à celui que peuvent contenir, d'après la règle fixée à l'article 85, les embarcations spécifiées au tableau de l'article 79, le capitaine est autorisé à ne conserver que le nombre de ces embarcations nécessaires pour contenir toutes les personnes qui, au cours du voyage, seront présentes à bord.

Sur les navires à passagers de la 2ᵉ catégorie, il doit y avoir à bord, en dehors des embarcations prévues à l'article 80, des embarcations supplémentaires d'espèces et de dimensions quelconques, ou des flotteurs individuels ou non, en nombre suffisant pour pouvoir contenir, porter ou soutenir, avec les embarcations exigées, toutes les personnes qui, au cours du voyage, seront présentes à bord.

Art. 88. — Les radeaux de sauvetage sont construits, soit avec des caissons à air étanches en cuivre, en laiton, en zinc ou en fer galvanisé, très solides, et dont les compartiments n'aient pas plus de 1^m,20 de longueur, soit avec des éléments en liège plein ou autre substance reconnue de flottabilité égale, recouverts de toile peinte.

Art. 89. — Le nombre de personnes que peut supporter un radeau de sauvetage à caissons métalliques est déterminé par le volume des caissons à air étanches dont il dispose à raison de 12 personnes par mètre cube.

Lorsque les radeaux de sauvetage comportent, au lieu de caissons à air, des éléments en liège plein ou autre substance reconnue de flottabilité égale recouverts de toile peinte, le volume de ceux-ci doit être supérieur d'un quart à celui des caissons à air.

Art. 90. — Les radeaux de sauvetage sont installés à bord de manière à pouvoir être promptement mis à la mer.

Les radeaux sont munis d'attrapes en ligne terminés par de petits flotteurs, d'avirons en nombre proportionné à leur dimension et d'une bosse d'au moins 35 mètres.

L'armement comprend, en outre, un mât de fortune et sa voile.

Ce matériel est maintenu sur les radeaux par des jarretières ou des rabans faciles à larguer.

Art. 91. — Est considéré comme flotteur tout corps insubmersible, tel qu'un siège ou un caisson placé sur le pont de manière à pouvoir être facilement mis à l'eau. Il doit être entouré d'une ligne en guirlande et offrir une périphérie suffisante pour que chaque personne qu'il est destiné à soutenir dispose, pour s'appuyer, d'un espace horizontal de 30 centimètres au moins, mesuré suivant le bord extérieur du flotteur.

Le liège en grains, déchets ou copeaux, ne doit pas entrer dans la construction ou la fabrication des éléments des radeaux de sauvetage ou des flotteurs, non plus qu'aucune autre substance sans cohésion.

Il ne doit pas être fait usage des flotteurs ayant besoin d'être gonflés au moment d'être utilisés.

Le nombre de personnes qu'un flotteur peut soutenir s'obtient en divisant par 15 le poids de fer exprimé en kilogrammes, complètement immergé, que le flotteur peut soutenir sans couler.

Les flotteurs sont disposés de façon à pouvoir être dégagés aisément en cas de sinistre.

Art. 92. — Tout navire, à quelque catégorie qu'il appartienne, doit avoir à bord autant de bouées de sauvetage que d'embarcations et autant de gilets, plastrons, cordelières ou brassières de sauvetage qu'il y a de personnes embarquées ; mais il ne peut, en aucun cas, y avoir à bord moins de deux bouées.

Une au moins des bouées de sauvetage embarquées soit sur les navires de la première catégorie, soit sur les navires de la deuxième catégorie transportant des passagers, doit être lumineuse.

Art. 93. — Les bouées de sauvetage doivent être confectionnées avec du liège plein, du kapok ou une autre substance de flottabilité au moins égale.

Le liège en grains, déchets ou copeaux, ne doit jamais entrer dans la construction ou la fabrication des bouées de sauvetage, non plus qu'aucune autre substance sans cohésion.

Elles doivent pouvoir flotter au moins pendant vingt-quatre heures consécutives en soutenant, sans couler, une masse de fer complètement immergée du poids de 15 kilogrammes.

Toutes les bouées de sauvetage doivent être garnies de filières ; une au moins de chaque bord doit, de plus, être munies de tire-veilles avec flotteurs.

Les bouées de sauvetage doivent être placées à bord en des endroits aisément accessibles pour tous, et particulièrement pour les officiers et hommes de quart.

Elles doivent pouvoir être facilement et rapidement détachées, sans l'aide d'aucun instrument.

Art. 94. — Les plastrons, gilets, cordelières et brassières de sauvetage doivent pouvoir flotter pendant au moins vingt-quatre heures en soutenant, sans couler, une masse de fer, complètement immergée, du poids de 8 kilogrammes.

L'emploi de plastrons, gilets, cordelières ou brassières de sauvetage ayant besoin d'être gonflés au moment d'être utilisés est interdit.

Une notice affichée dans les cabines et entreponts affectés aux passagers et dans les postes d'équipage indique, pour chaque personne, l'emplacement où se trouve la brassière, le gilet, la cordelière ou le plastron qui lui est réservé et contient des instructions pour l'usage de ces objets.

Sur les navires de la 2° catégorie, ces brassières, gilets, cordelières ou plastrons sont placés sur le pont en des endroits toujours facilement accessibles sans l'intervention des hommes du bord.

Art. 95. — Toutes les embarcations, ainsi que les radeaux, flotteurs, bouées, plastrons, gilets, cordelières et brassières de sauvetage portent extérieurement le nom du navire auquel ils appartiennent ainsi que l'indication de son port d'immatriculation.

Les embarcations, radeaux et flotteurs, sauf sur les navires de plaisance, indiquent le nombre des personnes qu'ils peuvent contenir, porter ou soutenir.

L'inventaire des objets d'armement et des vivres qu'ils renferment y est, en outre, inscrit.

Art. 96. — Tout navire ayant des compartiments étanches en nombre suffisant pour qu'il puisse flotter avec l'un quelconque de ses compartiments envahi par l'eau peut n'avoir à bord que la moitié des embarcations supplémentaires et radeaux prévus par l'article 87 du présent règlement ; mais cette dispense ne s'étend, en aucun cas, aux plastrons, gilets, cordelières et brassières de sauvetage.

Art. 97. — Il doit y avoir à bord de tout navire :

a) Un appareil porte-amarres d'une portée de 200 mètres au moins comportant de préférence l'emprunt de la voie aérienne, et pourvu de deux lignes de rechange.

Si le navire est pourvu uniquement de fusées porte-amarres, il doit en posséder au moins trois, enfermées dans des caisses métalliques étanches.

b) Un appareil de va-et-vient susceptible d'assurer les communications avec la terre et les instructions afférentes à l'usage de cet appareil.

Art. 98. — A chaque visite de partance, ou tous les trois mois au moins si les visites de partance sont faites chaque mois, l'inspecteur de la navigation peut exiger qu'une embarcation, qu'il désignera, soit mise à l'eau en sa présence afin de constater le bon état de fonctionnement des portemanteaux et autres appareils.

Il peut se faire présenter à chaque visite le journal du bord, de l'examen duquel il doit résulter :

a) Qu'il est fait, une fois par semaine, sur les navires à passagers, un exercice général au cours duquel tous les officiers et tous les hommes de l'équipage doivent se porter aux postes qui leur sont assignés pour la manœuvre des embarcations et pour la défense contre l'incendie.

b) Que, sur tous les navires, il est fait, après chaque armement et deux fois au moins dans le courant de chaque année, une mise à l'eau effective de toutes les embarcations de sauvetage et, tous les mois, un exercice de mise en dehors de celles de ces embarcations qui sont placées sous portemanteaux.

c) Que tous les engins de sauvetage subissent chaque mois une visite permettant de constater qu'ils sont en état de servir en cas de besoin.

Art. 99. — A bord des navires de la première catégorie, les embarcations de sauvetage sont pourvues d'un approvisionnement en eau potable et en biscuit de bonne qualité ou son équivalent en conserves, calculé à raison de $2^{kg},500$ de biscuit et de 6 litres d'eau pour chacune des personnes pouvant y prendre place.

Art. 100. — Ces vivres et boissons sont enfermés dans des barils de galère à fermeture étanche, mais facilement démontable. Ils sont renouvelés tous les quinze jours au moins.

Les embarcations ne doivent contenir aucun objet en dehors de ces approvisionnements et de leur armement.

Art. 101. — Tout bâtiment de pêche doit avoir à bord au moins une embarcation de sauvetage appartenant à l'un des types déterminés par l'article 78, les embarcations de pêche, doris et waries, étant assimilés aux embarcations du type n⁰ 3 sans condition de capacité.

Art. 102. — Sous réserve des dispositions prévues au dernier alinéa de l'article 87, tout bâtiment de pêche transportant des marins pêcheurs passagers doit avoir à bord au moins deux embarcations de sauvetage appartenant à l'un des types déterminés par l'article 78 du présent règlement.

Les bâtiments qui emploient pour la pêche des embarcations s'éloignant du navire sont approvisionnés de torches, fusées ou autres artifices permettant, par temps de brume, de faire rallier ces embarcations.

Les embarcations expédiées de la côte de Terre-Neuve ou des navires pour pêcher sur les bancs de Terre-Neuve portent à l'arrière et à l'avant, sur chaque bord, le nom du bâtiment duquel elles dépendent et celui du port d'attache de ce bâtiment. Elles sont pourvues d'un compas, d'un aviron de rechange, d'au moins 4^{kg},500 de biscuit et de 6 litres d'eau.

Art. 103. — Les navires de plaisance sont assimilés aux navires de la deuxième catégorie.

Tout navire de plaisance, sauf les yachts de course, doit avoir à son bord :

S'il a moins de 100 tonneaux, une embarcation propre au sauvetage, dont le cubage pourra être de moins de 3 mètres cubes ;

Entre 100 et 200 tonneaux, une ou plusieurs embarcations propres au sauvetage, dont le cubage total doit être de 3 mètres cubes;

Au-dessus de 200 tonneaux, deux embarcations propres au sauvetage, dont le cubage doit être, pour chacune, de 3 mètres cubes.

Sont applicables aux navires de plaisance le premier paragraphe de l'article 92, les deux premiers paragraphes de l'article 94, le premier alinéa de l'article 95 jusqu'aux mots « auxquels ils appartiennent ». Les marques peuvent être placées à l'intérieur des embarcations et des engins de sauvetage.

Est aussi applicable le premier alinéa de l'article 98.

Les dispositions de l'article 97 ne sont applicables aux navires de plaisance que lorsque ces navires jaugent plus de 350 tonneaux.

CHAPITRE VI

Matériel médical et pharmaceutique.

Art. 104. — Tout navire doit être pourvu du matériel médical et pharmaceutique déterminé par les nomenclatures et tableaux annexés au présent règlement.

Art. 105. — Lorsqu'il existe un local affecté à la pharmacie, les médicaments toxiques sont renfermés dans une armoire spéciale fermant à clef, dite « armoire aux poisons ». Si le navire ne comporte pas de pharmacie, les médicaments toxiques sont enfermés dans un coffre spécial ou dans un compartiment du coffre réglementaire distinct et fermant à clef.

Art. 106. — Les appareils, ustensiles et instruments de chirurgie sont disposés dans des armoires ou caisses spéciales distinctes de celles qui contiennent les médicaments.

Les objets de pansement sont également renfermés dans un coffre ou un compartiment à part.

Ces différents coffres doivent toujours être placés dans des locaux facilement accessibles.

Art. 107. — La liste de tous les médicaments, objets ou ustensiles contenus dans un coffre ou une armoire est inscrite sur le fond du couvercle du coffre ou sur la porte de l'armoire.

Sur les navires ne comportant pas de local affecté à la pharmacie, lorsque l'importance du matériel médical et pharmaceutique exige la répartition de ce matériel entre plusieurs caisses, la caisse contenant les médicaments pour l'usage interne, celle dans laquelle sont renfermés les médicaments pour l'usage externe et celle qui est réservée aux objets de pansement sont de couleurs différentes ou portent des signes extérieurs permettant de les reconnaître facilement.

Art. 108. — Les récipients sont munis d'étiquettes indiquant très lisiblement le nom des médicaments qu'ils contiennent.

Les liquides toxiques sont placés dans des fioles ou flacons portant des étiquettes en papier rouge orangé et une bande circulaire en papier de même couleur, de 1 à 3 centimètres de largeur. selon la dimension des récipients, collée sur toute leur circonférence. Ces mêmes fioles sont munies d'une seconde étiquette en papier rouge orangé sur laquelle le mot POISON est imprimé ou écrit en lettres majuscules.

Art. 109. — Les médicaments sensibles à l'action de la lumière sont conservés dans des récipients en verre jaune ou noir et les herbes médicinales dans des bocaux en verre ou dans des boîtes en fer-blanc.

Les médicaments ne peuvent être conservés dans des sacs en papier qu'autant que ces sacs sont renfermés à leur tour dans des récipients en verre ou des boîtes de fer-blanc. Pour les poudres médicamenteuses divisées par paquets, chaque paquet doit être pourvu d'une étiquette lisible indiquant le nom de la substance et son poids, et son usage interne ou externe.

Art. 110. — Les coffres à médicaments, objets de pansement, appareils et instruments de chirurgie, sont visités dans les ports de France, lorsque six mois se sont écoulés depuis la dernière visite.

Cette visite a lieu, soit à bord. soit au bureau de l'Inscription maritime, si le propriétaire ou son représentant le désire. en présence du capitaine ou de son délégué, et du médecin du navire. s'il y en a un.

Elle est effectuée, sur la réquisition de l'inspecteur de la navigation, par le médecin membre de la commission prévue à l'article 4 de la loi du 17 avril 1907, sous réserve, le cas échéant, de l'application des lois des 1er août 1905 et 25 juin 1908 sur la répression des fraudes.

Une fois visités, les coffres sont scellés et placés dans un local fermant à clef ; si les médicaments sont placés dans une pharmacie, ce local doit être fermé à clef.

Tout navire est muni d'une instruction médicale approuvée par le ministre de la Marine ; s'il y est embarqué un médecin, il doit en outre y avoir à bord un exemplaire du Codex français.

Art. 111. — Tout navire destiné à naviguer au long cours ou à effectuer, au cabotage international ou au grand cabotage national, des traversées d'une durée normale de plus de quarante-huit heures, et devant embarquer plus de 100 personnes, est pourvu d'un appareil à désinfecter autorisé suivant les prescriptions des règlements en vigueur et conforme à un modèle approuvé par le Conseil supérieur de santé de la marine.

Il doit être de dimension suffisante pour permettre de désinfecter les objets de literie.

CHAPITRE VII
Règles de calcul du tirant d'eau maximum. Marques de franc-bord.

Art. 112. — Tous les navires, quelle que soit leur affectation, doivent porter sur leur coque, au milieu de la longueur de chaque bord, une marque déterminant, d'une façon apparente, la limite supérieure d'immersion qu'il est licite d'atteindre.

Cette marque, dite « marque de franc-bord », consiste en un disque de 300 millimètres de diamètre, peint en blanc ou en jaune sur un fond foncé ou en noir sur un fond clair, traversé par une ligne horizontale de 460 millimètres de long, dont l'arête supérieure passe par le centre du disque.

Le disque et la ligne horizontale ont une largeur de 25 millimètres.

L'arête supérieure de la ligne horizontale indique la ligne de charge maximum d'été en eau de mer. Sa position est déterminée comme il est dit à l'article 113 ci-après.

Sur les navires à vapeur, la marque de franc-bord proprement dite est complétée par des marques correspondant au franc-bord en eau douce, au franc-bord d'hiver, au franc-bord dans l'Atlantique Nord et au franc-bord d'été dans les mers tropicales.

Sur les navires à voiles, la marque de franc-bord proprement dite est complétée par des marques correspondant au franc-bord en eau douce et au franc-bord d'hiver. Toutes ces marques complémentaires consistent en des lignes horizontales de 230 millimètres de longueur et de 25 millimètres de largeur, peintes de la même couleur que le disque et disposées perpendiculairement à une ligne verticale tracée à 52 centimètres à l'avant du centre du disque.

La ligne correspondant au franc-bord en eau douce est dirigée vers l'arrière ; les autres lignes sont dirigées vers l'avant.

Art. 113. — Au-dessus du disque est tracée une ligne horizontale, dite « ligne de pont réglementaire », peinte de la même couleur que le disque, ayant 30 centimètres de longueur avec une épaisseur de 25 millimètres et dont le milieu est à l'aplomb du centre du disque.

La position de l'arête supérieure de cette ligne par rapport au pont du navire et la distance (franc-bord) de cette arête supérieure au centre du disque, ainsi que la position, par rapport au centre du disque, des diverses marques complémentaires ci-dessus définies, doit répondre aux indications portées sur un certificat qui est établi conformément aux prescriptions d'un règlement de franc-bord dressé par une société de classification reconnue et approuvée par un décret rendu sur le rapport de M. le ministre de la Marine, après avis du Conseil supérieur de la navigation maritime.

Le certificat susvisé doit émaner d'une société de classification reconnue.

Art. 114. — Les documents relatifs au franc-bord peuvent porter, pour les navires à voiles, l'indication des réductions dont chacun de ces navires bénéficie dans certains états de chargement, conformément aux dispositions du règlement prévu à l'article précédent.

Art. 115. — Outre ses marques de franc-bord, le navire doit porter, sur l'étrave et sur l'étambot (étambot arrière des vapeurs) et d'un bord au moins, une échelle de tirant d'eau en décimètres, pointée au burin, peinte en noir sur fond clair, ou en blanc ou jaune sur fond foncé, et disposée de telle sorte que la partie inférieure de chaque chiffre corresponde au tirant d'eau qu'il indique.

CHAPITRE VIII

Calcul du nombre maximum de passagers.

Art. 116. — Lorsque le service auquel le navire est affecté, suivant la déclaration contenue dans le permis de navigation, comporte des traversées dont la durée normale de port à port dépasse quarante-huit heures, le calcul du nombre maximum de passagers qui peuvent être logés à bord se fait suivant les règles ci-après :

Pour les passagers de cabine, les cabines, avec ou sans cabinet de toilette, doivent représenter au minimum un volume d'air de $3^{mc},500$ par personne.

Pour les passagers d'entrepont, les entreponts supérieurs et les superstructures affectés au logement des passagers doivent représenter, pour chaque passager (non compris les enfants de moins de huit ans) un volume de $2^{mc},750$.

Ce volume est porté à 3 mètres cubes pour l'entrepont inférieur.

Les enfants au-dessous d'un an ne sont pas comptés dans le calcul du nombre de passagers, et deux enfants de plus d'un an et de moins de huit ans sont comptés pour un passager.

Lorsqu'un hôpital est installé à demeure sur le navire, le nombre de personnes qu'il peut contenir, eu égard au cube d'air, entre dans l'évaluation du nombre total des passagers d'entrepont qui peuvent être admis à bord.

Les passagers de pont doivent disposer d'une surface horizontale de 1^{m2},15 par personne.

Art. 117. — Pour être admis à transporter des marins pêcheurs entre la France et Saint-Pierre et Miquelon ou inversement, les bâtiments pêcheurs ou chasseurs doivent avoir, au moins, 100 tonneaux de jauge brute.

CHAPITRE IX
Personnel médical.

Art. 118. — Tout navire français, à voiles ou à vapeur, dont l'effectif, équipage et passagers réunis, atteint le chiffre de 100 personnes, et qui fait une traversée dont la durée normale dépasse quarante-huit heures, doit avoir à bord un docteur en médecine.

Il lui est adjoint un second médecin si l'effectif de l'équipage et des passagers réunis atteint le chiffre de 1.200 personnes et si la traversée doit durer plus de sept jours.

Art. 119. — Sur les navires ayant un médecin, lorsque le nombre des personnes embarquées dépasse 300 et lorsque le voyage comporte des traversées de plus de trois jours, ce médecin est toujours assisté d'une personne exclusivement affectée au service médical.

S'il y a plus de 1.200 personnes à bord, il est affecté à ce même service une seconde personne.

Art. 120. — Sur les navires ne comportant pas de médecin, le capitaine, à qui il appartient de donner des soins aux malades, conserve les clefs des coffres à médicaments et en est responsable.

CHAPITRE X
Fonctionnement de la Commission supérieure. — Procédure.

Art. 121. — Le président de la Commission supérieure instituée par l'article 19 de la loi du 17 avril 1907 est nommé par le ministre de la Marine.

La Commission ne peut délibérer valablement que si la moitié, au moins, des membres sont présents.

Les résolutions de la Commission sont prises à la majorité des voix. En cas de partage, la voix du président est prépondérante.

Art. 122. — Les réclamations contre les décisions des commissions instituées en vertu des articles 4, 6 et 8 de la loi du 17 avril 1907 doivent être formées, dans un délai de trois jours francs à partir du jour où l'administrateur de l'Inscription maritime aura fait notification par écrit de la décision à l'armateur ou au capitaine. Elles sont motivées et déposées entre les mains de l'administrateur qui en donne un récépissé détaché d'un registre à souche.

Art. 123. — L'administrateur avise par la voie télégraphique le ministre de la Marine de la réclamation et il lui transmet immédiatement la réclamation avec le procès-verbal dressé par la commission dont la décision est attaquée.

Dès la réception de cet avis, le ministre convoque télégraphiquement les membres de la Commission supérieure. Celle-ci doit se réunir dans le délai maximum de trois jours francs à compter de la réception de l'avis télégraphique adressé au ministre par l'administrateur, les jours fériés n'étant pas compris dans ce délai.

Le dossier relatif à la réclamation est remis au président de la commission avant la séance pour laquelle la commission est convoquée.

Art. 124. — Informé télégraphiquement par le ministre de la Marine de la date et de l'heure de la réunion de la Commission supérieure, l'administrateur de l'Inscription maritime porte, sans retard, ce renseignement à la connaissance de l'armateur, du propriétaire ou du capitaine qui a formé la réclamation et retire le récépissé de cette communication.

Art. 125. — Lorsque la Commission supérieure ne croit pas pouvoir prendre une décision sur le simple examen de la réclamation de l'armateur ou du capitaine et du procès-verbal de la commission locale, elle peut faire procéder à telles enquêtes ou expertises qu'elle juge nécessaires. Les enquêtes peuvent être confiées à un ou plusieurs de ses membres qui se rendent à bord du navire en cause.

La Commission ne peut désigner des experts ayant pris part aux opérations des commissions locales qui ont donné lieu à la réclamation.

Le résultat des enquêtes et des expertises est consigné dans des rapports écrits.

Art. 126. — Dans les colonies, la réclamation doit être remise au gouverneur ou au fonctionnaire délégué par lui à cet effet. Il en est délivré récépissé.

Le ministre de la Marine est saisi par câblogramme et, après avoir pris l'avis de la Commission supérieure, fait connaître sa décision par la même voie.

A l'étranger, la réclamation est remise à l'autorité consulaire et la même procédure qu'au paragraphe précédent est suivie.

Art. 127. — Lorsque l'avis de la Commission supérieure est provoqué en vertu de l'article 44 de la loi du 17 avril 1907, il est donné connaissance aux intéressés des actes de négligence ou des manquements dans l'exercice de leurs fonctions qui leur sont reprochés.

Un délai de cinq jours francs leur est imparti pour présenter leur défense soit par écrit, soit en comparaissant personnellement devant la Commission supérieure.

CHAPITRE XI

Dispositions générales. — Publicité à donner à la loi et aux règlements d'administration publique.

Art. 128. — Pour les navires de commerce ayant moins de 200 tonneaux, pour les navires de pêche au-dessous de 200 tonneaux s'ils sont à voiles, et au-dessous de 250 tonneaux s'ils sont à vapeur ou à propulsion mécanique, pour les navires de plaisance de moins de 250 tonneaux, pour les yachts de course et pour les navires ayant des affectations spéciales, le ministre de la Marine peut, sur la proposition de la commission de visite, dispenser partiellement des prescriptions contenues dans les chapitres précédents, à l'exception des chapitres 3 et 7, s'il est reconnu que cette dispense ne peut avoir d'inconvénient.

Art. 129. — Le texte de la loi du 17 avril 1907, ainsi que celui des règlements d'administration publique rendus en exécution de ses prescriptions, doit se trouver à bord des navires de plus de 25 tonneaux et être communiqué par le capitaine, sur leur demande, aux personnes embarquées.

Il doit également être mis à la disposition des inscrits maritimes, dans tous les quartiers et préposats de l'Inscription maritime.

CHAPITRE XII

Dispositions transitoires.

Art. 130. — Les navires de plus de 25 tonneaux de jauge brute en service au moment de la mise en vigueur de la loi du 17 avril 1907 sont soumis aux dispositions suivantes :

1° *Renseignements que doit contenir toute demande de permis de navigation.*

A l'appui de la première demande de permis périodique de navigation, le propriétaire doit fournir les renseignements énumérés à l'article 3 du présent décret.

2° *Prescriptions relatives à l'hygiène et à la salubrité.*

Les postes d'équipage sont munis de sièges et de tables pour la moitié de l'effectif pour lequel il a été prévu des postes de couchage.

Sont applicables les dispositions des paragraphes 2, 3 et 4 de l'article 7, des paragraphes 1 et 2 de l'article 8, et les articles 11, 12 et 13 du présent règlement.

Sur les navires à passagers se livrant au long cours, des dispositions doivent être prises pour l'isolement des personnes malades, lorsque plus de 100 personnes sont embarquées simultanément à bord.

Aucune modification n'est apportée aux installations des hôpitaux existant avant la mise en vigueur de la loi en ce qui concerne les dimensions et la disposition des couchettes, des coursives et des locaux annexes desdits hôpitaux.

3° *Appareils à vapeur.*

Aucune modification n'est exigée dans les dispositions des machines et appareils, lorsqu'elles sont conformes aux prescriptions des règlements antérieurs.

Les machines et chaudières en service sont soumises aux visites et épreuves prévues au présent règlement, à l'exception de l'épreuve initiale.

Toutefois. les surcharges d'épreuve ne dépasseront pas celles auxquelles les appareils étaient antérieurement soumis en vertu du décret du 1er février 1893.

4° *Instruments et documents nautiques, objets d'armement et de rechange.*

Tous les instruments et documents nautiques visés aux tableaux de l'article 67 sont exigés.

Tous les objets d'armement et de rechange prévus auxdits tableaux sont exigés en principe ; la commission qui procède à la première visite du navire peut admettre des tolérances suivant les cas.

5° *Installations, embarcations, appareils ou engins de sauvetage.*

Les navires sont en principe soumis, en ce qui concerne les embarcations et engins de sauvetage, aux dispositions du présent règlement, à l'exception de celles qui seraient reconnues, par la première commission de visite, devoir entrainer des modifications notables d'aménagement et d'installation par rapport aux dispositions qui leur étaient imposées par le décret du 26 juin 1903.

6° *Matériel médical et pharmaceutique.*

Les coffres à médicaments composés conformément aux nomenclatures antérieures à la mise en vigueur de la loi seront admis pendant dix-huit mois.

7° *Règles de calcul du tirant d'eau maximum, marques de franc-bord.*

Tous les navires sont astreints à la réglementation concernant le franc-bord. Lorsque le navire est présenté à la commission de visite, les marques de franc-bord doivent être apposées conformément aux prescriptions des articles 112 à 115, à moins que le navire n'ait reçu, avant la promulgation du règlement d'administration publique, des marques de franc-bord apposées sous le contrôle d'une société de classification reconnue comme il est dit à l'article 1er n° 1 de la loi.

8° *Calcul du nombre maximum de passagers.*

Les propriétaires de navires ne sont pas tenus de modifier le nombre maximum de passagers fixé en vertu d'actes antérieurs.

9° Toutes les dispositions contenues dans les chapitres IX, X et XI leur sont applicables.

Art. 131. — Sous réserve des dispositions spéciales aux navires de pêche et de plaisance contenues aux chapitres I à XI du présent règlement et dont peuvent se prévaloir les navires de pêche et de plaisance en service au moment de la mise en vigueur de la loi du 17 avril 1907, ces navires sont soumis aux prescriptions de l'article 130, sous les réserves suivantes.

Pour les navires de pêche, le n° 2 est remplacé par la disposition suivante :

N° 2. *Locaux.* — Les parois et meubles sont recouverts d'une peinture ou enduit lavable.

L'éclairage de jour est assuré par des hublots de côté, par des verres prismatiques dans le pont ou par des claires-voies. Lorsqu'ils ne présentent pas de danger, il est établi sur chaque bord un nombre de hublots en rapport avec les dimensions des compartiments qu'ils éclairent.

L'éclairage de nuit est assuré au moyen d'appareils fixes.

L'échelle de descente et le capot doivent être d'un accès facile : le capot doit pouvoir être fermé hermétiquement pour empêcher l'eau de tomber dans le poste.

Un espace est réservé en dehors du poste ou dans le poste même pour recevoir les effets cirés.

Un moyen de chauffage est fourni pour chaque logement. Quand il y est installé un fourneau de cuisine, une ouverture spéciale est pratiquée pour dégager le produit de la combustion.

Une manche à air avec pavillon est placée en un endroit convenable pour introduire l'air frais. L'évacuation de l'air vicié est assurée par une autre manche, des champignons, cols de cygne ou tout autre moyen efficace.

Pour les navires de plaisance, le n° 2 est remplacé par la disposition suivante :

N° 2. *Locaux.* — Les parois et les meubles sont recouverts d'une peinture ou d'un enduit lavable.

L'éclairage est assuré par des hublots de côté ou des verres prismatiques dans le pont et par des claires-voies.

L'échelle de descente et le capot doivent être d'un accès facile ; le capot doit pouvoir être fermé hermétiquement pour empêcher l'eau de tomber dans le poste.

Art. 132. — Les navires en construction au moment de la publication du présent décret seront soumis aux prescriptions des chapitres I à XI du présent règlement s'ils ne sont pas mis en service dans un délai maximum de deux ans, à partir de la même date.

Art. 133. — La justification d'un permis de navigation ou d'un certificat reconnu équivalent audit permis ne sera exigée des navires étrangers embarquant des passagers dans un port français que six mois après la mise en vigueur de la loi.

Art. 134. — Le ministre de la Marine et le ministre du Commerce et de l'Industrie sont chargés, chacun en ce qui le concerne, de l'exécution du présent décret, qui sera publié au *Journal officiel* et inséré au *Bulletin des Lois*.

MATÉRIEL MÉDICAL ET PHARMACEUTIQUE
TABLEAUX ET NOMENCLATURES VISÉS A L'ARTICLE 104 DU RÈGLEMENT D'ADMINIS-
TRATION PUBLIQUE DU 21 SEPTEMBRE 1908, PRÉVU PAR L'ARTICLE 53 DE LA LOI
DU 17 AVRIL 1907 ET CONCERNANT LA SÉCURITÉ DE LA NAVIGATION MARITIME.

1° *Tableaux déterminant, d'après la durée de la navigation et le chiffre du personnel embarqué, le matériel médical et pharmaceutique dont doivent être pourvus les navires de commerce, de pêche, de plaisance, etc., de plus de 25 tonneaux de jauge.*

NOTA. — Il existe trois catégories de coffres (médicaments et pansements); le mot « coffre » s'entendant, non des récipients mêmes, mais de la série d'objets et de produits qui le composent.

Ces différents coffres ont un numéro distinctif, n° 1, n° 2 ou n° 3, selon leur importance; le coffre n° 2 peut être estimé comme équivalent au moins au triple du coffre n° 1, le coffre n° 3, qui n'est délivré qu'aux bâtiments possédant un médecin, peut, en dehors des produits et objets qui n'existent pas dans les coffres n°ˢ 1 et 2, parce qu'ils ne peuvent être utilisés que par un médecin, être considéré comme équivalent au moins au triple du coffre n° 2.

TABLEAU A. — *Jusqu'à 100 personnes.*

DURÉE	NOMBRE DE PERSONNES EMBARQUÉES				
	1 à 10	11 à 15	11 à 30	11 à 50	16 à 30
1	2	3	4	5	6
1 mois.. . .	1 coffre n° 1	2 coffres n° 1	»	»	»
2 mois.. . .	1 coffre n° 1	2 coffres n° 1	»	»	»
3 mois.. . .	1 coffre n° 1	2 coffres n° 1	»	»	»
4 mois.. . .	2 coffres n° 1	»	»	1 coffre n° 2	»
5 mois.. . .	2 coffres n° 1	»	1 coffre n° 2	»	»
6 mois.. . .	2 coffres n° 1	»	1 coffre n° 2	»	»
7 à 9 mois. .	1 coffre n° 2	1 coffre n° 2	»	»	1 coffre n° 2 et 1 coff. n° 1
10 à 12 mois.	1 coffre n° 2	1 coffre n° 2 et 1 coff. n° 1	»	»	1 coffre n° 2 et 2 coff. n° 1

DURÉE	NOMBRE DE PERSONNES EMBARQUÉES				
	16 à 50	16 à 80	16 à 100	31 à 40	31 à 60
	7	8	9	10	11
1 mois . . .	»	»	1 coffre n° 2	»	»
2 mois . . .	»	1 coffre n° 2	»	»	»
3 mois . . .	1 coffre n° 1	»	»	»	»
4 mois . . .	»	»	»	»	»
5 mois . . .	»	»	»	1 coffre n° 2 et 1 coff. n° 1	»
6 mois . . .	»	»	»	1 coffre n° 2 et 1 coff. n° 1	»
7 à 9 mois. .	»	»	»	1 coffre n° 2 et 1 coff. n° 1	»
10 à 12 mois..	»	»	»	»	2 coffres n° 2

DURÉE	NOMBRE DE PERSONNES EMBARQUÉES				
	41 à 50 12	41 à 60 13	51 à 60 14	51 à 70 15	51 à 80 16
1 mois . . .	»	»	»	»	»
2 mois . . .	»	»	»	»	»
3 mois . . .	»	»	»	»	2 coffres n° 2 et 1 coff. n° 1
4 mois . . .	»	»	1 coffre n° 2 et 1 coff. n° 1	»	»
5 mois . . .	»	1 coffre n° 2 et 2 coff. n° 1	»	»	»
6 mois . . .	1 coffre n° 2 et 2 coff. n° 1	»	»	2 coffres n° 2	»
7 à 9 mois. .	»	2 coffres n° 2	»	»	»
10 à 12 mois .	»	»	»	»	»

DURÉE	NOMBRE DE PERSONNES EMBARQUÉES			
	61 à 80 17	61 à 100 18	71 à 100 19	81 à 100 20
1 mois	»	»	»	»
2 mois	»	»	»	1 coffre n° 2 et 1 coffre n° 1
3 mois	»	»	»	1 coffre n° 2 et 2 coffres n° 1
4 mois	1 coffre n° 2 et 2 coffres n° 1	»	»	2 coffres n° 2
5 mois	2 coffres n° 2	»	»	3 coffres n° 2
6 mois	»	»	3 coffres n° 2	»
7 à 9 mois . . .	»	3 coffres n° 2	»	»
10 à 12 mois. . .	»	3 coffres n° 2	»	»

TABLEAU B. — *De 101 à 1.500 personnes.*

DURÉE de la navigation. 1	NOMBRE DE PERSONNES EMBARQUÉES				
	101 à 125 2	101 à 175 3	101 à 250 4	101 à 300 5	101 à 375 6
1 mois . . .	»	»	»	»	»
2 mois . . .	»	»	»	»	»
3 mois . . .	»	»	»	»	»
4 mois . . .	»	»	»	»	1 coffre n° 3
5 mois . . .	»	»	»	1 coffre n° 3	»
6 mois . . .	»	»	1 coffre n° 3	»	»
7 à 9 mois. .	»	1 coffre n° 3	»	»	»
10 à 12 mois .	1 coffre n° 3	»	»	»	»

DURÉE de la navigation.	NOMBRE DE PERSONNES EMBARQUÉES				
	101 à 500 7	101 à 750 8	101 à 1.500 9	126 à 160 10	161 à 200 11
1 mois . . .	»	»	1 coffre n° 3	»	»
2 mois . . .	»	1 coffre n° 3	»	»	»
3 mois . . .	1 coffre n° 3	»	»	»	»
4 mois . . .	»	»	»	»	»
5 mois . . .	»	»	»	»	»
6 mois . . .	»	»	»	»	»
7 à 9 mois. .	»	»	»	»	»
10 à 12 mois..	»	»	»	1 coffre n° 3 et 1 coff. n° 2	1 coffre n° 3 et 2 coff. n° 2

DURÉE de la navigation.	NOMBRE DE PERSONNES EMBARQUÉES				
	176 à 225 12	201 à 250 13	226 à 275 14	251 à 300 15	251 à 325 16
1 mois . . .	»	»	»	»	»
2 mois . . .	»	»	»	»	»
3 mois . . .	»	»	»	»	»
4 mois . . .	»	»	»	»	»
5 mois . . .	»	»	»	»	»
6 mois . . .	»	»	»	»	1 coffre n° 3 et 1 coff. n° 2
7 à 9 mois. .	1 coffre n° 3 et 1 coff. n° 2	»	1 coffre n° 3 et 2 coff. n° 2	»	»
10 à 12 mois .	»	2 coffres n° 3	»	2 coffres n° 3 et 1 coff. n° 2	»

DURÉE de la navigation.	NOMBRE DE PERSONNES EMBARQUÉES			
	276 à 350 17	301 à 350 18	301 à 400 19	326 à 400 20
1 mois	»	»	»	»
2 mois	»	»	»	»
3 mois	»	»	»	»
4 mois	»	»	»	»
5 mois	»	»	1 coffre n° 3 et 2 coffres n° 2	»
6 mois	»	»	»	1 coffre n° 3 et 2 coffres n° 2
7 à 9 mois . . .	2 coffres n° 3	»	»	»
10 à 12 mois. . .	»	2 coffres n° 3 et 2 coffres n° 2	»	»

DURÉE de la navigation.	NOMBRE DE PERSONNES EMBARQUÉES			
	351 à 400 21	376 à 500 22	401 à 500 23	501 à 600 24
1 mois	»	»	»	»
2 mois	»	»	»	»
3 mois	»	»	»	»
4 mois	»	1 coffre n° 3 et 1 coffre n° 2	»	1 coffre n° 3 et 2 coffres n° 2
5 mois	»	»	1 coffre n° 3 et 2 coffres n° 2	2 coffres n° 3
6 mois	»	»	2 coffres n° 3	3 coffres n° 3 et 1 coffre n° 2
7 à 9 mois . . .	2 coffres n° 3 et 1 coffre n° 2	»	2 coffres n° 3 et 2 coffres n° 2	3 coffres n° 3
10 à 12 mois. . .	3 coffres n° 3	4 coffres n° 3	»	»

DURÉE de la navigation.	NOMBRE DE PERSONNES EMBARQUÉES			
	501 à 700 25	601 à 700 26	601 à 750 27	704 à 800 28
1 mois	»	»	»	»
2 mois	»	»	»	»
3 mois	1 coffre n° 3 et 1 coffre n° 2	»	»	1 coffre n° 3 et 2 coffres n° 2
4 mois	»	»	2 coffres n° 3	»
5 mois	»	2 coffres n° 3 et 1 coffre n° 2	»	2 coffres n° 3 et 2 coffres n° 2
6 mois	»	2 coffres n° 3 et 2 coffres n° 2	»	3 coffres n° 3
7 à 9 mois . . .	»	4 coffres n° 3	»	»
10 à 12 mois. . .	»	»	»	»

DURÉE de la navigation.	NOMBRE DE PERSONNES EMBARQUÉES			
	751 à 900 29	751 à 1.000 30	801 à 1.000 31	901 à 1.000 32
1 mois	»	»	»	»
2 mois	»	1 coffre n° 3 et 1 coffre n° 2	»	»
3 mois	»	»	2 coffres n° 3	»
4 mois	2 coffres n° 3 et 1 coffre n° 2	»	»	2 coffres n° 3 et 2 coffres n° 2
5 mois	»	»	3 coffres n° 3	»
6 mois	»	»	4 coffres n° 3	»
7 à 9 mois . . .	»	»	»	»
10 à 12 mois. . .	»	»	»	»

TABLEAU C. — *Au-dessus de 1.000 personnes.*

DURÉE de la navigation.	NOMBRE DE PERSONNES EMBARQUÉES			
	1.001 à 1.200	1.201 à 1.351	1.201 à 1.500	1.351 à 1.500
1	2	3	4	5
1 mois	Voir tableau B.	Voir tableau B.	Voir tableau B.	Voir tableau B.
2 mois	1 coffre n° 3 et 2 coffres n° 2	»	2 coffres n° 3	»
3 mois	2 coffres n° 3 et 1 coffre n° 2	2 coffres n° 3 et 2 coffres n° 2	»	3 coffres n° 3
4 mois	3 coffres n° 3	»	4 coffres n° 3	»
5 mois	4 coffres n° 3	»	»	»
6 mois	Voir tableau B.	Voir tableau B.	Voir tableau B.	Voir tableau B.
7 à 9 mois . . .	Idem.	Idem.	Idem.	Idem.
10 à 12 mois. . .	Idem.	Idem.	Idem.	Idem.

DURÉE de la navigation.	NOMBRE DE PERSONNES EMBARQUÉES			
	1.501 à 1.750	1.501 à 2.000	1.751 à 2.000	2.004 à 2.250
	6	7	8	9
1 mois	»	1 coffre n° 3 et 1 coffre n° 2	»	»
2 mois	2 coffres n° 3 et 1 coffre n° 2	»	2 coffres n° 3 et 2 coffres n° 2	3 coffres n° 3
3 mois	»	4 coffres n° 3	»	»
4 mois	»	»	»	»
5 mois	»	»	»	»
6 mois	Voir tableau B.	Voir tableau B.	Voir tableau B.	Voir tableau B.
7 à 9 mois . . .	Idem.	Idem.	Idem.	Idem.
10 à 12 mois . . .	Idem.	Idem.	Idem.	Idem.

DURÉE de la navigation.	NOMBRE DE PERSONNES EMBARQUÉES		
	2.004 à 2.400	2.251 à 3.000	2.101 à 3.000
	10	11	12
1 mois	1 coffre n° 3 et 2 coffres n° 2	»	2 coffres n° 3
2 mois	»	4 coffres n° 3	»
3 mois	»	»	»
4 mois	»	»	»
5 mois	»	»	»
6 mois	Voir tableau B.	Voir tableau B.	Voir tableau B.
7 à 9 mois	Idem.	Idem.	Idem.
10 à 12 mois.	Idem.	Idem.	Idem.

2° *Nomenclature des médicaments, ustensiles et objets de pansement dont doivent être munis les navires de commerce, de pêche, de plaisance, etc., de plus de 25 tonneaux de jauge.*

NOMENCLATURE	ESPÈCES des unités.	COFFRE		
		n° 1.	n° 2.	n° 3.
Instruction médicale (1 par bâtiment)	»	»	»	»
1° Médicaments pour l'usage interne				
Acétate d'ammoniaque	Grammes.	»	»	100
Acide chlorhydrique dans un flacon bouché à l'émeri, avec étiquette vitrifiée et capsule également bouchée à l'émeri[1].	Idem.	»	»	10
Acide lactique	Idem.	»	»	50
Acide tartrique.	Idem.	»	»	100
Acoolat de cochléaria.	Cent. cubes.	»	250	»
Alcoolature de racine d'aconit . .	Grammes.	»	»	50
Alcoolé d'hamamelis Virginica . .	Idem.	»	450	15
Alcoolé au quinquina.	Idem.	»	»	900
Alcoolé d'hydrastis canadensis . .	Idem.	»	»	15
Alcoolé à la digitale	Idem.	»	»	25
Antipyrine (en comprimés de 50 centigrammes).	Tubes de 20 comprimés.	»	3	10
Azotate de potasse (sel de nitre). .	Grammes.	»	»	75
Benzo-naphtol (en comprimés de 0gr,25)	Tubes de 10.	»	»	16
Benzoate de soude	Grammes.	»	»	50
Bicarbonate de soude.	Idem.	»	»	200
Bromhydrate de quinine (en flacon de 25 grammes)	Idem.	»	»	75
Bromhydrate de quinine (en comprimés de 0gr,25)	Idem.	»	»	10
Bromure de potassium	Idem.	»	»	100
Cachets médicamenteux.	Nombre.	»	»	500
Caféine.	Grammes.	»	»	15
Caféine (0,03 et benzoate de soude en comprimés pour injections hypodermiques)	Tubes de 10.	»	»	10
Calomel à la vapeur	Grammes.	»	»	50
Opiat (copahu et cubèbe)	Nombre.	»	360	500
Chloral hydraté	Grammes.	»	150	100
Chlorate de potasse (en comprimés de 30 centigrammes environ) . .	Idem.	50	»	300
Chlorhydrate de cocaïne pour injection hypodermique en comprimés de 1 centigramme	Tubes de 10.	»	»	25
Chlorhydrate de cocaïne en ampoules de 1 centigramme par boîtes de 12 ampoules	Nombre.	»	»	2

[1] Il serait à désirer que tous les flacons, mais particulièrement ceux renfermant des substances dangereuses ou susceptibles de tacher les étiquettes, fussent des flacons bouchés à l'émeri avec étiquettes vitrifiées.

NOMENCLATURE	ESPÈCES des unités.	COFFRE		
		n° 1.	n° 2.	n° 3.
Chlorhydrate de morphine (en comprimés de 1 centigramme) . . .	Tubes de 10.	»	»	20
Chlorhydrate de morphine en vrac.	Grammes.	»	»	2
Chlorhydrate de quinine (en comprimés de 50 centigrammes) [1] . .	Tubes de 10.	1	8	23
Créosote.	Grammes.	»	»	100
Eau distillée	Idem.	»	»	500
Eau distillée de laurier-cerise. . .	Idem.	»	»	60
Elixir parégorique	Idem.	»	»	250
Emétique en poudre	Idem.	»	»	2
Ergotine d'Yvon	Flacons.	»	»	»
Ether sulfurique	Grammes.	»	50	100
Extrait de réglisse	Idem.	200	600	1.200
Extrait de belladone	Idem.	»	»	15
Extrait d'opium	Idem.	»	»	15
Extrait de quinquina.	Idem.	»	»	50
Extrait d'ipéca	Idem.	»	»	10
Feuilles de thé (en boîtes hermétiquement fermées de 75 grammes).	Idem.	»	75	225
Glycérine	Idem.	»	»	200
Glyzine	Idem.	»	»	500
Huile de ricin	Idem.	100	500	1.000
Iodure de potassium	Idem.	»	»	150
Ipéca en poudre (en paquets de 0ᵍʳ,50 avec étiquettes imprimées sur chaque paquet : 0ᵍʳ,50 : ipéca)	Idem.	5	25	75
Kermès minéral	Idem.	»	»	25
Laudanum de Sydenham.	Grammes.	20	60	140
Tablettes d'ipéca de 1 centigramme en vrac	Nombre.	»	»	500
Tablettes de kermès de 1 centigramme en vrac	Idem.	»	»	500
Poudre de Dower.	Grammes.	»	»	50
Liqueur de Fowler	Idem.	»	»	25
Magnésie calcinée	Idem.	»	»	75
Pain azyme rond.	Nombre.	»	100	500
Pilules d'extrait de belladone de 1 centigramme chacune	Idem.	»	»	50
Pilules d'extrait d'opium de 5 centigrammes chacune.	Idem.	»	»	50
Poudre dentifrice. { Chlorate de potasse porphyrisé, 1,8ᵉ. . . . Acide borique porphyrisé, 1,8ᵉ. . . . . . Craie préparée et lavée. 6,8ᵉ	Grammes.	»	»	500
Pyramidon en comprimés de 15 centigrammes	Tubes de 10.	»	»	20
Rhubarbe en poudre	Grammes.	»	»	75
Salicylate de bismuth.	Idem.	»	»	100
Salicylate de soude (en paquets de				

[1] Voir nota à la fin de l'état.

NOMENCLATURE	ESPÈCES des unités.	COFFRE		
		n° 1.	n° 2.	n° 3.
2 grammes avec mention imprimée : salicylate de soude) . . .	Idem.	»	100	200
Salol.	Idem.	»	»	75
Santonine (en comprimés de 25 milligrammes) avec chocolat. . . .	Nombre.	»	»	100
Seigle ergoté (dernière récolte) . .	Grammes.	»	»	10
Sérum antidiphtérique	Doses.	»	»	10
Soufre sublimé et lavé	Grammes.	»	»	100
Sous-nitrate de bismuth (paquets de 2 grammes avec mention : S.-N. de bismuth).	Idem.	30	100	200
Stovaïne pour injections hypodermiques en ampoules de 1 centigramme (boîtes de 12)	Boîtes.	»	»	2
Sulfate de soude	Grammes.	200	800	2.000
Théobromine en comprimés de 25 centigrammes	Tubes.	»	»	20
Tannate de pelletiérine.	Doses.	»	»	2
Terpine	Grammes.	»	»	50
Fioles à médecine de 125 grammes. Courtines bouchées avec un bouchon de liège (dans les coffres) .	Nombre.	1	2	3
2° MÉDICAMENTS POUR L'USAGE EXTERNE				
Acide borique pulvérisé (en paquets de 30 grammes avec étiquette imprimée portant mention : acide borique 30 grammes).	Grammes.	60	300	1.000
Acide phénique en solution dans glycérine (poids égaux) : en flacon de forme spéciale et bleu de 250 et 500 grammes à étiquette vitrifiée. — En versant 3 éprouvettes (9 centilitres) de cette solution dans le flacon jaune, on obtient 1 litre d'eau phéniquée à 5 p. 100	Idem.	250	500	1.000
Acide picrique (en tubes de 12 grammes) avec étiquette : chaque tube permet de faire 1 litre de solution pour panser les brûlures	Idem.	12	24	48
Alcool camphré.	Idem.	225	900	900
Alun pulvérisé	Idem.	»	»	75
Amidon en poudre	Idem.	»	»	500
Ammoniaque liquide.	Idem.	»	»	80
Aristol (pour saupoudrer les plaies).	Idem.	10	25	50
Borate de soude (borax)	Idem.	»	»	100
Carmin d'indigo (pour colorer les solutions de bichlorure de mercure, U. E.)	Idem.	»	»	2
Camphre (permettant de faire 2 kilogrammes de tafia camphré). . .	Idem.	»	»	50
Chloroforme anesthésique (en ampoules cylindriques — verre jaune — de 25 à 30 grammes à bout				

NOMENCLATURE	ESPÈCES des unités.	COFFRE n° 1.	COFFRE n° 2.	COFFRE n° 3.
effilé et fermé à la lampe ; soigneusement emballée dans du coton avec étui en carton) . . .	Nombre.	»	»	8
Collodion.	Grammes.	»	»	50
Eau sédative.	Idem.	»	»	1.000
Eau oxygénée	Idem.	»	»	1.000
Farine de lin déshuilée.	Idem.	500	1.000	1.000
Formol (solution commerciale à 40 p. 100)	Idem.	»	»	500
Iodoforme	Grammes.	»	»	50
Nitrate d'argent cristallisé	Idem.	»	»	10
Nitrate d'argent fondu	Idem.	»	»	10
Onguent mercuriel simple (dans un pot cylindrique avec couvercle en celluloïde à pression)	Idem.	»	200	600
Pommade d'Helmerich (dans un pot cylindrique avec couvercle en celluloïd à pression)	Idem.	»	500	1.000
Perchlorure de fer dissous	Idem.	»	»	50
Permanganate de potasse en cristaux	Idem.	»	»	50
Pierre divine en cylindres.	Idem.	»	»	25
Salicylate de méthyle.	Idem.	»	»	250
Sinapismes (moutarde en feuilles, boîte de 10 feuilles).	Nombre.	1	2	6
Sparadrap de diachylon.	Mètres.	0,50	1	2
Sparadrap vésicant.	Idem.	0,125	0,500	1
Sparadrap de Vigo	Idem.	»	»	1
Sublimé corrosif (en comprimés bleus, en étui d'origine de 25 centigrammes) pour solution antiseptique	Nombre.	»	»	100
Sublimé corrosif en poudre (bichlorure de mercure pour préparer soit la solution de Van Swieten pour l'usage externe, soit la solution antiseptique de bichlorure de mercure colorée au bleu d'indigo).	Grammes,	»	»	50
Sulfate de zinc cristallisé.	Idem.	»	»	20
Sulfate d'atropine (5 centigrammes pour 30 grammes d'eau distillée en 6 ampoules stérilisées de 5 centimètres cubes pour collyres). .	Ampoules.	»	»	6
Sulfure de potassium.	Grammes.	»	»	1.000
Sulfate d'ésérine (10 centigrammes pour 50 grammes d'eau distillée en 4 ampoules stérilisées de 5 centimètres cubes pour collyres). .	Ampoules.	»	»	4
Tanin	Grammes.	»	»	20
Teinture d'iode.	Idem.	60	200	400
Vaseline boriquée à 1 dixième . .	Idem.	60	200	400
Liqueur de Pasteur pour déceler le sucre dans les urines.	Idem.	»	»	
Réactif acéto-picrique pour déceler				100

NOMENCLATURE	ESPÈCES des unités.	COFFRE		
		nº 1.	nº 2.	nº 3.
l'albumine dans les urines . . .	Grammes.	»	»	100
Un flacon vide de 25 cl. bouché à l'émeri avec étiquette rouge « poison » et une autre étiquette portant mention « pour faire les solutions antiseptiques de bichlorure de mercure à 1 p. 1000 » .	Nombre.	»	»	1
3º OBJETS DE PANSEMENTS				
Bandages de corps	Nombre.	1	2	4
Bandages herniaires. Côté droit.	Idem.	»	1	2
Côté gauche	Idem.	»	1	2
Bandes de crêpe	Idem.	1	4	8
Bandes de gaze apprêtée à pansements (paquets de 10 bandes), de 5 × 0,07	Nombre de paquets.	1	2	4
Bandes de gaze apprêtée à pansements (paquets de 10 bandes), de 5 × 0,10	Idem.	»	1	2
Bandes roulées en toile de coton purifiées (paquets de 10 bandes), de 3 × 0,04	Idem.	1	2	4
Bandes roulées en toile de coton purifiées (paquets de 10 bandes), de 5 × 0,07	Idem.	»	1	2
Carton en feuilles	1/2 feuilles.	»	»	1
Compresses moyennes de gaze de 0,55 × 0,45 phéniquées (paquets de 2 compresses)	Nombre de paquets.	5	10	30
Coton hydrophile purifié en paquets de 25 gr.	Idem.	4	12	24
paquets de 50 gr.	Idem.	2	4	8
paquets de 100 gr.	Idem.	1	3	6
paquets de 250 gr.	Idem.	»	1	3
Doigtiers en peau de mouton . . .	Nombre.	»	10	10
Echarpes d'Esmarch	Idem.	1	2	4
Echarpes de Mayor	Idem.	1	2	4
Epingles de sûreté (grandes, moyennes, boîte de 12)	Nombre de boîtes.	»	2	4
Gaze à pansement non apprêtée et purifiée :	Nombre			
De 0,70 × 1 (paquets)	de paquets.	2	6	12
De 0,70 × 5 (paquets)	Idem.	1	3	6
De 0,70 × 10 (paquets)	Idem.	»	1	3
Grand linge	Kilogr.	1	3	7
Ligaments antiseptiques . Catgut en flacons nºs 1 et 2	Nombre de flacons.	»	»	2
Crins de Florence, flacons de 100, fins . .	Idem.	»	»	1
Crins de Florence, flacons de 100, gros . .	Idem.	»	»	1
Soie à ligatures (bobines nºs 0, 1, et 2) de chaque numéro.	Nombre.	»	»	2
Pansements tout préparés phéni-				

NOMENCLATURE	ESPÈCES des unités.	COFFRE		
		nº 1.	nº 2.	nº 3.
qués. La couleur de l'enveloppe extérieure des pansements phéniqués sera différente des pansements stérilisés à la vapeur :				
Type moyen	Idem.	»	1	3
Moyen	Idem.	1	2	4
Petit	Idem.	2	4	8
Très petit	Idem.	3	9	6
Pansements tout préparés stérilisés à la vapeur sous pression :				
Grand	Idem.	»	»	6
Moyen	Idem.	»	»	8
Petit	Idem.	»	»	10
Très petit	Idem.	»	»	12
Savon blanc (en morceaux de 100 grammes environ, dans les coffres ou hors des coffres)	Idem.	5	10	20
Tampons de gaze stérilisés à la vapeur sous pression (paquets de 10) :				
De $0^m,06 \times 0^m,06$	Nombre de paquets.	»	»	5
De $0^m,10 \times 0^m,10$				
Tissu imperméable pour pansements	Mètres.	»	2	4
Tissu imperméable pour alèzes	Idem.	»	»	4
Suspensoirs	Nombre.	1	2	4

APPAREILS. — USTENSILES
ET INSTRUMENTS DIVERS

NOMENCLATURE	ESPÈCES des unités.	nº 1.	nº 2.	nº 3.
Attelles en drap, fanons formant appareil :				
Pour la cuisse	Nombre.	1	1	2
Pour la jambe	Idem.	1	1	2
Pour le bras	Idem.	1	1	2
Pour l'avant-bras	Idem.	1	1	2
Agitateur en verre	Idem.	»	»	6
Assiettes en grès	Idem.	1	1	2
Balance pour peser les médicaments	Idem.	»	»	1
Baignoire pour la main en tôle émaillée	Idem.	1	1	1
Bassin de commodité en étain ou tôle émaillée	Idem.	»	1	1
Bassin en tôle émaillée	Idem.	1	1	2
Biberon hygiénique sans tube caoutchouc	Idem.	»	»	1 par nourrice.
Bocks en tôle émaillée de 2 litres	Idem.	»	»	2
Capsules à fond plat en tôle émaillée	Idem.	»	1	1
Compte-gouttes	Idem.	»	»	2
Conserve en verre forme ordinaire, hauteur avec couvercle 260ᵐᵐ environ	Idem.	»	»	2

NOMENCLATURE	ESPÈCES des unités.	COFFRE		
		n° 1.	n° 2.	n° 3.
Conserve en verre, forme basse, hauteur avec couvercle 190ᵐᵐ environ	Idem.	»	»	2
Courtines-fioles à potion de 125 gr. avec bouchon de liège	Idem.	»	4	15
Crachoir individuel émaillé avec couvercle bombé, non percé, de 12 millimètres de diamètre . . .	Idem.	»	1	3
Densimètre pour urines, dans un étui	Idem.	»	»	1
Drains, dans un étui. . Petits	Mètre.	»	»	1
Drains, dans un étui. . Gros.	Idem.	»	»	0,50
Drains, dans un étui. . Moyens	Idem.	»	»	0,75
Canule en verre pour laver les plaies	Nombre.	»	»	4
Canule en ébonite	Idem.	»	»	4
Eponges fines	Grammes.	»	»	20
Entonnoir en verre blanc de 15 centilitres	Nombre.	»	»	1
Entonnoir en tôle émaillée de 12 centimètres d'ouverture. . . .	Idem.	»	1	1
Eprouvette pour sonde avec bouchon caoutchouc, longueur 42 centimètres, diamètre intérieur 4 centimètres	Idem.	»	»	1
Eprouvette graduée de 50 centilitres.	Idem.	»	»	1
Etiquettes blanches.	Idem.	»	»	20
Etiquettes rouges avec le mot « poison »	Idem.	»	»	20
Fumigator	Idem.	»	»	2
Irrigateur Eguisier, cuivre, de 500 centilitres, avec tube et canule	Nombre.	1	1	»
Lampe à alcool	Idem.	»	»	1
Mortier en porcelaine avec pilon, forme basse, contenance 200 centilitres	Idem.	»	»	1
Pots pour bains locaux	Idem.	»	2	5
Poêlettes en tôle émaillée.	Idem.	»	»	2 entrant l'une dans l'autre.
Plâtre à modeler (en boîtes de 500 soudées)	Boîtes.	»	»	5
Papier à enveloppes	Feuillles.	5	10	40
Papier à filtres	Idem.	»	»	20
Papier rouge, orangé, gommé .	Idem.	»	»	2
Pots à tisane en faïence de 1 litre.	Nombre.	»	1	5
Sarreau à pansements ou blouse blanche non flottante.	Idem.	»	»	3
Seringues à verre à bout effilé (dans un étui)	Idem.	»	»	6
Seringues à verre à bout rond . .	Idem.	»	»	4
Stérilisateur pour instruments de chirurgie.	Idem.	»	»	1

NOMENCLATURE	ESPÈCES des unités.	COFFRE		
		n° 1.	n° 2.	n° 3.
Thermomètres clinique à maxima dans un étui	Idem.	»	»	2
Tubes à essai pour urines.	Idem.	»	»	10
Pipette, de 10 centimètres cubes, divisée par centimètres cubes. .	Idem.	»	»	1
Tubes caoutchouc pour bocks. . .	Mètres.	»	»	5
Urinal en verre fort, pour hommes.	Nombre.	»	1	1
Urinal en verre fort, pour femmes.	Idem.	»	»	1
Spatule en fer à 2 grains.	Idem.	»	»	1
Spatule en fer à capsule et à grain.	Idem.	»	»	1
Ventouses en verre.	Idem.	1	7	4
Verres à expérience	Idem.	»	»	2
Conserves de lait (en boîtes soudées) comme médicament (boîtes de 500 grammes) [1]	Idem.	4	8	20
Alcool à brûler.	Kilog.	»	»	2
Boîte en bois blanc, avec couvercle à coulisses	»	1	1	1
Comprenant :				
Fil à coudre, 15 grammes ;				
Ciseaux forts de lingère, 1 ;				
Aiguilles à coudre dans un étui, 5 ;				
Epingles ordinaires dans une boîte, 50 grammes ;				
Epingles de sûreté (boîte de 12), 2 ;				
Spatule en buis, petite, de 16 millimètres, 1 ;				
Doigtiers en peau de mouton, 10 ;				
Compte-gouttes ordinaires avec étui, 2 ;				
Eprouvettes en verre de 30 centilitres, 1 ;				
Bouchons pour courtines, 10 ;				
Pince à dissection taillée en lime, 1 ;				
Pinceau à pansement en blaireau, petit, 2 ;				
Pinceau pour teinture d'iode, 1 ;				
Soie phéniquée (2 mètres dans un tube en verre bouché) ;				
Thermomètre de clinique dans un étui à maxima, 1 ;				
Sonde de Nélaton n° 13, 1 ;				
Seringues en verre à bout effilé dans un étui, 2 ;				
Seringue en verre à bout rond dans un étui, 1 ;				
Etiquettes papier rouge « poison », 10 ;				
Pièce de ruban de fil, 1 ;				
Petite brosse à ongles sans manche, 1.				
Chlorure de chaux	Kilog.	5	10	10

[1] 1 boîte par petit enfant pour 15 jours de voyage.

NOMENCLATURE	ESPÈCES des unités.	COFFRE		
		n° 2.	n° 2.	n° 3.
Crésylol sodique liquide	Idem.	5	10	10
Sulfate de cuivre en cristaux . . .	Idem.	»	»	5
Flacon blanc de 1 litre, rempli d'une solution d'acide borique à 30/1000 gr	Nombre.	1	1	1
Flacon jaune de 1 litre, rempli d'une solution d'acide phénique à 50/1000 gr	Idem.	1	1	1
Flacon bleu de 1 litre rempli d'une solution d'acide picrique à 12/1000 gr	Idem.	1	1	1
Caisse de chirurgie.	»	»	»	1

Comprenant :

Bistouris : droits, 3 ; convexe. 1 ; boutonné, 1.

Rasoir.

Couteau à amputation de 10 centimètres, 1 ;

   Couteau à amputation de 15 centimètres, 1 ;

Ciseaux droits, 1 ;

Ciseaux courbes, 1 ;

Spatule, 1 ;

Sonde cannelée, 1 ;

Stylet boutonné, 1 ;

Lancettes, 3 ;

Plumes à vacciner (vaccinostyles),
36 ;

Pince à griffe, 1 ;

Pinces de Péan, 6 ;

Pinces de Kocher, 4 ;

Pinces de Kocher (longues), 2 ;

Pince courbe longue pour extraction de corps étrangers, œsophage, pharynx, 1 ;

Pince droite longue pour extraction
de corps étrangers, œsophage,
pharynx, 1 ;

Aiguilles à suture Kagdorn, courbes.
4 demi-courbes, 4 de plusieurs
dimensions dont une très petite
pour les paupières.

Aiguilles de Boyer droites, 4 assor-
ties :

Aiguilles de Moy, 1 ;

Porte-aiguille, 1 ;

Écarteurs moyens (genre Farabœuf), 2 ;

Curette moyenne, 1 ;

Rugine courbe du professeur Farabœuf, 1 ;

Scie à amputation ordinaire, 1 (avec
1 lame de rechange) ;

Scie à chaîne. 1 ;

Ciseau droit tout acier, 1 ; pour évi-
dements osseux.

NOMENCLATURE	ESPÈCES des unités.	COFFRE		
		nº 1.	nº 2.	nº 3.
Gouge droite tout acier, 1 ; pour évidements osseux.				
Maillet en maillechort garni de plomb, 1 ; pour évidements osseux.				
Trépan à pyramide avec 2 couronnes et tire-fond, 1 ;				
Bande de caoutchouc, 1 (5 mètres) ;				
Aiguille courbe pour corps étranger de la cornée, 1 ;				
Sondes en argent pour hommes, 1 ;				
Sondes en argent pour femmes, 1 ;				
Sondes de Nélaton, 3 (nᵒˢ 6, 12, 16) ;				
Sondes en gomme élastique assorties, 7 (nᵒˢ 4, 6, 8, 10, 12, 14, 18) ;				
Bougies dilatatrices coniques, 7 (nᵒˢ 4, 6, 8, 10, 12, 15, 18) ;				
Spéculum de Cusco, bivalve, 1 ;				
Sonde intra-utérine 1 ;				
Porte-coton utérin, 1 ;				
Valve de Sims, 1 ;				
Spéculum pour oreilles, 1 ;				
Spéculum nasal, 1 ;				
Sonde de Belloc, 1 ;				
Seringue de Roux (pour sérum de 10 centimètres cubes), 1 ;				
Seringue de Pravaz (stérilisable) pour injections hypodermiques, 1 ;				
Seringue en caoutchouc durci ;				
Canules à trachéotomie (nᵒˢ 2 et 6), 2, dont 1 pour enfant ;				
Tube de Faucher, 1 ;				
Thermo-cautère de Paquelin, 1 ;				
Aspirateur Potain, 1 ;				
Pince à fixation pour l'œil, 1.				
Clef de Garangeot, 1.				
Davier droit, 1.				
Davier courbe, 1.				
Pinces à chicot, 3 : 1 pour le maxillaire inférieur ; 2 pour le maxillaire supérieur.				

NOTA. — Tous les bâtiments naviguant sur les côtes d'Afrique ou encore dans les régions où la fièvre intermittente est endémique, recevront un supplément de chlorhydrate de quinine et de teinture de quinine égal à la quantité allouée normalement.

Nomenclature du coffre à médicaments (boîte de secours) spécial aux navires de plaisance naviguant dans le voisinage des côtes.

OBJETS DE PANSEMENTS

Pansements tout préparés	type moyen. . . .	2
	type petit.	4
	type très petit. . .	4
Bandage de corps.		1
Bande de crêpe		1
Bandes roulées en toile de coton purifiée de 3 mètres sur 3 centimètres		1 paquet
Echarpe triangulaire de 1 mètre de long		1
Sinapismes (boîte de 10).		1 boîte.
Ciseaux forts		1
Lacs en treillis avec boucle.		2
Epingles de sûreté		1 boîte.
Sparadrap de diachylon.		1 mètre.
Coton hydrophile purifié	paquets de 25 gr.	3
	paquets de 50 gr.	1
Spatule en buis (petite)		1

MÉDICAMENTS POUR L'USAGE EXTERNE

Alcool camphré	125	gr.
Teinture d'iode	60	—
Eau phéniquée à 5 p. 100	500	—
Acide picrique (pour 1 litre) (brûlures).	12	—
Vaseline boriquée.	60	—
Aristol	10	—

MÉDICAMENTS POUR L'USAGE INTERNE.

Ether sulfurique	50	gr.
Elixir parégorique.	25	—
Compte-gouttes	1	
Chlorhydrate de quinine (en comprimés de 0gr,50)	5	gr.
Antipyrine (en comprimés de 0gr,50).	5	—
Ipéca (en paquets de 0gr,50)	5	—
Sulfate de soude (en paquets de 20 grammes)	120	—
Acide lactique	25	—
Chlorate de potasse (en comprimés de 0gr,30 environ). . .	20	—
Azotate basique de Bismuth (en paquets de 2 grammes. .	20	—

Décret sur la création des commissions de visite dans les différents ports (26 nov. 1908).

Art. premier. — Il est créé dans chacun des ports désignés ci-dessous et dans les conditions prévues à l'article 4 de la loi du 17 avril 1907, une commission qui sera chargée de la visite des navires nouvellement construits ou nouvellement acquis à l'étranger.

1° Dunkerque ;
2° Boulogne ;
3° Le Havre ;
4° Rouen :
5° Cherbourg ;
6° Saint-Malo ;
7° Saint-Brieuc ;
8° Brest ;

9° Lorient ;
10° Saint-Nazaire ;
11° Nantes ;
12° La Rochelle-La Pallice ;
13° Bordeaux ;
14° Marseille ;
15° Nice ;
16° Alger.

Art. 2. — La zone de compétence de chacune de ces commissions est fixée conformément au tableau ci-après :

COMMISSIONS	QUARTIERS constituant les différentes zones de compétence.
Dunkerque.	Dunkerque et Gravelines.
Boulogne.	Calais, Boulogne et Saint-Valery-sur-Somme.
Le Havre.	Fécamp, Le Havre, Honfleur, Trouville et Caen.
Rouen	Dieppe et Rouen.
Cherbourg.	Saint-Vaast-La Hougue et Cherbourg.
Saint-Malo.	Granville, Cancale, Saint-Malo et Dinan.
Saint-Brieuc	Saint-Brieuc, Binic, Paimpol et Tréguier.
Brest	Lannion, Morlaix, Le Conquet, Brest, Camaret, Douarnenez, Audierne, Quimper et Concarneau.
Lorient.	Lorient, Croix, Auray, Belle-Ile et Vannes.
Saint-Nazaire.	Saint-Nazaire et Le Croisic.
Nantes.	Nantes et Noirmoutier.
La Rochelle-La Pallice	Saint-Gilles-sur-Vie, île d'Yeu, Les Sables-d'Olonne, La Rochelle-La Pallice, Rochefort, île de Ré, île d'Oléron, Marennes et Royan.
Bordeaux.	Pauillac, Bordeaux, Arcachon, Libourne et Bayonne.
Marseille	Port-Vendres, Cette, Narbonne, Agde, Martigues, Arles, Marseille, La Ciotat, Toulon, Ajaccio et Bastia.
Nice.	Saint-Tropez, Cannes, Antibes et Nice.
Alger	Alger, Oran, Bône, Philippeville.

Art. 3. — Il est créé, dans chacun des ports désignés ci-dessous et dans les conditions prévues à l'article 6 de la même loi, une commission qui sera chargée des visites périodiques ou extraordinaires des navires en service et des contre-visites prescrites par les articles 5 et 8 de ladite loi.

1° Dunkerque ;
2° Boulogne ;
3° Dieppe ;
4° Le Havre ;
5° Rouen ;

6° Caen ;
7° Cherbourg ;
8° Saint-Malo ;
9° Saint-Brieuc :
10° Paimpol ;

11° Morlaix ;	20° Bordeaux ;
12° Brest ;	21° Bayonne ;
13° Quimper ;	22° Port-Vendres
14° Lorient ;	23° Marseille ;
15° Vannes ;	24° Nice ;
16° Saint-Nazaire ;	25° Ajaccio ;
17° Nantes ;	26° Alger ;
18° La Rochelle-La Pallice ;	27° Oran ;
19° Rochefort ;	28° Philippeville.

Art. 4. — La zone de compétence de chacune de ces commissions est fixée conformément au tableau ci-après :

COMMISSIONS	QUARTIERS constituant les différentes zones de compétence.
Dunkerque.	Dunkerque et Gravelines.
Boulogne.	Calais, Boulogne et Saint-Valery-sur-Somme.
Dieppe.	Dieppe (Le Tréport).
Le Havre	Fécamp et Le Havre.
Rouen	Rouen.
Caen.	Honfleur, Trouville et Caen.
Cherbourg.	Saint-Vaast-La Hougue (Isigny et Cherbourg).
Saint-Malo.	Granville, Cancale, Saint-Malo et Dinan.
Saint-Brieuc	Saint-Brieuc et Binic.
Paimpol	Paimpol et Tréguier.
Morlaix	Lannion, Morlaix (Roscoff).
Brest.	Brest, Le Conquet et Camaret.
Quimper.	Douarnenez, Audierne, Quimper et Concarneau.
Lorient	Lorient (Port-Louis) et Groix.
Vannes.	Vannes, Auray (Etel) et Belle-Ile.
Saint-Nazaire.	Saint-Nazaire et Le Croisic.
Nantes.	Nantes et Noirmoutier (Pornic).
La Rochelle-La Pallice . . .	Saint-Gilles-sur-Vie, île d'Yeu, Les Sables-d'Olonne, La Rochelle-La Pallice et l'île de Ré.
Rochefort	Rochefort, île d'Oléron, Marennes et Royan.
Bordeaux	Pauillac, Bordeaux, Arcachon et Libourne.
Bayonne.	Bayonne (Saint-Jean-de-Luz).
Port-Vendres.	Port-Vendres, Cette, Narbonne et Agde.
Marseille.	Martigues, Arles, Marseille, La Ciotat et Toulon (La Seyne).
Nice	Saint-Tropez, Cannes, Antibes et Nice.
Ajaccio	Ajaccio et Bastia.
Alger	Alger.
Oran.	Oran.
Philippeville	Bône et Philippeville.

Art. 5. — Il est établi un service d'inspection de la navigation maritime dans les ports désignés ci-après :

1° Dunkerque ;
2° Calais ;
3° Boulogne ;
4° Dieppe ;
5° Fécamp ;
6° Le Havre;
7° Rouen ;
8° Honfleur ;
9° Caen ;
10° Cherbourg ;
11° Granville ;
12° Saint-Malo ;
13° Saint-Brieuc ;
14° Paimpol ;
15° Morlaix ;
16° Brest :
17° Quimper ;

18° Lorient :
19° Vannes ;
20° Saint-Nazaire ;
21° Le Croisic ;
22° Nantes ;
23° La Rochelle-La Pallice ;
24° Rochefort ;
25° Bordeaux ;
26° Bayonne ;
27° Port-Vendres
28° Marseille ;
29° Nice ;
30° Ajaccio ;
31° Alger ;
32° Oran ;
33° Philippeville.

Art. 6. — Les zones dans lesquelles les inspecteurs de la navigation appartenant à ces différents centres exerceront leur juridiction sont fixées dans les conditions indiquées au tableau ci-après :

PORTS dans lesquels il est établi un service d'inspection de la navigation.	QUARTIERS dans lesquels s'exercera la juridiction des inspecteurs.
Dunkerque.	Dunkerque et Gravelines.
Calais	Calais.
Boulogne	Boulogne et Saint-Valery-sur-Somme.
Dieppe.	Dieppe.
Fécamp	Fécamp.
Le Havre	Le Havre.
Rouen.	Rouen.
Honfleur.	Honfleur et Trouville.
Caen.	Caen.
Cherbourg.	Saint-Vaast-La Hougue et Cherbourg.
Granville.	Granville.
Saint-Malo.	Saint-Malo, Cancale et Dinan.
Saint-Brieuc	Saint-Brieuc et Binic.
Paimpol	Paimpol et Tréguier.
Morlaix	Lannion et Morlaix.
Brest	Brest, Le Conquet et Camaret.
Quimper.	Douarnenez, Audierne, Quimper, Concarneau.
Lorient	Lorient et Groix.
Vannes	Vannes, Auray et Belle-Ile.
Saint-Nazaire.	Saint-Nazaire.
Le Croisic.	Le Croisic.
Nantes.	Nantes et Noirmoutier.
La Rochelle-La Pallice . . .	Saint-Gilles, île d'Yeu, Les Sables-d'Olonne, La Rochelle et l'île de Ré.

PORTS dans lesquels il est établi un service d'inspection de la navigation.	QUARTIERS dans lesquels s'exercera la juridiction des inspecteurs.
Rochefort	Rochefort, île d'Oléron, Marennes. Royan.
Bordeaux	Pauillac, Libourne, Bordeaux et Arcachon.
Bayonne.	Bayonne.
Port-Vendres.	Port-Vendres. Narbonne. Cette, et Agde.
Marseille.	Martigues, Arles. Marseille, La Ciotat. La Seyne et Toulon.
Nice.	Saint-Tropez, Antibes, Cannes et Nice.
Ajaccio	Ajaccio et Bastia.
Alger	Alger (Tenès-Cherchell).
Oran	Oran (Arsew-Mostaganem).
Philippeville.	Bône (la Calle) et Philippeville (Bougie).

Art. 7. — Le ministre de la Marine est chargé de l'exécution du présent décret, qui sera inséré au *Bulletin des Lois* et au *Bulletin officiel* de la Marine.

Décret subordonnant l'attribution des primes d'armement à l'observation de certaines prescriptions d'hygiène.

Décrète :

Art. 1er. — A partir de la publication du présent décret, le droit aux primes d'armement instituées par la loi susvisée du 22 juillet 1851 est subordonné à l'observation, par les armateurs, des dispositions des articles 3 et 4 du règlement d'administration publique du 20 septembre 1908 et de l'article 131 du règlement d'administration publique du 21 septembre de la même année.

Art. 2. — Le droit aux primes d'armement est également subordonné à l'observation, par les armateurs, des dispositions prévues aux articles ci-après.

Art. 3. — L'approvisionnement maximum en eau-de-vie qui peut être embarqué, à un titre quelconque, au départ de France, ne doit pas excéder la quantité nécessaire pour délivrer 15 centilitres par jour et par marin inscrit définitif âgé d'au moins dix-huit ans.

Cette eau-de-vie doit être à 42 degrés au plus. Toutefois, pour le calcul de cet approvisionnement, une majoration de 3 p. 100 sur l'ensemble de l'approvisionnement est admise, en prévision des déperditions qui peuvent se produire en cours de campagne. Les capitaines ne peuvent se prévaloir de cette majoration pour augmenter la quotité de la ration journalière fixée ci-dessus.

Il ne doit pas être embarqué d'alcool au cours de la campagne.

Art. 4. — Les compositions désignées sous le nom d'apéritifs sont proscrites. Ne sont pas, toutefois, considérés comme compris dans cette interdiction les vins doux et sucrés et les toniques médicaux à base de vin.

Art. 5. — L'approvisionnement en denrées alimentaires doit comprendre, au minimum, la quantité nécessaire pour délivrer, par homme et par jour, sans distinction d'âge :

750 grammes de pain ou biscuit ;

150 grammes de viande, lard ou endaubage ;

500 grammes de pommes de terre ou 100 grammes de légumes secs ;

40 grammes de beurre ou de margarine ;

25 grammes de café, 10 grammes de thé, 60 grammes de sucre.

La ration de thé et de sucre peut, toutefois, être réduite au quart, pour le thé, à la moitié pour le sucre, lorsque, dans l'approvisionnement général, sont comprises des boissons hygiéniques en quantité suffisante pour permettre d'en délivrer de 1 demi-litre à 1 litre par jour, à chaque homme.

En outre, il doit être emporté, pour être délivré aux malades ou aux blessés et dans les conditions nécessaires pour assurer leur conservation en bon état, une quantité d'œufs et de boîtes de lait concentré calculée à raison de 6 œufs et de 3 kilogr. de lait par homme embarqué.

L'approvisionnement en eau potable, par homme et par jour, ne doit pas être inférieur à deux litres. Il peut, dans la limite maximum de deux tiers, être complété en cours de campagne.

Art. 6. — La préparation des aliments est confiée à un homme de l'équipage âgé de plus de dix-huit ans et sachant faire la cuisine. Cet homme assurera également la propreté des locaux, couchettes, vêtements, etc. Cet homme est désigné au rôle d'équipage.

Art. 7. — A la fin de chaque campagne, les chambres et postes d'équipage, les cales, soutes, cambuses, etc., doivent être évacués ; tous les objets mobiles sont enlevés, les boiseries, ponts et planchers intérieurs sont grattés, lavés au savon ou à la potasse, avec de l'eau bouillante, puis aspergés avec une solution antiseptique (solution phéniquée au 50 000° ou d'aldéhyde formique au même titre). Les boiseries sont ensuite repeintes avec une peinture ou enduit lavable.

Les objets mobiles, sortis des postes ou chambres, ou des cales, soutes, cambuses, etc., subissent, à l'air libre, les mêmes opérations.

Art. 8. — Peuvent vérifier l'application des dispositions ci-dessus, en tous temps et en tous lieux, les officiers et médecins des navires de guerre chargés de la police des pêches et les personnes désignées à cet effet par le ministre de la Marine.

Les infractions constatées seront signalées au ministre ; si celui-ci estime que les fautes ou négligences relevées sont de nature à justifier l'application de la pénalité prévue par la loi du 29 décembre 1900, il en communique un extrait à l'armateur qui a soixante jours francs pour présenter des observations en défense. Le ministre de la Marine transmet ensuite le dossier, avec son avis, au ministre du Commerce et de l'Industrie qui statue.

Art. 9. — Le décret susvisé du 13 janvier 1908 est abrogé.

Art. 10. — Les ministres de la Marine, du Commerce, de l'Industrie et des Finances sont chargés, chacun en ce qui le concerne, de l'exécution du présent décret, qui sera inséré au *Bulletin des Lois* et au *Bulletin officiel* de la Marine.

TABLE DES MATIÈRES

PREMIÈRE PARTIE
LE NAVIRE

TROISIÈME PARTIE

LE SERVICE MÉDICAL A BORD DES NAVIRES DE LA MARINE MARCHANDE

APPENDICE